U0317237

外科护理急性事件处理预案

主　编　王丽芹　李　丽　宋　楠
副主编　李　萍　刘雪梅　孙　静
编著者　(以姓氏笔画为序)

王丽芹　尹培培　田　蔓　刘　丽　刘雪梅
刘磊霞　孙　静　李　丽　李　萍　余建枝
宋　楠　张明珠　易　薇　单　蕾　赵　莉
侯　涛　涂　静　郭　楠　谭　宏

科学出版社
北京

内 容 简 介

本书共 7 章,详细介绍了 100 余种外科临床常见急性事件的处理流程,重点对普外科、肝胆外科、泌尿外科、神经外科、胸心外科、骨科、耳鼻喉科等科室护理工作中常见急性事件的概念、发生机制、发生原因、护理措施、注意事项及处理流程等做了详细讲解,并附有部分典型病例及护理要点分析,内容丰富,可操作性强。

本书供各级医院外科护士参考使用。

图书在版编目(CIP)数据

外科护理急性事件处理预案/王丽芹,李丽,宋楠主编.—北京:科学出版社,2017.3
ISBN 978-7-03-052465-2

Ⅰ.外… Ⅱ.①王… ②李… ③宋… Ⅲ.外科学－护理学 Ⅳ.R473.6

中国版本图书馆 CIP 数据核字(2017)第 068872 号

责任编辑:张利峰 / 责任校对:杨　然
责任印制:赵　博 / 封面设计:龙　岩

科学出版社 出版

北京东黄城根北街 16 号
邮政编码:100717
http://www.sciencep.com

天津市新科印刷有限公司 印刷
科学出版社发行　各地新华书店经销

*

2017 年 3 月第 一 版　开本:850×1168 1/32
2017 年 3 月第一次印刷　印张:17 3/4
字数:564 000

定价:65.00 元
(如有印装质量问题,我社负责调换)

前　言

随着现代医学知识的迅速进步和现代外科学在深度和广度方面的迅速发展,外科出现了若干专业,外科护理也随着发展起来。任何一次手术的成功都离不开外科护士的配合。外科患者术后急症多、抢救多、病情重、变化复杂,微小的病情变化也不能忽视。外科护士每天工作在患者身边,随时能观察到患者的症状与体征,因此要求外科护士做好临床观察,发现问题独立思考、当机立断,及时反映并可以做简单处理,针对不同疾病,不同患者可能发生的病情进行细心观察,预防并发症,早期发现,早期治疗。另外,外科患者住院期间大多有不同程度的心理障碍,难以适应"患者"尤其是"手术患者"的角色,因此外科护士要具备良好的沟通与交流能力,利用理论知识结合病情做好心理护理,引导患者正视现实,提高信心,配合治疗与护理。为此,我们参考国内外有关外科的最新书籍和资料,结合多年的临床经验,编写这本《外科护理急性事件处理预案》。

全书共分 7 章,涵盖百余个应急事件处理流程,分别从概述、急性护理措施、注意事项、诊断方法、应急处理流程、典型病例、护理要点分析等方面进行阐述,可协助广大护理人员提高应急处置的能力。

由于编者知识水平有限,难免有疏漏和不足之处,还望读者批评、指正,我们将在以后的更新版本中改正。

王丽芹

2016 年 6 月

目　录

第1章
普外科常见急性事件及处理流程

第一节　甲亢术后甲状腺危象

【概述】　甲亢术后甲状腺危象是甲状腺功能亢进术后最严重的并发症之一,表现为术后12～36h内出现高热(体温＞39℃),脉快而弱(＞120/min),烦躁不安、大汗淋漓、谵妄,甚至昏迷,常伴有恶心、呕吐、水泻等,严重者导致虚脱、休克、嗜睡、谵妄或昏迷等。若处理不及时或不当,患者迅速死亡。据报道,死亡率高达20％～50％。其诱发甲亢患者甲状腺危象的因素,如应激状态(感染、手术、放射性碘治疗等);严重的躯体疾病(心力衰竭、脑血管意外、急腹症、重症创伤、败血症、低血糖等);口服过量甲状腺激素制剂;严重精神创伤及手术中过度挤压甲状腺等。

【目的】　及时处理,尽快度过危险期,降低病死率。

【适用范围】　甲亢术后甲状腺危象的患者。

【急性措施】　对术后发生甲亢危象者,护士应遵医嘱及时落实各项治疗和护理措施,具体如下:

1. 碘剂　口服复方碘化钾溶液3～5ml,紧急时将10％碘化钠5～10ml加入10％葡萄糖500ml中静脉滴注,以降低循环血液中甲状腺激素水平或抑制外周 T_4 转化为 T_3。

2. 氢化可的松　每日200～400mg,分次静脉滴注,以拮抗应激反应。

3. 肾上腺素能阻滞药　利舍平 1～2mg,肌内注射;或普萘洛尔 5mg,加入葡萄糖溶液 100ml 中静脉滴注,以降低周围组织对儿茶酚胺的反应。

4. 降温　使用物理降温、药物降温和冬眠治疗等综合措施,使患者体温尽量维持在 37℃左右。

5. 对症处理　心力衰竭者,加用洋地黄制剂。

6. 加强生活护理　嘱患者绝对卧床休息,注意安全护理。

7. 保证呼吸道通畅　吸氧,减轻组织缺氧。

8. 加强心理护理　患者在经历危象的发作和抢救备感疲乏,在心理上更对疾病充满恐惧和对预后满怀担忧,做好对患者的心理安慰,鼓励其树立战胜疾病的勇气和信心。

【注意事项】

1. 术前全面评估患者:包括健康史及其相关因素、身体状况、生命体征以及神志、精神状态、行为能力等。

2. 术前不用阿托品,以免引起心动过速。

3. 术后加强巡视和观察病情,一旦出现甲状腺危象的征象,立即通知医师,并配合急救。

【应急处理流程】

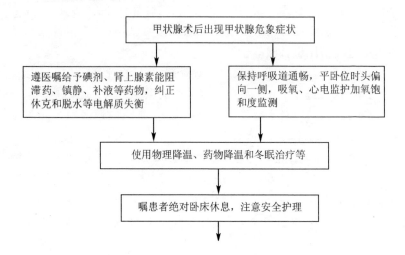

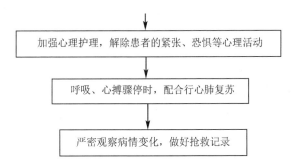

加强心理护理，解除患者的紧张、恐惧等心理活动

呼吸、心搏骤停时，配合行心肺复苏

严密观察病情变化，做好抢救记录

【典型病例】　患者张某，女性，38 岁，心慌、乏力、多食，眼球突出，眼睑不能闭合，甲状腺Ⅱ度肿大，甲状腺功能亢进病史 2 年，于 2013 年 6 月 4 日行甲状腺大部分切除术，术后 1d 尿量仅 50ml，为淡红色血尿，查体为前庭小脑反射（－），肌张力略高，双侧巴氏征（＋），体温 39.5℃、心率 130/min、心律失常、脉搏 96/min、呼吸 38/min、血压 125/105mmHg。检查结果为 GPT1000mmol/L、Na^+ 128mmol/L、Ca^{2+} 2.22mmol/L、CO_2 15mmol/L、WBC 31.3×10^9/L、ALT 1022U/L、FT_4 90.32pmol/L、FT_3 12.38pmol/L、TSH＜0.01mU/L、TGAb 46.8U/ml、TMAb＞1000U/ml。初步诊断为甲状腺危象；Graves 病；甲状腺功能亢进性心脏病，甲状腺相关性突眼。经治疗和护理，患者转危为安，21d 病情好转出院。

【护理要点分析】

1. 抢救配合　保持呼吸道通畅，平卧位时头偏向一侧，吸氧、心电监护加氧饱和度监测，观察生命体征。降温治疗，使用物理降温、药物降温和冬眠治疗等综合措施，使患者体温尽量维持在 37℃左右。

2. 监测病情变化　观察患者血压、脉搏、呼吸、体温的变化。

3. 突眼的护理　该患者因突眼过度造成眼睑闭合不全，必须注意保护角膜和结膜，先给予 0.5％氢化可的松 1～2 滴点双眼，2h 后用 1％甲基纤维素 1～2 滴点双眼，如此交替使用；涂金霉素眼膏，湿纱布覆盖；眼药水滴到眼睑里，眼药膏涂到下穹窿的上缘，从内眦部向外涂 2cm 长，同时要避免药管碰到角膜，去除眼球表面异物时用湿润棉球。睡眠时头部抬高,以减轻眼部肿胀。眼睑闭合严重障碍者可行眼睑缝合术。对于严重突眼者还应完善术前准备,以择期行眶内减压术。

4. 输液的护理　遵医嘱静脉给予碘剂、肾上腺素能阻滞药、补液等药物,纠正休克和脱水等电解质失衡。在输液过程中要密切观察输液速度的变化。不同的药物采取不同的输注速度,防止输注速度错误。

5. 饮食　术后患者清醒,即可给予少量温或凉水,若无呛咳、误咽等不适,可逐渐给予温流质饮食,注意过热可使手术部位血管扩张,加重创口渗血。逐渐过渡到半流食及高热量、高蛋白质和富含维生素的软食,以利切口早期愈合。

6. 健康教育　①劳逸结合,适当休息和活动,以促进各器官功能的恢复。②用药指导:使患者了解甲亢术后继续服药的重要性、方法并督促执行。③心理调适:引导患者正确面对疾病、症状和治疗,合理控制自我情绪,保持精神愉快和心境平和。④随访:患者出院后应定期门诊复查甲状腺功能,若出现心悸、手足震颤、抽搐等症状时及时就诊。

第二节　甲状腺术后出血致窒息

【概述】　甲状腺术后出现窒息,是术后最严重的并发症,如抢救不及时或处理不果断,常可危及患者生命,多发生在术后48h内。临床表现为进行性呼吸困难、烦燥、发绀以至窒息。出血常见原因为甲状腺上、下血管结扎线脱落导致大出血;甲状腺部分切除或次全切除术后腺体残面的严重渗血;喉返神经入喉处血管结扎线脱落或电凝止血的小血管重新开放;局部引流不畅导致积血;带状肌断端出血;颈前静脉、颈前静脉弓或皮瓣下出血。主要是由于手术操作创伤或气管插管损伤所引起;术后气管塌陷,是气管壁长期受压,发生软化,术后失去周围组织支撑所引起。

【目的】　早发现,及时处理,抢救生命,降低病死率。

【**适用范围**】　甲状腺术后出血致窒息的患者。

【**急性措施**】

1. 病情评估　甲状腺术后严密观察患者的呼吸、面色、口唇、意识等,注意患者呼吸变化、切口有无肿胀和引流情况,测量生命体征,术后医护人员应加强巡视病房,加强术后观察是早期诊断、及时处理的关键。

2. 立即配合床边抢救　如发现患者有颈部压迫感或切口有大量渗血、呼吸费力、烦躁、发绀等情况时,应立即拆除切口缝线,除去血块,结扎出血的血管,若患者呼吸仍无改善,应立即吸氧、做气管切开。

3. 气管切开　①配合麻醉师帮助患者取体位,一般取仰卧位,肩下垫一小枕,头后仰,使气管接近皮肤,显露明显,以利于手术,助手坐于头侧,以固定头部,保持正中位,常规消毒,铺无菌巾。②麻醉师:采用局麻患者,沿颈前正中上自甲状软骨下缘下至胸骨上窝,以1%奴佛卡因浸润麻醉,对于昏迷、危重或窒息患者,若患者已无知觉也可不麻醉。确定气管后,一般于第 2～4 气管环处,用尖刀片自下向上挑开 2 个气管环(切开 4～5 环者为低位气管切开术),刀尖勿插入过深,以免刺伤气管后壁和食管前壁,引起气管食管瘘。以弯钳或气管切口扩张器,撑开气管切口,插入大小适合,带有管芯的气管套管,插入外管后,立即取出管芯,放入内管,吸净分泌物,并检查有无出血。③创口处理:气管套管上的带子系于颈部,打成死结以牢固固定,切口一般不予缝合,以免引起皮下气肿。最后用一块开口纱布垫于伤口与套管之间。

4. 待患者情况好转后,再送手术室做进一步手术止血,放置引流管　术后应用抗生素和营养神经药物并辅以高压氧治疗,最大限度地减少感染和脑损害等并发症。

5. 做好心理护理　由于呼吸困难和窒息患者有窒息感,紧张、恐惧,应以亲切适当的语言安慰患者,解释病情,使其安静,主动配合治疗和护理。

【注意事项】

1. 严密观察患者的呼吸、面色、口唇、意识等,切口有无肿胀和引流情况。

2. 各引流管的观察:观察各引流管内引流液的性状、量和色泽,有助于判断体腔出血,如患者感到颈部肿胀、呼吸不畅、坐立不安、喘鸣、脉速等,要解开伤口,检查是否有血肿,并立即报告医生。

3. 切口的观察:定时观察切口有无出血和渗液,切口及周围皮肤有无发红,观察切口愈合情况,以及时发现切口感染、切口裂开等异常现象。保持切口敷料清洁干燥,对烦躁、昏迷患者,可适当使用约束带,防止敷料脱落。

4. 术后床头置无菌气管切开包、两双无菌手套、氧气、吸引器、无菌手套及其抢救药品。

5. 甲状腺术后48h内应告知患者避免过多活动和谈话,以减少切口出血,可进少量温或凉流食,禁忌过热流食,以免诱发手术部位血管扩张,加重创口渗血,并协助患者排痰,保持呼吸道通畅。

6. 患者出现窒息后,气管切开应5～8min内完成,以防脑缺氧而致脑软化。

7. 对喉头水肿所致的窒息者,应即刻遵医嘱应用大剂量激素,如地塞米松磷酸钠30mg静脉滴入,若呼吸困难无好转,可行环甲膜穿刺或气管切开。

【诊断方法】

1. 观察患者有气急、呼吸不畅、口唇发绀、颈部肿胀、窒息等不适。

2. 测量生命体征,患者血压下降且脉速。

3. 颈部切口有大量鲜红色液渗出;颈部引流管内,有大量鲜红色液引流出。

【应急处理流程】

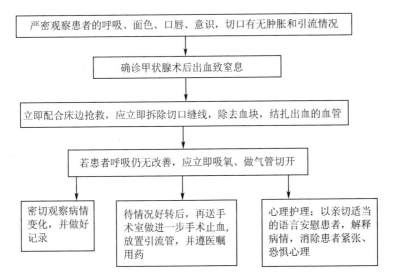

严密观察患者的呼吸、面色、口唇、意识，切口有无肿胀和引流情况

↓

确诊甲状腺术后出血致窒息

↓

立即配合床边抢救，应立即拆除切口缝线，除去血块，结扎出血的血管

↓

若患者呼吸仍无改善，应立即吸氧、做气管切开

密切观察病情变化，并做好记录

待情况好转后，再送手术室做进一步手术止血，放置引流管，并遵医嘱用药

心理护理：以亲切适当的语言安慰患者，解释病情，消除患者紧张、恐惧心理

【典型病例】　患者郭某，女，42岁。因结节性甲状腺肿并甲亢，经充分术前准备后，在颈丛麻醉下行双侧甲状腺次全切除术，切口内放置橡皮引流条，手术历时2h。术后4h出现气急、颈部肿胀、口唇发绀、窒息，发现后立即床边拆除缝线，清除甲状腺窝床内出血120ml，探查见气管已塌陷，马上行气管切开插管，心肺复苏。然后推入手术室处理，见左甲状腺上极断面处渗血，彻底止血后放置引流管缝合切口。术后应用抗生素、营养神经药物及高压氧治疗。7d拆线甲级愈合，12d拔除气管套管。至术后20d未出现神经系统症状，治愈出院。

【护理要点分析】

1. 严密观察病情　观察患者的呼吸、面色、口唇、意识，测量生命体征，加强病房巡视，如有异常，应及时通知医生处理。

2. 气管切开护理　①保持气管切开局部的清洁干燥：在气管道管的外套管下垫纱布垫，每日更换两次纱布垫。②妥善固定气管导管：气管套管上的系带应根据颈部软组织肿胀消退情况及时调整以免套管滑出。③保持呼吸道通畅：及时吸出呼吸道分泌物，口腔吸痰管和气管吸痰管应严格分开使用,做到一次一管。吸痰时注意无菌操作动作轻柔。每 2 小时为患者拍背一次,鼓励患者咳嗽与咳痰,以利于痰液的排出。④保持套管通畅:内套管应及时清洗消毒更换,为防止痰液粘固阻塞内套管应每 6h 刷洗消毒一次。⑤气道湿化:气管导管口用双层无菌生理盐水纱布覆盖,保持室内适当的温湿度。每 1~2h 予以气管套管内滴入生理盐水 5~6 滴并超声雾化吸入 6/h。⑥严密观察有无并发症的发生:如遇出血、呼吸困难、外套管脱出、气肿等情况及时通知医予以处理。

3. 加强巡视　引流管妥善固定,保持通畅,避免扭曲、滑脱。准确记录引流管的颜色、量、性质的变化。如引流管内引流液为大量鲜血,应及时通知医生处理。

4. 口腔护理　患者口腔自洁作用减弱,针对气管切开术后的患者,将常规每日给予口腔护理 2 次。患者口腔卫生良好,感觉舒适,并未发生感染。

5. 营养支持　应保证营养供应,予以鼻饲高热量、高蛋白质、富含维生素、矿物质、微量元素及流质饮食,如混合奶、鱼汤、肉汤、豆浆、蔬菜汤及果汁等,每天少食多餐,每 2～3h 鼻饲一次,每次 200～300ml。

6. 心理护理　关心安慰患者,加强与患者的交流和沟通,使患者能正确认识疾病的发展过程,减轻恐惧心理,积极配合治疗。

7. 健康教育　①为促进颈部功能恢复,术后患者在切口愈合问题后可逐渐进行颈部活动,直至出院后 3 个月。颈淋巴结清扫术者,因斜方肌不同程度受损,功能锻炼尤为重要,故在切口愈合后即应开始肩关节和颈部功能锻炼,并随时保持患侧上肢高于健侧的体位,以防肩下垂。②因疤痕的部位在颈部,尤其女性,术后有不同程度的心理问题,指导患者调整心态,正确面对现实,可用项链或丝巾遮掩颈部疤痕。③甲状腺全切除者应遵医嘱坚持服用甲状腺制剂,以预防肿瘤复发;术后需加行放射治疗者应遵医嘱按时治疗。④患者出院后需定期随访,复诊颈部、肺部和甲状腺功能等。

【预防】

1. 术前应全面询问病史,有无应用心得安的禁忌证及其他呼吸系统疾病;有呼吸系统炎性疾病应治疗控制;了解患者是否有哮喘病史和诱发因素。

2. 术前对于甲状腺肿块较大,病程长的患者术前应常规行 CT 检查,了解气管受压情况,术前充分评估麻醉风险和是否需要行预防性气管切开等。

3. 术前应常规行声带检查,如术前发现有一侧声带已有异常或瘫痪,则应高度重视术中对正常侧喉返神经的保护。

4. 术中强调彻底止血,所有重要血管的结扎都应结扎牢靠。

5. 麻醉拔管时应压迫颈部创面,以免拔管动作所引起的剧咳诱发出血。

第三节　甲状腺术后甲状旁腺损伤致手足抽搐

【概述】　甲状旁腺损伤是甲状腺术后重要的并发症之一。甲状旁腺损伤会引起患者手足抽搐,多数会发生在术后 2d 内,部分患者也可发生在术后数小时内。症状开始表现为上唇、四肢的皮肤麻木和刺痛感,继而会有躯干、四肢的抽搐症状,病情严重时患者的心电图中 ST 段会延长,并可伴有膈肌与喉肌的痉挛,症状严重患者需要长期的气管切开,并使用呼吸机进行辅助呼吸,如果病情控制不当会引发窒息死亡。国内外报道甲状腺手术引起的甲状旁腺功能低下(低钙)发生率为 1%～32%。甲状旁腺的主细胞分泌出的甲状旁腺激素,与机体的降钙素联合作用,维持血钙平衡,甲状旁腺血供约有 80% 来自甲状腺下的动脉,约有 20% 来自甲状腺上的动脉以及甲状腺最下的动脉等。

甲状旁腺损伤主要的原因有:第一,破坏甲状旁腺血供:术中对甲状腺下动脉的主干血管进行结扎时,损伤交通吻合支,致使甲状旁腺出现血供障碍。第二,腺体的挫伤:由于甲状腺的腺体组织比较脆弱,在手术过程中对其挤压、缝扎、钳夹均可造成损伤。第三,术中对甲状旁腺误切:甲状腺腺体由于发生粘连,解剖层次不清楚,甲状旁腺异位等情况,再加之术者经验不足,就会造成术中甲状旁腺的误切。在切除两个以上的甲状旁腺时,患者就会出现功能低下的症状表现。如果术中原位保留的甲状旁腺少于2个就有可能出现永久性的甲状旁腺功能减退。因此,甲状腺术中保护甲状旁腺及其血供,显得尤为重要。甲状腺术后甲状旁腺功能减退可分为暂时性和永久性两种,一般划分界限为术后半年,主要是根据术后出现低钙血症的症状是否需要补钙治疗,而不是血钙水平。

【目的】　及时处理,控制病情,缓解症状。

【适用范围】　甲状旁腺损伤的患者。

【急性措施】

1. 病情评估　甲状腺术后严密观察患者的呼吸、面色、口唇、意识、生命体征等,注意患者呼吸变化、切口有无肿胀和引流情况,加强巡视,如有异常及时报告医生。

2. 配合医生紧急处理　如患者主诉上唇、四肢的皮肤麻木和刺痛感,或躯干、四肢出现抽搐症状,立即报告医生,遵医嘱给予50%葡萄糖注射液20ml＋10%葡萄糖酸钙20ml缓慢推注,并观察症状是否好转。

3. 实验室检查　动态监测血钙、磷、镁的变化。

4. 心理护理　突发的手足抽搐,使患者内心充满紧张和恐惧,耐心向患者解释病情变化的原因,鼓励其树立战胜疾病的勇气和信心。

【注意事项】

1. 在给予患者行甲状腺切除手术后,要及时观察患者的面部、肢体运动功能以及血磷与血钙检测值变化情况。

2. 低钙血症的手足搐搦一般先有口周及肢端“蚁行感”和手指僵硬感,如不处理,数小时后才出现手足搐搦,一经发作,若不补钙,手很难变软。一般临床表现为肢端麻木时,血清钙多在2.0～2.2mmol/L之间,当表现为手足搐搦时,血清钙多<2.0mmol/L,其

至<1.86mmol/L。只要是低钙抽搐,静脉补钙 1～2g 后症状应立即缓解。

3. 甲状腺手术后的低钙还可由其他原因引起:如血液稀释、降钙素的释放、"骨饥饿"综合征等,不一定是甲状旁腺损伤。

4. 甲状腺术后癔病性搐搦易误诊为甲状旁腺损伤,多见于有知识的年轻女性,对手术焦虑、紧张,其特点为手足搐搦发作时间早,血清钙、磷及 PTH 正常,静脉补钙无效,心理暗示及镇静治疗有效。

5. 是否补充钙剂取决于是否有低钙血症的症状或血清钙离子低于 2.1mmol/L,可先予口服补钙。如果患者有严重低钙血症表现或血清钙离子小于 1.8mmol/L,则需要给予静脉补充葡萄糖酸钙,剂量不等,能缓解低钙症状即可。暂时性甲状旁腺功能减退一般在术后 4～6 周可逐渐恢复。

6. 对于双侧甲状腺癌行双侧中央区清扫的患者,可手术当日晚预防静脉补充钙剂(一般为 10% 葡萄糖酸钙 20ml),术后第 1 天开始同时予静脉和口服钙剂,术后第 3 天如无明显缺钙症状可逐渐减少静脉补钙,改为只用口服钙剂,可明显减少患者术后严重缺钙症状,减少心理损害,缩短住院时间。

7. 永久性甲状旁腺功能减退术后钙剂治疗大于 6 个月,需长期补充钙剂和维生素 D_3,必要时需要定期静脉补充钙剂。

【诊断方法】

1. 实验室检查　动态监测血钙、磷、镁的变化。

2. 患者的临床表现　甲状腺术后患者是否存在上唇、四肢的皮肤麻木和刺痛感;是否有躯干、四肢的抽搐症状等。

【应急处理流程】

> 甲状腺术后严密观察患者的呼吸、面色、口唇、指端的感觉情况
>
> ↓
>
> 遵医嘱给予50%葡萄糖注射液20ml+10%葡萄糖酸钙20ml缓慢推注
>
> ↓

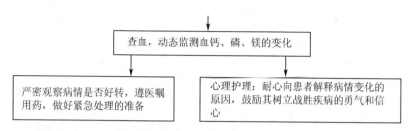

【典型病例】 患者刘某,女,35 岁,因右颈包块 1 年入院。查体:右侧甲状腺扪及一约 2.5cm×2.5cm×2.5cm 包块,质中,边界清楚,活动。左叶不大,未扪及颈淋巴结肿大。[131]I 甲状腺扫描显示包块为温结节,B 超显示包块界清、质均。血清钙、磷浓度正常。既往无癫痫史。诊断为甲状腺右叶腺瘤而行甲状腺右叶加峡部切除术,手术顺利。术后 2.5h 突发手足抽搐,无角弓反张。神清,无口角歪斜及口吐白沫,无二便失禁。立即查血清钙:1.35mmol/L,PTH:38.9 pmol/L,静脉推钙后,症状缓解。但术后反复出现手足抽搐且每次均在静脉推注钙剂后症状缓解。

【护理要点分析】

1. 严密观察病情:观察患者的呼吸、面色、口唇、血压、脉搏、呼吸、体温的变化,如有异常,应及时报告医生处理。

2. 甲状腺术后应常规监测血钙、磷、镁,至少每天一次。有条件的还可监测甲状旁腺素。因患者术后短时间内就发生抽搐,需立刻予以静脉补钙。10%葡萄糖酸钙 10ml 加 50%葡萄糖 20ml 静推,可重复执行至患者症状消失。增加对血钙、磷、镁的监测频度,维持 10%葡萄糖酸钙 10ml 加 50%葡萄糖 20ml 静推每天 2～3 次。同样,血钙上升后(一般升至 2.0mmol/L 以上)改口服。补钙口服药包括钙及维生素 D。钙以碳酸钙为佳。常用钙尔奇 D,同时含碳酸钙及维生素 D_3。每天两次,每次一片。另外,如果伴有低镁血症,应同时补充镁。如果低钙血症持续存在,口服维生素 D_2、D_3 效果不佳,可予 1,25-二羟维生素 D_3(维生素 D_3 活性代谢物),剂量每日 0.5～2.0g,根据病情调节剂量,分 2～3 次口服。

3. 服药期间须严密监测血钙浓度,控制血钙浓度在正常低限。

此外,每日须口服氢氧化铝以结合食物及肠道中的磷;每日口服氯噻酮50mg配合低盐饮食以减少尿钙排泄。

4.患者的饮食要适当控制,限制含磷较高的食物,减少乳品、蛋黄、菜花的进食。

【预防】　甲状腺手术时,术者常常会关注保护喉返神经,具体方法为:第一,术中细致分离,保护甲状旁腺血供是最为有效的方法。术者要了解甲状旁腺正常的解剖位置、形态、血供来源,在行甲状腺的全切术时,应紧贴甲状腺的真被膜进行分离并保留甲状旁腺,要确认其有良好血供,同时观察甲状旁腺的色泽,当甲状旁腺缺血时,其呈现褐色或苍白色,若甲状旁腺的颜色较深,表明可能是静脉损伤,致使其出现淤血的症状,不过大部分可以自行恢复。第二,在行非甲状腺的全切手术时,术者不要刻意分离出所有甲状旁腺,这样会增加血供受损及甲状旁腺损伤风险。第三,对甲状腺的下动脉进行结扎时,应紧贴腺体结扎,避免结扎到甲状旁腺的分支,致使甲状旁腺出现缺血的情况。第四,对甲状腺腺体与被膜缝合时,不宜过深,避免将甲状旁腺供应的血管缝闭或挫伤甲状旁腺。第五,当病灶摘除后,要仔细检查是否存在误切的甲状旁腺,若检查结果显示有误切的甲状旁腺,可将其切成2mm厚的薄片,并植入至胸锁的乳突肌中。自体移植虽然能够补救误切造成的损害,但是移植的效果与原位保护相差较多。第六,如果发生了甲状旁腺损伤症状时,要给予患者补充钙剂与维生素D,患者病情较严重时,可以使用双氢速甾醇进行治疗。

第四节　阑尾炎穿孔

【概述】　阑尾炎穿孔是指阑尾由于多种因素而形成的炎性改变,当其严重时,形成孔。阑尾从发炎到发生穿孔,一般需要24h。小儿、老年人的阑尾炎更易穿孔。由于小儿阑尾壁薄,易致穿孔。余世耀等报道0～14岁儿童急性阑尾炎穿孔率为13.9%,其中0～3岁婴幼儿穿孔率为38.0%。老年人阑尾黏膜变薄,脂肪浸润和阑尾组织纤维化。阑尾腔部分阻塞,血管硬化,组织供血相对减少,病情发展较年轻人快,穿孔也较早。60 岁以下的阑尾穿孔率 16.6%,而 60 岁以上的患者穿孔率达到 43.3%。其临床表现为全腹疼痛、压痛、反跳痛,右下腹压痛最明显,肠鸣音消失,恶心、呕吐,化验可见白细胞和中性粒细胞计数均增高,可有高热、寒战等毒血症状。穿孔大多会形成炎症、畸形、窦道、瘘管等病理改变。阑尾穿孔后,大量细菌就会被腹膜及肠系膜吸收进入血液循环而引起败血症,威胁生命。引起腹腔中毒性感染,严重感染可致肠坏死威胁生命。腹膜炎后引起肠粘连致完全性肠梗阻威胁生命。急性阑尾炎患者如果及时手术,危险性很小;可是一旦发生"阑尾穿孔",轻者形成局部性脓肿,重者发生弥漫性腹膜炎,腹腔化脓,感染性休克,甚至危及生命,穿孔后及时手术,也常会引起切口感染,腹腔残余脓肿,肠瘘、肠粘连、粘连性肠梗阻等一系列并发症。

【目的】 及时诊断和治疗,避免引起严重的并发症,降低病死率。

【适用范围】 阑尾炎穿孔的患者。

【急性措施】

1. 病情评估 严密观察患者的血压、脉搏、体温、呼吸、意识、尿量、末梢循环情况等,每 15~30min 测量 1 次;及时判断有无意识障碍;注意有无脉压缩小、脉搏减弱、呼吸运动是否受限等。每 30 分钟检查记录腹部的症状和体征等。

2. 建立静脉通道 患者全腹压痛、反跳痛、肌紧张,以右下腹明显,嘱患者禁食、水,建立静脉通道,纠正水电解质、酸碱平衡紊乱,补充营养和水分。

3. 生命体征监测 遵医嘱给予吸氧、心电监护加氧饱和度监测,监测生命体征、末梢循环的变化。

4. 抗休克治疗 补充血容量,补液是治疗的首要措施。严密监测每小时的入量、出量,尿量应维持在 30ml/h,心率<100/min,四肢温暖是外周循环良好的指征。

5. 进行辅助检查 查血、尿、便常规,B 超检查,腹腔穿刺等。

6. 卧床休息 急性期取平卧位,确诊阑尾炎穿孔引起腹膜炎时,最好取半卧位。

7. 做好手术的准备 立即给予备皮、备血(交叉配血)、做皮试,去除身上所有饰品及假牙,做好手术的一切准备,并通知手术室。

8. 做好心理护理 解释手术的必要性,稳定情绪,消除恐惧心理。

【注意事项】

1. 在未确诊诊断之前,不应给患者服止泻剂、去痛片、肌内注射杜冷丁及吗啡,因这些药物易掩盖病情,延误诊断,使病情加剧。

2. 保守治疗期间仍要严密观察病情,如有恶化须转为手术。保守治疗期间宜进易消化、富营养的饮食,症状明显时应暂禁食,勿过多走动或劳累,以免促成穿孔。

3. 一旦确诊阑尾穿孔,且无禁忌证时,宜尽快手术。

4. 阑尾炎穿孔后的治疗原则是:急症切除阑尾,排出脓液,控制感染和营养支持。

5. 若患者是年老体弱者,术后要注意保暖,每日需拍背助咳,防止产生坠积性肺炎。

6. 术后合理应用抗生素,尤其是抗厌氧菌药,同时积极处理合并症、并发症,加强全身支持治疗。

【诊断方法】

1. 血常规 急性阑尾炎患者白细胞计数增多,约占患者的90%,一般在 $(10\sim15)\times10^9/L$。随着炎症加重,白细胞数随之增加,甚至可超过 $20\times10^9/L$。但年老体弱或免疫功能受抑制的患者,白细胞数不一定增多。与白细胞数增多的同时,中性粒细胞数也有增高。二者往往同时出现,但也有仅中性粒细胞明显增高,具有同样重要意义。

2. 尿、便常规 一般无特殊改变,如阑尾位于输尿管附近时,尿内有少量红细胞,病情较重时便内可能有少量脓球。

3. B超检查 阑尾穿孔者 B 超下见右下腹有包块形成,内有弥散的低回声区,并向盆腔延续阑尾影像不清,周围肠管呈麻痹状态。

4. 腹腔穿刺　腹腔穿刺在阑尾炎诊断中有一定意义,穿刺液有大量脓球或涂片找到革兰阴性菌有助于诊断。

【应急处理流程】

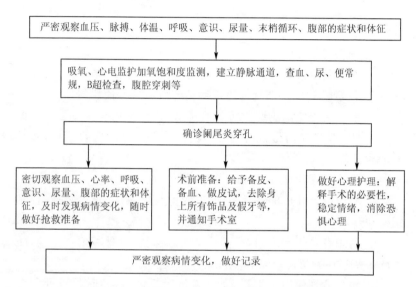

严密观察血压、脉搏、体温、呼吸、意识、尿量、末梢循环、腹部的症状和体征

吸氧、心电监护加氧饱和度监测,建立静脉通道,查血、尿、便常规,B超检查,腹腔穿刺等

确诊阑尾炎穿孔

密切观察血压、心率、呼吸、意识、尿量、腹部的症状和体征,及时发现病情变化,随时做好抢救准备

术前准备:给予备皮、备血、做皮试,去除身上所有饰品及假牙等,并通知手术室

做好心理护理:解释手术的必要性,稳定情绪,消除恐惧心理

严密观察病情变化,做好记录

【典型病例】　患儿魏某,女,7岁。因发热、腹痛3d,以"腹痛待查"收入院。入院前3d患儿无明显诱因开始发热、腹痛,体温在37.6~39.5℃之间,自觉在脐周、脐下方及右下腹持续性疼痛,疼痛可忍受。血常规:WBC 16.3×10^9/L,RBC 3.54×10^{12}/L,Hb 117g/L,Plt 160×10^9/L。尿便常规正常。腹部彩超:未见异常。入院查体:T39.4℃,P 124/min,R 26/min,BP 100/70mmHg。神志清楚,发育营养正常,全身无皮疹及出血点,浅表淋巴结无肿大。咽部稍充血,扁桃体无肿大,心肺正常。腹软,脐下方及右下腹轻度压痛,无反跳痛及肌紧张,肝、脾未触及包块,肠鸣音正常。神经系统未见异常。入院后给予"头孢噻肟钠"抗炎,患儿仍发热,腹痛同前,于入院第2天开始大便次数增多,达5~6/d,伴里急后重,大便为黏液状,检查

便常规：WBC 8～10 个/HP。诊断考虑为"急性细菌性肠炎"，继续给予"头孢噻肟钠"抗炎，2d 后症状仍未见改善，于入院第 3 天患儿仍发热、腹痛、腹泻，查体：下腹胀，右下腹明显压痛及肌紧张，并触及边缘较清晰的肿块。请外科会诊，考虑为阑尾穿孔形成包块。转入外科手术治疗。术中发现阑尾呈盆腔位，尖端坏死穿孔，吸出脓液约 120ml，手术切除阑尾并作盆腔引流。术后给予抗生素控制感染，术后 2d 体温正常。住院 6d，痊愈出院。

【术后护理要点分析】

1. 生命体征的观察：术后严格卧床休息，保持呼吸道通畅，氧气吸入；密切观察意识、血压、心率、呼吸、尿量的变化情况，注意有无出血和休克的先兆，及时发现病情变化，随时做好抢救准备。

2. 术后 6h 要采取半卧位，以减轻伤口张力和疼痛，同时使腹腔感染局限在下腹部，有利于引流和吸收。

3. 术后 24h 鼓励患者下床活动，促进下肢血液循环，有利于肠蠕动，防止肠粘连，可以增加肺活量，减少肺部并发症。

4. 术后禁食、水，排便、排气后方可进食，开始给予流食，逐渐过渡为半流食和软食。

5. 引流管的护理：严密观察引流液颜色、气味等，如引流液由淡红色血性转为黄色且较稠伴有恶臭味，说明已感染，应及时报告医生。引流液恶臭味时，安慰患者解除思想顾虑。根据药敏试验，用足够的抗生素。正常情况下的引流量，一般手术后 1～2d 内为淡红色渗出液，以后逐渐减少。引流管一般于术后 48～72h 拔除。若有异常，应延长拔管时间。拔管指征：引流液逐渐减少，颜色转为淡红色，无味，患者无腹胀、腹痛及无发热等不适。

6. 术后并发症观察：

(1)腹腔内出血：常发生在术后 24h 内，手术当天严密观察脉搏、血压。患者如有面色苍白、脉速、血压下降等表现。应立即将患者平卧，快速静脉补液，做好手术止血的准备。

(2)切口感染：表现为术后 4～5d 体温升高，切口疼痛且局部红肿、压痛或波动感，给予抗生素、理疗的治疗，若已化脓，给予拆线引流。

（3）腹腔脓肿：术后 5～7d 体温升高或下降后又上升，并有腹痛、腹胀、腹部包块或排便、排尿改变等，应及时报告医生进行处理。

7. 健康教育：饮食宜规律、进富含维生素、蛋白质的清淡饮食，忌辛辣、生冷油腻，忌暴饮暴食。出院后全休 1 周，适当活动，1～2个月内，避免剧烈活动。出院后如出现呕吐、腹胀、腹痛、发热等不适症状，应随时来医院就诊。

第五节　急性阑尾炎并发脓毒血症

【概述】　急性阑尾炎并发脓毒血症可见于严重感染，经阑尾静脉侵入门静脉而成化脓性门静脉炎或多发性肝脓肿时，虽属少见，但有极高的死亡率。脓毒症的发病机制：①细菌内毒素：研究表明细菌的内毒素可诱发脓毒症，脓毒症病理生理过程中出现的失控的炎性反应、免疫功能紊乱、高代谢状态及多器官功能损害均可由内毒素直接或间接触发；②炎症介质：脓毒症中感染因素激活机体单核-巨噬细胞系统及其他炎症反应细胞，产生并释放大量炎性介质所致；③免疫功能紊乱：脓毒症免疫障碍特征主要为丧失迟发性过敏反应、不能清除病原体、易感医源性感染；④肠道细菌、内毒素易位：20 世纪 80年代以来，人们注意到应激发生时导致的机体最大的细菌及内毒素储存库-肠道发生功能失调，进而引起的肠道细菌内毒素易位所致感染与随后发生的脓毒症及多器官功能不全密切相关；⑤凝血功能紊乱：凝血系统在脓毒症的发病过程中起重要作用，它与炎症反应相互促进、共同构成脓毒症发生、发展中的关键因素；⑥基因多态性：临床上常见受同一致病菌感染的不同个体的临床表现和预后截然不同，提示基因多态性等遗传因素，是影响人体对应激打击易感性与耐受性、临床表现多样性及药物治疗反应差异性的重要因素。

其临床表现包括：

1. 全身炎症反应综合征（SIRS）的表现，指具有 2 项及以上的下述临床表现：①体温＞38℃或＜36℃；②心率＞90/min；③呼吸频率

>20/min 或 $PaCO_2$<32mmHg；④外周血白细胞>12×10^9/L 或<4×10^9/L 或未成熟细胞>10%。

2. 脓毒症患者一般都会有 SIRS 的一种或多种表现。最常见的有发热、心动过速、呼吸急促和外周血白细胞增加。

【目的】　引流脓液，切除感染源，抢救生命。

【适用范围】　急性阑尾炎并发脓毒症的患者。

【急性措施】

1. 病情评估　若患者出现恶心、呕吐 1～2 次即止，并有食欲不振、腹胀、腹泻等症状。合并出现发热、头痛、全身无力、心动过速、呼吸急促，化验血中白细胞总数增高，应及时报告医生。

2. 生命体征的观察　严密观察患者的神志及生命体征，监测每小时尿量、血糖，记录 24h 出入量、心肺功能等。必要时给予吸氧、心电监护加氧饱和度监测。

3. 建立静脉通道　维持水电酸碱平衡，给予营养支持治疗，适量补充蛋白质具有纠正负氮平衡、修复损伤组织及合成蛋白质的作用，但摄入过多氨基酸可增加机体的代谢负荷，增加产热，脓毒症患者氮摄入量应控制在 0.15～0.20g/(kg·d)。

4. 对症处理　若无禁忌，取半坐卧位，及时纠正缺氧，纠正休克或低血压，及时有效地控制感染，维持电解质、酸碱平衡。严重脓毒症以及感染性休克患者机体抗感染能力差，可给予冷沉淀、干扰素、白细胞介素及胸腺肽等，并可少量多次输入新鲜血浆、丙种球蛋白。

5. 控制血糖　严重脓毒症患者病情初步稳定后，静脉使用胰岛素来控制血糖，早期 1～2h 监测血糖，病情稳定后 4～6h 监测血糖。

6. 心理护理　对于特殊人群，如孕妇、小儿、老人，根据其生理、心理特点，进行正确的评估，采取相应的护理手段。

7. 术前准备　如备皮和禁食、水，留置胃管等。

【诊断方法】

1. 结肠充气试验　患者取仰卧位时，用右手压迫左下腹，再用左手挤压近侧结肠，结肠内气体可传至盲肠和阑尾，引起右下腹疼痛为阳性。

2. 腰大肌试验　患者取左侧卧位,使右大腿后伸,引起右下腹疼痛者为阳性。说明阑尾位于腰大肌前方,盲肠后位或腹膜后位。

3. 闭孔内肌试验　患者取仰卧位,使右髋和右大腿屈曲,然后被动向内旋转,引起右下腹疼痛者为阳性。提示阑尾靠近闭孔内肌。

4. 血培养　对严重脓毒症和感染性休克患者应留取两份血培养,如果静脉导管放置时间大于48h,一份血培养应经导管抽取,另一份血培养经周围静脉穿刺抽取。如果两份培养结果相同,则该微生物可能是导致脓毒症的致病菌;如果导管血培养呈阳性结果的时间早于外周血2h以上,则导管可能是感染源。

5. 其他感染标本　在条件许可的情况下,对伤口分泌物、呼吸道分泌物、中段尿、脑脊液或其他可能是感染病灶的标本,及时送检培养。疑有真菌或厌氧菌所致脓毒症时,需加送厌氧菌及真菌培养。

6. 早期影像学或超声检查　早期确定潜在的感染病灶所在,一旦明确感染病灶的存在应当立即取得感染病灶的标本,但有些患者由于病情不稳定而不能进行有创的操作或无法转运出ICU,应及时采取床旁影像学或超声检查。

7. 诊断指标　目前临床上诊断成人脓毒症要求有明确感染或可疑感染加上以下指标。

(1)全身情况:发热($>$38.3℃)或低体温($<$36℃);心率增快($>$90/min)或$>$年龄正常值之上2个标准差;呼吸增快($>$30/min);意识改变;明显水肿或液体正平衡$>$20ml/kg,持续时间超过24h;高血糖症(血糖$>$7.7mmol/L)而无糖尿病史。

(2)炎症指标:白细胞增多($>$12$\times$10^9/L)或白细胞减少($<$4$\times$10^9/L)或白细胞正常但不成熟细胞$>$10%;血浆C反应蛋白$>$正常值2个标准差;血浆降钙素原$>$正常值2个标准差。

(3)血流动力学指标:低血压(收缩压$<$90mmHg,平均动脉压$<$70mmHg或成人收缩压下降$>$40mmHg,或低于年龄正常值之下2个标准差);混合静脉血氧饱和度(SvO_2)$>$70%;心脏指数(CI)$>$3.5L/(min·m^2)。

（4）器官功能障碍参数：氧合指数（PaO_2/FiO_2）＜300；急性少尿[尿量＜0.5ml/（kg·h）]；肌酐增加≥44.2μmol/L；凝血功能异常（国际标准化比值＞1.5或活化部分凝血活酶时间＞60s）；肠麻痹肠鸣音消失；血小板减少（＜100×10^9/L）；高胆红素血症（总胆红素＞70mmol/L）。

（5）组织灌注参数：高乳酸血症（＞3mmol/L）；毛细血管再充盈时间延长或皮肤出现花斑。

需要注意的是：新的诊断标准并未强调必须是在感染的基础上加上以上5条或其中几条以上表现诊断为脓毒症，而强调异常的指标结合临床专科的具体病情变化来做出符合临床实际的脓毒症的临床诊断。

【注意事项】

1. 控制感染　控制原发病，切除感染源。

2. 营养支持　补充高热量，增加支链氨基酸，减少芳香氨基酸，补充血浆及白蛋白，减少内源性氨基酸生成，消除肠内蛋白质或积存血液，促进氨的代谢。

3. 早期液体复苏　在脓毒症中由于血管收缩舒张功能异常和通透性增加，机体在早期出现血容量降低，组织器官出现低灌注状态，因此及时进行有效液体复苏成为脓毒症治疗的关键措施，但要避免大量输血、输液。

4. 改善微循环　合理应用扩血管药，保证充分的氧供及血液灌注，及时纠正酸中毒。对于出现脓毒性休克的患者，去甲肾上腺素和多巴胺是首选药物，此外亦可选择多巴酚丁胺、血管加压素等。

5. 其他　禁用吗啡或哌替啶，禁服泻药及灌肠。

【应急处理流程】

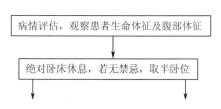

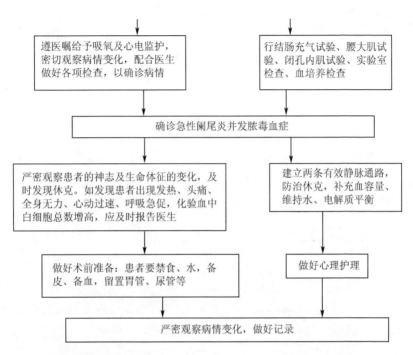

【典型病例】　患者赵某,男性,56 岁,转移性右下腹痛 2d,伴恶心、呕吐、腹泻,患者有高热、心率快。患者 2d 前无明显诱因出现上腹部疼痛,呈持续性,伴食欲减退,1d 后患者疼痛以右下腹为主,伴恶心,并呕吐胃内容物 3 次。今日右下腹疼痛似有减轻,但范围扩大,并出现畏寒、发热,体温达 39℃。精神差,发病后稀便 5 次,有轻微里急后重感,小便量少,色黄。查体:T 39.2℃、P 110/min、R 24/min、BP 88/55mmHg,全身情况:神志淡漠、嗜睡、皮肤苍白、四肢湿冷。腹部检查:腹部稍膨隆,腹式呼吸减弱,未见明显胃肠型及蠕动波,无腹壁静脉怒张。肠鸣音减弱,1/min,未闻及明显血管杂音。全腹肌紧张,以右下腹明显,腹部有压痛、反跳痛,右下腹为甚,未触及明显包块。全腹部叩诊鼓音,移动性浊音阴性,双肾区叩痛阴性。腰大肌试验阴性,闭孔肌试验阴性。辅助检查:腹部站立位平片,小肠内可见积气,膈下未见游离气体。腹部彩超:腹腔内肠管积气明显,肠蠕动减慢,腹盆腔内少量积液,双肾及输尿管未见明显结石及扩张积水。实验室报告:血常规:WBC 22.1×10⁹/L,N 18.9×10⁹/L,Hb 150/L,PLT 400×10⁹/L。尿常规:黄、清、尿胆原(＋＋)、胆红素(－)、酮体(－)、红细胞(0~3 个/h)、蛋白质(－)、亚硝酸盐(－)、pH 5.5。诊断为急性阑尾炎并发脓毒血症。首先行阑尾切除术,然后引流脓液。术后给予抗炎、静脉营养等治疗,感染得以控制。患者病情改善,神志趋于正常,清醒,皮肤颜色趋于红润,四肢较温暖。于术后 1 个月痊愈出院。

【术后护理要点分析】

1. 患者术后 6h 后取半靠位,减轻腹肌张力,减少切口疼痛,便于引流,使患者舒适。

2. 观察生命体征,每小时测量血压、脉搏 1 次,至平稳。如脉搏加快或血压下降,则考虑有出血,应及时观察伤口,采取必要措施。

3. 严密观察腹腔引流及腹部情况,发现腹部膨胀明显,引流液渗血较多时,立即报告主管医师,协助进行相应的紧急处理。

4. 术后 3~5d 禁口服强泻药和刺激性强的肥皂水灌肠,以免增加肠蠕动,而使阑尾残端结扎线脱落或缝合伤口裂开,如术后便秘可口服轻泻药。

5. 老年患者术后注意保暖,经常叩背帮助咳嗽,预防坠积性肺炎。

6. 术后并发症护理:

(1)出血:患者术后出现腹痛、腹胀、面色苍白、脉弱、出冷汗、血压下降等可能为术后出血,应立即平卧、吸氧,抽血做血型交叉试验,补液,并及时报告主治医师。必要时手术止血。

(2)切口感染:是常见的并发症,术后 3~5d 体温持续升高,切口红、肿者应拆除切口缝线,加强换药。

(3)腹腔残余脓肿:患者术后持续高热、腹痛、腹胀、里急后重等,应给予半卧位、补液、使用抗生素,未见好转者应行腹腔穿刺或切开引流术。

(4)肠瘘:患者术后出现右下腹持续性疼痛或形成腹膜炎或局限为包块。根据病情行保守治疗或手术引流。

第六节　直肠肛管周围脓肿

【概述】　直肠肛管周围脓肿(anorectal abscess)是直肠肛管周围软组织内或其周围间隙内发生急性化脓性感染,并形成脓肿。男性多见,多数为 20～30 岁的青壮年。其特点是起病急、疼痛剧烈,脓肿自行破溃后或在手术切开引流后常形成肛瘘。是常见的肛管直肠疾病,也是肛管、直肠炎症病理过程的急性期,肛瘘是慢性期。常见的致病菌有大肠埃希菌、金黄色葡萄球菌、链球菌和铜绿假单胞菌,偶有厌氧性细菌和结核杆菌,常是多种病菌混合感染,近也有发现与肛腺的损伤有关。肛门周围皮下脓肿最常见,多由肛腺感染经外括约肌皮下部向外或直接向外扩散而成。直肠肛管周围脓肿常见症状是:先感到肛门周围出现一个小硬块或肿块,继而疼痛加剧、红肿发热、坠胀不适、坐卧不宁、夜不能眠、大便秘结、排尿不畅等里急后重的直肠刺激症状。并随之出现全身不适、精神疲惫乏力、体温升高、食欲减退、寒战、高热等全身中毒症状。一般在 1 周左右可形成脓肿,在肛门周围或直肠内指诊可摸到柔软、压痛、有波动的肿物,用注射器穿刺可抽出脓液。若自行溃破或切开排脓后疼痛缓解或消失,体温下降,全身情况好转。但流脓的伤口却不易愈合或暂时愈合后又复发流脓,经久不愈,即成为肛瘘。由于脓肿发生的位置不同,症状也不同。

【目的】　及时处理,防止蔓延、扩散。

【适用范围】　直肠肛管周围脓肿的患者。

【急性措施】

1. 严密观察　测量体温、血压、脉搏、呼吸,患者肛周的情况。

2. 卧床休息　减轻局部疼痛感。

3. 建立静脉通道　①抗生素治疗:主要针对革兰阴性杆菌和厌氧菌。一般使用氨基糖苷类和青霉素类加甲硝唑或林可霉素,后两者对厌氧菌的疗效较好。②静脉补充能量及维生素。

4. **通便**　口服缓泻剂或石蜡油等以减轻排便时的疼痛。

5. **局部疗法**　可应用理疗、外敷中药或用抗生素作局部注射等。

6. **术前准备**　做好皮肤准备,嘱患者洗澡更衣。用生理盐水清洁灌肠,术晨排空大小便,做好药物敏感试验等并通知手术室。

7. **心理护理**　解释手术的必要性,尽力消除恐惧、焦虑的心理,使患者产生依赖、安全感及战胜疾病的信心。

【注意事项】

1. 饮食忌辛辣刺激性食物。

2. 避免久坐湿地,以免肛门部受凉受湿,引起感染。

3. 感染症状持续 2～3d 经保守治疗无好转或进一步加重,即使无波动感也应考虑切开。

【诊断方法】

1. **肛周 B 超检查**　肛周脓肿早期不易诊断,如对可疑患者早期行肛周 B 超检查,能早期发现脓肿,又能确定脓肿部位和脓量。

2. **直肠指诊**　脓肿局部压痛、波动感。

3. **肛周穿刺**　肛周皮肤进针穿刺抽出脓液可以确诊。

4. **排粪造影**　可以显示脓肿、瘘管的部位、数量、深度、大小、形态和走向。

5. **MRI**　对肛周脓肿的诊断很有价值,可明确与括约肌的关系及有无多发脓肿,部分患者可观察到内口。

【应急处理流程】

```
┌─────────────────────────────────────────────┐
│ 测量体温、血压、脉搏、呼吸,观察患者肛周的情况 │
└─────────────────────────────────────────────┘
                      ↓
┌─────────────────────────────────────────────────┐
│ 卧床休息;抗生素治疗;静脉补充能量及维生素;通便;局部疗法 │
└─────────────────────────────────────────────────┘
                      ↓
```

```
                    ↓
┌─────────────────────────────────────────────────────────────┐
│ 术前准备：皮肤准备；用生理盐水清洁灌肠；做好药物敏感试验等；并通知手术室 │
└─────────────────────────────────────────────────────────────┘
    ↓                                          ↓
┌──────────────────────────────┐    ┌──────────────────────┐
│ 心理护理：解释手术的必要性，尽力消除 │    │ 严密观察病情，并做好记录 │
│ 恐惧、焦虑的心理，使患者产生依赖、安 │    └──────────────────────┘
│ 全感及战胜疾病的信心          │
└──────────────────────────────┘
```

【**典型病例**】 患者李某,男,29 岁,因肛门左上方肿痛伴发热 5d 入院,扶入病房。查体:体温 38.6℃,被动体位,胸膝位;肛门外观无畸形,无皮肤损伤及出血溃烂等异常,肛门指诊:进指 6cm,可触及 9 点钟方向直肠壁饱满,触痛明显,压之可及轻度波动感,而直肠壁光滑无异常,退指未染血迹,肛门镜检查未见异常,外生殖器无异常。肛门肿痛区 B 超检查:肛门右侧可见范围为 3.6cm×2.6cm×3.7cm 的不均匀回声区,边界尚清楚,形态不规整,加压后部分可见流动性,多考虑为肛周脓肿。血常规:WBC 12.2×10⁹/L。尿常规未见异常。诊断:肛周脓肿。入院后行脓肿切开引流术,治疗 1 周后,患者康复出院,术后 40d 患者来院复查,手术伤口愈合好,大便通畅无异常,肛门指诊未及肛门及肛周异常感。

【**护理要点分析**】

1. 术前护理

(1)按时测量体温、脉搏、呼吸、血压,饮食忌辛辣刺激性食物。嘱患者洗澡更衣、做好皮肤准备。术前一晚用生理盐水清洁灌肠,术晨排空大小便,做好药物敏感试验,便于手术顺利进行。

(2)心理护理:采取耐心细致的劝慰、启发,尽力消除恐惧、焦虑的心理,使患者产生依赖、安全感及战胜疾病的信心。

2. 术后护理

(1)一般常规护理:患者术后回病房,应按时测量体温、脉搏、呼吸、血压,注意伤口有无渗血、疼痛等。术后饮食可多进易消化、高营养、高蛋白、富含维生素、纤维素的食物,避免辛辣刺激性食物,更不可暴饮暴食引起消化不良性腹胀、腹泻。饮食一定要有规律,讲卫生,不进生冷、粗硬食物。鼓励患者在术后 12h 开始活动,可以协助患者在床上适当地活动,做深呼吸、肛门操,有目的地咳嗽,有利于肺部活动、排出分泌物,促使肠蠕动,可防止发生腹胀和便秘。

(2)心理护理:术后患者往往出现紧张、烦躁、焦虑等情绪,应主动给予心理上的安慰,与患者进行交谈,解除其压力,消除恐惧,解决他们所提出的各种问题和要求,使他们感到安全、舒适,增强战胜疾病的信心,保持良好的心理状态,达到配合治疗的目的。

(3)术后常见并发症的护理

1)术后疼痛:因肛周末梢神经丰富,加之术后活动、排便等因素的影响,可使疼痛加重。扩肛:在麻醉后有效的扩肛术是减轻术后疼痛的关键,扩肛使肛门括约肌松弛,术后利于大小便;镇痛药的应用:术毕即服止痛药如氨酚待因,平痛新等,待麻醉药作用消失,止痛药开始起作用,延长镇痛时间。

2)术后切口感染:术后 2d 进半流质饮食,既预防当日排便引起出血,也预防大便对切口过早污染。换药前、大便后用 1:5000高锰酸钾或中药坐浴,坐浴时间为 10min 左右,水温在 43 ℃ 左右为好。术后换药是促进伤口愈合预防感染的重要措施,应正确换药,如肛周脓肿、肛瘘创面大、创腔深应做到充分引流;也可用生理盐水或甲硝唑冲洗创腔,引流条紧贴创伤面或创腔底部,这样既保持引流畅通防止假愈合,同时也减少感染的机会。还可采用热水袋外敷或使用微波、远红外线理疗热敷。上述防治措施可有效地减少感染的发生。

3)术后创面出血:因肛门直肠有丰富的血管和密集的静脉丛,所以术后容易出血,或由于手术结扎部位不牢或手术中创面止血不彻底或排便过于用力、撕裂伤口均可引起出血。故术后坚持压迫30min,24h 禁排大便,最好 48h 后排便,以防出血。若患者有下坠感或便意,要告诉患者这是由于术后肛门内敷料刺激所致。如果患者有恶心、头晕、腹胀下坠、心慌出汗、面色苍白等症状时,应立即通知医生,尽快结扎出血点。

4) 术后尿潴留: 术后进行心理疏导, 指导患者正确的排尿方法, 鼓励其自然排尿。对不习惯在床上排尿的患者可协助患者离床排尿。嘱其在未排尿前尽量减少饮水量, 输液勿过多、过快, 保持大便通畅。还可热敷下腹部或行腹部红外线理疗, 温水坐浴, 温水冲洗外阴或用流水声诱导排尿。

5) 肛门水肿: 清除创面污物, 嘱患者用洁尔阴或 1/4000 高锰酸钾坐浴 2/d, 给予热敷。如果感染化脓, 应告知医生行切开治疗。单纯水肿, 可用金黄如意膏外敷, 每日 1 次。

6) 术后便秘: 指导患者保持良好的心理状态, 当日禁排便, 以防出血, 次日可适当活动, 正常饮食, 多食水果、蔬菜, 多饮水。亦可在睡前或次晨饮用蜂蜜水, 饮食规律, 经常按摩腹部, 吃饭时细嚼慢咽, 早睡早起, 养成定时排便习惯。术后可给予润肠通便的药物, 如麻仁软胶囊、芦荟胶囊等。便时不可久蹲, 不可过分用力, 防止腹压增加而引起创面水肿。保持局部清洁, 便后清洗创口并用温盐水坐浴, 及时更换敷料。如 2～3d 未行大便的, 用开塞露 3～5 支深部灌肠, 20min 之内即可排便。便后用中药坐浴以缓解便时对伤口的创伤, 缓解疼痛, 而对下次排便增加信心。

3. 健康教育

(1) 锻炼身体、增强体质: 久坐久站的患者肛门局部血液循环易发生障碍, 特别像护士、教师等职业的人群, 易患此类疾病, 要积极参加体育运动, 增进局部血液循环, 增加肛门部的抗病能力。

(2) 良好的卫生习惯: 养成每日便后洗洁局部, 勤换内裤的习惯, 防止感染。

(3) 禁久坐湿地: 在草地、湿土上久坐, 肛门部受凉受湿, 降低抗病能力, 易引起感染。

(4) 调理排便: 长期便秘或大便干结, 腹泻频繁等, 均可导致肛隐窝炎, 引起肛门直肠周围脓肿。

(5) 合理饮食: 多摄入粗粮, 不食刺激性强的食物, 多饮水有利于大便的排泄。

(6) 一旦发现肛周脓肿要及时医治, 以免延误病情。

第七节　绞窄性肠梗阻

【概述】　绞窄性肠梗阻指梗阻伴有肠壁血供障碍者,可因肠系膜血管受压、血栓形成或栓塞等引起。绞窄性肠梗阻预后严重,必须手术治疗,而单纯性肠梗阻则可先用非手术治疗。绞窄性肠梗阻可发生在单纯性机械性肠梗阻的基础上,单纯性肠梗阻因治疗不善而转变为绞窄性肠梗阻的占 $15\% \sim 43\%$,绞窄性肠梗阻有以下特点:①发病比较急骤,腹部绞痛较剧烈,疼痛为持续性或持续腹痛伴有阵发性加剧。②肠管的绞窄若发生在腹腔内,而非腹壁疝绞窄,多出现局部腹膜刺激征象,局部有压痛及肌紧张,腹部有时可触及包块。③体温升高,白细胞明显升高($>10\times10^9/L$)。④休克的表现,由于肠管绞窄,血液与血浆渗出,若绞窄肠襻较长则失血严重,此外肠绞窄后,肠管内细菌繁殖产生毒素,因此绞窄性肠梗阻患者早期出现休克。⑤脱水与电解质紊乱比单纯性梗阻明显,代谢性酸碱紊乱也明显。

【目的】　尽早明确诊断,及早进行手术治疗,降低绞窄性肠梗阻患者病死率。

【适用范围】　绞窄性肠梗阻的患者。

【急性措施】

1. 病情评估　给予持续低流量吸氧,心电监护,严密监测各项生命体征,如心率、血压、呼吸、血氧饱和度,密切观察患者主诉及腹部体征,是否出现明显的腹部压痛、反跳痛和腹肌强直。

2. 严密监测病情变化　①密切注意生命体征及全身症状,了解休克发展情况。②密切观察并准确记录出入液量,包括呕吐物量、胃肠减压量、尿量及输液总量。③定时观察血象、水电解质及血气分析结果。

3. 纠正水、电解质紊乱和酸碱失衡　建立两条以上静脉通道,根据呕吐情况,缺水体征,尿量等来确定输液量,必要时给全血或血浆代用品。

4.　留置胃管　胃肠减压,吸出胃肠道内的气体、液体,以减轻腹胀、降低肠腔内压力,减少肠腔内的细菌和毒素,改善肠壁血循环,有利于改善局部病变和全身情况。

5.　抗生素的应用　控制感染和中毒,应用抗肠道细菌,包括抗厌氧菌的抗生素。

6.　术前准备　绞窄性肠梗阻,病情危急,应尽快施行手术,以解除梗阻,恢复肠管血供。否则会危及患者生命。做好皮肤准备,药敏试验,留置尿管等术前准备工作。

7.　心理护理　解释手术的必要性,稳定患者情绪,消除恐惧心理。

【注意事项】

1.　对危重患者、有休克者应积极抗休克治疗,若病情无明显好转,应在抗休克的同时立即手术。

2.　持续有效的吸氧,直至休克完全恢复后24h,以保证重要器官和组织的有氧代谢。

3.　治疗方案未确定前,禁止使用吗啡,以免掩盖病情;明确诊断后,可酌情使用止痛药,如肌注吗啡或杜冷丁。待生命体征平稳后进行手术。

4.　对不能清楚地提供可靠病史,同时由于发病急,进展快,就医虽早,但临床上缺乏典型的体征,为诊断和治疗带来困难。这类患者查体常见腹平、软,无肠型及包块,仅有轻微压痛和反跳痛,肠鸣音不亢进,X线检查不能提示液平面。待出现典型体征时,肠管已成不可逆性坏死。对待此类患者必须急症住院,严密、细致地观察生命体征、腹痛的性质、腹部体征的变化等。尽早采取诊断性穿刺,可以及早明确诊断。

5.　患者外出进行辅助检查时,应有医护人员陪同,避免路途中意外的发生。必要时医生申请床旁检查。

【诊断方法】

1.　实验室检查

(1)血红蛋白及白细胞计数　肠梗阻早期正常,梗阻时间较久,出现脱水征时,则可以发生血液浓缩与白细胞增高,白细胞增高并伴有左移时,表示肠绞窄存在。

(2)血清电解质(K^+,Na^+,Cl^-),CO_2结合力,血气分析,尿素氮,血球压积的测定都很重要,用以判断脱水与电解质紊乱情况。

(3)血清无机磷,肌酸激酶及同工酶的测定对诊断绞窄性肠梗阻有重要意义,肠壁缺血、坏死时,血中无机磷及肌酸激酶升高。

2. 影像学检查

(1)X 线检查:在腹部有圆形或分叶状软组织肿块影像,还可见个别膨胀,固定肠襻呈"C"字形扩张或"咖啡豆征"。

(2)B 型超声检查:腹内可形成软性包块,内可见肠腔声像蠕动,可见液体滞留,肠套叠可见同心圆肠腔声像,圆心强回声,纵面可见多层管壁结构,利用 B 型超声诊断肠梗阻待进一步研究提高。

【应急处理流程】

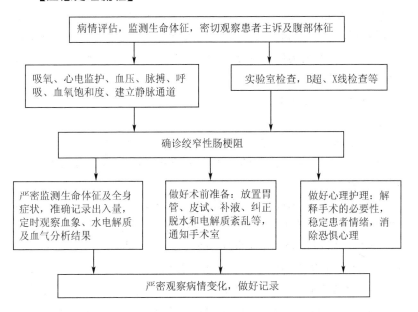

【典型病例】　患者王某,女性,47岁,主因脐周部疼痛,加重呈全腹痛,伴恶心、呕吐,停止排气及排便2d入院。既往有缺铁性贫血病史10年。查体:T 38.2℃,P 84/min,BP 100/65mmHg。神志清楚,贫血貌,全身浅表淋巴结无肿大,无黄染及发绀。心肺未见异常。腹膨隆,未见胃肠型,肝脾未及,未及包块。肌紧张,压痛及反跳痛阳性。移动性浊音阴性。肠鸣音弱,可闻及振水音。腹透见左季肋及右下腹多个液气平面,呈阶梯状。双膈下未见游离气体。彩超示:下腹部肠管明显扩张,直径3.5cm,壁厚0.9cm,内见肠内容物,肠管不蠕动,下腹见厚6.3cm液性暗区。血常规:白细胞32.6×10^9/L,分叶90.5%,血红蛋白97g/L。肾功能正常。入院后诊断:泛发性腹膜炎,急性阑尾炎穿孔,肠梗阻,缺血性贫血。在全麻下行剖腹探查术。术中见腹腔有洗肉水样液体300ml,吸净。探查右下腹有一团块状小肠缺血坏死。提至切口外见有一条索状物将小肠系膜绞锁所致肠坏死,仔细辨认解剖,发现为阑尾及其系膜扭转而致,且阑尾尖端有一3cm×4cm×6cm囊性肿物,表面光滑,无粘连。首先切除阑尾,再切除坏死肠管,行肠减压肠吻合术。术后病理回报:阑尾样肿物,切开见腔内为胶冻样物,黏稠。诊断为阑尾黏液囊肿。患者住院13d治愈出院。

【护理要点分析】

1.术前护理

(1)术前抢救:立即测量生命体征、保持呼吸道通畅,严防呕吐物阻塞气管。有中毒性休克的患者需迅速建立静脉通道,扩容、纠酸,静脉给予抗生素。

(2)积极做好术前准备:立即采血样、备血,嘱患者禁食、水,术前留置胃管、尿管,备皮等,留置胃管时特别注意动作轻柔。

(3)心理护理:发病时腹痛剧烈,焦虑、恐惧,再加上手术前的操作,如留置胃管、尿管等,致使患者出现恶心、呕吐加重,此时护士对患者进行鼓励、安慰,用娴熟的操作技术取得患者对护士的信赖和依靠,进而做好心理护理,使患者能获得安全感,积极配合治疗。

2. 术后护理

(1)全身情况的观察及护理:术后常规吸氧,注意呼吸情况,每小时测量血压、脉搏 1 次,全麻患者未清醒时取平卧位,头偏向一侧,床旁备吸痰器,随时吸出呼吸道分泌物,对有休克或心肺功能不全的患者给予心电监护,注意观察心电图波形情况及血氧饱和度。

(2)胃肠减压的护理:有效的胃肠减压是保证吻合口不受挤压,不增加压力,保证良好血液循环,以利于吻合口愈合的关键。必须把胃管固定在鼻和脸颊上,连接负压瓶,用别针妥善固定于床头,每 1~2h 给负压瓶加压以引流出胃液,防止胃管扭曲、受压、阻塞等现象。如胃管引流不畅,可用注射器抽取少量生理盐水冲注,或调整胃管插入深度,以保证有效的胃肠减压。对胃液的观察也不能忽视,应注意胃液的颜色和性状,及时通知医生。

(3)预防肺部并发症:术后因伤口疼痛,使患者不敢咳痰,由于疼痛使腹式呼吸活动受限,吸气功能不足,肺的弹性回缩力减弱,容易形成肺不张。术后可适当应用止痛药,并鼓励患者咳痰,作深呼吸以膨胀肺泡,教会患者在咳痰时用手按压伤口,护士双手在咳痰时按压伤口边缘以保护切口。鼓励早期床上活动,并协助翻身拍背排痰,对痰液黏稠者,可给予雾化吸入。

3. 健康指导 适当活动,进食易消化食物,不宜暴饮暴食,勿在饭后剧烈活动,养成良好的卫生习惯和饮食习惯,如发生腹痛应立即就诊。

第八节 肠　套　叠

【概述】 肠套叠是指某段肠管及其相应的肠系膜套入邻近肠腔内引起的肠梗阻,是婴儿期最常见的急腹症。肠套叠占肠梗阻的 15%~20%,有原发性和继发性两类。原发性肠套叠多发生于婴幼儿,继发性肠套叠则多见于成人,绝大数肠套叠是近端肠管向远端肠管内套入,逆性套叠较罕见,不及总例数的 10%。肠套叠依据临床发病缓急和梗阻程度,分为急性、亚急性和慢性 3 型:①急性肠套叠多发生于婴儿,以持续、完全性急性肠梗阻者为特征,多有腹痛,呕吐,便血,肿块及全身情况的改变。②亚急性肠套叠,痉挛发生时间长短,呈不完全性肠梗阻,典型的痉挛性腹痛,腹块和黏液血便不显著,病初有肠道功能紊乱的表现,腹膜刺激征不明显,但患者全身状况可迅速恶化,临床常见于较大儿童或成人发生的肠套叠。③慢性肠套叠为慢性反复发作,多发生于成人,症状颇不典型,83%~92%会导致肠套叠的器质性病变,其病程发展缓慢,表现为慢性,间歇性,不全性梗阻,症状出现数天,数月或 1 年以上,最后可逐渐发展为急性完全性梗阻,初发为反复出现肠道炎症及肠道功能紊乱症状,腹痛并伴有恶心和呕吐,大便中可有少量的黏液和血液,腹部肿块在疼痛发作时可出现或变硬,并可见到肠型,疼痛间歇期恢复原状,若套叠自行复位,则腹块可完全消失。急性肠套叠时,粪便检查可见暗红色黏液血便,镜下以红细胞为主;慢性肠套叠,大便隐血试验可呈阳性反应。

【目的】　早诊断,早治疗,必要时尽早采取手术干预。

【适用范围】　肠套叠的患者。

【急性措施】

1. 病情评估　耐心询问病史,仔细观察患儿腹部情况及有无呕吐、便血,重点观察患儿哭闹规律。大部分患儿以阵发性哭闹为主,持续 3~10min 后安静,间隔一段时间后反复发作,且发作时间间隔逐渐缩短。注意观察有无腹部膨隆、腹肌紧张及典型的腊肠样包块等。因此,对于有阵发性哭闹、面色苍白、烦躁不安等上述症状,应及时报告医生,早期诊断,治疗肠套叠。

2. 禁食、胃肠减压　留置胃管接负压吸引器,观察引流液的颜色、质、量,以缓解和解除肠梗阻所致的胃肠道症状。

3. 病情观察　给予持续低流量吸氧,心电监护,密切监测生命体征,观察有无脱水,观察腹部体征,腹痛的性质、程度、时间、发作规律、伴随症状及诱发因素。

4. 迅速建立静脉通道　纠正水、电解质及酸碱紊乱,及改善早期休克症状。

5. **早期空气灌肠治疗**　空气灌肠一般取截石位或俯卧位,时间在 15～20min,空气灌入后出现套入部位向杯口方向移动,当套入即达到结肠肝曲或回盲部时停注,可改变体位或稍加大气压,杯口影或钳状影消失,患儿安静入睡,均提示套叠复位。若复位未成功,需手术治疗。

6. **术前准备**　为使小儿镇静并减轻肠痉挛,空气灌肠前 30min 给予复方氯丙嗪 1～2mg/kg 和硫酸阿托品 0.01mg/kg 肌内注射,可解除回盲部和套鞘部组织水肿痉挛,提高整复成功率;术前备皮、备血,药敏试验。

7. **心理护理**　患者常突然发病,出现阵发性哭闹、腹胀、呕吐、果酱样血便,家长心情急躁,故要主动向家长讲解病情,充分做好疾病相关知识的宣传及心理指导,解除其顾虑,树立对其治疗的信心,以取得家长的配合。

【注意事项】

1. **病情观察**　护士应熟练掌握肠套叠的的三大典型临床症状:腹痛、便血和腹部肿块。患儿突然哭闹不安,呈阵发性发作,间隔5～10min 或数分钟,面色苍白或呻吟或烦躁,哭闹后出现呕吐,果酱样便等症状。

2. **心理护理**　由于患儿阵发性哭闹、烦躁不安等,不能用语言来表达自己的感觉,所以家属心情焦虑、急躁,迫切要求得到最佳治疗和护理。护士应主动向家属讲解病情,介绍空气灌肠复位和手术的目的、重要性等知识。护理操作时做到稳、准、轻、快、冷静。解除患儿家属心理顾虑,树立对治疗的信心,积极配合治疗护理。

3. **建立静脉通道及时给药**　肠套叠的患儿由于呕吐、腹胀、血便等,极易引起电解质紊乱、中毒、休克。用留置针尽快建立静脉通道,纠正水电解质平衡,抗休克,同时应用抗生素治疗,预防感染等。

【诊断方法】

1. **肛门指诊**　为肠套叠的常规检查,可见指套染血或排出血便,个别肠套叠严重时套入顶点可达直肠,此时直肠指检可扪及子宫颈样肿块。

2. X线检查

(1)腹部平片:肠套叠多无可靠征象,完全性梗阻时腹部平片可见部分肠管积气、积液和持续扩张的小肠襻,并发肠坏死,腹膜炎者,有肠麻痹,腹水征象,偶可在腹部平片见到肠套叠直接征象。

(2)钡剂检查:用于诊断小肠套叠,成人慢性和空肠-胃吻合口套叠,以及少见的十二指肠套叠。

(3)空气灌肠检查:空气灌肠检查肠套叠,是随着水压灌注进行整复成功的基础上发展而来,由于空气灌肠是借透亮气体,把套入部衬托为密度高的软组织包块影,不仅能早期确诊,且有整复作用。

3. 内镜检查 胃部分切除术后,胃空肠吻合口套叠可行纤维胃镜检查确诊,内镜可见充血水肿的小肠黏膜经吻合口向胃内突出,慢性小肠型套叠可采用纤维小肠镜来诊断,同时可取活检,有助于确定病理性质,累及结肠的套叠根据情况可选用直肠镜、乙状结肠镜或纤维结肠镜检查诊断。

4. 超声检查 肠套叠声像主要为肠梗阻、套叠局部和肠壁缺血等特征表现。

5. CT检查 可依据套叠内的密度,或CT值测定判断套叠的性质,如脂肪密度肿块多为脂肪瘤水样密度的阑尾多为黏液囊肿,如不规则的实性肿块多为恶性肿瘤等,均可引起套叠。

【应急处理流程】

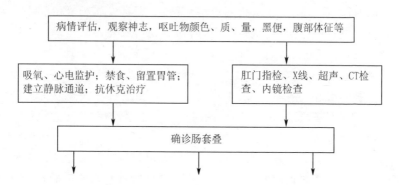

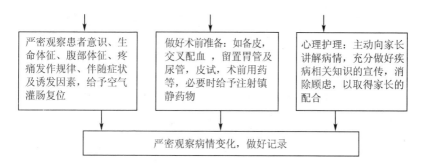

【典型病例】　患儿李某,男,6个月,患者家长主诉呕吐伴果酱大便1d,呈间歇性,伴有呕吐,为胃内容物非喷射性,无喘息呕血、黑便,无咳嗽、腹胀发绀,气促等不适入院。入院后气钡灌肠可以见到"杯口状"阴影,超声检查高频探头扫查腹部时,于横切面上肠套叠包块呈"同心圆"征象,于纵切面上呈"套筒"征象,可以诊断为肠套叠。为使小儿镇静并减轻肠痉挛,空气灌肠前30min,可给予复方氯丙嗪1～2mg/kg和硫酸阿托品0.01mg/kg。病儿安静后,空气灌肠。空气灌肠造影检查示肠套叠,需立即手术治疗,术前准备立即插胃管,补液纠正水、电解质紊乱。手术均在全麻下进行。根据术前B超以及术中初诊肿块时确定切口位置,进入腹腔后判断无肠坏死,行手法复位。术后3d患儿给予扩肛,2/d,减轻腹胀、促进肠道功能恢复,也有利于预防术后肺部感染的发生。术后康复出院。

【护理要点分析】

1. 术前护理　严密观察患儿生命体征及病情变化。空气灌肠复位后正常情况:患儿常常迅速停止哭闹,面色红润,安静进入睡眠状态;腹胀明显好转,腹部触诊原有肿块不再触及,可有少量黑便排出。术后8～24h肠道功能恢复后,可进流食。如患儿体温升高,应及时处理,避免因高热、惊厥;如患儿突然出现呼吸急促、面色苍白、脉搏细数、腹胀高度膨胀,有腹肌紧张、压痛及反跳痛,提示有肠穿孔的可能,应及时向医生汇报病情。

2. 术后护理

(1)全身麻醉护理:去枕平卧,头偏向一侧,及时清理口鼻腔分泌物,保持呼吸道通畅;用监护仪监测血压、脉搏、呼吸、血氧的变化;持续低流量吸氧。

(2)监测体温变化:术后 3～4d 每日测体温 4 次,如体温 38.5℃以内物理降温,如超过 38.5℃遵医嘱给予药物降温。

(3)胃肠减压和引流管护理:妥善固定胃管和引流管,保持胃管和引流管通畅,避免扭曲和打折,防止患儿自行拔出。严密观察胃液和引流液的量、颜色、性质的变化。

(4)做好口腔护理:用生理盐水每日口腔护理 2 次。

3. 排气、排便护理　术后麻醉完全清醒,给予低坡半卧位;每3～4h翻身 1 次,能行走患儿术后 8～12h 挽扶行走;保持胃肠减压和腹腔引流通畅,以利于胃肠功能恢复,预防肠粘连;帮助患儿早排气、排便。排便最初几日,患儿排便次数会增加并带有血便,但血便逐渐减少,颜色逐渐变淡。如果颜色逐渐变红,可能为再次肠套叠,及时报告医生处理。

4. 出院指导　肠套叠常继发于腹泻、上呼吸道感染、饮食不洁所致的肠功能紊乱。出院后要注意饮食卫生,防止腹泻及感冒,正确添加辅食,遵守由少到多,由稀到稠,由单一到多样,逐渐增加的原则;进餐后避免剧烈运动;避免患儿哭闹。如有腹痛、便血和腹部肿块、阵发性哭闹等症状时,及时就诊。

第九节　结肠扭转

【概述】　结肠扭转是指以结肠系膜为轴的部分肠襻扭转和肠管本身纵轴为中心扭曲。患者多是急性发病,开始表现为突发腹痛,继而腹胀、恶心、呕吐和肛门无排气排便;扭转的肠襻使腹部呈不对称表现,有时可见肠型或蠕动波,腹部压痛,不同结肠段扭转其不同部位的压痛程度也不相同:①盲肠扭转与小肠梗阻相类似,发病急,以中腹或右下腹痛为主,有时可扪及右下腹扩张盲肠的胀气包块,能闻及高调肠鸣和气过水音,出现腹膜炎时有腹肌紧张和反跳痛,肠鸣音消失;当脉搏加快,体温升高,出现腹膜炎体征,甚至血性腹水时,是肠缺血坏死的常见表现,可很快发生休克,死亡的概率会大大增加。②横结肠扭转则表现为中上腹痛,腹胀,有的与胃扩张相类似。③乙状结肠扭转发病呈多样化,可急性发作,也有的患者呈亚急性或慢性起病,多有便秘病史,或反复的肠扭转梗阻病史,有的能自行缓解。

　　某些慢性便秘的患者肠内容物多、积气使肠扩张,妊娠和分娩期肠活动增强腹内器官位置变化,先天或后天因素致远端肠管梗阻,腹腔手术史等,这些都是发生结肠扭转的常见因素。盲肠、升结肠或横结肠扭转,青年患者较多,有些是暴饮暴食或者是腹泻后发病,起病急;而乙状结肠扭转老年患者多见,病史较长,多有典型的便秘史及反复发作史,患者对其发作的规律及缓解方式多能较明确描述;而青年患者病史较短,喜运动或活动,常使乙状结肠扭转在不知不觉中缓解,往往没有明确的病史及发病规律。

　　【目的】　早期诊断,早期手术;避免肠坏死、降低死亡率。

　　【适用范围】　发生结肠扭转的患者。

　　【急性措施】

　　1. 病情评估　持续低流量吸氧、心电监护加氧饱和度监测,严密观察生命体征的变化,观察患者的血压、脉搏、呼吸、体温、神志、尿量等,每 15～30 分钟测量 1 次;及时判断有无意识障碍。每 30min 检查记录腹部的症状和体征:观察是否有腹痛、便秘症状,是否伴有恶心、呕吐,查体有腹胀表现,是否出现体温升高,腹膜炎体征,休克等。

　　2. 影像学检查　在护士的陪同下,在放射科拍 X 线、CT、B 超等检查。

　　3. 严密监测生命体征　监测并记录患者的血压、脉搏、呼吸、体温及瞳孔变化,及时协助医生进行处理,同时备好急救药物,并做好手术的准备。

　　4. 留置胃管　行胃肠减压,留置胃管接负压吸引器,减低肠腔内压力。

5. 立即建立两条以上有效静脉通道　遵医嘱静脉给予补液、维持水电解质和酸碱平衡。

.6. 抗感染、抗休克治疗　嘱患者膝胸卧位,减轻疼痛症状。

7. 结肠灌洗　清除固体状粪便,使结肠完全排空,同时也使肠道细菌密度降低,减少吻合口处感染的机会。灌洗时使流出的灌洗液清亮为止,然后用 0.5% 甲硝唑溶液和新洁尔灭分别清洗肠腔,灌洗一般需生理盐水 5000～7000ml。

8. 术前准备　术前 1d 晚间及术晨清洁灌肠,并给予留置尿管;皮肤准备,刮出自剑突至耻骨联合,两侧至腋后线范围的毛发外,需清洁脐孔,以达到预防感染的目的。

9. 心理护理　非手术治疗易复发,解释手术的必要性,手术探查并彻底解除肠扭转,稳定患者情绪,消除恐惧心理。

10. 常规护理　严密观察病情变化,做好记录。

【注意事项】

1. 加强全身支持治疗,禁食、胃肠减压、抗炎和抗休克治疗。

2. 注意密切观察各项生命体征的变化,包括临床症状、体征以及实验室检查结果等变化。

3. 保守治疗 24h 后,当症状、体征不减轻反而加重时应手术探查。

4. 高压盐水灌肠和钡剂灌肠是通过灌肠时逐渐加压将扭转狭窄的肠管扩张开,解除梗阻,如有气体和粪便排出,腹胀消失,腹痛缓解,表示扭转恢复。

5. 护士提前准备好清洁灌洗所需物品及药物,术中进行肠道清洁灌洗时需要注意灌洗液的温度 34～37℃,熟练掌握液体的使用量 6000～8000ml,以使肠道充分清洁。

6. 护士严格按照肠道灌洗术的要求和规范进行操作,保证冲洗液的无菌,严格把好术中各环节的无菌质量,以促进手术顺利的实施。

【诊断方法】

1. 实验室检查　如出现腹膜刺激征和(或)肠坏死,血白细胞增多。

2. X 线检查

(1)腹部 X 线片：可见腹部偏左明显充气的巨大孤立肠襻，自盆腔达中上腹部，甚至可达膈下，占据腹腔大部，形成所谓"弯曲管"征。在巨大乙状结肠肠襻内，常可看到两个处于不同平面的液气面。左、右半结肠及小肠有不同程度的胀气。

(2)钡剂灌肠造影：钡剂在直肠乙状结肠交界处受阻，钡柱尖端呈锥形或鸟嘴形。且灌肠容量往往不及 500ml(正常可灌入 2000 以上)，并向外流出，即可证明在乙状结肠处有梗阻。此项检查仅适用于一般情况较好的早期扭转病例，当有腹膜刺激征或腹部压痛明显者，禁忌钡灌肠检查，否则有发生肠穿孔之危险。

3. 低压盐水灌肠实验　灌入生理盐水＜500ml，即可证明扭转梗阻在乙状结肠。

4. 纤维结肠镜　不但可以协助诊断，而且非手术治疗的一种方法，但是这些方法都有局限性。

【应急处理流程】

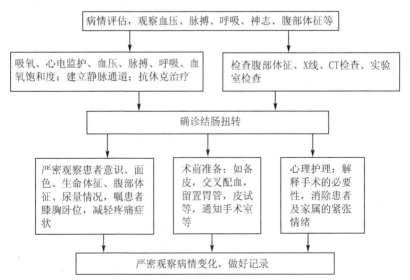

【典型病例】　患者孙某,男,30 岁,主因突发急性腹痛,继而阵发性加重,逐步变为持续性剧烈疼痛伴呕吐,腹胀,肛门停止排气、排便入院。患者入院后,表现为口舌干燥,查体:体温高(38.8℃),脉搏细速(110/min),血压下降(80/40mmHg),四肢湿冷,白细胞计数增高(17×10⁹/L)等感染中毒性休克征象。入院后腹部情况:①持续性剧烈腹痛,剧烈呕吐,肠鸣音不亢进。②有明显腹膜刺激征。③腹胀不对称,腹部有局部隆起或触及有压痛的肿块(胀大的肠襻)。④腹腔穿刺抽出血性液体。⑤腹部 X 检查可见孤立、突出胀大的肠襻,肠间隙增宽。在积极抗炎、抗休克治疗及纠正水电解质紊乱、酸碱失衡的同时,并积极做好急诊手术的术前准备工作,待术前准备工作完善后,立即施行剖腹探查术,开腹后,发现为肠扭转所致的肠梗阻,扭转周围肠管颜色紫暗(肠坏死),腹腔有大量血性渗液,即行肠扭转复位,坏死肠管(约 30cm 左右)切除,肠吻合,腹腔冲洗、引流术,术后经过积极治疗,精心护理,15d 后患者痊愈出院。

【护理要点分析】

1. 术前给予持续低流量吸氧,心电监护加氧饱和度监测,密切监测生命体征变化;并进行有效的胃肠减压。

2. 术前备好清洁灌肠物品,实施肠道灌洗,使用 0.5% 的甲硝唑溶于生理盐水中,对结肠全层发生裂伤患者实施全腹腔冲洗。

3. 术后持续心电监护,吸氧 3~4L/min。术后应每小时监测体温、脉搏、呼吸和血压至病情平稳。观察患者的颜色及精神状态,以便早期发现异常。注意伤口有无渗液、渗血现象。

4. 卧位:为防止舌后坠和口腔内分泌物吸入气管引起吸入性肺炎和窒息,应给予去枕平卧 4h,头偏向一侧。待患者完全清醒后后给予半卧位,并使髋关节屈曲,可减轻腹壁张力,利于渗出液的引流,增加肺的通气量,利于呼吸和循环。

5. 饮食:术后需禁食水,待肠蠕动完全恢复,肛门排气、无腹痛、腹胀可拔出胃管开始进流食,再逐渐由半流食过渡至普食。

6. 疼痛护理:手术后 1~2d 伤口疼痛属正常现象,目前一般常规应用静脉持续给予镇痛药物来达到镇痛目的。

7. 鼓励患者早期活动,术后第 1 天可下床,早期活动促进肠蠕动的恢复,预防肠粘连、肠梗阻的发生。

第十节　小　肠　损　伤

【概述】　小肠损伤是指因钝性外力的直接或间接打击以及锐器伤导致小肠破裂。一般认为破裂好发部位在近段空肠距 Treitz 韧带 50cm 以内和末段回肠,距回盲部 50cm 以内外伤性损害。

小肠损伤分为闭合性肠损伤、开放性肠损伤和医源性肠损伤。小肠在腹腔内占据的位置最大、分布面广、相对表浅、缺少骨骼的保护容易受到损伤。在开放性损伤中小肠损伤率占 25%～30%,闭合性损伤中占 15%～20%。开放性损伤主要为锐器伤,常可造成多发的肠破裂或复合性损伤。闭合性小肠损伤有如下几种情况:①暴力撞击腹中部时,小肠被迅速挤向脊柱,受挫压而破裂,是常见的一种损伤类型。②空肠近段肠系膜较短,由屈氏韧带固定。末段回肠系膜亦较短,有一些腹膜反折固定且与较固定的盲肠相连。某些肠段因病变或手术而发生粘连、固定。这些肠段可在直接或间接暴力(如高处坠落)作用下,容易撕裂甚至撕脱。③肠腔内压力骤增而使肠管破裂。这种情况多发生于饱餐后,肠腔内充满食糜时。腹部突然受到打击,肠内压力增加而将肠壁胀破。特别是上、下端肠管呈关闭状况时更为明显。或是肠管受暴力冲击时,肠腔内流体压力向两端分散。当压力达到 140mmHg 或更高时远离外力作用处的肠管侧壁系膜血管斜行穿入处可以发生孤立小穿孔。这种穿孔的特点是:发生于有液体充盈的肠段,受暴力挫伤处的肠壁并无穿孔,而穿孔位于远处的小肠侧壁,穿孔小,周围组织正常。④驾驶汽车时的安全带是造成肠损伤的一种原因。安全带若使用不当,系于腹部或滑移至腹部,当汽车突然刹车时,可挤压小肠造成破裂。医源性肠损伤主要为手术分离粘连时无意间损伤肠管,内镜操作的意外损伤等。患者可表现为剧烈的腹痛,伴有恶心、呕吐。查体可见患者面色苍白、皮肤湿冷、脉搏微弱、呼吸急促、血压下降。可有全腹压痛、反跳痛、腹肌紧张等。

【目的】 彻底止血,处理合并的脏器伤,缝合、修补或切除破裂的小肠。

【适用范围】 小肠损伤者。

【急性措施】

1. 病情评估 一时不能明确诊断者,要特别注意第一印象,动态观察,反复对比。观察期间原则:应留院进行,不应用麻醉、止痛药物;对多发性创伤患者,因病情复杂和危重往往仅注意腹部以外的明显损伤,如骨折、颅脑损伤或合并休克、昏迷,掩盖腹部损伤的表现。此类患者应在积极抗休克的同时处理其他合并伤,并密切观察腹部体征变化。小肠损伤的临床表现决定于损伤的程度,受伤的时间,及是否伴有其他脏器损伤。

2. 严密观察生命体征 观察腹膜炎及内出血征象:肠破裂穿孔时肠内容物外溢,腹膜受消化液的刺激出现腹膜炎,肠系膜断裂可出现出血性休克。故应严密观察患者的血压、脉搏、呼吸,观察有无剧烈的腹痛伴有恶心、呕吐,面色苍白,皮肤厥冷,脉搏微弱,呼吸急促,血压下降,有无全腹压痛、反跳痛、腹肌紧张,及时发现异常情况并通知医师处理。

3. 建立静脉通路 补充水及电解质,保持输液通畅,注意纠正水、电解质及酸碱平衡失调,对伴有休克和重症弥漫性腹膜炎患者,可进行中心静脉插管补液,根据中心静脉压决定补液量。根据患者具体情况,适量补给全血、血浆或人体白蛋白,尽可能补给足够的热量。

4. 禁食和胃肠减压 可减少消化液分泌,吸出胃肠道的气体和液体,从而减少肠内容物的继续外溢或感染扩散,减少细菌和毒素进入血液循环,有利于病情的改善;使胃肠减压保持通畅,注意观察引流液颜色、性质、量。

5. 应用抗生素 应用抗生素对于防治细菌感染,从而减少毒素的产生都有一定作用。早期可选用广谱抗生素,以后再根据细菌培养和药敏试验的结果加以调整,对于严重的腹内感染,可选用第三代头孢菌素,如头孢他啶(复达欣)、头孢曲松(罗氏芬)等。

6. 做好术前准备　患者要禁食、水,留置胃管、尿管,行交叉配血等。

7. 心理护理　关心、安慰患者,消除紧张恐惧心理,向患者解释小肠损伤后给予的治疗和护理及有可能出现的并发症,使患者积极配合治疗。

【注意事项】

1. 外伤性小肠破裂的预后与治疗是否及时、合理有很大关系,对多发复合伤中的肠破裂治疗要分轻重缓急采取综合措施,治疗休克当为首位,凡有手术指征者,除个别危重不能耐受手术或最简易有效的手术都不能耐受者外均应早手术治疗,因为这部分患者非手术不能解除休克,等待病情稳定后再手术是不可能的。值得提出的是有充分准备的积极手术,即使希望很小的危重病例抢救成功率也是很高的。

2. 补液和营养:遵医嘱积极补充血容量、防止休克、应用抗生素防止腹腔内感染。对术后危重患者,体质较差,肠切除、肠吻合后有可能引起肠瘘的患者,可予以全胃肠外静脉高营养以减少患者自身的消耗,增强其抗病能力。

3. 观察期患者卧床休息,不随意搬动患者,以免加重病情。严禁使用止痛药,以免掩盖病情。

4. 感染性休克的治疗:小肠破裂并发感染性休克,需及时有效地进行抢救。其措施包括:①迅速补充足量的血容量:应以平衡盐溶液为主,配合适量的血浆和全血。若能在早期及时补足血容量,休克往往可以得到改善和控制。②纠正酸中毒:在感染性休克中,酸中毒发生较早,而且严重。酸中毒能加重微循环功能障碍,不利于血容量的恢复。在补充血容量的同时,从另一条静脉内滴注 5% 碳酸氢钠 200ml 以后根据 CO_2 结合力或动脉血气分析的结果再作补充。③皮质类固醇的应用:常用地塞米松,20～40mg/次,每 4 小时 1 次。④心血管药物的应用:毒血症时,心功能受到一定程度的损害,可采用毛花苷 C(西地兰)等治疗。常用药物有多巴胺、间羟胺(阿拉明)

等。⑤大剂量联用广谱抗生素。

【诊断方法】

1. 实验室检查

(1)血液检查:白细胞计数增加、血细胞比容上升、血容量减少。

(2)腹腔穿刺液检查:肉眼见有肠内容物,镜检白细胞超过 $5 \times 10^8/L$ 即可作出诊断。

(3)腹腔灌洗液检查:镜检白细胞超过 $5 \times 10^8/L$ 时提示有肠损伤性穿孔,红细胞超过 $1 \times 10^{10}/L$ 时,则提示有内出血。淀粉酶超过 128 文氏单位或大于 100 苏氏单位,多提示有胰腺损伤。

2. 其他辅助检查

(1)X 线检查:立位或侧卧位进行腹部 X 线透视或摄片出现膈下游离气体或侧腹部游离气体是诊断小肠闭合性损伤合并穿孔的最有力的依据,但阳性率仅为 30%,在进行 X 线检查时要排除腹部开放伤所致气腹和医源性气腹等因素。

(2)腹腔穿刺:腹腔穿刺术是腹部损伤和急腹症常用的辅助诊断或确诊手段之一,对小肠破裂的确诊率达 70%~90%。穿刺部位只要不损伤胆囊、膀胱粘连在腹壁上的肠管,原则上可以选择在腹部任何部位,若抽出混浊脓性液体和肠内容物,可考虑小肠破裂的可能应进一步镜检明确诊断。

(3)腹腔灌洗:为提高早期对肠穿孔、内出血的诊断率,在行腹腔穿刺置管后经导管注入 250~500ml 生理盐水,适当变换体位并稍停片刻后将灌入腹腔的液体部分吸出,通过观察其颜色、清浊度气味及化验检查分析判断腹内情况。

(4)B 型超声检查:B 超检查可显示血肿部位之肠管壁增厚及液性暗区,周围显示强光团反射伴不稳定性声影。

(5)CT 检查:CT 对早期发现腹腔游离气体的检出率可达 48%~70%。分辨率高于超声,定位准确,可重复进行利于排除实质性脏器损伤和内出血的诊断,CT 检查可以明确血肿的位置及大小。

(6)选择性动脉造影:选择性动脉造影通过动脉、静脉和毛细血管显影对疾病进行诊断。最适合对血管损伤,尤其是活动性大出血

的诊断,应用血管造影对合并有肠系膜血管破裂的小肠损伤有一定
作用。

【应急处理流程】

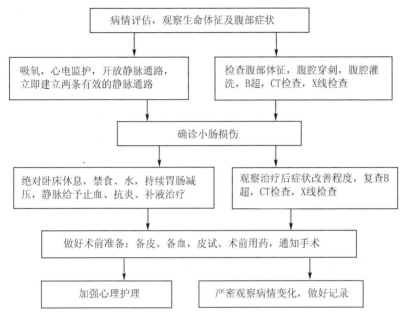

病情评估,观察生命体征及腹部症状

吸氧,心电监护,开放静脉通路,立即建立两条有效的静脉通路

检查腹部体征,腹腔穿刺,腹腔灌洗,B超,CT检查,X线检查

确诊小肠损伤

绝对卧床休息,禁食、水,持续胃肠减压,静脉给予止血、抗炎、补液治疗

观察治疗后症状改善程度,复查B超,CT检查,X线检查

做好术前准备:备皮、备血,皮试、术前用药,通知手术

加强心理护理

严密观察病情变化,做好记录

【典型病例】　患者张某,女性,22岁,12h前被木块击中腹部,
6h来腹痛、腹胀逐渐加重入院。患者因车祸被木块击中腹部,腹壁
挫伤后剧痛,休息后逐渐缓解,但半日后腹部又开始疼痛,持续压痛,
伴有腹胀,且逐渐加重,来院就诊。查体:T:37.6℃,P:82/min,BP:
120/80mmHg。神清合作,头颈心肺未见异常,腹稍胀,腹式呼吸减
弱,脐周可见挫伤痕迹,全腹均有压痛,而以腹中部最重,腹肌稍紧
张,反跳痛较明显,肝浊音界存在,移动性浊音(±),肠鸣音甚弱,听
不清。化验:Hb:120g/L,WBC:$11×10^9$/L腹部平片,膈下未见明
显游离气体。B超见肠间隙增宽,腹腔穿刺有少量淡黄色液体。考
虑小肠破裂,首先行剖腹探查,行破裂肠壁缝合或肠段切除吻合术,
术后给予止血、抗炎、静脉营养治疗。术后破裂肠管缝合部位发生局

限性腹腔感染,给予抗感染治疗,康复出院。

【术后护理要点分析】

1. 监测病情变化　观察患者血压、脉搏、呼吸、体温的变化。注意腹部体征的变化。适当应用止痛药,减轻患者的不适。若切口疼痛明显,应检查切口,排除感染。

2. 妥善安置患者　麻醉清醒后取半卧位,有利于腹腔炎症的局限,改善呼吸状态。查看手术的部位,对引流管、输液管、胃管及氧气管等进行妥善固定,做好护理记录。

3. 引流管的护理　腹腔引流管保持通畅,准确记录引流液的性状及量。腹腔引流液应为少量血性液,若为绿色或褐色渣样物,应警惕腹腔内感染或肠瘘的发生。

4. 饮食　禁食、胃肠减压,待肠功能逐渐恢复、肛门排气后,方可拔除胃肠减压管。拔除胃管当日可进清流食,第 2 天进流质饮食,第 3 天进半流食,逐渐过渡到普食。

5. 营养支持　维持水、电解质和酸碱平衡,增加营养。维生素主要是在小肠被吸收,小肠部分切除后,要及时补充维生素 C、D、K 和复合维生素 B 等维生素和微量元素钙、镁等,特别是补充维生素 B_{12} 可经静脉、肌内注射或口服进行补充,预防贫血,促进伤口愈合。

6. 健康教育　①注意饮食卫生,避免暴饮暴食,进易消化食物,少食刺激性食物,避免腹部受凉和饭后剧烈活动,保持排便通畅。②注意适当休息,加强锻炼,增加营养,特别是回肠切除的患者要长期定时补充维生素 B_{12} 等营养素。③定期门诊随访。若有腹痛、腹胀、停止排便及伤口红、肿、热、痛等不适,应及时就诊。

第十一节　结直肠损伤

【概述】　结直肠损伤指平时多因工农业生产外伤、交通事故、生活意外及殴斗所致,以腹部闭合性损伤为多见。发生率在腹部内脏伤中次于小肠、脾、肝、肾损伤而居第 5 位。直结肠伤的危险性在于伤后肠内容物流入腹腔引起严重的细菌性腹膜炎,时间较久或肠内容物较多者会发生中毒性休克。

其主要临床表现：①腹痛与呕吐，结直肠穿孔或大块毁损，肠腔内粪便溢入腹腔后即有腹痛、呕吐，疼痛先局限于穿孔部，随之扩散至全腹部而成弥漫性腹膜炎，有全腹部疼痛。②腹膜刺激征：腹部腹痛、肌紧张及反跳痛，穿孔或破裂部位疼痛最明显；③肠鸣音减弱甚至消失。④直肠指检：对于直肠低位损伤可触及损伤部位呈空洞感觉，指套上并有血迹。而结肠损伤仅少数有血迹。直肠指检不但可发现伤口大小及数量，还可判断肛门括约肌损伤情况，为治疗提供参考。临床有下列情况均应常规作直肠指检：a. 暴力所致的肛管损伤，如撞伤、坠落伤。b. 肛门刺伤。c. 骨盆挤压伤，下腹部踢伤。d. 伤后有肛门流血者。

【目的】　早期彻底清创缝合、修补肛管直肠破损，充分、有效引流肛管直肠周围间隙及粪便转流性结肠造口。

【适用范围】结直肠损伤的患者。

【急救措施】

1. 病情评估　给予持续低流量吸氧、心电监护加氧饱和度监测，严密观察生命体征的变化，观察患者的血压、脉搏、呼吸、体温、神志，每 15 分钟测量 1 次；及时判断有无意识障碍；注意有无脉压缩小、脉搏减弱、体温是否升高、呼吸运动是否受限等。每 15 分钟检查记录腹部的症状和体征，注意腹膜刺激征的程度和范围变化。

2. 建立静脉通路　迅速建立两条以上静脉通路，遵医嘱静脉给药。

3. 术前准备　结直肠损伤大多需要手术处理，故患者入院后，尽快完成术前准备工作，如备皮、备血、插胃管及留置尿管、做好抗生素皮试等，一旦需要，并做好紧急手术的准备。

4. 心理护理　评估患者对损伤的情绪反应，向患者简单介绍病情，帮助建立积极有效的应对措施。

【注意事项】

1. 密切观察病情变化：观察意识状态、生命体征、尿量的变化，腹痛的症状和体征，每 15 分钟测量 1 次。尤其注意体温的变化，避免感染性休克的发生。

2.患者应绝对卧床休息,不随便搬动。同时禁用吗啡类镇痛药物,禁止灌肠,以免掩盖病情。

3.配合医生做好各项检查,患者外出进行辅助检查时,应有医护人员陪同,避免路途中意外的发生,必要时医生可申请床旁检查。

【诊断方法】

1.实验室检查　血常规检查白细胞计数及中性粒细胞增多。

2.X线检查　X线检查也是诊断直肠破裂必不可少的重要手段。发现膈下游离气体提示腹膜内直肠破裂;通过骨盆像可了解骨盆骨折状况和金属异物的部位,在骨盆壁软组织见到气泡则提示腹膜外直肠破裂。

3.B超、CT、MRI　若以上检查不能明确断,可选择性地用其中任何一两项检查以协助诊断。

4.直肠指检　指套上常染有血迹或尿液,如损伤部位低,可扪到破口,破损区有肿胀和压痛等即可确诊。阳性率可达80%。指检阴性,仍疑有直肠伤时,在伤情允许下可直肠镜检查,但不作为常规。

【应急处理流程】

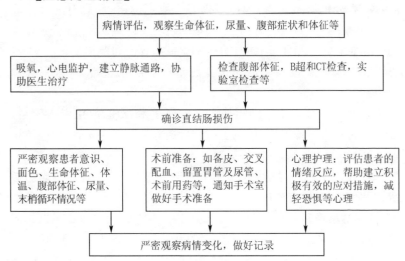

【典型病例】　患者杨某,男,14 岁,从 1.6m 高墙上跳下,坐在立在地上的铁锨把上,插入肛门约 20cm。路人帮助拔出后送来我院。测血压 88/60mmHg,肛门 3 点处有挫伤面,腹部明显腹膜炎体征,于伤后 6h 行急诊手术。右下腹旁正中切口进腹,腹腔被血性粪便污染。直肠前壁有一鹅卵大创口,乙状结肠前壁一处鸡卵大破损,均有粪便外溢。另回肠一处浆肌层挫伤,多处小肠充血。行直肠、乙状结肠修补(双层结节缝合)后,又加固缝合在腹膜上。再修补回肠后反复冲洗腹腔,置 2 条橡皮膜引流盆腔,关闭腹腔。术后用大量抗生素,采用禁食、胃肠减压、胃肠外营养等综合措施,26d 后康复出院。

【术后护理要点分析】

1. *严密监测生命体征*　密切观察患者血压、脉搏、体温、神志、尿量等情况,维持水、电解质平衡。准确记录 24h 出入量,积极地补充水、电解质、各种营养物质,通过完全胃肠外营养进行支持治疗。尤其注意术后 10d 内突然发生腹痛、呕吐、有腹膜刺激征、脉快、体温升高、血压下降,肠鸣音减弱或腹内引流管内有粪便样物溢出,白细胞增高,超声检查腹腔内有积液,可诊断为吻合口裂漏,报告医生,协助医生治疗和二次手术的准备。

2. *术后禁食*　遵医嘱静脉给予抗炎、护胃、补液等药物输入,积极地补充水、电解质、各种营养物质,通过完全胃肠外营养进行支持治疗。由于禁食时间长,长期卧床,应注意口腔、皮肤护理。

3. *预防感染*　手术后严密观察体温的变化,加强伤口换药,并保持各引流管通畅。术后血压平稳后给予半卧位,以减少膈下脓肿的发生机会。对于深静脉置管保留时间也不宜过长。加强翻身叩背、咳嗽、排痰,减少肺部感染的机会。

4. *术后引流管护理*　首先要固定好各种引流管,标明各引流管引流的部位、名称,每日观察引流液的颜色、性状及量。因引流管保留时间较长,则需保持无菌,每周更换引流袋两次。引流袋的高度不能超过引流口的高度,防止反流。定时挤压引流管,保持引流通畅,并要观察引流管周围有无渗出。胃肠减压管要保持引流的负压状态,定时冲洗胃管。

5. 加强会阴护理　及时清洁尿道口、阴道和肛门,去除分泌物,可用灭菌水或生理盐水涂擦。

6. 造瘘口护理　观察造病口肠黏膜的血液循环,肠造口有无回缩、出血及坏死。术后早期勤换药,肠管周围用凡士林纱布保护,直至切口完全愈合。使用造口袋后,应观察造口袋内液体的颜色、性质和量,如造口袋内有气体及排泄物,说明肠蠕动恢复,可开始进流食。造口处拆线后,每日进行扩肛 1 次,防止造口狭窄。保护造口周围皮肤,减少肠液的刺激及湿疹的出现,常用氧化锌软膏或防漏膏保护皮肤。

7. 心理护理　当患者看到造瘘口有粪便溢出时,患者表现出高度惊慌,不能接受,不愿见人,不愿说话,产生自卑、怯懦心理。建立良好的护患关系,采取积极的态度帮助患者克服消极情绪,给患者创造宣泄的机会,关心、安慰患者,使患者能正确认识疾病的发展过程,促进其心理康复,勇敢地正视现实,振作起来,战胜疾病的信心。

8. 健康指导　①注意个人卫生,防止食物中毒等原因引起腹泻,避免进食过多的粗纤维食物,如笋、芹菜等,忌洋葱、大蒜、豆类、山芋等刺激性气味或胀气的食物,以免造成肠管和造口的梗阻以及频繁使用造口袋引起生活工作的不便。调节饮食使大便成形,必要时口服收敛药。②教会患者进行自我护理,如肛门袋的使用、局部皮肤的护理等。③训练排便习惯,如为降结肠或乙状结肠造口术者,可定时反复刺激,以养成良好的排便习惯。④适当掌握活动强度,避免过度增加腹压,导致人工肛门结肠黏膜脱出。⑤嘱患者衣服要柔软、舒适,避免穿紧身衣裤,以免压迫、摩擦造口,影响血液循环。⑥在工作方面:告知患者在身体状况完全康复后,仍然可以参加工作,但避免重体力劳动,以免形成造口旁疝或造口脱垂等。⑦运动方面:可适量参加一些不剧烈的体育运动。

第十二节　恶性肿瘤致肠道狭窄

【概述】　腹部晚期恶性肿瘤可导致肠道狭窄或者阻塞,致使食物不能被正常消化吸收,或粪便不能被正常排出体外。临床表现因肿瘤发生的性质和部位而异。一般来说,良性肿瘤、恶性肿瘤早期无明显症状或症状很轻,从而影响诊断、治疗和预后。恶性肿瘤晚期症状较多、较重,表现轻重不等的腹痛、肠道出血、肠梗阻、腹部肿块及体重减轻等。恶性肿瘤可以发生在任何年龄,一般见于中老年人,以50～70岁为多见,男女发病率大致相等。

【目的】　及时处理,使狭窄或阻塞部位重新恢复通畅,实现其生理功能。

【适用范围】　恶性肿瘤致肠道狭窄的患者。

【急性措施】

1. 严密监测生命体征　严密观察生命体征的变化,观察患者的血压、脉搏、呼吸、体温、尿量、末梢循环等,每30分钟测量1次。观察腹部体征,如有异常,及时报告医生进行处理,同时备好急救药物。

2. 留置胃管　根据患者的情况遵医嘱留置胃管,进行胃肠减压。并观察引流的颜色、量、性质。

3. 建立静脉通道　禁食、水期间每天经静脉补给水、电解质及静脉高营养液,以达到机体需要量,以防患者出现低血容量性休克。

4. 抗感染治疗　给予急查血,根据血结果,选择抗生素治疗,以减少毒素吸收,减轻中毒症状。

5. 术前准备　做好肠道准备,术前12h禁食、8h禁水,清洁灌肠。皮肤准备,剃去自剑突至耻骨联合,两侧至腋后线范围的毛发外,需清洁脐孔,以达到预防感染的目的。给予交叉备血、留置尿管等。

6. 做好心理护理　手术前应多与患者及家属沟通,向患者及家属介绍治疗成功病例,以增强其战胜疾病的信心。

7. 常规护理　严密观察病情变化,做好记录。

【注意事项】

1. 注意观察生命体征、腹部体征、尿量及周围循环变化。

2. 患者外出进行辅助检查时，应有医护人员陪同，避免路途中意外的发生。必要时医生申请床旁检查。

3. 对高龄、伴心肺肾疾病的患者，应防止输液量过多，诱发急性肺水肿。

4. 在诊断确切的情况下，可给予解痉止痛和镇静的药物。禁用吗啡类止痛药，以免掩盖病情而延误诊断。

【诊断方法】

1. **实验室检查**　早期血常规、生化等检查变化不明显。晚期由于失水和血液浓缩，血红蛋白、红细胞及血细胞比容升高。严重者可出现低钾、低氯与代谢性碱中毒、代谢性酸中毒。

2. **影像学检查**

(1)X线检查：腹部X线片检查对诊断有帮助，摄片时最好取直立位，如体弱不能直立可取左侧卧位。

(2)CT检查：表现为肠管不同程度充气扩张，管径增大，内见液气平面。同时肠壁增厚，肠襻扩张并充满液体。

【应急处理流程】

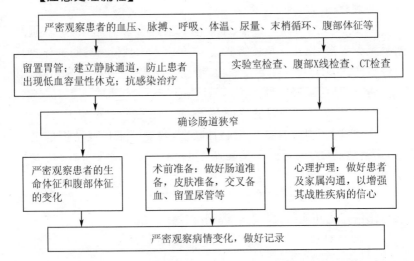

【典型病例】　患者付某,男,56 岁,主因反复腹痛、腹胀 3 年加重伴肛门停止排气排便 2d 入院。患者近 3 年来无明显诱因反复出现腹胀、腹痛,以右下腹更明显,为阵发性绞痛,近 2d 腹痛、腹胀加重同时出现肛门停止排气、排便。病程中无畏寒、发热,无夜间盗汗、午后低热,无尿频、尿急、尿痛和血尿,否认肝炎、结核等传染病史。查体:急性病容,神志清楚,血压 100/60mmHg,脉搏 132 /min,体温37.5℃,皮肤无黄染,干燥,弹性差。心肺正常,腹膨隆,未见肠型,全腹触诊柔软,广泛轻压痛,无反跳痛,未触及肿块,肝脾不大,肠鸣音高亢,有气过水音。辅助检查:血红蛋白 160g/L,白细胞 10.6×10^9/L,尿常规阴性。腹部透视有多个液平面。诊断:急性低位机械性肠梗阻,肠道肿瘤,怀疑肠道狭窄。经积极的非手术治疗症状无明显改善,患者出现持续性腹痛,肠鸣音不亢进。医嘱拟定患者行剖腹探查,肠肠吻合术,术后患者病情好转,康复出院。

【护理要点分析】

1. 非手术疗法的护理

(1)饮食:嘱患者禁食、水。

(2)胃肠减压:以减轻腹痛、腹胀。保持减压通畅,观察负压吸引器内的颜色、量、性质,做好胃肠减压期间的护理。

(3)解痉、止痛:可应用阿托品类解痉药缓解疼痛,禁用吗啡类止痛药,以免掩盖病情而延误诊断。

(4)液体疗法的护理:保证输液通畅,记录 24h 出、入液体量,观察水、电解质失衡纠正情况等。

(5)防治感染和中毒:遵医嘱应用抗生素,以减少毒素吸收,减轻中毒症状。

(6)病情观察:严密观察患者的生命体征和腹部体征的变化。

(7)心理护理:术前应多与患者及家属沟通,以增强其战胜疾病的信心。

2. 术后护理

(1)卧位:术后 6h 患者取去枕平卧位,头偏向一侧,保持呼吸道通畅。麻醉清醒生命体征平稳后取半卧位。当患者在翻身、深呼吸或咳嗽时,用手按压伤口部位,可以减少因切口张力增加或震动引起的疼痛。

(2)生命体征的观察:术后给予持续低流量吸氧、心电监护加氧饱和度监测,保持呼吸道通畅;密切观察意识、血压、心率、呼吸、尿量的变化情况,注意有无出血和休克的先兆,及时发现病情变化,随时做好抢救准备。

(3)饮食:禁食、胃肠减压,待肛门排气,拔出胃管,给予流质饮食,逐渐改为半流食、软食。忌生冷、油炸及刺激性食物。

(4)活动:鼓励患者早期活动,以利于肠功能恢复,防止肠粘连。

(5)引流管及伤口护理:妥善固定各引流管,防止扭曲、脱出、牵拉,密切观察引流液的颜色、性质、量,并记录,及时发现术后并发症。如有异常,及时报告医生,并安慰患者,必要时协助医生换药,查找原因。

(6)防治感染:遵医嘱应用抗生素。

(7)健康教育:告知患者注意饮食卫生,不吃不洁的食物,避免暴饮暴食;嘱患者出院后进易消化食物,少食刺激性食物;避免腹部受凉和饭后剧烈活动;保持大便的通畅;老年便秘者应及时服用缓泻药,以保持大便通畅;出院后若有腹痛、腹胀、停止排气排便等不适,及时就诊。

第十三节　下消化道出血

【概述】　下消化道出血是指十二指肠与空肠移行部屈氏韧带以下的小肠和结肠疾患引起的肠道出血。分为慢性隐性出血、慢性少量显性出血和急性大出血三种类型,通常是各种下消化道疾病的最常见症状,也可能是全身性疾病在下消化道的表现之一。因此在治疗上除了止血、补充血容量以外,寻找下消化道出血部位、疾病性质进行原发病病因治疗最为重要。

下消化道出血的病因有很多:①机械损伤:如异物对食道的损伤、药物片剂对屈张静脉的擦伤、剧烈呕吐引起食道贲门黏膜撕裂等;②胃酸或其他化学因素的作用:后者如摄入的酸碱腐蚀剂、酸碱性药物等;③黏膜保护和修复功能的减退:阿司匹林、非甾体抗炎药、类固醇激素、感染、应激等可使消化道黏膜的保护和修复功能受破坏;④血管破坏:炎症、溃疡、恶性肿瘤等可破坏动静脉血管,引起出血;⑤局部或全身的凝血障碍:胃液的酸性环境不利于血小板聚集和凝血块形成,抗凝药物、全身性的出血性疾病或凝血障碍疾病则易引起消化道和身体其他部位的出血。

下消化道出血的主要临床表现有以下:①便血:慢性少量显性出血可见鲜红色、果酱样或咖啡色样便;少数速度慢,在肠腔停滞时间过久会呈现黑色。急性大量出血呈大量鲜红色血便。②循环衰竭表现:心悸、头晕、出汗、虚脱、休克。③原发病的临床症状及体征:原发病的种类繁多,较为常见的是各种特异性肠道感染炎症性肠病、下消化道憩室、息肉、肿瘤、痔肛裂等,出血性疾病、结核病、系统红斑狼疮等各有特殊的临床表现和体征。

【目的】　止血、防治休克、抢救生命。

【适用范围】　下消化道出血的患者。

【急性措施】

1. 病情评估:根据临床表现判断出血量。当失血量达到 500ml 时,患者表现为畏寒、皮肤苍白、头晕、颈静脉陷落;当失血量达到 1000ml 时,患者表现为眩晕、口渴、尿少、血压下降、脉搏快;当失血量达到 1500ml 时,患者表现为躁动不安、出冷汗、尿少、血压下降、失血性休克等。

2. 生命体征的观察:严密观察患者的神志及生命体征的变化,每 15~30min 测量 1 次生命体征并详细记录,及时发现休克。如发现患者出血心悸、头晕、出汗、虚脱、血压下降、脉搏快等症状时及时报告医生。

3. 准确观察并记录患者排便的颜色、性质、量、次数及排便时的伴随症状。准确记录尿量,尿量可反映全身循环状况及肾血流情况,是观察出血性休克的重要指标,应准确记录 24h 出入量。

4. 开放两条以上有效静脉通路,遵医嘱给予止血、补液药物静脉输入,输注血制品及其代用品。备好抢救物品,预防失血性休克。

5. 加强床旁巡视和生活护理,嘱咐患者卧床休息、防晕厥、防外伤。

6. 遵医嘱抽血做好各种化验检查,及时准确留取标本,及时送检,监测血常规等。

7. 患者需要外出进行各项辅助检查时,需医生或护士陪同,必要时进行床旁检查。

8. 心理护理:关心安慰患者,消除紧张恐惧心理,使患者积极配合治疗。

9. 完善急诊术前相关准备,患者要禁食、水,留置胃管、尿管,行交叉配血试验等。

【诊断方法】

1. **粪便检查** 镜检见红细胞多为下消化道出血;白细胞或脓细胞为炎症性肠病;查见虫卵或滋养体,或培养出致病菌有利于诊断。

2. **实验室检查** 红细胞计数、血红蛋白和血细胞比容的下降,常出现在失血 2～3h 后,并可估计出血量的大小。肠内血液蛋白消化、吸收以及肾血流量减少可引起血尿素氮增高。肝硬化门脉高压患者的血常规表现为全血细胞减少;肝功能检查有 SGPT 升高、血清胆红质增高、白蛋白和球蛋白比例倒置。

3. **直肠指检** 直肠指检是重要而必需的,70%～80%的直肠癌可在指检时被触及,还可以发现痔、肛裂及肛瘘引发的出血。

4. **直肠乙状结肠镜检查** 能直接观察到消化道末端 30 cm 范围的病变,同时可取活检或直接处理出血病灶,但有时因肠道残留血块而影响观察判断。

5. **小肠或结肠钡剂灌肠** 对肿瘤、憩室和炎症等肠道疾病诊断价值较大。

6. **纤维结肠镜检查** 结肠镜具有直视的优点,能发现微小病变,同时可做内镜下止血,包括电凝、激光止血或药物喷洒止血等,目前已广泛用于下消化道出血的诊断。

7. 腹腔动脉和肠系膜上下动脉造影　对血管畸形和肿瘤等诊断的价值很大。

8. 核素扫描　以^{99m}Tc 标记红细胞,静脉注射后,腹部扫描可判断出血部位。^{15}Cr 标记红细胞注入静脉,测定大便中^{51}Cr 含量可判断出血量。

9. 气钡双重对比检查　对 3～5mm 的微小病变检出率可达 90%,对 10mm 以上的息肉检出率在 90% 以上。气钡双重对比检查除能显示病变轮廓外,还能观察到结肠的功能改变。但肠道的钡剂检查应在出血完全停止后进行。

【注意事项】

1. 患者绝对卧位休息,禁食或低渣饮食,必要时给予镇静药。

2. 遵医嘱经静脉或肌内途径给予止血剂。

3. 治疗期间,应严密观察血压、脉搏、尿量。注意腹部情况,记录黑便或便血次数、数量,定期复查血红蛋白、红细胞计数、血细胞比容、尿常规、血尿素氮、肌酐、电解质、肝功能等。

4. 患者需要外出进行各项辅助检查时,需医生或护士陪同,必要时进行床旁检查。

5. 便血护理:大便次数频繁,每日便后应擦净,保持臀部清洁、干燥,以防发生湿疹和褥疮。

【应急处理流程】

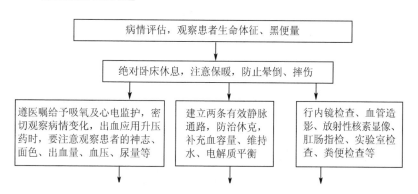

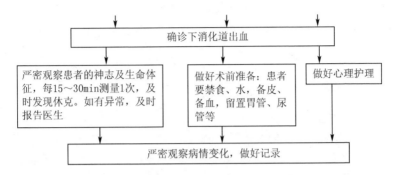

【典型病例】 患者张某,男性,36 岁,因"间断黑便 20d 加重 6d"于 2009 年 9 月 24 日入院。患者于入院前 20d 出现黑色柏油状大便,每日 1 次,伴有呕咖啡色液体。近 6d 来黑便次数增多,2/d,性状稀,自觉头晕,伴腹胀,小便正常。既往有十二指肠球部溃疡病史 10 余年,否认药物过敏史。入院后查体:T 36.6℃,P 80/min,BP 120/70mmHg。神清,中度贫血貌。皮肤巩膜无黄染,未见肝掌及蜘蛛痣。双肺呼吸音清,心率 80/min,律齐。腹壁未见曲张静脉。腹软,肝脾肋下未触及,中下腹部可触及一约 25cm×18cm 包块,边界不清,质软,压痛(+),活动度差,肠鸣音亢进,约 9/min,双下肢无水肿。实验室检查:血红蛋白 67g/L,血细胞比容 21%,血小板 230×10^9/L,大便隐血阳性。肝肾功能、凝血分析正常。乙型肝炎六项示:HBcAb(+),丙型肝炎抗体(-)。入院后予以抑酸,止血,扩容,输血对症支持处理,内科止血效果欠佳。行腹部 B 超示下腹部肿块,弥漫性肝损伤,胃镜检查示糜烂性贲门炎,肠镜见肠腔较多陈旧性出血。视野欠佳,遂进一步行全腹 CT 检查示中下腹囊实性肿块,密度不均,大小约 73mm×181mm×200mm,边缘分叶,邻近肠管受推。由于内科保守治疗欠佳,进一步转入外科行剖腹探查术,于 2009 年 10 月 2 日在连续硬膜外麻醉下行剖腹探查术,术中见包块大小约 22cm×20cm×20cm,边界清,表面血管丰富,包膜完整,与空肠及阑尾相连,并与左侧侧腹膜、下腹壁相连,探查后行腹腔包块切除+部分空肠切除+阑尾切除术。术后病理示:(小肠系膜处)胃肠道间质瘤,高度危险性。肠系膜淋巴结一枚,呈慢性炎性改变。(阑尾)慢性阑尾炎。免疫组化示:IHC09210:CD117 强(＋),CD34(＋),NSE(＋),平滑肌肌动蛋 SMA(＋),Ki67＜5％(＋),Actin(－),S-100(－),Des(－)。术后患者大便转黄,出血停止,切口愈合良好出院。

【术后护理要点分析】

1. 术后平卧,麻醉清醒后改为半坐位。

2. 严密观察患者的神志及生命体征的变化,每 15～30min 测量 1 次生命体征并详细记录,及时发现休克。如发现患者出现心悸、头晕、出汗、虚脱、血压下降、脉搏快等症状时及时报告医生。

3. 保持胃肠减压管通畅,并观察抽出液的颜色和引流量。在最初 12h 内,需注意有无新鲜血吸出;如 12h 内引流量超过 500ml,说明有吻合口出血或渗血的可能,应给予止血药物,并作好手术止血准备,必要时进行手术。如 24h 内抽液颜色逐渐变浅、变黄,引流量不超过 1000ml,患者无腹胀感觉,说明胃内液体已通过,向下运行,可于 48h 后拔除胃管。拔管前,先由胃管注入一剂理气攻下的中药,以促进胃肠功能早期恢复。

4. 遵医嘱静脉给予止血、抗炎、补液等治疗,必要时输血浆及全血,改善贫血及增强身体抵抗力。在胃肠减压、禁食期间,应适量输液以补充营养及维持水、电解质平衡。

5. 预防感染:术后应注意观察患者的体温和腹部体征,严格无菌操作,如放置引流管者,应定期冲洗,每周更换无菌引流袋。

6. 观察患者的排便颜色、性质、量、次数、及排便的伴随症状。

7. 术后鼓励患者咳嗽,并帮助患者咯痰,做好基础护理。

第十四节　胃　损　伤

【概述】　胃损伤是具有一定强度的各种致伤因素所引起的胃部损伤。由于胃活动度大,且受肋弓保护,单纯胃损伤的发生率在腹部钝性伤中仅占腹内脏器伤的 1％～5％;但在穿透性腹部伤中(尤其枪弹伤),胃损伤率就较高,占 10％～13％,居内脏伤第 4 位,由于解剖关系,胃损伤常合并其他内脏伤,腹部穿透伤尤其如此,合并肝损伤占 34%,脾损伤占 30%,小肠损伤占 31%,大肠损伤占 32%,胰损伤占 11%,单纯胃损伤的病死率为 7.3%,有合并伤的病死率高达 40%以上。临床表现取决于损伤的范围、程度以及有无其他的脏器损伤,胃破裂性损伤的主要全身表现是休克和出血;腹部多呈现腹膜刺激征。胃壁部分损伤可无明显症状。胃壁全层破裂,胃内容物具有很强的化学性刺激,进入腹腔后引起剧烈腹痛和腹膜刺激征象,可呕吐血性物,肝浊音消失,膈下有游离气体。其诊断是胃后壁或不全性胃壁破裂,症状和体征可不典型,早期不易诊断。可放置胃管吸引,以了解胃内有无血液,还可注入适量气体或水溶性造影剂进行摄片,可协助诊断。

【目的】 全身抗休克治疗和及时手术探查,施行修补术。

【适用范围】 胃损伤的患者。

【急性措施】

1. 病情评估:保持呼吸道通畅,持续高流量吸氧,氧流量为 4～6L/min,心电监护加氧饱和度监测,严密观察生命体征的变化,观察患者的血压、脉搏、呼吸、体温、神志、尿量、口唇和甲床的颜色等,每15～30min 测量 1 次;及时判断有无意识障碍;注意有无脉压缩小、脉搏加快,呼吸运动是否受限等。每 30 分钟观察记录腹部的症状和体征:注意腹膜刺激征的程度和范围变化,有无恶心、呕吐等消化道症状及呕吐物的颜色、性质、量等。

2. 建立有效的静脉通路,监测并记录患者的血压、脉搏、呼吸、体温及瞳孔变化,迅速补充血容量,必要时输血,是治疗出血性休克的最好疗法。严密监测每小时的入量、出量,尿量应维持在 30ml/h。心率<100/min,四肢变暖是外周循环改善的指征。

3. 应用抗生素预防及控制感染。

4. 协助医生做腹腔穿刺及腹腔灌洗,以明确诊断。

5. 遵医嘱留置胃管,胃肠减压并保持通畅,引流出胃内容物,防止腹膜炎的扩散。非手术治疗者应卧床休息,限制其活动,严密观察病情及胃肠减压情况。

6. 做好心理护理,多关心安慰鼓励患者,解除其思想顾虑;简单解释病情。

7. 做好术前准备:①首先处理危及生命的重要情况,如心跳骤停、窒息、大出血、张力性气胸;②备皮、备血、皮试;③对腹部的创口,予以消毒和急救处理;④导尿。

【注意事项】

1. 注意观察生命体征、尿量及周围循环变化。

2. 严密观察腹痛情况及腹部体征,若出现剧烈腹痛和腹膜刺激征象,呕吐血性物,肝浊音消失;腹胀、肠蠕动减弱或消失,腹部出现移动性浊音等情况。应通知医师,并做好紧急手术的准备。必要时可留置胃管吸引,以了解胃内有无血液,还可注入适量气体或水溶性造影剂进行摄片,可协助诊断。

3. 胃损伤多伴有腹内脏器损伤,病情严重,多有休克和出血,腹部多呈现腹膜刺激征。因此,术前应迅速建立静脉通路,积极给予抗休克治疗,同时遵医嘱使用有效抗生素,纠正水、电解质和酸碱平衡紊乱,扩充血容量,并适量输入白蛋白。

4. 配合医生做好各项检查,患者外出进行辅助检查时,应有医护人员陪同,避免路途中意外的发生,必要时医生可申请床旁检查。

5. 病情变化,观察期间患者应绝对卧床休息,不随便搬动,待病情稳定后改为半卧位。同时禁用吗啡类镇痛药物,禁止灌肠,以免掩盖病情。

6. 胃大部切除术后饮食指导:①胃切除手术后要保持心情舒畅,适量运动,避免劳累及受寒;②饮食定量、适量,宜清淡饮食,避免生、冷、硬、辛辣等刺激饮食,多吃蔬菜及水果,不吃油腻和过甜的食物;③少食多餐。1～3d 内肠功能可逐渐恢复,宜进食少量清流质饮食,如米汤等,每日餐次为 7～8 次。3～5d 后可改为进食大米稀饭、小米稀饭,出院后每日 5～6 餐,每餐 50g 左右,逐渐增加,至 6～8 个月恢复每日 3 餐,每餐 100g 左右,1 年后接近正常饮食;④遵医嘱服用助消化剂和抗贫血剂;⑤保持大便通畅,观察有无黑便、血便,发现异常及时就诊。

【诊断方法】

1.X 线检查 严重腹部损伤的患者都应摄直立位胸片；仰卧位和直立位（或左侧卧位）腹部摄片，目的在于明确有无骨折、气胸、血胸、肺部挫伤、膈破裂及膈下游离气体等，膈下游离气体对诊断破裂具有特殊意义；但无膈下游离气体也不能否定胃破裂的存在。

2.腹腔穿刺和灌洗 腹腔穿刺是一种简单、迅速，而并发症少的检查方法，若能抽吸出 0.1ml 以上不凝固血液、胆汁、脓液或空气可认为阳性，说明有剖腹探查指征，该项检查诊断正确率为 90％左右。穿刺阴性但又不能排除胃损伤者，可改行腹腔灌洗术，在钝性腹部损伤病例中，腹腔灌洗术的诊断正确率为 97％左右。灌洗液中红细胞和白细胞计数为阴性的患者，灌洗液的淀粉酶测定可能是诊断空腔脏器破裂的惟一有用指标。

3.CT 检查 腹腔入积气 5ml 时，CT 即可发现，胃肠损伤的 CT 影像可表现为：①无实质脏器损伤而有腹水；②腹腔游离气体；③有造影剂漏出胃肠道征象；④穿孔附近出现局限性蜂窝织炎性软组织肿块，密度不均；⑤肠系膜增厚，系膜皱褶与系膜脂肪的界面模糊不清。

4.B超检查 B超发现腹腔内有积液时，腹腔游离气体存在于膈下或肝前间隙与腹壁之间，表现为明亮区，反射呈等距离横纹状的强回声，可随体位的变化而相应改变，而胃肠道内气体反射多呈弥散、混浊，后方有声衰减，与游离气体回声明显不同，同时，胃肠道气体不能延伸到肝前间隙及腹壁之间。

【应急处理流程】

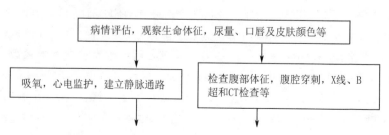

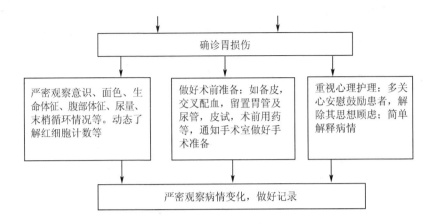

第十五节　胃及十二指肠溃疡急性穿孔

【概述】　胃及十二指肠溃疡急性穿孔也就是急性胃及十二指肠穿孔,是一种常见的外科急腹症。造成胃及十二指肠溃疡急性穿孔的原因有很多,例如高度饮食,过度劳累,在没有医生指导的情况下滥用非类固醇抗消炎药,以及其他的一些包括创伤、器官功能衰竭等因素都会造成胃及十二指肠溃疡急性穿孔。目前来说,临床上针对胃及十二指肠溃疡急性穿孔患者的治疗方式一般是手术治疗,具体包括单纯的穿孔修补术和胃大部切除术两种。此病是指胃肠黏膜被胃液消化而最终侵犯肌层和浆膜层形成与腹腔的病理性通道,其好发于胃及十二指肠,是常见病、多发病,多见于青壮年。

典型的胃及十二指肠溃疡多有长期、慢性、周期性、节律性上腹痛,与饮食密切相关。十二直肠溃疡多有饥饿及夜间痛,进食可缓解;而胃溃疡则为进食后痛。胃溃疡的疼痛部位多位于上腹正中及左上腹,而十二指肠溃疡则位于右上腹,当溃疡位于后壁时,可表现为背部痛,是溃疡病的常见症状之一,多为急腹症,可有致命的危险。

【目的】　及时处理,防止生命危险的发生。

【适用范围】　胃及十二指肠溃疡急性穿孔的患者。

【急性措施】

1. 观察病情　严密观察神志、精神、面色、生命体征、尿量的变化,警惕低血容量性休克(或中毒性休克)的发生。

2. 禁食、水,持续胃肠减压　嘱患者禁食、水,给予持续胃肠减压,可阻止胃内容物继续流入腹腔。

3. 建立静脉通路　迅速建立两条静脉通路补液,以维持水电解质的平衡,同时给予抗生素广谱＋抗厌氧菌治疗,以控制感染,可适量给予 H_2 受体阻断药或质子泵拮抗药等制酸药物,并保证营养的支持和热量的供给。

4. 吸氧　若患者出现休克,则迅速使患者采取平卧位,若患者休克得到改善或未休克时,可采取半卧位,这样可以减少腹壁的张力,减轻疼痛,保持呼吸道通畅,给予吸氧,氧气流量为 6～8ml/min。

5. 心理护理　患者由于发病突然,腹痛剧烈,加上患者对住院环境的陌生,易产生紧张、焦虑、恐惧心理。患者既希望手术能解除症状,又担心手术不成功。这就要求护士要体贴、关心、安慰、鼓励患者,向其说明手术的目的及必要性,消除患者紧张恐惧心理,帮助患者树立战胜疾病的信心。同时以熟练的技术操作,减轻痛苦,取得患者信任,增加患者的安全感。加强基础护理,使患者心理及生理上都感到舒适。

6. 做好术前准备　护理人员做好相应的备皮、皮试以及交叉配血等手术准备,确保手术能够顺利进行。

【注意事项】

1. 注意观察患者腹痛症状是否减轻,腹部体征是否缓解,听诊肠鸣音是否逐渐恢复等,认真记录,及时报告主管医生,便于选择正确治疗方案。

2. 扩容治疗要求达到①组织灌注良好:患者神情安宁、口唇红润、肢端、发绀消失;②收缩压＞90mmHg;③脉率＜100/min;④尿量＞30ml/h;⑤血红蛋白恢复基础水平,血液浓缩现象消失。

3. 患者外出进行辅助检查时,应有医护人员陪同,避免路途中意外的发生。必要时医生申请床旁检查。

4. 对高龄、伴心肺肾疾病,应防止输液量过多,诱发急性肺水肿。

【诊断方法】

1. 血常规　白细胞 5.77×10⁹/L,血生化:血总胆红素 18.0μmol/L,直接胆红素 12.6μmol/L,丙氨酸氨基转移酶 78U/L,谷氨酰转肽酶 1700U/L,碱性磷酸酶 382U/L 总蛋白 68.7g/L,白蛋白 35.3g/L,CA19-9 475.9U/ml。

2. 腹腔穿刺或灌洗　抽出含胆汁或食物残渣的液体时,可作出诊断。

3. X 线立位腹部平片检查　多数患者膈下可见半月形的游离气体影。

4. B 超检查　可在肝前缘与腹壁间的肝前间隙显示气体强回声,其后方常伴有多重反射。坐位检查,通过肝可以在膈肌顶部与肝之间显示气体回声。

【应急处理流程】

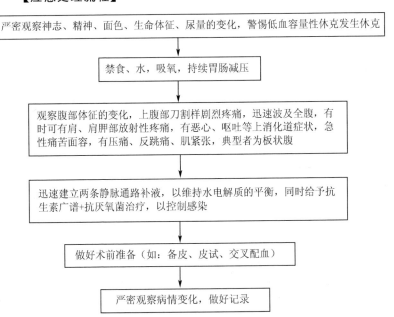

【典型病例】 患者王某,男,48 岁,因上腹痛突发剧烈疼痛,伴有恶心、呕吐 4h 急诊入院。患者 3 年前开始有嗳气、反酸伴周期性上腹部疼痛,疼痛多在饭后 1h 左右出现,持续 1～2h 后可自行缓解。本次发病为饱餐后不久突感上腹痛、呈刀割样,伴有恶心、呕吐,很快感到全腹疼痛。检查:患者平卧状态,表情痛苦,身体不敢翻动,面色苍白,出冷汗,四肢冰冷,脉搏细速,腹式呼吸减弱,不敢深吸气。腹肌紧张,呈"板样腹",有压痛反跳痛,以上腹明显。X 线检查显示膈下见半月形游离气体。诊断:胃溃疡并急性胃穿孔。因患者病情恶化,拟定施行开腹修补术。

【术后护理要点分析】

1. 一般护理 患者回病房后,去枕平卧 4～6h,头偏向一侧,保持呼吸道通畅。待血压稳定后可取低半卧位,以利于腹腔渗出物积聚盆腔,减少膈下感染机会,同时可减轻腹部切口张力,有效缓解疼痛。

2. 病情观察 遵医嘱给予吸氧和持续心电监护,术后每 30 分钟测量生命体征 1 次,平稳后改为每 1～2 小时 1 次。严密观察患者的神志、精神、面色、尿量的变化,观察脱水症状是否缓解,询问腹腔症状是否消失,查看腹部体征是否减轻,听诊肠鸣音是否恢复,了解患者确切的肛门排气、排便时间,以便及时拔除胃管,减少不必要的痛苦。准确执行医嘱,有效使用抗生素预防感染,并注意观察药后反应。

3. 胃肠减压的护理 胃肠减压是消化道穿孔术后必需的,是为了减轻胃的张力、促进胃肠蠕动恢复、保持有效的胃肠减压、减少胃内的积气、积液,维持胃处于空虚状态,促进吻合口早日愈合。①密切观察胃管引流是否通畅,引流液的颜色及性质,记录 24h 引流量。胃大部切除术后当天有陈旧性血液自胃管流出,24～48h 后转变为草绿色胃液。②观察胃管是否通畅,发现胃管内有凝血块或食物堵塞时,及时用注射器抽出,生理盐水 10～20ml 反复冲洗胃管使其通畅。③留置胃管期间给予雾化吸入每日 2 次,有利于痰液排出,并可减轻插管引起咽部不适。④做好健康指导,护士应仔细讲解胃管的作用及留置的时间,取得患者的合作,防止胃管自行拔出。⑤每日口腔护理 2 次,经常协助患者漱口,保持口唇湿润。

4. 引流管的护理　妥善固定,避免牵拉、受压、打折,术后 24h 注意观察有无出血的征兆,一般术后引流量≤50ml,呈淡红色,多为术中冲洗液。引流液黏稠时经常挤捏管壁保持通畅。每日更换引流袋,防止逆行感染。手术后 3~5d,若腹腔内的引流液小于 10ml,则可拔出引流管。

5. 饮食指导　术后禁食、水,待肠蠕动逐渐恢复后,即可遵医嘱拔除胃管,嘱患者试饮水少量,观察有无腹胀、腹痛;如无不适可逐渐由半量流食、全量流食、半流饮食、软食至普食,注意一定少食多餐,循序渐进,饮食以高蛋白、高热量、高维生素、营养易消化食物为主,忌酸辣、生冷、油炸、腌制等食品。

6. 合理用药　必要时使用药物促进溃疡加速愈合。有些药物能够使胃酸分泌减少,有些药物会给溃疡面敷上一层诸如铝盐或蛋白质的保护膜;应禁用会损伤胃黏膜的药物,如阿司匹林、消炎痛、保泰松等。

7. 心理护理　患者需紧急手术治疗,加之患者对住院环境的陌生,因而产生焦虑、恐惧心理。因此护理人员要体贴关心患者,语言温和,态度和蔼。消除患者紧张害怕的心理,各项护理操作轻柔,准确到位,减轻其痛苦。为患者创造安静无刺激的环境,缓解患者的焦虑。

第十六节　胃及十二指肠溃疡出血

【概述】　胃及十二指肠溃疡出血是指由于溃疡基底部血管受到了溃疡的侵蚀、破裂等导致的上消化道出血,溃疡基底血管被侵袭导致破裂出血,大多数为动脉出血。大出血的溃疡一般位于胃小弯或十二指肠后壁,因此,胃溃疡出血的来源常为胃左右动脉及其分支,而十二指肠溃疡出血多来自胰十二指肠上动脉或胃十二指肠动脉及其分支,胃十二指肠溃疡大出血是上消化道出血最常见的原因,约占

50％以上。胃十二指肠溃疡大出血的临床表现取决于出血量和出血速度,患者的主要症状是呕血和解柏油样黑便,多数患者只有黑便而无呕血,迅猛的出血则为大量出血与紫黑血便。呕血前常有恶心,便血前后可有心悸、乏力、全身疲软,甚至昏厥,出现休克症状。患者焦虑不安、四肢湿冷、脉搏细速、呼吸急促、血压下降。上腹部可有轻度压痛,肠鸣音亢进。腹痛严重的患者应注意有无伴溃疡穿孔。

【目的】　补充血容量,防止失血性休克,止血,抢救生命。

【适用范围】　胃及十二指肠溃疡出血的患者。

【急性措施】

1. 病情评估　患者出现呕血、黑便及头晕、面色苍白、心率加快、血压下降等周围循环衰竭征象,应立即通知医生。

2. 生命体征的观察　①大出血时应30min测量生命体征1次,给予持续低流量吸氧,持续心电监护加氧饱和度监测;②注意观察尿量,出现少尿或无尿者,则高度提示周围循环不足或并发急性肾功能衰竭,故要准确记录24h出入量,有休克时留置尿管,测量每小时尿量,应保持尿量>30ml/h。③定期复查红细胞计数、血细胞比容、血红蛋白、网织红细胞计数、大便隐血试验,以了解贫血情况,判断出血是否停止。④注意观察呕吐物,大便的性质、颜色、量、次数等,做好记录及床边、书面交班。

3. 生活护理　卧床休息,保持呼吸道通畅,避免呕血时误吸引起窒息。

4. 积极补充血容量　立即建立2条以上有效静脉通道,立即配血。迅速补充血容量,保持血红蛋白在90～100g/L为佳。静脉快速及时补充有效血容量,又要防止肺水肿的发生,必要时可根据中心静脉压调节输液量,遵医嘱给予止血、抑酸等药物输入。

5. 禁食和胃肠减压　遵医嘱行胃肠减压并保持通畅,注意观察引流液颜色、性质、量,嘱患者禁食。用生理盐水冲洗胃腔,动态观察出血情况。可经胃管注入200ml含8mg去甲肾上腺素的生理盐水溶液,每4～6小时一次。

6. 心理护理　对于大量出血的患者应注意陪同和照顾,及时处理不适症状,使其有安全感。及时清除血迹,向患者及家属解释各种检查及治疗的目的,以减轻恐惧心理。

7. 做好术前准备　患者要禁食、水、备皮、备血,留置胃管、尿管,行交叉配血等。

【注意事项】

1. 抗失血性休克治疗:补充血容量建立可靠畅通的静脉通道,快速滴注平衡盐溶液,严密观察血压、脉搏、尿量和周围循环状况,呕血时头偏向一侧,以防窒息,并判断失血量指导补液和输血及血浆代用品。

2. 对高龄、伴有心肺肾疾病的患者,应防止输液量过多,诱发急性肺水肿。

3. 输入库存血较多时,每 600ml 血应静脉补充葡萄糖酸钙10ml,预防低血钙。

4. 约 10% 的患者需急诊手术止血。手术指征为:①出血速度快,短期内发生休克,或短时间内要输入较大量血液方能维持血压和血细胞比容者;②年龄在 60 岁以上伴动脉硬化症者自行止血机会小,对再出血耐性差,应及早手术;③近期发生过类似的大出血或合并穿孔或幽门梗阻;④纤维镜检查发现动脉搏动性出血,或溃疡底部血管显露再出血危险很大。急诊手术应争取在出血 48h 内进行。

【诊断方法】

1. 症状　①少量反复出血,表现为贫血、大便隐血试验阳性;②大量出血,有呕血及黑便;③短期内出血量 >400ml,则有循环系统的代偿现象;出血量 >800ml,即可出现休克。

2. 体征　上腹部压痛,肠鸣音活亢进。

3. 辅助检查

(1)实验室检查:红细胞计数、血红蛋白值、白细胞比容均呈进行性下降。

(2)粪便隐血试验:对消化道出血的诊断有重要价值,现常作为消化道恶性肿瘤早期诊断的一个筛选指标。

(3)纤维胃镜检查:纤维胃镜为上消化道出血检查的首选,应在出血后 6～12h 内进行,如检查时间超过 12h,则可因出血停止,黏膜愈合不易被发现。

(4)动脉造影:动脉造影对诊断胃溃疡出血部位有较高的准确性,出血速度在 0.5～2ml/min 即可显示出来。如血管造影显示为胃左动脉分布区的多数小出血点可采用经胃左动脉灌注血管收缩药进行止血;而当证实为大的血管出血时则应早期手术治疗。

【应急处理流程】

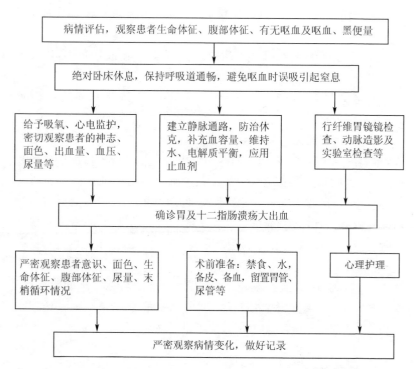

【典型病例】 患者张某,男性,27 岁,于 5 个月前无明显诱因出现间断上腹痛,以剑突下为主,空腹时明显,餐后可缓解。于 1d 前无明显诱因排黑色成形便,共 4 次,总量约 600g,伴心慌、气短,遂于我院急诊就诊。急查:血红蛋白(Hb)102g/L,大便隐血试验阳性,遂以"上消化道出血"收住院。辅助检查:血常规示白细胞 7.07×10⁹/

L,血红蛋白 102g/L。大便隐血试验阳性。急诊胃镜示十二指肠球部可见片状充血,前壁可见一 0.5cm×0.3cm 凹陷型溃疡,覆白苔,基底部可见裸露血管、未见活动性出血。快速尿素酶检测示H. pylori(+)。诊断:十二指肠球部溃疡并出血,H. pylori(+)。

入院后给予治疗:①抑酸治疗。给予埃索美拉唑 40mg 静滴＋铝镁加混悬液 15ml 口服,3d 后大便转黄色,改为口服埃索美拉唑镁20mg 2/d。②1 周后给予根除幽门螺杆菌治疗。埃索美拉唑镁20mg 2/d、胶体果胶铋胶囊 200mg 3/d,克拉霉素 500mg 2/d,阿莫西林 1000mg 2/d,共 2 周。2 周后继续口服埃索美拉唑镁 20mg 2/d3 周(抑酸剂疗程共 6 周),患者 9 周后复查溃疡已完全愈合,于 12周后出院。

【护理要点分析】

1. 大量出血的患者应绝对卧床休息,采取舒适体位或平卧位。呕吐时头偏向一侧,避免误吸,必要时用负压吸引器清除呼吸道内分泌物、血液或呕吐物,保持呼吸道通畅。

2. 迅速建立有效静脉通道,注意观察输液速度,及时准确地补充血容量,给予止血类药物。必要时可根据中心静脉压调节输液量和输液速度,避免引起急性肺水肿。

3. 严密观察生命体征的变化,并注意观察皮肤颜色及肢端温度变化。观察呕血与黑便的次数、性质、量。注意观察尿量,准确记录出入量。

4. 遵医嘱应用止血、抑酸剂等药物治疗。

5. 饮食护理:对大出血患者应禁食、水。静脉输液营养,维持水、电解质及营养代谢的平衡。

6. 心理护理:对于大量出血的患者应注意陪同和照顾,及时处理不适症状,使其有安全感。及时清除血迹,向患者及家属解释各种检查及治疗的目的,以减轻恐惧心理。

【预防】

1. 生活要有规律,注意劳逸结合,保持心情舒畅,避免过度劳累,精神紧张。季节转换时注意保暖,戒烟戒酒。少吃或不吃刺激性的食物。

2. 尽量不用或慎用对胃黏膜有刺激的药物,如高血压患者要尽量避免用利血平等降压药,如有关节炎等病变必须服用激素或消炎痛等非甾体抗炎药时,应同时服用胃黏膜保护剂或抑制胃酸分泌的药物(H_2受体阻滞剂、质子泵抑制剂等)。

第十七节　胃大部切除术后出血

【概述】　胃大部切除术后出血指术后24h内因术中残留或缝合创面少量渗血可从胃管内引出少量暗红或咖啡色胃液。一般不超过100～300ml。胃大部切除术后大出血是指患者短时间内从胃管引流出大量鲜血,甚至出现呕血或黑便。持续不止,趋向休克。出血的常见原因多为术中缝扎止血不彻底而导致的吻合口出血,残胃黏膜损伤、遗漏溃疡或旷置溃疡出血。其中吻合口出血为胃大部切除术后近期大出血最常见因素,约占85%。据临床报道,该类患者出血后病情危急,出血部位难以确定,处理相对困难,其病死率高达13%～25%。

【目的】　止血,补充血容量,防止失血性休克,抢救生命。

【适用范围】　胃大部切除术后出血的患者。

【急性措施】

1. **病情评估**　患者胃管内引流出大量鲜血,甚至出现呕血、黑便时,迅速对出血量作出评估,应立即通知医生。并观察患者是否有头晕、面色苍白、心率加快、血压下降等周围循环衰竭征象,立即通知医生。

2. **积极补充血容量**　迅速建立2条以上有效静脉通道,保持输液的通畅,立即配血。迅速补充血容量,保持血红蛋白在90～100g/L为佳。静脉快速及时补充有效血容量,又要防止肺水肿的发生,必要时可根据中心静脉压调节输液量,遵医嘱给予静脉止血药,保持水电解质的平衡及补充足够的热量。

3. **生命体征的观察**　①大出血时应每30分钟测量生命体征1次,尤其是血压和心率的变化。给予持续低流量吸氧,持续心电监护加氧饱和度监测。②密切观察患者神志、面色、口唇、指甲的颜色。③注意观察尿量,出现少尿或无尿者,则高度提示周围循环不足或并发急性肾功能衰竭,故要准确记录 24h 出入量,有休克时留置尿管,测量每小时尿量,应保持尿量＞30ml/h。④定期复查红细胞计数、血细胞比容、血红蛋白、网织红细胞计数、大便隐血试验,以了解贫血情况,判断出血是否停止。⑤注意观察呕吐物,引流液及大便的颜色、性质、量,做好记录及床边、书面交班。

4. 生活护理　绝对卧床休息,保持室内安静、清洁、空气新鲜。保持呼吸道通畅,避免呕血时误吸引起窒息。

5. 禁食和胃肠减压　禁食,保持有效的胃肠减压,注意观察引流液颜色、性质、量。同时可局部用药:冰盐水洗胃,生理盐水维持在 4℃,一次灌注 250ml,然后吸出,反复多次,直至吸出液清澈为止。也可在 200ml 生理盐水中加 8mg 去甲肾上腺素,作胃内冲洗或口服,30min 后抽出,每 4～6 小时一次。

6. 心理护理　关心、体贴、安慰患者,消除患者紧张情绪。由于紧张情绪可能加重出血,此时要耐心向患者及家属讲解各种检查及治疗的目,以减轻恐惧心理,增强患者信心。治疗、护理有条不紊,给予患者安全感。

7. 做好术前准备　首选积极的保守治疗,如果出血量在短时间内达到 1500～2000ml,保守治疗无效,应迅速配合医生采取手术治疗。危重者送往监护室,给予多功能监护,专人负责,密切观察。

【注意事项】

1. 抗失血性休克治疗:建立可靠畅通的静脉通道补充血容量、输血、止血、扩容,首选等渗盐水、平衡液。严密观察血压、脉搏、尿量和周围循环状况,准确记录 24h 出入量。呕血时头偏向一侧,以防窒息。彻底清除呼吸道内血块、积液,保持呼吸道通畅。

2. 指导患者禁食,维持适当的胃肠减压,避免负压过大损伤胃黏膜。

3. 对高龄、伴有心肺肾疾病的患者,快速输液时,要注意有无咳嗽及血性泡沫样痰,警惕肺水肿及心力衰竭的出现。

4. 为预防低血钙的发生,每输注全血 1 000ml 或血浆 500ml 时应补钙 1g,输注红细胞悬液 4 000~5 000ml 时需补钙 1g。

【诊断方法】

1. 症状　①少量反复出血,表现为贫血、出现黑便;②大量出血,有呕血及暗红色血便;③短期内出血量>400ml,则有循环系统的代偿现象;出血量>800ml,即可出现休克。

2. 体征　腹胀、全腹压痛,肠鸣音活跃。

3. 辅助检查

(1)实验室检查:红细胞计数、血细胞比容、血红蛋白、网织红细胞计数呈进行性下降。

(2)粪便隐血试验:在消化道出血性疾病的诊断和消化道肿瘤的筛检中具有重要作用。

(3)纤维胃镜检查:纤维胃镜为上消化道出血检查的首选,可以准确识别出血部位、性质,其诊断率为 80%~94%。胃镜的使用,减少了不必要的探查,有利于患者的恢复。

【应急处理流程】

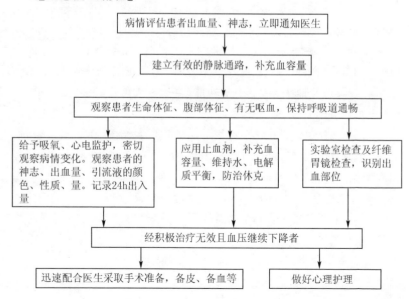

【**典型病例**】　患者李某,男,42 岁,2015 年 3 月 2 日入院时主诉间歇性中上腹部疼痛不适 5 年加重 7d。患者神志清楚、表情痛苦、剑突下有压痛。首测体温 36.9℃,心率 84/min,血压 130/70mmHg。急查:血红蛋白(Hb)80g/L,红细胞(RBC)3.2×10^{12}/L,急诊胃镜示十二指肠球部变形、狭窄梗阻。诊断:胃十二指肠球部溃疡、幽门不全性梗阻。入院后给予治疗:禁食、水,遵医嘱行胃肠减压,引流出咖啡色胃液 150ml。补液营养、抑酸治疗。3 月 9 日术前准备,备皮、备血,心理安慰。3 月 10 日 9:00 在全麻下行胃大部切除术,于 14:35 返回病房。给予止血、补液、抑酸、保护胃黏膜药物治疗。

术后第 2 天出现上腹痛、腹胀、低热和黑便,胃管引流出鲜血 100ml,静点止血药物的同时给予 100ml 生理盐水加 8mg 去甲肾上腺素胃管注入,30min 后抽出,每 4～6 小时 1 次。止血后 10～14 天,患者出院。

【**护理要点分析**】

1. 患者绝对卧床休息,采取舒适体位或平卧位。呕吐时头偏向一侧,以防窒息,清除呼吸道内分泌物、血液或呕吐物,保持呼吸道通畅。

2. 迅速建立有效静脉通道,及时准确地补充血容量。控制输液速度,警惕肺水肿及心力衰竭的出现。

3. 严密观察病情,给予心电监护,30min 监测患者的血压、脉搏、心率、呼吸、体温及意识的变化,并注意观察皮肤颜色及肢端温度变化。观察引流液及大便的颜色、性质、量。准确记录 24h 出入量。

4. 遵医嘱应用止血、抑酸、保护胃黏膜等药物,并观察患者有无不良反应,如有异常,及时报告医生。

5. 饮食护理:患者大出血时禁食、水。静脉输入营养物质,维持水、电解质及营养代谢的平衡。

6. 心理护理:关心、体贴、安慰患者,消除患者紧张情绪。及时清除血迹,加强口腔护理,避免各种不良因素刺激患者。耐心向患者及家属讲解各种检查及治疗的目,以减轻恐惧心理,增强患者信心。治疗、护理有条不紊,给予患者安全感。

7. 出血停止后的护理:在出血停止后仍需观察胃管引流的情况,

及时发现再次出血。另外,对大便的观察,要观察大便的颜色及量,帮助判断出血。在出血停止后,大便颜色将逐渐变淡,直至正常颜色。

第十八节　胃大部切除术后吻合口漏

【概述】　胃大部切除术后吻合口漏是腹部消化道手术后常见的并发症,多发生在术后 1 周左右,文献报道胃肠吻合口漏的发生率在 1%~6.5%之间,如未能及时正确处理,术后致死率可高达30%~45%。远端胃大部切除吻合口漏常见于胃肠吻合操作技术上的缺陷或胃十二指肠吻合术吻合口张力过大;吻合口血肿继发感染或吻合口脓肿形成后发生破裂;严重的贫血和低蛋白血症致吻合口愈合不良。近端胃大部切除吻合口漏发生的原因除前述有关因素外,由于消化道重建均需要与食管的吻合,食管本身浆膜层的缺乏也是导致容易发生吻合口漏的原因之一;吻合口器的出现给手术提供了极大的便利条件,但是机械吻合技术不熟悉或适应证选择欠妥也会造成吻合口漏。大多数吻合口漏的病情严重,胃肠内容物进入腹腔后,即造成弥漫性或局限性腹膜炎,消化液的大量丢失迅速出现水电解质紊乱及营养障碍,处理不当,死亡率较高。常表现为突然出现的上腹部剧烈疼痛,并有急性腹膜炎的临床表现,部分患者表现为术后体温持续不退或逐渐升高,切口周围压痛或红肿。经胃管将稀释的亚甲蓝溶液注入胃中若见从引流管流出可帮助诊断。

【目的】　早发现,早治疗,早康复。

【适用范围】　胃大部切除术后吻合口漏的患者。

【急性措施】

1. 严密监测生命体征　严密观察生命体征的变化,尤其是体温变化,区分是手术热(<38.5℃)还是感染(>38.5℃)引起的体温异常。体温升高并伴有心率及呼吸的变化,应引起高度注意。观察腹部体征,倾听患者主诉。

2. 建立静脉通道　静脉给予肠外营养保证营养、液体的补充,抑制胃酸分泌,维持水电解质及酸碱平衡。必要时输血浆、白蛋白或全血,以改善患者的营养状况,促进漏口愈合。

3. 引流管护理 保持胃管、腹腔引流管引流通畅,防止扭曲、滑脱、受压。每日更换引流管,注意无菌操作,防治逆行感染。及时倾倒引流液,观察引流液的颜色、性质、量,并准确记录,有异常及时报告医生。

4. 控制感染 在有效引流的同时遵医嘱使用有效的抗生素。

5. 皮肤护理 观察引流切口周围皮肤变化情况,保持漏口周围皮肤清洁干燥,因漏出液导致患者不适,可根据情况酌情更换敷料,防止消化液积聚引起皮肤感染,可外涂氧化锌软膏或甘油,以减轻患者的瘙痒感,增加患者的舒适感。

6. 肠内营养 早期肠内营养可降低手术创伤导致的高代谢率,增加机体的免疫功能,纠正或改善营养不良状况,对促进伤口和漏口的愈合都有益处。

7. 呼吸道护理 协助排痰,帮助患者翻身,并给予拍背,协助进行有效地咳嗽,必要时可给予小流量的超声雾化吸入,但需要慎防由于吸入时间过长或喷雾过大导致患者疲劳,引起咳嗽不止。

8. 做好心理护理 关心、安慰患者,介绍同类疾病治疗好转的信息,向患者阐明心理因素对疾病康复的重要性,消除其恐惧、紧张情绪。护理操作时注意动作轻柔,减少患者不必要的痛苦,对其提出的问题耐心解释,以高度的责任心和娴熟的护理技术赢得患者信任。同时要做好患者的生活护理,使患者能安心养病,配合治疗。

9. 做好手术的准备 手术指征:①一般在数周吻合口漏常能自行愈合,若经久不愈者,则应考虑手术修补。②腹膜炎难以控制,腹水行手术治疗,术中清除积液。立即给予备皮、备血(交叉配血)、做皮试,去除身上所有饰品及假牙,做好手术的一切准备,并通知手术室。

【注意事项】

1. 严密观察生命体征及腹部体征,观察引流液的颜色、性质、量,准确记录 24h 出入量。如果术后 5d 以后仍发热,且伴有心率及呼吸的变化,应引起高度注意。

2. 血压稳定的患者取半卧位,利于呼吸和引流。

3. 有效的引流是控制感染的主要措施,在有效引流的同时使用有效的抗生素,对高热持续不退、中毒症状较重的患者可给予适量激素配合使用,增加控制感染的效果。

4. 肠外营养治疗期间注意观察患者全身反应及血常规、电解质、血糖等情况,要根据患者体内代谢的动态变化情况及时调整,防止并发症的发生。

5. 输注肠内营养期间,密切观察胃肠道反应,有无腹胀、腹痛、腹泻等不适症状及大便情况。

【诊断方法】

1. 症状　术后持续性发热(38～41℃)。

2. 体征　①上腹部疼痛或有弥漫性腹膜炎体征;②腹腔引流管引流出胃肠液。

3. 辅助检查　患者口服亚甲蓝液后,从腹腔引流管引出亚甲蓝液,可帮助诊断。腹部 X 线检查有时可见膈下液平或造影剂外溢也有诊断意义。

【应急处理流程】

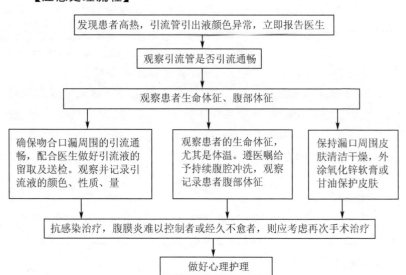

【典型病例】　患者张某,男,58 岁,行胃大部切除术后 4～5d 发热、腹胀、腹部压痛,腹腔引流管引出液为黄绿色,量增多。经胃管注入或口服亚甲蓝液,可自引流管流出亚甲蓝色的液体。

给予治疗:①保持胃肠减压管及腹腔引流管的通畅,为避免消化液残渣堵塞引流管,需多挤压管道,固定妥当避免折叠受压扭曲及脱落。观察引流液的颜色、性质、量。每日更换引流管,防治逆行感染。②抗感染、保护胃黏膜、抑酸、补液营养支治疗。③观察引流切口周围皮肤变化情况,保持伤口辅料及漏口周围皮肤清洁干燥,外涂氧化锌软膏或甘油,防止消化液积聚于引起皮肤感染。

【护理要点分析】

1. 严密观察生命体征及腹部体征,尤其是体温的变化。高热患者给予降温处理。

2. 保持各引流管引流通畅,观察引流液的颜色、性质、量,并准确记录。每日更换引流管,防治逆行感染。

3. 对继发感染的患者,合理应用抗菌药物。

4. 遵医嘱应用抑酸、保护胃黏膜等药物。加强营养支持,肠内、外营养治疗期间注意观察患者全身反应及血常规、电解质、血糖等情况,要根据患者体内代谢的动态变化情况及时调整,防止并发症的发生。

5. 遵医嘱给予持续腹腔冲洗,观察记录患者腹部体征。

6. 保持漏口周围皮肤清洁干燥,外涂氧化锌软膏或甘油保护皮肤,防止消化液积聚于引起皮肤感染。

7. 心理护理:关心、体贴、安慰患者,消除患者紧张情绪。耐心向患者及家属讲解各种检查及治疗的目,以减轻恐惧心理,增强患者信心。治疗、护理有条不紊,给予患者安全感。

【预防】

1. 术前维持患者良好状态,纠正低蛋白血症。

2. 保持胃肠减压管的通畅,并通过观察其引流量及气味的变化,是预防、诊断和治疗吻合口漏的重要方法。

3. 术后早期建立肠内营养支持途径,加强术后营养支持,补充蛋白质,从而降低吻合口漏的发生。

第2章
肝胆外科常见急性事件及处理流程

第一节　外伤性肝损伤

【概述】　外伤性肝损伤的病因是由于肝脏受到外界因素的入侵,从而引起的肝脏受损。在腹部损伤中,肝损伤较为常见,占15%～20%。肝损伤时,根据腹壁有无穿透,可将其分为开放性损伤和闭合性损伤两种。开放性损伤,因锐性外力,如利刃枪弹或弹片贯穿腹壁而损伤肝脏。闭合性损伤,多因钝性外力,如打击、挤压、车祸、爆震或高处跌倒等原因使肝脏受到间接冲力作用而损伤。开放性、闭合性损伤的严重性取决于肝受伤的部位和致伤物的穿透速度。子弹和弹片穿透肝组织时可将能量传递至弹道周围的组织,使之破坏。伤及肝门大血管时,肝实质损坏可不严重,但由于持续大量出血,仍有较高的病死率。除损伤的种类及伤情外,合并多脏器损伤是影响肝外伤病死率的重要因素。

一般而言,肝右叶遭受创伤的机会较左叶高出5～6倍。因为右肝膈面向前上方呈穹隆状,且右肝的表面积和体积均较左肝叶大,下胸及上腹部受挤压伤时,右肝呈向上的折力,下胸部肋骨骨折或前腹壁创伤时,肝右叶首当其冲。在所有的肝损伤中,右膈顶部伤占38%～42%。临床表现为腹腔内出血或休克和血液、胆汁引起的不同程度肌紧张、压痛和反跳痛、肝区叩击痛以及肠鸣音减弱或消失等腹膜刺激综合征。最常见的并发症为感染,次之胆瘘、继发性出血和急性肝肾功能衰竭。

【目的】　及时处理,控制腹腔内出血、紧急抗休克治疗,降低病死率。

【适用范围】　外伤性肝损伤者。

【急性措施】

1. 病情评估　持续吸氧、心电监护加氧饱和度监测,严密观察生命体征的变化,观察患者的血压、脉搏、呼吸、体温、神志、尿量、口唇和甲床的颜色等,每 15～30min 测量 1 次;及时判断有无意识障碍;注意有无脉压缩小、脉搏减弱,呼吸运动是否受限等。每 30 分钟检查记录腹部的症状和体征;注意腹膜刺激征的程度和范围变化,有无恶心、呕吐等消化道症状及呕吐物的颜色、性质、量,肝浊音界有无缩小或消失,有无移动性浊音,有无排气、排便、肠鸣音变化等。

2. 立即建立静脉通道　监测并记录患者的血压、脉搏、呼吸、体温及瞳孔变化,及时协助医生进行处理,同时备好急救药品。

3. 抗休克治疗　补充血容量,由于肝脏损伤,易引起腹腔内出血,如出现低血容量性休克,补液是治疗的首要措施。严密监测每小时的入量、出量,尿量应维持在 30ml/h。心率<100/min,四肢温暖是外周循环良好的指征。

4. 消除诱因　遵医嘱静脉给予悬浮红细胞、冰冻血浆、止血药物等输入,消除腹痛,缩短病程和降低病死率。

5. 做好手术的准备　立即给予备皮、备血(交叉配血)及抗生素过敏性试验,去除身上所有饰品及假牙,做好手术前的一切准备,并通知手术室。

6. 做好心理护理　解释手术的必要性,肝损伤后可能出现的并发症、相关的医疗和护理,已取得配合,稳定情绪,消除恐惧心理。

【注意事项】

1. 注意观察生命体征、尿量及周围循环变化。

2. 严密观察腹痛情况及腹部体征,持续剧烈腹痛,并进行性加重,同时伴恶心、呕吐等消化道症状;明显的腹膜刺激征;肝浊音界缩小或消失;腹胀、肠蠕动减弱或消失;腹部出现移动性浊音等情况,应通知医师,并做好紧急手术的准备。

3. 患者外出进行辅助检查时,应有医护人员陪同,避免途中意外的发生。必要时医生申请床旁检查。

4. 配合医师动态观察红细胞计数、白细胞计数、血红蛋白和血细胞比容的变化,以判断腹腔有无活动性出血。

5. 扩容治疗要求达到①组织灌注良好:患者神志清楚、口唇红润、肢端发绀消失;②收缩压>90mmHg;③脉率<100/min;④尿量>30ml/h;⑤血红蛋白恢复基础水平,血液浓缩现象消失。

6. 对高龄、伴心肺肾疾病患者,应防止输液量过多,诱发急性肺水肿。

7. 病情变化,观察期间患者应绝对卧床休息,不随意搬动,待病情稳定后改为半卧位。同时禁用吗啡类镇痛药物,禁止灌肠,以免掩盖病情。

【诊断方法】

1. 诊断性腹腔穿刺　这种方法对诊断腹腔内脏破裂,尤其是对实质性器官损伤的价值大。一般抽的不凝固血液可认为有内脏损伤。但出血量少时可能有假阳性结果,故一次穿刺阴性不能排出内脏损伤。

2. 定时测定红细胞、血红蛋白和血细胞比容　观察其动态变化,如有进行性贫血表现,提示有内出血。

3. B型超声检查　此法不仅能发现腹腔内积血,而且对肝包膜下血肿和肝内血肿的诊断也有帮助,临床上较常见。

4. X线检查　如有肝包膜下血肿或肝内血肿时,X线射片或透视可见肝阴影扩大和膈肌抬高。如同时发现有膈下游离气体,则提示合并空腔脏器损伤。

5. 肝放射性核素扫描　诊断尚不明确的闭合性损伤,疑有肝包膜下或肝内血肿者,伤情尚不紧急,患者情况允许时可做核素肝扫描。有血肿者肝内表现有放射性缺损区。

6. 选择性肝动脉造影　对一些诊断确实困难的闭合性损伤,如怀疑肝内血肿,伤情尚不紧急者可选用此法。可见肝内动脉分支动脉瘤形成或造影剂外溢等有诊断意义的征象。但这是一种侵入性检查,操作较复杂,只能在一定条件下施行,不能作为常规检查。

【应急处理流程】

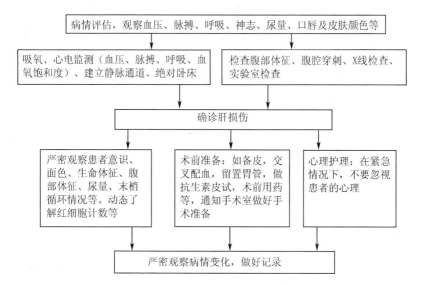

【典型病例】　患者徐某,男,50 岁,1h 前患者被钢钉刺入右下胸,疼痛难忍,厂医予以止痛药物治疗后送入院。检查:痛苦病容,神志清醒。查体:脉搏 120/min,血压 100/60mmHg,呼吸 40/min,气管居中,右肺呼吸音明显降低,右第 7～8 肋腋前处有压痛,腹部平坦,右上腹肌紧张、有压痛感。肝浊音界不扩大,肠鸣音弱,腹腔穿刺有少量不凝的血液,拟诊为肝破裂。当由担架车抬至手术台上时,患者突然面色苍白出冷汗,脉弱,血压骤然下降至 80/50mmHg。腹部迅速隆起,随即快速打开腹腔,大量新鲜血液涌出,立即加压输血,迅速清除腹腔内积血,探查肝脏见肝脏镰状韧带右侧有一 2cm×2cm×1cm 大小的肝脏已游离,在游离肝脏的基底部为肝中静脉,静脉前壁有一 0.5cm 长的裂口,即压迫止血并缝合破损血管,在肝脏的残面彻底止血后放置引流管。

【术后护理要点分析】

1. 术后给予平卧位,保持呼吸道通畅。遵医嘱给予持续低流量吸氧、心电监护加氧饱和度监测。每 30 分钟观察记录脉搏、血压、呼吸的变化,平稳后 2h 测量记录 1 次。及时准确记录尿量,保持输液通畅,维护体液平衡。对危重患者尤应注意循环、呼吸、肾功能的监测和维护。

2. 加强巡视,倾听患者主诉,观察有无高热、肋缘下疼痛、呃逆等膈下脓肿的表现。循环稳定后给予半卧位,以利于引流。有效引流可以减少渗出血液及胆汁在腹腔内聚集所致的感染,可以减少无效腔的形成。各种引流管的名称标记清楚,妥善固定,保持通畅,避免扭曲、滑脱。准确记录各引流管的颜色、量、性质的变化。如引流管内引流液为大量鲜血,应及时通知医生处理。

3. 根据病情给予舒适卧位,协助定时翻身拍背、指导有效咳嗽,预防肺病并发症。鼓励并协助患者多翻身、多活动、预防肠粘连和压疮,促进肠蠕动恢复。

4. 患者术后可能有不同程度的代谢紊乱、肝功能损害和凝血功能障碍,这与创伤程度、肝切除范围、失血量、休克时间长短和术后并发症有直接关系。因而术后 5～7d 内应积极进行护肝治疗,防止出血、休克、感染、肠麻痹和肝功能衰竭。注意观察患者有无出血、水肿、意识改变等情况,补充维生素 K 和止血药物,必要时补充白蛋白、血浆或鲜血,有利于肝功能恢复。及时发现肝性脑病早期症状,给予谷氨酸钠或精氨酸,并控制蛋白的摄入。术后禁食期间,补充水、电解质,加强营养支持,维持酸碱平衡。肠功能恢复后,可给予高热量、高蛋白和易消化的饮食。

5. 心理护理,关心安慰患者,加强与患者的交流和沟通,使患者能正确认识疾病发展过程,减轻恐惧心理,充分调动患者自身的抗病潜力,使其身心尽可能处于最佳状态,积极配合治疗。

6. 加强对劳动保护、安全生产、安全行车、遵守交通规则知识的宣传,避免意外损伤的发生。

第二节　肝癌结节破裂出血

【概述】　肝癌结节破裂是指肿瘤与肝包膜及两膜之间肝实质的完整性均遭到破坏。目前有关肝癌结节破裂出血的机制尚不完全明确，可能与以下多种因素有关：①由于肿瘤膨胀性生长，瘤内压力高，压迫回流静脉，造成瘤内淤血；②肿瘤生长迅速，瘤体内的血供相对不足，出现缺血缺氧或肿瘤中央坏死液化，侵蚀血管；③出血来源的肿瘤新生动脉或静脉破裂，肿瘤直接侵蚀血管出血；④肿瘤破溃或液化后合并感染；⑤肿瘤位置表浅，包膜脆且更薄弱；⑥肝功能不良，凝血因子缺乏导致凝血障碍。

癌结节破裂出血的表现为肝包膜下出血者表现为突发肝区痛，右上腹包块迅速增大。肝区压痛及腹肌紧张等，可伴恶心、呕吐、面色苍白、出冷汗、头晕、心悸、脉搏加快、血压下降等血容量不足的表现，若肝癌破裂较小，出血缓慢，可无血容量不足的表现，或仅有肝区局限性轻微疼痛，3～5d 后自行缓解；肝癌破裂穿破包膜进入腹腔者，表现为突发上腹剧痛，继而疼痛减轻，并扩散至全腹，同时伴有急性出血和腹膜炎的表现，如腹痛、腹胀、恶心、呕吐、面色苍白、出冷汗、脉搏加快、腹肌紧张，移动性浊音阳性，患者很快进入休克状态。上腹剧烈疼痛发生率为 54%～100%，休克发生率为 17%～100%，腹膜刺激征可达 92% 以上。

【目的】　控制出血和保肝，挽救生命。

【适用范围】　肝癌结节破裂出血者。

【急性措施】

1. 病情评估：出血量小者，应平卧休息，限制活动，腹带加压包扎；出血量大，有失血性休克表现的患者应及时对患者的血压、脉搏、呼吸、心率及神志情况进行严密监护，并给予抗休克治疗。

2. 严密观察生命体征：观察出血表现，严密观察患者的血压、脉搏、呼吸、神志，观察有无肝区压痛及腹肌紧张等，可伴腹痛、腹胀、恶心、呕吐、面色苍白、出冷汗、头晕、心悸、脉搏加快、血压下降等血容量不足的表现,及时发现异常情况并通知医师处理。

3. 建立静脉通路:补充水及电解质,保持输液通畅,注意纠正水、电解质及酸碱平衡失调,根据患者具体情况,及时补充血容量,遵医嘱静脉给予止血、补液等药物治疗,必要时给予输血。

4. 遵医嘱给予吸氧、心电监护加氧饱和度监测,监测生命体征、末梢循环的变化。

5. 按医嘱全面检查肝功能及凝血功能。

6. 记录24h出入量,监测每小时尿量。

7. 绝对卧床休息,休克患者采取中凹体位。

8. 抢救过程积极有序,同时稳定患者情绪,积极做好心理护理。

9. 做好手术的准备:患者禁食、水,交叉配血试验、备皮、备血,留置胃管、尿管,积极做好手术止血或栓塞止血治疗的术前准备。

【注意事项】

1. 重在预防　告知患者应尽量避免导致肿瘤破裂的诱因,如剧烈咳嗽、打喷嚏、提重物、用力解大便等腹内压增加的动作,指导患者保持情绪稳定。

2. 早期发现　若肝癌患者突发腹痛,并伴有大汗淋漓、心慌、面色苍白等症状,应高度警惕肿瘤破裂出血。

3. 病情观察　一旦发生肝癌结节破裂出血,应密切观察患者神志、生命体征、腹部体征、皮肤黏膜等变化,监测血常规,监测中心静脉压,准确记录出入量。

4. 绝对卧床休息　出血量小者,取平卧位,休克患者采取中凹体位。

5. 配合医生做好各项检查　患者外出进行辅助检查时,应有医护人员陪同,避免途中意外的发生,必要时医生可申请床旁检查。

6. 建立静脉通道　出血量大者,可出现严重的腹膜炎及休克反应。因此,术前应迅速建立静脉通路,积极给予抗休克治疗,同时遵医嘱使用有效抗生素,纠正水、电解质和酸碱平衡紊乱,扩充血容量,必要时输入成分血。

【诊断方法】

(一)癌肿标记物的检测

1. 甲胎蛋白(AFP)　是诊断肝细胞癌最特异性的标志物,现已广发用于肝癌的普查、诊断、判断治疗效果和预测复发。普查中阳性发现可早于症状出现 8~11 个月,肝癌 AFP 阳性率为 70%~90%。AFP 浓度通常与肝癌大小呈正相关。在排除妊娠、肝炎和生殖腺胚胎瘤的基础上,AFP 检查诊断肝细胞癌的标准为:① AFP 大于 $500\mu g/L$,持续 4 周;② AFP 由低浓度逐渐升高不降;③ AFP 在 $200\mu g/L$ 以上的中等水平持续 8 周。

2. γ-谷氨酸转移酶同工酶Ⅱ(GGT_2)　GGT_2 在原发性和转移性肝癌的阳性率可达到 90%,特异性达 97.1%。在小肝癌中 GGT_2 阳性率为 78.9%。

3. 其他　异常凝血酶原(AP)、α-L-岩藻糖苷酶(AFU)等活性升高。

(二)影像学检查

1. 超声显像　可显示直径为 2cm 以上的肿瘤,对早期定位诊断有较大价值,结合 AFP 检测,已广泛用于普查肝癌,有利于早期诊断。

2. CT 检查　可显示直径为 2cm 以上的肿瘤,阳性率在 90% 以上。如结合肝动脉造影,对 1cm 以下肿瘤的检出率可达 80% 以上,是目前诊断小肝癌和微小肝癌的最佳方法。

3. X 线肝血管造影　选择性腹腔动脉和肝动脉造影能显示直径在 1cm 以上的癌结节,阳性率可达 87% 以上,结合 AFP 检测的阳性结果,常用于小肝癌的诊断。

4. 放射性核素肝显像　应用趋肿瘤的反射性核素或核素标记的肝癌特异性单克隆抗体有助于肿瘤的导向诊断。

5. 磁共振显像(MRI)　能清楚显示肝细胞癌内部结构特征,对显示子瘤和瘤栓有价值。

(三)介入检查

1. 肝穿刺活检　在超声或 CT 引导下用细针穿刺癌结节,吸取癌组织检查,癌细胞阳性者即可诊断。

2. 剖腹探查 疑有肝癌的病例,经上述检查仍不能证实,如患者情况许可,应进行剖腹探查以争取早期诊断和手术治疗。

【应急处理流程】

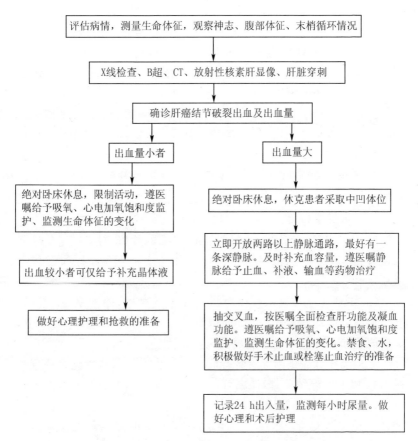

【典型病例】 患者王某,女,52岁,主因转移性右下腹疼痛 20h于 14:00 急诊入院,入院诊断为急性阑尾炎,腹痛原因待查。患者急性痛苦面容,被动屈曲体位,脸色苍白,追问病史:患乙型肝炎 30 余年,未经过任何正规治疗。彩超提示腹腔内有大量的积液,体温37.4℃,脉搏 86/min,血压 90/40mmHg,呼吸 24/min,白细胞

15.5×10^9/L,立即建立静脉通路,完善术前检查,禁食、水,在全身麻醉下行阑尾切除术加剖腹探查术,手术中探查发现肝脏质地脆硬,可触及大小不等的结节,触之易出血,在肝左叶的膈面有 5cm×6cm 的裂口,立即行肝癌结节破溃大出血部缝扎止血术,术中输入同型红细胞 14U,补液等治疗,于当晚 23:40 返回病房,术后给予特级护理,腹部腹带包扎,持续低流量吸氧,持续心电监护加氧饱和度监测,发病危通知书,妥善固定各引流管,给予抗感染、营养、补液等药物治疗,根据病情变化输入同型红细胞 8U,经过精心的治疗和周到的护理,患者病情逐渐平稳。

【护理要点分析】

1. 患者取平卧位,给予氧气吸入、心电监护加氧饱和度监测,观察血压、脉搏、体温、呼吸、神志、末梢循环的情况;观察患者腹部情况,准确记录 24h 出入量,并做好记录。建立 2 条静脉通道,快速静脉输液,改善微循环障碍,纠正体液失衡,维持水、电解质酸碱平衡;配合医生完善相关的辅助检查;加强专科护理和基础护理,防止护理并发症的发生;做好心理护理,消除患者紧张情绪;同时为患者做好术前准备。

2. 术后的相关护理

(1)术后患者的安置:手术完毕,与手术室护士共同将患者安置在 ICU 病房,并做好患者的交接。根据医嘱设立特级护理,建立特级护理记录,专人负责。

(2)生命体征的观察:术后给予心电监护,严格卧床休息,保持呼吸道通畅,氧气吸入;密切观察意识、血压、心率、呼吸、尿量的变化情况,注意有无出血和休克的先兆,及时发现病情变化,随时做好抢救准备。

(3)引流管及伤口护理:妥善固定各引流管,防止扭曲、脱出、牵拉,密切观察引流液的颜色、性质、量,并记录;准确评估伤口渗血和渗液量,如果出血量大于 50ml/h,在报告医生的同时,安慰好患者,必要时协助医生换药,查找原因。

(4)呼吸道的护理:由于患者手术创伤大、膈肌抬高、呼吸运动受限、对疼痛的恐惧、卧床休息及活动减少,做好呼吸道的护理有助于减少腹部感染的发生。给予每日 2 次口腔护理,每次雾化后,协助患者翻身、叩背、咳痰,鼓励患者深呼吸,教会患者咳嗽时正确按压伤口的方法,通过以上措施,有效地防止了肺部感染的发生。

(5)注意肝功能损害和异常变化:大量输入红细胞,再加上肝脏坏死组织和肿瘤坏死组织的吸收,会导致肝脏负担加重,肝代谢异常。临床表现主要是转氨酶的异常,护士在观察时要注意患者皮肤及巩膜有无黄染,密切观察有无腹水形成,有无性格和行为改变等肝性脑病的前兆。遵医嘱定期复查肝功能、出凝血指标和各项生化指标,大量输血时若发现异常,立即报告医生,及时给予处理。

(6)感染的预防:注意体温的变化,做好局部护理,严格执行无菌操作,保持伤口敷料干燥,保持引流管通畅,做好呼吸道的管理,保证充足的睡眠。在无禁忌的情况下,可协助患者在床上活动四肢、翻身,逐渐过渡到协助患者下地活动。

(7)心理护理:由于手术切口和引流管的摩擦,患者会感到疼痛,遵医嘱给予止痛泵持续使用,注意观察记录用药效果,并根据患者的心理承受能力给予心理疏导和精神安慰,树立其战胜疾病的信心。做好引流管的护理,避免因引流管的来回移动而导致的疼痛,关注患者的感受,告知患者不良情绪对疾病的影响,帮助其消除紧张和恐惧心理。

(8)饮食的护理:确认患者的肠蠕动恢复,能够自主排气后,根据医嘱拔除胃管,指导患者合理饮食,加强营养,鼓励患者进食高热量、适量的优质蛋白、高维生素、清淡易消化的食物,避免干硬、刺激的食物,少量多餐,以增强体质,多吃新鲜的蔬菜和水果,特别要注意饮食后的反应。

(9)健康指导:嘱患者出院后要遵医嘱应用保肝药物,以改善肝功能,同时促进肝细胞再生。在日常生活中,要避免饮酒和情绪激动、过度疲劳、受凉,坚持合理饮食,要注意休息,适当锻炼,掌握就诊指标,建议定期复查。

第三节 急性肝功能衰竭

【概述】 急性肝功能衰竭(acute liver failure,ALF)是指原来不存在肝硬化的患者在一种或多种较强的致病因素作用下,引起的急性、大量肝细胞坏死,或肝细胞内细胞器严重功能障碍,在疾病发生的 26 周内出现肝功能迅速恶化,并导致精神异常及凝血功能障碍的一种临床综合征。死亡率高。急性肝功能衰竭分为三类:①超急性肝功能衰竭型:是指出现黄疸 7d 内发生肝性脑病。尽管脑水肿发生率高(69%),但存活率高(36%),多数(78.3%)由扑热息痛过量所致;②急性肝功能衰竭型:是指出现黄疸 8~28d 内发生肝性脑病,脑水肿发生率也高(56%),但存活率低(7%),病因不尽相同,但以病毒感染为主;③亚急性肝功能衰竭型:是指出现黄疸 29~72d 内发生肝性脑病。

ALF 病因复杂,在不同地区其病因不尽相同。①病毒性肝炎(甲、乙、丙型肝炎病毒、EB 病毒、巨噬细胞病毒和疱疹病毒等);②化学物中毒(抗结核药物:如异烟肼、利福平;吸入麻醉药:氟烷;非类固醇消炎药:阿司匹林、水杨酸;毒物:四氯化碳、黄磷);③严重创伤、休克、感染;④其他(如肝豆状核变性、Budd-Chiari 综合征、Reye 综合征、妊娠期脂肪肝、转移性肝癌、脓毒血症、缺血、休克、高温、低温、自身免疫性肝炎)。所有嗜肝病毒都能引起 ALF。急性病毒性肝炎是 ALF 最常见的原因,占所有病例的 72%。但急性病毒性肝炎发生 ALF 者少于 1%。其主要临床表现:早期:恶心、呕吐、腹痛、脱水等,缺乏特异性。随后:黄疸、凝血功能障碍、酸中毒或碱中毒、低血糖和昏迷。

【目的】 防治感染,预防多器官功能衰竭,抢救生命。

【适用范围】 急性肝功能衰竭者。

【急性措施】

1. 病情评估 观察患者的临床表现:早期:恶心、呕吐、腹痛、脱水等,缺乏特异性。随后:黄疸、凝血功能障碍、酸中毒或碱中毒、低血糖和昏迷。

2. 严密观察生命体征 严密观察患者的血压、心率、体温、神志、瞳孔、尿量的变化,必要时给予吸氧、心电监护加氧饱和度监测,及时发现肝性脑病、肝肾综合征、脑水肿等,并且进行对症处理。保持口腔、鼻腔和皮肤的清洁。有消化道出血时按消化道出血护理。注意观察患者有无性格、行为的改变及其神志情况的变化,发现肝性脑病先兆,及时通知医生,及时祛除诱因并给予对症治疗。

3. 建立静脉通路 积极补充水及电解质,保持输液通畅,注意纠正水、电解质及酸碱平衡失调,补充人血白蛋白和葡萄糖纠正低蛋白和低血糖症,保证成人每天的能量及各种维生素。

4. 进行实验室辅助检查 肝功能、凝血功能及其他辅助检查来帮助确诊。

5. 卧床休息 发生心衰严重者应绝对卧床休息,有气促者取半卧位,以减少静脉回心血量,减轻心脏负担。

6. 预防和治疗并发症 ①肝性脑病:祛除病因、限制蛋白摄入、调节肠道菌群、降氨药物治疗,如瑞甘、人工肝支持治疗。②脑水肿:控制液体量,应用甘露醇、利尿剂等降颅压。③出血:定期补充新鲜血浆、维生素 K_1 及凝血酶原复合物。④感染:根据细菌培养和药物过敏试验选用敏感抗生素。⑤肝肾综合征:人工肾治疗、血液透析、全身性洗换疗法。

7. 做好手术的准备 嘱患者禁食、水,留置胃管、尿管,行交叉配血等。

8. 心理护理 关心、安慰患者,消除紧张恐惧心理,向患者解释急性肝功能衰竭给予的治疗和护理及有可能出现的并发症,使患者积极配合治疗。

【注意事项】

1. 患者应绝对卧床休息,给予高糖、低脂、丰富维生素、适量蛋白质(25g/d)、易消化饮食。有腹水者限制钠盐的摄入;有肝性脑病者可予鼻饲流食。根据病情采取相应的隔离措施。

2. 出现肝衰竭的临床表现,应立即采取以下措施:

(1)改变营养方法,可用葡萄糖和支链氨基酸,葡萄糖液可配用少量胰岛素和胰高糖素;不用脂肪乳剂,限用一般的氨基酸合剂。

(2)口服乳果糖,以排软便 2～3/d 为度,也可灌肠。应用肠道抗菌药,以减少肠内菌群,如用新霉素和甲硝唑。

(3)静脉点滴醋谷胺(乙酰谷酰胺)、谷氨酸(钾或钠)或氨酪酸,以降低血氨。

(4)静滴左旋多巴,可能有利于恢复大脑功能。

3. 注意抗感染治疗:除了要处理感染病灶,还因为肝衰竭后免疫能力降低,而且来自肠道,门静脉的细菌毒素可进入全身血流。

4. 防治多器官功能障碍综合征:意识障碍并有视乳头水肿时,需用甘露醇等脱水药;呼吸加快、口唇发绀等可能为急性呼吸窘迫综合征的表现,应进行血气分析和增加氧吸入、用呼吸机等;尿量过少时需用利尿药。

5. 急性肝功能衰竭患者低血糖风险增加:可以通过静脉内输注葡萄糖来预防,要避免大容量输低渗液导致的低钠血症和脑水肿。急性肝功能衰竭患者具有高能量支出和蛋白质分解代谢,需要营养支持,以保持肌肉体积和免疫功能。肝性脑病患者,采用肠内蛋白 1.0～1.5g/d,同时需多次测量血液中氨的含量,高氨血症恶化或有其他方式颅内压增高风险的患者,应在短期内降低蛋白质的负荷。

6. 施行创伤性较大的手术:术前应重视患者的肝功能情况,尤其对原有肝硬化、肝炎、黄疸、低蛋白血症等病变者,要有充分的准备。麻醉应避免用肝毒性药物。手术和术后过程中要尽可能防止缺氧、低血压或休克、感染等,以免损害肝细胞;术后要根据病情继续监测肝功能,保持呼吸循环良好、抗感染和维持营养代谢,对肝起良好作用。

【诊断方法】

1. 实验室检查

(1)血清转氨酶:早期明显增高,酶胆分离时下降,但发生弥漫的肝坏死时可不增高。

（2）血清胆红素：迅速进行性增高。

（3）血小板常减少；白细胞常增多。

（4）血肌酐或尿素氮可增高（肾功能降低所致）。

（5）血电解质紊乱如低钠、高钾或低钾、低镁等。

（6）酸碱失衡，多为代谢性酸中毒，早期可能有呼吸性或代谢性（低氧、低钾等）碱中毒。

（7）出现弥散性血管内凝血时，凝血时间、凝血酶原时间或部分凝血活酶时间延长，纤维蛋白原可减少，而其降解物（FDP）增多，优球蛋白试验等可呈阳性。

（8）血清白蛋白和前蛋白：白蛋白早期正常，后期下降；前蛋白早期明显下降。

（9）血氨检测：仍为反映肝性脑病的重要指标之一，应定期检查。

2. 血糖测定　可及时发现低血糖。

3. 头颅 CT　明显脑水肿征象。

4. 腹部 B 超　肝脏明显缩小，脾可增大。

5. 磁共振检查磁共振谱分析　测定脑内乳酸盐含量，若脑内乳酸盐升高提示预后不良。

6. 肝脏核素扫描　用 ^{99} 锝标记的半乳糖基二亚乙基三胺五乙酸人血白蛋白注射后进行计算机捕获 γ 照相，观察 ^{99m} Tc-GSA 与肝脏的受体结合情况，有助于判断肝功能的储备情况及判断预后。

【应急处理流程】

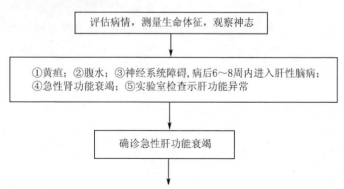

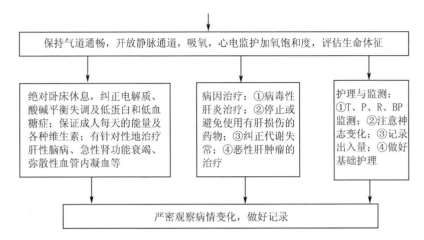

【典型病例】　患者宋某,男,34 岁,主因"尿黄 2 周,加重伴面黄,乏力,纳差,恶心,呕吐 1d"于 2012 年 6 月 21 日入住我科。患者入院前两天就诊于当地诊所查肝功能显示:血清丙氨酸氨基转移酶2472.0U/L,总胆红素 744.3μmol/L,甲肝抗体弱阳性。给予静脉滴注"甘草酸铵"症状无明显缓解,当时并未引起患者及家属的高度重视。于入院当天早晨出现恶心、呕吐,呕吐物均为胃内容物,随后就诊于我科。入院查体:体温 36.5℃,脉搏 84/min,呼吸 22/min,110/80mmHg,营养中等,神志清楚,自动体位,查体配合。全身皮肤黏膜重度黄染,全身各浅表淋巴结未触及肿大,未见肝掌及蜘蛛痣。瞳孔等大等圆,对光反应灵敏。腹部平软,无腹壁静脉曲张,无压痛及反跳痛,肠鸣音正常。双下肢无压陷性水肿。辅助检查,血常规:白细胞 10.42×10⁹/L,血红蛋白 95g/L,血小板 291×10⁹/L,中性粒细胞 0.649;肝功能检测:谷丙转氨酶 1025U/L,总胆红素606.70μmol/L,总蛋白 58.90g/L,PT 值 35.3s;腹部超声:肝脏缩小,心电图示:ST 段缩短、T 波高尖,诊断为:①甲型病毒性肝炎(重型);②高钾血症。入院后报病重,静脉给予抗炎、护胃、降酶、退黄、促进肝细胞再生、营养液等输入及其他针对性治疗。

【护理要点分析】

1. 患者应绝对卧床休息,给予高糖、低脂、丰富维生素、适量蛋白质(25g/d)、易消化饮食。有腹水者限制钠盐的摄入;有肝性脑病者可予鼻饲流质饮食。根据病情采取相应的隔离措施。

2. 病情观察:①严密观察生命体征:如血压、脉搏、呼吸、体温及神志、瞳孔、尿量变化,必要时给予吸氧、心电监护,及时发现和处理肝性脑病、肝肾综合征、脑水肿等。②及时发现和纠正出血倾向:保持口腔、鼻腔和皮肤的清洁,不用手挖鼻孔,不用牙签剔牙,延长注射部位压迫时间。仔细观察出血部位性质、程度以及有关症状、体征,并及时准确记录。及时取血查血型,并配血备用。有消化道出血时按消化道出血护理。③观察患者有无性格和行为的改变、定向力和计算力有无下降、神志情况,及时发现肝性脑病先兆,并通知医生,及时祛除诱因和给予治疗。④准确记录 24h 出入量。

3. 预防感染。感染常是促进病情恶化的常见诱因,环境卫生和饮食卫生都应严格要求,所有医源性操作要严格掌握适应证和遵守操作规程。注意观察体温、血常规及各器官感染的表现,常见的感染部位是口腔、肺部、腹腔、肠道等。可出现相应的症状和体征,应注意观察,并做好口腔护理,定时翻身,清除呼吸道分泌物,防止口腔和肺部感染,发生感染后遵医嘱使用抗菌药物。

4. 重视清洁肠道,保持大便通畅。消化不良、肠蠕动减弱、便秘等都可增加肠腔毒素的吸收,不利于肝病的恢复。特别是革兰阴性杆菌内毒素经肠吸收可诱发上消化道出血、肝肾综合征和弥散性血管内凝血。一般病例可通过调整饮食,如多吃蔬菜、喝菜汤、暂时减少蛋白质摄入量、口服乳酸杆菌或双歧杆菌等微生态制剂解决。便秘可用温生理盐水加适量白醋保留灌肠,也可口服乳果糖。

5. 并发症的防治:①肝性脑病:祛除病因、限制蛋白摄入、调节肠道菌群、降氨药物治疗如瑞甘、人工肝支持治疗。②脑水肿:控制液体量,应用甘露醇、利尿剂等降颅压。③出血:定期补充新鲜血浆、维生素 K_1 及凝血酶原复合物。④感染:根据细菌培养和药物过敏试验选用敏感抗生素。⑤肝肾综合征:人工肾治疗、血液透析、全身性洗换疗法。

6. 做好心理护理和生活护理。安排环境舒适的病房,制定合理的生活制度。随时了解患者的心理活动,及时与之交谈,讲解有关疾病的知识,起到疏导、抚慰和鼓励的作用。做好皮肤护理,满足患者生活上的需要,确保其身心得到充分休息。

7. 健康教育。由病毒性肝炎所致肝功能衰竭者,应指导患者及家属做好消毒隔离工作,对家中其他家庭成员采取预防注射。嘱患者遵医嘱用药物,不滥用药物,特别应禁用损害肝脏的药物。

第四节　肝性脑病

【概述】　肝性脑病是严重肝病引起的、以代谢紊乱为基础的中枢神经系统功能失调的综合病症,肝硬化患者发生肝性脑病的比例可达 70%,其主要临床表现是意识障碍、行为失常和昏迷,门体分流性脑病强调肝门静脉高压,肝门静脉与腔静脉间有侧支循环存在,从而使大量肝门静脉血绕过肝脏流入体循环,是肝性脑病发生的主要机制。肝性脑病预后差,病死率高达 23%,是肝硬化患者最常见的死亡原因。

【目的】　尽早恢复患者意识状态,防止病情恶化。

【适用范围】　肝性脑病的患者。

【急性措施】

1. 病情评估:评估患者意识的程度,如患者躁动不安,可加床档,必要时给予约束带,防止发生坠床及撞伤等意外。

2. 监测并记录患者的血压、脉搏、呼吸、体温及瞳孔变化,复查血氨、肝功能、肾功能、电解质,若有异常应及时协助医生进行处理。

3. 消除诱因,控制感染:避免大量放腹水和快速利尿,不用或慎用镇静药、麻醉药,纠正水、电解质及酸碱平衡失调,防止便秘,保持大便通畅。

4. 减少肠内毒素的生成和吸收,减少或停止蛋白质饮食,1-2-3(50% 硫酸镁 30ml 加甘油 60ml 加温开水 90ml)灌肠或弱酸性溶液灌肠,口服乳果糖抑制细菌生长。

5. 促进有毒物质的代谢清除,遵医嘱给予降氨药物及支链氨基酸。

6. 加强昏迷患者的护理,保持呼吸道通畅,做好口腔护理、眼部护理,尿潴留患者给予留置导尿。

7. 严密观察病情变化,做好抢救记录。

【注意事项】

1. 严密观察病情变化,特别应注意意识状态的变化。

2. 灌肠时禁用肥皂水。

3. 避免肝性脑病的诱因

(1)进食高蛋白饮食:如吃鱼导致肠道内产氨增多;

(2)便秘:使得肠道内的氨和硫醇等有毒物质不能及时排出;

(3)消化道出血:积血在肠道内导致产氨增多,而出血后引起的缺血和休克又降低了脑细胞对有毒物质的耐受性,进而容易发生肝性脑病;

(4)碱中毒:呕吐、腹泻或进食过少,可以引起低钾性碱中毒,而碱中毒则促使氨的形成加快,且容易进入大脑;

(5)镇静、催眠药物:巴比妥、安定之类的镇静安眠药物,可以直接抑制肝硬化患者脑神经传导功能,从而诱发肝性脑病。

【诊断】

1. 早期诊断试验(智力检测试验):①数字连接试验:随意地把25位阿拉伯数字印在纸上,嘱患者用笔按自然大小用线连接起来,记录连接的时间,检查连接错误的频率,方法简便,能发现患者早期病情。②签名试验:可让患者每天签写自己名字,如笔迹不整,可发现早期脑病。③搭积木试验:如用火柴搭五角星,或画简图,或做简单的加法或减法。

2. 有严重的肝病和(或)广泛的门-体分流(门静脉高压症或门体分流术后)的病史,临床表现及肝功能检查异常。

3. 出现一系列神经、精神症状。

4. 实验室检查:常有血氨升高和(或)支/芳氨基酸比例下降或

倒置。

5.脑电图：正常脑电图波幅较低，频率较快，波型为 α 波，随着病情的变化和发展，频率减慢，波幅逐渐增高，波型改变。

6.脑脊液检查：常规压力及生化均可正常，如同时测定其氨，谷氨酸，色氨酸，谷氨酰胺浓度可增高，在并发脑水肿时压力可升高。

7.如能找到引起肝性脑病的诱因者更有利于诊断。

【应急处理流程】

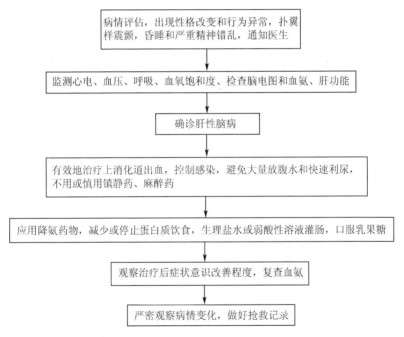

病情评估，出现性格改变和行为异常，扑翼样震颤，昏睡和严重精神错乱，通知医生

↓

监测心电、血压、呼吸、血氧饱和度、检查脑电图和血氨、肝功能

↓

确诊肝性脑病

↓

有效地治疗上消化道出血，控制感染，避免大量放腹水和快速利尿，不用或慎用镇静药、麻醉药

↓

应用降氨药物，减少或停止蛋白质饮食，生理盐水或弱酸性溶液灌肠，口服乳果糖

↓

观察治疗后症状意识改善程度，复查血氨

↓

严密观察病情变化，做好抢救记录

【典型病例】　患者李某，女，56 岁，2 年前无明显诱因反复出现双下肢水肿，伴腹胀，不伴腹痛，不伴恶心呕吐，患者未予以重视。1周前患者再次出现双下肢水肿，伴腹胀，伴小便深黄，查体：全身皮肤黏膜轻度黄染，巩膜轻度黄染，腹部膨隆，未见胃肠型及蠕动波，无腹壁静脉曲张；全腹无明显压痛，无反跳痛及肌紧张，莫菲征阴性，肝脾

胆囊肋缘下未触及包块;肝区无明显叩击痛,脾及双肾区无叩击痛;移动性浊音阳性,肠鸣音 3/min,双下肢可凹陷性水肿,精神错乱,意识模糊,定向力和理解力均降低。查腹部超声提示肝硬化、脾大、腹水,化验谷丙转氨酶 43.8U/L,谷草转氨酶 65.3U/L,总胆红素 57.0μmol/L,总蛋白(TP)68.1g/L,白蛋白(ALB)27.0g/L,钾(K)4.09mmol/L,血氨 101μg/dl。考虑肝性脑病、乙肝肝硬化失代偿期。静脉给予血浆及蛋白、利尿、保肝、营养等药物输入,并且给予醋灌肠后,患者意识逐渐恢复正常。

【护理要点分析】

1. 肝性脑病患者应绝对卧床,使患者保持充足的睡眠,以减轻肝性脑病的负担,护理人员要帮助并料理肝性脑病患者的日常生活,创造安静、舒适的休养环境,要为肝性脑病患者提供低蛋白、高热量、高维生素的流质食物。要保持肝性脑病患者的大便通畅,减少肠道细菌产生氨气,避免因排便过于用力而引起肛周血管破裂出血,还要注意及时清除患者口腔内的积血,及时更换吸氧用的鼻导管,以保持肝性脑病患者的呼吸道通畅,以免造成口腔、呼吸道、泌尿系统感染。

2. 记录 24h 出入量,特别对使用脱水药、利尿药的患者,要注意输液速度,输液时脱水利尿药使用完后 1h 内,应及时观察尿量并做好记录。静脉滴注要防止药液外渗引起局部组织坏死,必要可予以热敷,尿少时不宜吃橘子、蘑菇等含钾多的食物,而尿多时则应及时补钾。有腹水者,每天量腹围,并计算好补液总量供医生参考。还应密切观察患者是否有口、鼻、牙龈出血及便血的情况。

3. 对于出现答非所问,烦躁不安及喜怒无常的中度昏迷患者对其进行约束带固定,加床档,以防止自伤或坠床,还应注意保护患者的皮肤,定时更换肝性脑病患者体位,避免发生压疮。对于有出血、感染、肝肾综合征、脑水肿、脑疝等并发症患者,要及时诊断,及时抢救。

【预防】

1. 预防并及时治疗消化道出血。预防门静脉高压症并发上消化道出血最根本的办法是降低门静脉高压或治疗食管胃底静脉曲张,一旦出现上消化道出血应及时给予止血,并及时清除胃肠道积血。

2. 预防和控制各种感染,如肠道感染、原发性细菌性腹膜炎、坠积性肺炎、褥疮感染及败血症等,常是肝性脑病的重要诱因,应及时合理地给予抗感染治疗。

3. 防治便秘。可给予乳果糖、山梨醇、果导、番泻叶、大黄、山梨醇、硫酸镁等酌情口服,也可给予开塞露塞肛,必要时给予清洁灌肠。

4. 预防和纠正电解质及酸碱平衡紊乱。

5. 慎用镇静药,禁用含硫、含氨药物,严禁大量放腹水,减少手术,创伤及利尿过多等。

第五节　肝动脉闭塞

【概述】　肝动脉闭塞是指由动脉粥样硬化、栓塞,血栓形成、血管炎或低血压休克引起,偶尔在妊娠或口服避孕药后亦可发生肝动脉血栓形成。本病发病急骤,病情凶险,除非早期诊治,病死率高。肝动脉闭塞的发病原因可为栓塞、血栓形成、外来压迫、血管壁增厚和医源性因素等。结节性多动脉炎、亚急性心内膜炎脱落的栓子;炎症、肿瘤浸润及肝动脉受损伤时血栓形成;恶性肿瘤的外来浸润和压迫;动脉硬化时的血管壁增厚、内膜破坏、增生或脱落、继发血栓形成以及外科手术时的不慎结扎等,均可导致肝动脉闭塞。肝动脉闭塞的发病机制是引发肝梗死,若同时发生门静脉阻塞,则往往致死,肝动脉阻塞发生于正常肝的病死率高于肝硬化患者,肝脏梗死大小视侧支动脉循环范畴而定,病变区的中央苍白,其四周充血出血;中央区见大量肝细胞坏死,周围虽有肝细胞坏死,但汇管区无大的改变,梗死区内的肝细胞杂乱且不规则。中老年病例居多,发病急骤,突发右上腹剧痛,大汗淋漓,面色苍白,脉搏细速,血压下降,肝区压痛和叩击痛,肌紧张,黄疸迅速加深伴发热,肝功能损害明显,凝血酶原时间急剧延长,且非维生素 K 治疗所能恢复,多可伴有肠麻痹、少尿、休克和昏迷状态,并且很快死亡,若患者度过急性期,应注意各系统内脏功能变化及所出现的相应的症状和体征,如脾脏肿大、胰腺肿胀、肠道缺血性表现,肾缺血引起少尿、无尿或尿毒症等。本病属罕见疾病,故缺乏临床描述,患者除具有原发病外,发病骤起,突然右上腹部剧痛,继之有虚脱,血压下降,右上腹部及肝脏边缘压痛,伴肌紧张,黄疸加深,发热,精神较差。

【目的】 积极抢救生命,对症治疗,迅速改善症状。

【适用范围】 肝动脉闭塞的患者。

【急救措施】

1. **病情评估** 急性肝动脉栓塞时,可有持续性疼痛、肢体苍白、无脉、感觉异常和麻痹等症状及体征,多可伴有肠麻痹、少尿、休克和昏迷状态,并且很快死亡,若患者度过急性期,应注意各系统内脏功能变化及所出现的相应的症状和体征。

2. **遵医嘱给予持续吸氧** 氧流量为 $4\sim6L/min$,保持呼吸道通畅,持续心电监护加氧饱和度监测,密切监测呼吸、脉搏、血压,立即通知医生,同时备好急救药品。

3. **立即建立 2 条有效的静脉通道** 遵医嘱给予解痉、镇痛、静脉补液等,以使患者度过休克及血管痉挛期,期待侧支循环的代偿。

4. **抗休克治疗** ①补充血容量,有效循环血量的不足是感染性休克的突出矛盾。扩容所用液体应包括胶体液和晶体液。胶体液有右旋糖酐-40、血浆、清蛋白和全血等。②纠正酸中毒,根本措施在于改善组织的低灌注状态。首选的缓冲碱为 5% 碳酸氢钠。③血管活性药物的应用,旨在调整血管舒缩功能、疏通微循环瘀滞,以利休克的逆转。必要时应送 ICU 监护,充分供氧或人工辅助呼吸,由麻醉医师配合。

5. **抗感染治疗** 遵医嘱给予静脉输注抗生素治疗。

6. **心理护理** 向患者介绍治疗的目的、步骤、效果、不良反应和术中配合要点,介绍介入治疗的优点,如创伤小、安全、恢复快、效果好等,减轻恐惧感、保证充足睡眠。

7. 做好术前常规准备　备皮、床上大小便练习等。

8. 药物及用物准备　术前 1d 做碘过敏试验,备齐栓塞治疗所需的物品、药品、造影剂和栓塞的手术器械、导管及操作器械。

【注意事项】

1. 肝动脉闭塞治疗原则为抗休克、镇静、止痛、解痉、祛聚、供氧和抗生素应用,同时给予护肝治疗。

2. 低分子右旋糖酐可改善内脏的微循环,血浆及其代用品可缓解休克。

3. 有条件者应送往 ICU,充分供氧或人工呼吸,同时给予解痉、镇痛、静脉快速补液等,以使患者度过休克及血管痉挛期,期待侧支循环的代偿,同时进一步查明病因、病变部位,以争取针对病因、病情做进一步的处理,如取栓、溶栓等措施。

【诊断方法】

1. 血象　白细胞数增多。

2. 肝功能试验　谷丙转氨酶、谷草转氨酶明显增高。丙氨酸氨基转移酶(ALT)通常称为谷丙转氨酶(CPT),存在于各组织细胞,以肝脏含量最多,其次是心肌细胞内,血清中酶活性很低。当这些组织病变,细胞坏死或通透性增强时,细胞内酶释放入血,使血清中 ALT 活性增高。血清 ALT 测定具有重要诊断价值。

3. 凝血酶原时间明显延长,而非维生素 K 所能恢复　在缺乏维生素 K 的情况下,肝细胞不能合成正常的依赖维生素 K 的凝血因子(Ⅱ、Ⅶ、Ⅸ、Ⅹ),只能合成无凝血功能的异常凝血酶原。肝细胞癌变时,由于癌细胞对凝血酶原前体的合成发生异常,凝血酶原前体羧化不足,从而生成大量的 APT。APT 测定是反映肝细胞癌的一种标志物。

4. 多普勒超声波检查　可见肝动脉血流中断,可有侧支代偿,但少见,肝实质内可有液化灶。

5. CT 检查　可见肝实质内有集中或分散的密度减低区,腹腔动脉造影对诊断最有意义,可见肝动脉呈截断或锥状征,其周边可有侧支形成。

【应急处理流程】

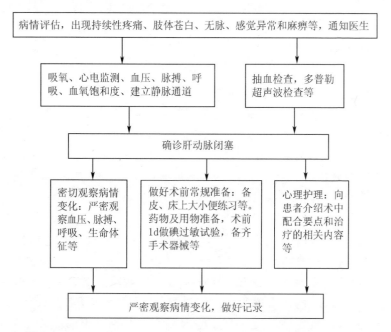

病情评估,出现持续性疼痛、肢体苍白、无脉、感觉异常和麻痹等,通知医生

吸氧、心电监测、血压、脉搏、呼吸、血氧饱和度、建立静脉通道

抽血检查,多普勒超声波检查等

确诊肝动脉闭塞

密切观察病情变化:严密观察血压、脉搏、呼吸、生命体征等

做好术前常规准备:备皮、床上大小便练习等。药物及用物准备,术前1d做碘过敏试验,备齐手术器械等

心理护理:向患者介绍术中配合要点和治疗的相关内容等

严密观察病情变化,做好记录

【典型病例】 患者刘某,男,63岁,突发右上腹剧痛,大汗淋漓,面色苍白,全身皮肤及巩膜黄染,检查发现肝占位入院。入院查体:体温 38.1℃、脉搏 112/min、呼吸 14/min、血压 90/60mmHg,腹部平坦,肝区压痛和叩击痛,肌紧张,脾及双肾区无叩击痛;无移动性浊音,肠鸣音 3/min。查腹部超声显示:肝内可见数个偏低回声结节及肿块,大者位于右叶,大小约 4.6cm×3.8cm。抽血化验检查:白细胞(WBC)$4.32×10^9$/L、红细胞(RBC)$3.92×10^{12}$/L、血红蛋白(HGB)126g/L、血小板(PLT)$30×10^9$/L、谷草转氨酶 113.0U/L、谷丙转氨酶 107.7U/L、总蛋白(TP)77.8g/L、总胆红素 $24.1\mu mol$/L、肌酐(CRE)$78.8\mu mol$/L,AFP 302.7ng/ml,凝血酶原时间(PT)21s,今日尿量约 380ml。故门诊以"肝恶性肿瘤、肝动脉闭塞"收入我科。暂给予抗休克、保肝、升血小板等对症治疗;待患者情况稳定后,鉴于患者肝脏多发实性占位,在放射科

局麻下行肝段动脉化疗栓塞术，术中见肝右叶多发结节状、类圆形造影剂染色，右膈下动脉参与肿瘤供血，用国产碘化油 10ml＋PVA 1 支栓塞治疗，治疗过程顺利。术后于右腹股沟区加压包扎，右侧股动脉、足背动脉可扪及搏动。术后患者平稳，给予抗感染、止血、保肝、抑酸等治疗。

【术后护理要点分析】

1. 体位要求　卧床 24h，穿刺侧肢体制动 6h，动脉穿刺口沙袋压迫穿刺口 6～8h，术后 24h 可下床活动。

2. 特殊治疗　配合抗菌、解毒、护肝等治疗以减轻毒性反应。

3. 术后监测情况　①生命体征监测，观察神志、尿量、大便等。②迷走神经反应征（大汗、脉搏缓慢、四肢湿冷等）。③栓塞后综合征（恶心、呕吐、发热、腹痛）。

4. 术后饮食　①无恶心、呕吐即可进食易消化饮食，少食多餐。②消化道症状明显者予流质或半流饮食。③鼓励饮水促进造影剂、化疗药的排泄。

5. 术后健康指导　肝动脉闭塞预后视阻塞部位和形成侧支循环而定。若闭塞位于胃、十二指肠动脉和胃右动脉起源的近端，常有足够侧支循环形成而维持生命；若阻塞在这些动脉起源的远端，则其后果随动脉的种类而异。曾有人报道因手术时不慎结扎肝动脉而致死的病例，但亦有能恢复者。继续生存的患者，或因有膈动脉或肝包膜下动脉的良好侧支循环的形成，或因动脉主干未被切断之故。缓慢发生的血栓形成的预后较突然阻塞者为佳。

【预防】　要改变不良生活习惯，戒烟、禁食高脂不易消化及刺激性食物，饮食清淡，多食水果蔬菜、豆类食品。患高血压、高脂血症、糖尿病者应积极治疗原发病。严密监视病情切勿掉以轻心，肥胖患者应减轻体重，适当运动可增加侧支循环，但不能搬动重物。

第六节　门静脉高压症致食管胃底静脉曲张破裂出血

【概述】　门脉脉高压症的主要临床表现之一为食管胃底静脉曲张,并为上消化道出血的常见病因。肝硬化病例中,12%~85%有食管静脉曲张;而门脉高压症患者发生胃肠道出血时,由曲张静脉破裂而引起者约50%(41%~80%),其余由胃黏膜糜烂、炎症或溃疡等引起。如果胃肠道明显出血(呕血与黑便),其主要出血来源为曲张静脉破裂和门脉高压性胃病。曲张静脉主要为食管胃底静脉曲张,也可在胃的其他部位或肠道任何部位。大量迅速失血可立即出现血流动力学改变,血容量迅速减少,回心血量也减少,心排血量减少,血压下降,脉压缩小,心率加快,体内各器官组织灌注不足、缺氧,导致功能和形态上的损伤,病情更加复杂。

失血后,通过自身调节作用,首先出现交感神经兴奋,使容量血管收缩,血循环并不立即发生明显的血流动力学变化;如继续出血,阻碍血管收缩,则见外周皮肤温度下降。但交感神经兴奋对内脏(心、脑等)血管的收缩作用不明显,这就使循环血容量能较多地供应生命器官。当这种代偿作用不能使血管床适应血容量减少时,心室充盈压降低,心排血量减少,中心静脉压下降,心率加速,各器官组织血液灌注不足,随之发生代谢障碍,酸性代谢产物积聚,阻力血管不能维持其高度张力,对肾上腺素能性刺激不再发生反应,使毛细血管通透性增加,液体漏出,进一步引起血流动力学变化,导致严重组织损伤。失血患者,握拳后伸展手掌时,掌上皱纹苍白,提示血容量损失50%。如果患者在平卧时出现休克,则损失血容量约50%;如只在立位出现休克,则失血量为20%~30%。如将患者头部抬高75°,3min后血压下降20~30mmHg,或者检查患者在仰卧位时的血压与脉率,和直立位时检查结果比较,直立位的血压降低10mmHg,脉率增加20/min,则失血量超过1 000ml。因此,根据临床症状可以估计大致的失血量。大量失血后,蜘蛛痣与肝掌可暂时消失,脾也可缩小。血容量补充之后,循环功能恢复后又可复原。门脉高压食管胃底静脉曲张破裂致上消化道出血患者预后不良,首次出血的病死率40%～84%,幸存者 5 年生存率很低。

【目的】　及时控制出血,提高门静脉高压症致食管胃底静脉曲张破裂出血的临床救治成功率。

【适用范围】　门静脉高压症致食管胃底静脉曲张破裂出血的患者。

【急性措施】

1. 初步诊断及病情评估　患者出现呕血、黑便及头晕、面色苍白、心率加快、血压下降等周围循环衰竭征象,排除某些口、鼻、咽部或呼吸道病变出血被吞入食管引起的呕血以及服用某些药物或事物引起的粪便发黑。通知医生到现场,同时将患者取平卧位,头偏向一侧,防止窒息。

2. 建立 2 条以上有效静脉通路,快速补充血容量

(1)通常主张先输液,但一般避免过多使用盐水,因增加了急性静脉曲张破裂出血再发生的可能,导致腹水的发生或血管外组织液的积聚加重。

(2)存在以下情况考虑紧急输血:①改变体位出现晕厥,血压下降和心率加快;②失血性休克;③血红蛋白低于 70g/L,血细胞比容低于 25%。

(3)病情危重时,输血输液应同时进行,不宜单输血而不输液,因为急性失血后血液浓缩,仅仅输血不会有效改善微循环的缺血缺氧。肝硬化患者输新鲜血,因为库存血中氨含量较高,容易诱发肝性脑病。

3. 遵医嘱急查血常规、备血,准备好抢救药品和器材　加强保暖,做好日常生活护理。

4. 神志及生命体征的观察　①大出血时 30min 至 1h 测量生命体征一次,给予持续低流量吸氧、心电监护加氧饱和度监测。如患者烦躁不安、脉搏细数、呼吸加快、血压下降、面色苍白、皮肤湿冷提示血液灌注不足。②观察呕吐物和粪便的性质、颜色和量。③听诊肠

鸣音,测量心率、血压、记录尿量等。④详细记录,如有异常及时报告医生并处理。

5. 采用质子泵抑制药＋生长抑素＋抗菌药物(＋血管活性药物)联合内镜治疗

(1)应用生长抑素及其类似药物以降低曲张静脉内压力,可进一步提高内镜治疗的成功率。

(2)出血量大时先用三腔二囊管压迫止血后行内镜治疗。三腔二囊管的护理:插管之前检查气囊有无漏气,插入胃内,先抽尽胃内积血。胃囊注水 150～200ml,缓缓向外牵引管道,使胃囊压迫胃底部曲张静脉;食管囊注水约 100ml,使气囊压迫食管下段的曲张静脉;管的外端连接 0.5kg 沙袋,通过牵引架作持续牵引。每 12 小时将食管囊放水 20～30min,防止黏膜长期受压发生糜烂、坏死。密切观察、记录引流液颜色及性状,了解止血效果。床旁备一把剪刀,若气囊滑出阻塞,立即剪短并将之拉出。加强鼻腔、口腔护理。胃管内灌入石蜡油 50ml,促进胃肠内的积血排出,防止肠道内产生过多的氨,诱发肝性脑病。完全止血 48～72h 后放松气囊,先抽食管囊后抽胃囊的水,暂不拔出,观察 24h 无出血,口服石蜡油 50ml,再缓慢拔出。

6. 评估出血是否停止　如果患者脉搏、血压稳定在正常水平,大便颜色转黄色,提示出血停止,因为食管胃底静脉曲张破裂易反复发生出血,系门脉高压所致,所以即使出血控制也不能掉以轻心,仍然要密切观察,严防再次出血。

7. 做好手术的准备　给予备皮、备血(交叉配血)、做皮试,去除身上所有饰品及假牙,做好手术的一切准备,并通知手术室。

8. 心理护理　食管胃底静脉曲张破裂患者出血量较大,情绪紧张、恐惧,护士应提供安静、舒适的环境,向患者耐心解释各项操作的过程、配合的注意事项,避免精神紧张,保持安静,积极配合治疗。护士要沉着、冷静,操作熟练,增加患者的安全感,树立战胜疾病的信心。

【注意事项】

1. 严密观察病情,注意患者意识、血压变化。呕血时头偏向一侧,以防窒息。

2. 对高龄、伴心肺肾疾病患者,应防止输液量过多,诱发急性肺水肿。

3. 输注库存血较多时,每 600ml 血应静脉补充葡萄糖酸钙 10ml,预防低血钙。

4. 肝病患者忌用吗啡、巴比妥类药物;对于肝硬化引起的静脉曲张出血,及时清洁肠道,预防肝性脑病发生。

5. 轻症患者可起身稍事活动,可上厕所大小便,但应注意有活动性出血时,常因有便意而频繁上厕所,在排便时或起身时晕厥,应在床上排泄,并加双侧床档保护。

6. 急性期应禁食,出血停止后 1～2d 渐进高热量、高维生素温凉流食,避免进食粗糙、坚硬、刺激性食物,细嚼慢咽,防止损伤曲张静脉引起再次出血。

【诊断方法】

1. 实验室检查 患者往往有不同程度的贫血,但多数为轻度贫血,白细胞减少。脾功能亢进者全血细胞减少,但网织红细胞增多,骨髓增生活跃。患者常有肝功能异常,血清白蛋白减少,血清球蛋白增加,常出现白/球蛋白倒置,转氨酶轻度升高,凝血酶原时间延长。大出血后,白细胞暂时升高,血止后即恢复原有水平。6～24h(甚至72h)血液才被稀释,血红蛋白、红细胞和血细胞比容开始下降。血液中尿素氮升高,血氨增加,故出血后容易诱发昏迷。

2. 特殊检查

(1)纤维胃镜检查:为最简便而有效的检查方法。出血停止后检查虽然安全,但看不到活动的出血病灶;而正在出血时检查,则涌出的血液往往掩盖病灶,很难看清楚。国内学者积累的经验认为,除休克患者、严重心肺疾病患者和极度衰竭的患者外,一般都能安全地接受胃镜检查。目前主张在出血 48h 内进行胃镜检查以判断出血病灶的部位和性质。

(2)血管造影与选择性血管造影:如果内镜检查失败,或因病情不能做内镜检查时,应考虑行血管造影。对食管胃静脉曲张破裂出血的患者,虽然造影剂到达静脉系统时已有稀释,但仍可见到造影剂从曲张静脉溢出的现象。如果出血太多太快,尽管输血仍难维持其循环状态的稳定,就没有可能进行造影。此外,造影剂为高渗性的,可引起高渗性利尿,对肾功能减退的患者应慎重。

(3)门静脉造影:目前,门静脉造影方法有多种,都可显示门脉系统及其侧支的情况。肝硬化早期可能无明显异常,随着病情的发展则可显示门静脉扩张、延长、纡曲,大量侧支血管充盈、纡曲,有的像风中之树。肝外门脉或其分支阻塞时,可见阻塞部位狭窄或中断,侧支血管走向横膈、胸壁或腹壁,阻塞部位附近渐渐因侧支循环而显示海绵状变化,肝内分支都不清楚。

(4)X线检查:胸、腹部 X 线片仅可见肝、脾轮廓大小。左椎旁阴影增大,可能是主动脉和脊椎之间因半奇静脉扩张与胸膜反折向外转位引起。食管旁侧支循环明显扩大时,胸部平片上可出现类似纵隔块物阴影,如作纵隔 X 线断层摄影,可揭示奇静脉扩大。

(5)放射性核素扫描:对于少量出血者,出血速度为 0.1ml/min 时,适宜核素扫描。用 ^{99m}Tc 标记患者的红细胞静脉注射,^{99m}Tc 在血液中的半衰期约 3min,大部分迅速被网状内皮系统清除,标记的红细胞在出血部位溢出,形成浓染区,由此判断出血部位。这种方法监测时间长,但可出现假阳性和定位错误,必须结合其他检查综合分析方可确定诊断。

【应急处理流程】

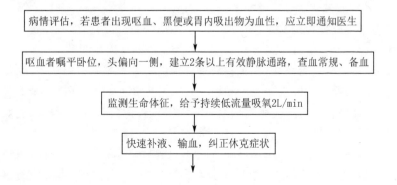

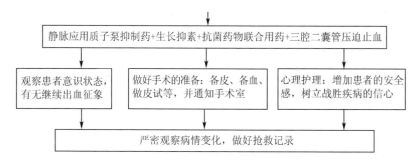

【典型病例】　患者梁某,男,50 岁,因呕血、黑便 6h 入院,患者既往有肝硬化 3 年,查体:贫血貌,前胸部可见蜘蛛痣,肝掌,腹部平坦,腹壁静脉曲张,无胃肠型及蠕动波,上腹轻度压痛,无反跳痛及肌紧张,叩诊移动性浊音(+),肠鸣音弱。入院后 2h 呕血量约 1 200ml,诊断:肝硬化门静脉高压症合并上消化道出血。给予三腔二囊管止血,出血停止,患者病情平稳后,医嘱拟定患者行分流术。

【护理要点分析】

1. 分流术前准备　术前清洁灌肠,避免术后肠胀气压迫血管吻合口。改善营养状况,高热量、高蛋白质、维生素丰富而易消化的食物为宜,肝功能受损严重者应限制蛋白质摄入量,应补充支链氨基酸,限制芳香族氨基酸的摄入;贫血及凝血机制障碍者可输鲜血、肌内注射维生素 K_1;高热量、高蛋白质、维生素丰富而易消化的食物为宜,适当使用肌苷、辅酶 A、肝泰乐等保肝药物。

2. 术后护理措施

(1)观察病情:患者去枕平卧位 4h,头偏向一侧,注意保暖。给予持续低流量吸氧,保持呼吸道通畅,持续心电监护加氧饱和度监测,密切监测呼吸、脉搏、血压,如有异常,立即通知医生。

(2)饮食护理:在肠蠕动恢复后,拔除胃管,可给流质饮食,逐渐过渡到正常饮食;分流术后应限制蛋白质饮食;忌粗糙和过热的食物;禁烟酒。

(3)防止分流术后血管吻合口破裂出血:48h 内平卧;翻身动作

轻柔;一般术后卧床 1 周;保持大小便通畅。

(4)观察和预防并发症:①防止脾切除术后静脉血栓形成。手术后 2 周内每日或隔日复查 1 次血小板计数,如超过 $600 \times 10^9/L$ 时,考虑给抗凝治疗,并注意用药前后凝血时间的变化。脾切除术后不用维生素 K 及其他止血药物。②分流术后易诱发肝性脑病,应限制蛋白质的摄入,减少血氨的产生,忌用肥皂水灌肠,减少氨的吸收,遵医嘱测定血氨浓度。若患者出现神志淡漠、嗜睡、谵妄症状,应通知医生。

(5)健康指导:为防止食管胃底曲张静脉再次破裂出血。①保持乐观的情绪,正视疾病。②生活规律,保持充足的睡眠,保持大便通畅,注意保暖,预防感染。避免引起腹内压增高的因素:如咳嗽、打喷嚏、用力大便、提举重物等,以免诱发曲张静脉破裂出血。③作好饮食管理,食管胃底静脉曲张者应食菜泥、肉末、软食,进餐时细嚼慢咽,咽下的食团宜小且外表光滑,避免进食坚硬、粗糙的食物,片剂药应磨成粉末服用。禁忌烟酒和粗糙、过热、刺激性强的食物;④按医嘱使用保肝药物,定期来医院复查。

第七节　肝脓肿致感染性休克

【概述】　感染性休克亦称脓毒性休克,是指由微生物及其毒素等产物所引起的脓毒病综合征伴休克。肝受感染后形成的脓肿,属于继发感染性疾病,感染灶中的微生物及其毒素、胞壁产物等侵入血循环,激活宿主的各种细胞和体液系统;产生细胞因子和内源性介质,作用于机体各种器官、系统,影响其灌注,导致组织细胞缺血缺氧、代谢紊乱、功能障碍,甚至多器官功能衰竭。这一危重综合征即为感染性休克。因此感染性休克是微生物因子和机体防御机制相互作用的结果,微生物的毒力数量以及机体的内环境与应答是决定感染性休克的发展的重要因素。

感染性休克的临床分期:根据休克发展进程,可将感染性休克分为三期。

1. 休克早期　患者呈现寒战高热,个别严重患者体温下降。多数患者由于应激产生大量儿茶酚胺而出现交感神经兴奋症状,如神志清楚,但烦躁、焦虑或神情紧张;血压正常或稍偏低,但脉压差小;脉搏细速,呼吸深而快;面色苍白,皮肤湿冷,眼底检查可见动脉痉挛,唇指轻度发绀;尿量减少。部分患者,特别是革兰阳性菌感染所致的休克患者,初期可表现为暖休克:四肢温暖、皮肤干燥、肢端色泽稍红、手背静脉充盈、心率快、心音有力。但由于血液大量从开放动静脉短路通过而使微循环灌注不良,故组织仍处于缺氧状态,有一定程度酸中毒。血压偏低,尿量减少。

2. 休克中期　组织缺氧加重、毛细血管扩张、微循环淤滞,回心血量和心搏出量降低,无氧代谢增加。临床表现为患者烦躁不安或嗜睡、意识不清,脉搏细速,血压下降,收缩压低于 80mmHg(10.7kPa),或较基础血压下降 20%～30%,脉压差小于 20mmHg(2.7kPa),心率增快,心音低钝,呼吸浅快;皮肤湿冷、发绀,常见明显花斑,表浅静脉萎陷,抽取的血液极易凝固;尿量进一步减少,甚至无尿。

3. 休克晚期　可出现弥散性血管内凝血(DIC)和多器官功能衰竭。

上述分期基本上包括绝大多数患者的临床过程,但休克是一严重、动态的病理过程,其临床表现随病理过程进展而有不同。

【目的】　纠正休克,抢救生命。

【适用范围】　肝脓肿致感染性休克的患者。

【急性措施】

1. 病情评估　观察患者的生命体征变化,观察患者腹痛的部位及程度,有无腹痛、防止腹肌紧张等腹膜刺激征的症状,发现异常及时报告医生。

2. 密切观察病情变化　①监测脉搏、血压、呼吸和体温;脉搏快而弱,血压不稳定,脉压差小为休克早期。若血压下降,甚至测不到,脉搏细弱均为病情恶化的表现。根据病情每 10/min 测量脉搏和血压。每 2 小时测体温 1 次,体温低于正常者保温,高热者降温。②意识状态:意识和表情反映中枢神经系统血液灌注量,若原来烦躁的患者,突然嗜睡,或已经清醒的患者又突然沉闷,表示病情恶化;反之,由昏睡转为清醒、烦躁转为安稳,表示患者好转。密切观察,及早发现变化。③皮肤色泽及肢端温度:面色苍白、甲床青紫、肢端发凉、出冷汗,都是微循环障碍、休克严重的表现。若全身皮肤出现花纹、瘀斑则提示弥散性血管内凝血。④详细记录尿量。

3. 建立静脉通路　迅速建立 1~2 条静脉通路,必要时作周围静脉切开或深静脉插管,病情严重者进行血流动力学监测等。

4. 常规护理　休克发生时要采取中凹卧位,头和躯干抬高 $20°~30°$、下肢抬高,以增加回心血量。同时要尽早建立静脉通道,并用药物维持血压。同时还要注意保暖。保持呼吸道通畅,鼻导管或面罩吸氧,保持呼吸道通畅。

5. 合理补液　迅速扩容、纠酸是抗休克的关键。扩容所用液体应包括胶体和晶体,先输入晶体液,后输胶体液。

6. 积极控制感染　遵医嘱及时应用抗生素,观察其疗效及副作用;按时雾化排痰保持呼吸道通畅;做好皮肤、口腔护理,防止新的感染;有创面的部位按时换药,促进愈合。

7. 记录出入量　输液时,尤其在抢救过程中,应有专人准确记录。

8. 心理护理　关心患者,向患者及家属介绍有关本病的知识及诊疗计划,消除恐惧心理,使诊疗工作顺利进行。

【注意事项】

1. 感染性休克是一种急症,在做好必要的检查的同时,必须争分夺秒地进行抢救和治疗。及时纠正休克,恢复有效循环血量和全身组织器官的血流灌注,维护重要脏器功能;积极控制原发性感染,消除病因。

2. 及早检查:休克患者根据病情立即抽血验血常规、血型、血钾、钠、氯、CO_2 结合力和血浆蛋白,血细胞比容等,以作为抗休克治疗的用药依据。

3. 观察呼吸,抽血做血气分析,及早发现呼吸衰竭。及时给高浓度氧气吸入,必要时给予呼吸机辅助呼吸。

4. 观察尿量、尿比重,监测肾功能,及时发现肾功能衰竭。

5. 配合医生做好各项检查,患者外出进行辅助检查时,应有医护人员陪同,避免路途中意外的发生,必要时医生可申请床旁检查。

【诊断方法】

1. 血常规　白细胞计数大多增高,在$(10\sim30)\times10^9/L$之间,中性粒细胞增多伴核左移,也有部分患者可出现白细胞总数低下。血细胞比容和血红蛋白增高,提示血液浓缩。晚期血小板下降,凝血时间延长,提示发生弥散性血管内凝血。

2. 病原学检查　根据原发感染部位的不同,在使用抗菌药物前应选择性采集血、尿、粪、痰、脑脊液、体腔液体、皮肤瘀点瘀斑穿刺液或感染灶分泌物等标本进行病原菌的分离培养(包括厌氧培养),必要时作 L 型细菌培养,如培养出致病菌应做药敏试验以指导选择抗菌药物。败血症患者在 24h 内应采血 2~3 次,每次至少 10ml,以提高培养的阳性率。

3. 尿常规和肾功能检查　发生肾功能衰竭时,尿比重由初期的偏高转为低而固定(1.010 左右);血尿素氮和肌酐值升高;尿/血肌酐之比<20;尿渗透压降低、尿/血渗之比<1.1;尿 Na(mmol/L)排泄量>40;肾衰指数>1;Na 排泄分数(%)>1。以上检查可与肾前性肾功能不全鉴别。

4. 酸碱平衡的血液生化检查　二氧化碳结合力(CO_2CP)为临床常测参数,但在呼吸衰竭和混合性酸中毒时,必须同时作血气分析,测定血 pH、动脉血 PCO_2、标准 HCO_3^- 和实际 HCO_3^-、缓冲碱与碱剩余等。

5. 血清电解质测定　休克患者血钾高低不一,取决于肾功能状态。

6. 血清酶的测定　血清 ALT、CPK、LDH 同工酶的测量可反映肝、心等脏器的损害情况。

7. X 线检查　可见右侧膈肌抬高,活动度受限,有时可见胸膜反应或积液。

8. B型超声波检查　B超测定脓肿部位、大小及距体表深度,并依此确定穿刺点、方向、深度。

9. CT检查　可见单个或多个圆形或卵圆形界限清楚、密度不均的低密区,内可见气泡。增强扫描脓腔密度无变化,腔壁有密度不规则增高的强化,称为"环月征"或"日晕征"。

【应急处理流程】

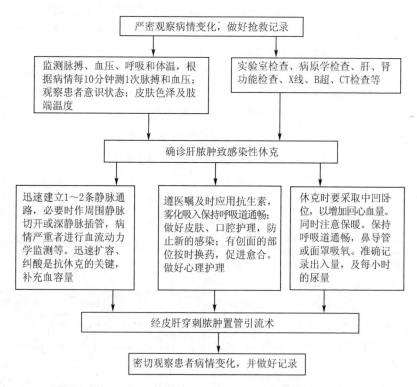

【典型病例】　患者张某,男,58岁,发现肝癌21月余,先后多次行肝动脉栓塞化疗术、射频治疗。此次因肝癌复发入院再次行肝动脉栓塞化疗术治疗,术后患者持续高热,肝区持续疼痛,可耐受。给予常规抗感染、止痛治疗。第4天患者体温高达40.3℃,出现剧烈寒战,意识障碍,呼之不应,四肢末梢湿冷,血压测不出。立即给予心电监护,中流量吸氧,加盖棉被保暖,建立 3 条有效静脉通路,留取血培养标本送检,遵医嘱应用泰能、氢化可的松抗感染、盐酸异丙嗪解痉,加压补液扩容及多巴胺、间羟胺血管活性药物等治疗。经上述处理,患者神志转清,血压逐渐恢复正常。化验血白细胞及中性粒细胞比例明显升高,血培养为沙门菌,对所用抗生素敏感。后仍持续发热,体温波动在 37.2～39.2℃。腹部 CT 提示肝脓肿,诊断为肝脓肿致感染性休克,在 CT 引导下行经皮肝脓肿穿刺置管引流,定时给予留置导管注入抗生素治疗,经积极抗感染、支持、调节免疫等治疗及精心护理,必要的心理支持后,患者病情好转后出院。

【护理要点分析】

1. 术前准备

(1)抗感染治疗:根据细菌敏感的测定,估计致病菌株,选择敏感抗生素或联合应用广谱抗生素治疗。

(2)休克患者应用心血管活性药:应从低浓度慢速开始,每 5min 监测血压,待血压稳定后改为每 15～30min 监测一次,并按药量浓度严格掌握输液滴数,使血压维持在稳定状况。在用药同时严格防止液体外溢,以免造成局部组织坏死。

(3)尽快消除休克原因及纠正休克:如止血,包扎固定,镇静、镇痛,抗过敏,抗感染。绝对卧床休息,避免不必要的搬动,应取平卧位或头和脚抬高 30°,注意保温。

(4)保持呼吸道通畅,及时吸痰。必要时用药物雾化吸入,有支气管痉挛可给氨茶碱、氢化可的松,药物剂量遵医嘱执行,如出现喉头梗阻时,行气管切开。

(5)定位:为了进一步证实诊断及决定手术入路,可根据体征、B 超、X 线或肝脓肿试验穿刺等方法确定脓肿部位。

2. 穿刺术后护理

(1)生命体征的观察:术后卧床 24h,术后 4h 内,每隔 30min 测量血压、脉搏,若无变化可改为 1～2h 测量一次,共 8h。观察患者的病情变化,如有脉搏细弱而快,血压下降,出冷汗、烦躁不安,面色苍白等出血倾向,应及时通知医生并准备输血和积极配合抢救,密切观察患者的意识、面色、表情的变化,观察患者的有无局部或全腹压痛、反跳痛、肌紧张等腹膜炎症状。

(2)静脉给予抗炎、补液等治疗,必要时输血浆及全血,改善贫血及增强身体抵抗力。联合应用抗生素及止血药。

(3)观察穿刺的有无渗血、渗液,保证引流管固定好且通畅,防止扭曲、阻塞和脱落,穿刺部位敷料每日更换 1 次。

(4)每日引流脓肿,冲洗脓肿及局部用药,观察引流液的颜色、性质、量、气味的变化,并做好记录。

(5)饮食护理:给予高热量、高维生素的流质饮食,不能进食者给予鼻饲。

(6)心理护理:关心患者,向患者及家属介绍有关本病的知识及诊疗计划,消除恐惧心理,使诊疗工作顺利进行。

第八节　肝脏术后出血

【概述】　肝脏切除术后出血是最常见的并发症之一,大体可分为肝断面和其他手术区出血。术后出血发生的原因有术中止血不彻底;血管结扎不牢、脱落,或肝组织感染、坏死;也可能因肝功能不佳、凝血功能障碍而发生广泛渗血。发生后应尽量明确原因,及时处理。通常情况下,肝切除术后经术中放置的腹腔引流管有淡血性液体引出,术后 24h 一般为 200～300ml,引流量应该逐日减少,术后 3～5d 在渗出物没有后可以拔除引流管。如果出血量大,颜色深,在引流管内发现血凝块,并且每小时出血量在 120～150ml 以上,应考虑有活动性出血,常常需要再次手术治疗。常见的出血部位为肝断面上的肝动脉分支、肝周韧带及膈肌创面出血。

【目的】　分析肝脏术后出血的原因,及时给予处理,挽救生命。

【适用范围】　肝脏切除术后出血的患者。

【急性措施】

1. 初步判断及病情评估　立即给予测量血压、脉搏,观察末梢循环情况、腹部体征,并报告医生。记录胃管、腹腔引流管引流液的颜色、性质、量。

2. 立即建立静脉通道　静脉给予止血、扩容药物输入，及时协助医生进行处理，同时备好急救药物。

3. 严密观察病情变化　遵医嘱给予吸氧、心电监护加氧饱和度监测，每 5～10min 测量血压、脉搏，观察患者生命体征和末梢循环的变化。记录尿量、胃管、腹腔引流管引流液的颜色、性质、量。

4. 抗休克治疗　出血量小者，取平卧位，休克患者采取中凹体位。补充血容量，肝脏出血容易引起低血容量休克，补液是治疗的首要措施，严密观察生命体征及尿量的变化，皮肤温度及四肢血液循环的指征。

5. 实验室检查　静脉采血查血常规、凝血四项等，了解患者的红细胞、血红蛋白、血小板、凝血酶原的时间等。根据血结果，交叉配血，可针对性地输血制品、凝血酶原复合物、纤维蛋白原等。

6. 体位与活动　告知患者要绝对卧床休息，避免剧烈咳嗽，不鼓励患者早期活动，以防引起出血。

7. 做好再次手术的准备　给予备皮、备血（交叉配血）、做皮试、留置胃管，去除身上所有饰品及假牙，做好再次手术的一切准备，并通知手术室。

8. 做好心理护理　关心、体贴、同情患者，鼓励患者多与家人或医护人员交流沟通，同时要积极配合医护人员的治疗，消除患者的恐惧心理。

【注意事项】

1. 严密观察胃管、腹腔引流管引流液的颜色、量、性质，做好记录，并报告医生。腹腔引流袋内短时间大量出血时，给予更换新的无菌引流带，已备血液回输使用。

2. 腹部体征的改变，腹部膨隆，突然发生剧烈腹痛，并出现急腹症的表现。

3. 配合医生为患者做各项检查，如需外出做检查时，需有医护人员陪同，以免发生意外，必要时由医生申请床旁检查。

4. 病情变化：出血患者应严格卧床休息，不能随便搬动，以防出血严重。

5. 抗休克治疗：要达到患者恢复正常指征的效果，根据患者的需要量来补充液体，防止液体量过多、过快，引起肺水肿。

【诊断方法】

1. 观察胃管、引流管内引流液的颜色、性质、量。

2. 腹腔穿刺是诊断腹腔出血的首选方法之一，一般抽出不凝固血液可诊断为腹腔出血。

3. 实验室检查：定时测定红细胞、血细胞比容和血红蛋白值的变化，如血红蛋白低于正常指标要进行输血治疗。

4. 影像学检查：B 超检查、CT 检查、X 线检查、肝动脉造影等，均能帮助诊断。

【应急处理流程】

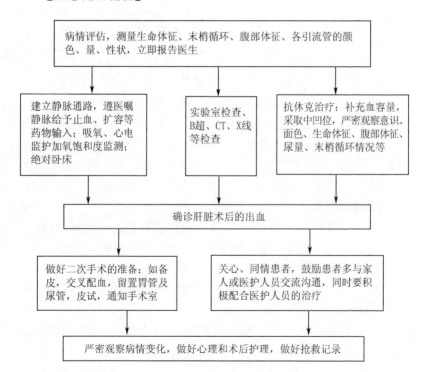

【典型病例】　患者王某,男,53 岁,主因肝占位性病变入院,患者行左半肝切除术,术后第 3 天患者腹腔引流管短时间内出现大量鲜红色血性液 350ml,检查:患者痛苦面容,脸色、口唇发绀,神志清楚,积极配合治疗。查体:脉搏 132/min,血压 90/58mmHg,呼吸43/min,腹部膨隆,右上腹腹肌紧、压痛,腹腔穿刺有少量不凝血液,静脉给予止血药输入,介入治疗无效后,立即进行二次手术,剖腹探查,清理腹腔内的血液,发现肝残面出血,加压止血肝残面出血处,左肝脏的残面彻底止血后放置引流管。术后患者病情平稳,安返病房后予以禁食、水,一级护理,持续低流量吸氧、心电监护加氧饱和度监测,静脉予以止血、抗感染、营养支持等治疗,密切观察病情。于术后31d 痊愈出院。

【术后护理要点分析】

1. 严密观察病情　遵医嘱给予持续低流量吸氧、心电监护加氧饱和度监测。术后 4~6h 去枕平卧位,若有恶心、呕吐,头偏向一侧,保持呼吸道通畅。观察生命体征,神志是否清楚,全身皮肤黏膜有无出血点,有无发绀及黄疸等情况;观察切口渗血、渗液情况,注意尿量、尿糖、尿密度以及各种引流液的情况。告知家属陪床的注意事项,准确记录出入量,保持输液通畅,维持体液平衡,一般摄入量为2 500~3 500ml/d。

2. 生活护理　体位术后第 2 天可予以半卧位,术后 3d 内禁止翻身、叩背,防止出血,要做一些必要的床上运动,以避免肺部感染及下肢深静脉血栓形成。

3. 引流管及伤口的护理　观察各引流管及尿管是否固定好,是否通畅不受压以及引流液的颜色、性质、量并准确记录。经常注意切口敷料有无渗血、渗液,敷料有无脱落、移动或过紧等。

4. 饮食护理　待肠蠕动恢复,能够自主排气后,根据医嘱拔除胃管后,逐步给予流食、半流食以及普食。鼓励患者进食高热量、适量的优质蛋白、高维生素、清淡易消化的食物,避免干硬、刺激的食物,少量多餐,以增强体质,多吃新鲜的蔬菜和水果,特别要注意饮食后的反应。

5. 肝功能的监测　术后要定期复查,注意病情的观察和治疗,尤其是肝叶切除者,更要注意术后有无黄疸和肝性脑病前期,当血氨偏高时可静脉给予精氨酸钾、钠。

6. 心理护理　由于手术切口和引流管的摩擦,患者会感到疼痛,遵医嘱给予止痛泵持续使用,注意观察记录用药效果,并根据患者的心理承受能力给予心理疏导和精神安慰,树立其战胜疾病的信心。做好引流管的护理,避免因引流管的来回移动而导致疼痛,关注患者的感受,告知患者不良情绪对疾病的影响,帮助其消除紧张和恐惧心理。

7. 健康指导　在日常生活中,要避免饮酒和情绪激动、过度疲劳、受凉,坚持合理饮食,要注意休息,适当锻炼,建议定期复查,如有不适,及时回医院复查。

第九节　急性胆囊炎致胆囊穿孔

【概述】　胆囊穿孔是急性胆囊炎的一种严重并发症。胆囊是个盲袋,当胆囊管梗阻急性炎症使囊内压力升高时,可引起胆囊壁的血供障碍,胆囊坏疽,并可发生穿孔。穿孔部位多发生于胆囊顶部,此处壁薄血液循环少,次之为胆囊颈、壶腹部、体部等。对于轻症者:可有右上腹痛,并有压痛,可伴恶心、呕吐等。有的在 $24\sim26h$ 内不出现症状。重症者:表现为右上腹剧烈疼痛,呈持续性并逐渐扩散至全腹,有显著触痛(以右肋下最明显),反跳痛和肌紧张。恶心、呕吐,全身可呈发热、脉速、呼吸浅快等中毒症状。特别是由于胆汁溢入腹腔,强烈刺激腹膜,渗出大量液体,降低循环血量,而易出现低血容量休克。腹腔穿刺,多可抽出淡黄色胆液,有助于诊断:白细胞$>20\times10^9/L$,中性粒细胞增高。

影响急性胆囊炎穿孔的因素可能有:①胆囊内压力上升的迅速;②胆囊壁厚度及纤维的程度;③胆囊的可膨胀性;④胆石的机械性压迫作用;⑤胆与周围组织的粘连等。老年人急性胆囊炎穿孔率高。因为老年的动脉硬化性改变亦可以累及胆囊血管,局部组织供血较差,容易发生坏疽,穿孔。由此患者经保守治疗后,当患者的自觉症状有好转,体征开始减轻时,却突然发生穿孔。发生穿孔的患者多为胆囊内压力升高迅速。胆囊膨胀较显著。张力较大者,亦即是多发生于胆囊壁的原有改变较轻或者原来尚有一定功能者。故有 1/3～1/2 的穿孔是发生在首次发作的急性胆囊炎。胆囊穿孔后可形成 3 种结局:①急性穿孔形成胆汁性腹膜炎。②亚急性穿孔形成胆囊周围脓肿。③慢性穿孔形成胆囊内瘘致肝内脓肿形成。从解剖的角度分析,因胆囊床部胆囊无腹膜覆盖,且与肝脏之间充满疏松的结缔组织,当胆囊穿孔后,由于腹膜的防御,脓液易在胆囊床形成脓肿,如未及时治疗,可向肝内侵蚀形成脓肿,甚至穿破肝内胆管形成瘘。

【目的】　对症治疗,迅速改善症状,积极抢救生命。

【适用范围】　急性胆囊炎致胆囊穿孔者。

【急救措施】

1. 病情评估　观察患者恶心,呕吐的频次、量、性质,腹痛的部位及疼痛节律,全身发热等不适症状。

2. 严密观察生命体征　严密观察患者的血压、脉搏、体温、神志、瞳孔、尿量的变化,必要时给予吸氧、心电监护加氧饱和度监测,并且进行对症处理。保持口腔、鼻腔和皮肤的清洁。

3. 建立静脉通路　积极补充水及电解质,保持输液通畅,注意纠正水、电解质及酸碱平衡失调,保证每日的能量及各种维生素的供应。

4. 进行实验室、影像学检查　通过辅助检查来帮助确诊。

5. 抗感染治疗　遵医嘱给予静脉输注抗生素治疗。

6. 做好手术的准备　患者要禁食、水,留置胃管、尿管,行交叉配血等。

7. 心理护理　关心、安慰患者,消除紧张恐惧心理,向患者解释该病给予的治疗及有可能出现的并发症,使患者积极配合治疗。

【注意事项】

1. 严密观察腹痛情况及腹部体征,持续剧烈腹痛,并进行性加重,同时伴恶心、呕吐等消化道症状;明显的腹膜刺激征;应通知医师,并做好紧急手术的准备。

2. 患者外出进行辅助检查时,应有医护人员陪同,避免途中发生意外。必要时医生申请床旁检查。

3. 非手术治疗给予抗感染、解痉止痛、护胃、补液等对症支持治疗。

4. 除患者症状较重外,如胆囊周围积脓发热、药物不能控制,胆囊亚急性穿孔可先行非手术治疗,待周围组织炎症消退后,再行胆囊切除,胆囊周围积脓引流术较为安全。

5. 胆囊穿孔的患者,以手术治疗为主,但具体还要根据情况做决定。对于急性穿孔者,应在积极进行术前准备后急诊手术,原则上应选择创伤小而有效的术式。对于年迈体差、并发症严重,尤其并存有其他系统的疾病时,应首选胆囊造瘘、腹腔冲洗引流,以挽救患者的生命并防止术中误伤胆管和血管。如患者全身情况和局部状况均较好,则应争取行根治性手术,如腹腔镜胆囊切除术、胆总管切开探查、T 管引流术。

【诊断方法】

1. 血象分析　白细胞(WBC)$>20\times10^9/L$。

2. X 线　常有间接征象:胆囊下方小肠反射性肠淤积征;胆囊区软组织阴影增大;腹膜刺激症,如右侧腹脂线消失;右侧胸腔积液或右下肺盘状不张。

3. CT 检查　若系胆囊穿孔,胆囊窝部可出现有液平的脓肿。

4. B 超检查　B 超发现胆囊壁的连续性中断,胆囊周围出现液性暗区。

5. 腹腔穿刺　腹腔穿刺穿出胆汁样液体。

【应急处理流程】

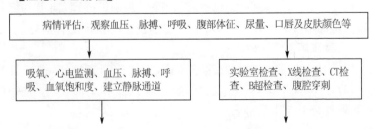

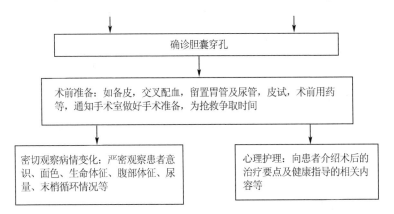

【典型病例】 患者李某,男性,58 岁,主因腹痛 1 周,加重伴恶心、呕吐、发热 1d 住院。查体:上腹部疼痛,压痛反跳痛,Murphy(＋)。辅助检查:腹部 CT 示:胆囊穿孔,胆囊窝部可出现有液平的脓肿。X 线示:胆囊明显增大。完善相关术前检查,排除手术禁忌,行腹腔镜下胆囊切除术,术中可见:胆囊周围被大网膜包裹,胆囊肿胀明显,表面覆盖有白色脓苔,可见多发小穿孔;胆囊壁增厚,质脆与肝脏粘连紧密不易分离,胆囊颈部可触及数个质硬结石。手术分离胆囊粘连,结扎胆囊血管及胆囊管,切除胆囊。术后抗炎对症治疗,恢复良好,如期拔管,拆线出院。

【术后护理要点分析】

1. 体位:患者去枕平卧位 4h,头偏向一侧,注意保暖。

2. 密切观察生命体征:给予持续低流量吸氧,保持呼吸道通畅,持续心电监护加氧饱和度监测,密切监测呼吸、脉搏、血压,如有异常,立即通知医生。

3. 遵医嘱拔除胃管,呕吐严重者遵医嘱给药,及时漱口并整理床单位。

4. 严密观察患者腹部体征情况,听取患者主诉。

5. 放置腹腔引流管的患者密切观察引流液的量、性状。

6. 及时调整半卧位并督促患者解小便,如不能自解小便,报告医生,遵医嘱给予留置导尿。

7. 手术当日禁食、水,可以漱口、刷牙,次日给予流质饮食,嘱患者饮白萝卜汤或稀小米粥汤,并在家属的搀扶下地活动,如有头晕等不适,需卧床休息。

8. 健康指导

(1)术后 7～10d 内保持伤口干燥,淋浴时可用塑料薄膜覆盖。

(2)术后 1 个月内不宜做重体力劳动。

(3)术后人体消化能力需要经过一段时间的调整、适应,饮食原则如下:①术后 1 个月内:减少脂肪类食物摄入,禁食高脂肪类和煎炸食品。在短时间内进食过多脂肪类食物,容易造成腹胀、腹泻及消化不良等。例如尽量少吃肥肉、动物内脏、蛋黄及油炸食品,烹调少用动物油,适量增加植物油。菜肴应以清蒸、炖煮、凉拌为主,特别要忌食辛辣刺激性食物,并戒酒。②手术 1 个月后:必要的营养将有助于患者早日康复。每日应吃些瘦肉、水产品、鱼、豆类食品,如能饮 1 杯牛奶更好。如不习惯食奶类或鱼肉者,可多吃大豆制品及菌菇类,以弥补动物蛋白的不足。多吃高纤维素与含维生素丰富的食物,对患者术后的恢复也十分有益。③术后 3～6 个月:建议少食多餐,可减轻消化系统的负担,有利于术后恢复健康。醋能增强胃的消化能力,还可调节肠道内的酸碱度,以利于胆汁发挥作用,促进对脂肪类食物的消化。常饮茶,多吃蔬果也有助于食物消化和吸收。

(4)如果出现腹痛、体温升高、皮肤巩膜发黄的情况下请及时去医院复查。

【预防】 随着年龄逐步增长,胆囊穿孔的高发人群为老年人。老年人的身体不再灵敏,反应能力也较年轻时降低,如果患上胆囊炎时,症状会相应的不够典型。老年人患胆囊炎的最典型症状是疼痛,由于胆囊发炎充血刺激腹膜,引起右上腹疼痛,并向右肩放射。呼吸和活动时加重,伴有恶心、呕吐、发热、腹胀,疼痛减轻后,可触及上腹肿块。一般没有症状的老年胆囊炎患者,平时要注意饮食,多吃清淡、容易消化的食物。不宜吃生冷、油腻的食物,少吃乳制品,避免刺激胆囊收缩。老年人胆囊炎发作时,除重视饮食外,还须进行药物治疗,可选择一些广谱抗生素。因为老年人发生胆囊炎后很容易发生胆囊穿孔。所以应随时观察病情,有穿孔征兆时尽快手术。急性胆囊炎患者如果可以耐受手术,可在早期做胆囊切除术,术后加强专科和基础护理,并使用抗生素后继续治疗,直至身体基本恢复。

第十节　急性化脓性胆管炎并发感染性休克

【**概述**】　感染性休克(septic shock),亦称脓毒性休克,是指由微生物及其毒素等产物所引起的脓毒病综合征伴休克。感染灶中的微生物及其毒素、胞壁产物等侵入血循环,激活宿主的各种细胞和体液系统;产生细胞因子和内源性介质,作用于机体各种器官、系统,影响其灌注,导致组织细胞缺血、缺氧、代谢紊乱、功能障碍,甚至多器官功能衰竭,这一危重综合征即为感染性休克。急性化脓性胆管炎又称急性梗阻性化脓性胆管炎,泛指由阻塞引起的急性化脓性胆道感染,其严重的并发症之一就是感染性休克。急性化脓性胆管炎并发感染性休克主要原因是胆管结石合并感染,其发展快,病情危重病死率高,本病好发年龄为 40～60 岁,病死率 20%～23%,老年人的病死率明显高于其他年龄组。本病的病理基础是胆道梗阻及细菌感染。

　　该病起病常急骤,突然发生剑突下或右上腹剧烈疼痛,一般呈持续性。继而发生寒战和弛张型高热,体温可超过 40℃。常伴恶心和呕吐。多数患者有黄疸,但黄疸的深浅与病情的严重性可不一致。近半数患者出现烦躁不安、意识障碍、昏睡乃至昏迷等中枢神经系统抑制表现,同时常有血压下降现象。往往提示患者已发生败血和感染性休克,是病情危重的一种表现。体温升高,脉率增快可超过120/min,脉搏微弱,剑突下和右上腹有明显压痛和肌紧张。如胆囊未切除者,常可扪及肿大和有压痛的胆囊和肝脏,白细胞计数明显升高和右移,可达 2 万～4 万/mm³,并可出现毒性颗粒。血清胆红素和碱性磷酸酶值升高,并常有 GPT 和 γ-GT 值增高等肝功能损害表现,血培养常有细菌生长。

【目的】 纠正休克,紧急对症治疗,抢救生命。

【适用范围】 急性化脓性胆管炎并发感染性休克的患者。

【急性措施】

1. **病情评估** 该病起病常急骤,突然发生剑突下或右上腹剧烈疼痛,一般呈持续性。继而发生寒战和弛张型高热,体温可超过 40℃。常伴恶心和呕吐。多数患者有黄疸,但黄疸的深浅与病情的严重性可不一致。近半数患者出现烦躁不安、意识障碍、昏睡乃至昏迷等中枢神经系统抑制表现,同时常有血压下降现象。往往提示患者已发生败血和感染性休克,是病情危重的一种表现。

2. **病情观察** 意识观察:休克早期脑组织血液灌注明显减少,缺氧较轻,患者出现兴奋反应,表现为烦恼、焦虑、激动,随着休克的加重,脑组织灌流量进一步较少,神经细胞受抑制,患者表现为意识淡漠或模糊,甚至昏迷。患者置平卧位或者中凹位(头部和下肢均抬高 30°)更能改善脑组织的灌流。

3. **密切观察生命体征的变化** 持续心电监护加氧饱和度监测,观察脉搏、血压、呼吸的变化。根据休克指数判断休克程度。脉搏是休克观察的重要指标,当脉搏>120/min,且细弱表明心输出量减少见于休克早期。观察并记录患者的呼吸频率,有无呼吸困难如鼻翼扇动、三凹征、反常呼吸等。感染性休克早期即可出现急性呼吸窘迫综合征(ARDS),护士应备好急救物品,若发现患者出现胸闷、气促、咳粉红色泡沫样痰,考虑患者大量补液出现心力衰竭、肺水肿,应立即通知医生进行处理。血压下降是休克的重要表现,10～15min 测量 1 次。感染性休克患者初期出现高热是以物理降温为主,避免药物降温引起大量出汗而加重休克。

4. **建立静脉通路** 立即行颈静脉穿刺,开通双静脉通道,快速输入平衡盐,开始输液速度 120～150 滴/min,2h 内输入 1 500～2 000ml 以后,如血压回升,可减慢速度;有明显酸中毒者可先输入

5％碳酸氢钠,滴速先快后慢;有明显脱水、肠梗阻、麻痹性肠梗阻及化脓性腹膜炎者,输液量应加大;对心脏病患者应减慢滴速并酌减输液量。

5. 保持呼吸道通畅　给予患者吸氧 $4\sim6L/min$,吸入氧浓度以40％左右为宜;同时将患者头偏向一侧,及时清理呼吸道异物,防止舌根后坠,必要时给予留置口咽通气管,以保持呼吸道通畅。

6. 造影检查　急诊行内镜下胰胆管造影(ERCP),解除胆道梗阻病因。

7. 抗感染治疗　遵医嘱给予静脉输注抗生素、激素治疗,体温高时进行药物或物理降温,降低机体消耗。

8. 观察病情　严密观察病情变化,做好抢救记录,准确记录出入量。

9. 加强心理护理　因疾病起病急,变化快,护理过程中应通过耐心开导、安慰,并与其亲人合作,消除不良因素。通过心理疏导,增强了患者战胜疾病的信心。

【注意事项】

1. 加强生活护理　安置患者于平卧位,下肢略抬高,呈头低足高位。伴呼吸困难或心力衰竭者可半卧位。予以保暖,安静休息,供氧治疗,并及时吸痰,保持气道通畅,以利提高氧疗效果。尽早建立静脉通路,必要时采取深静脉穿刺置静脉导管来保障静脉输液和用药。

2. 及时有效地处理和控制原发感染灶　对局限的化脓性脓肿、化脓性胆管炎或胆囊炎、消化道穿孔并发腹膜炎等感染性病灶,应早期或在抗休克治疗后病情平稳时积极做外科处理或手术治疗。

3. 应用血管活性药　选用血管活性药需保障患者的有效血容量,及时纠正酸中毒。

4. 扩容治疗要求达到　①组织灌注良好:患者神情安宁/口唇红润/肢端温暖/发绀消失;②收缩压＞90mmHg;③脉率＜100/min;④尿量＞30ml/h;⑤血红蛋白恢复基础水平,血液浓缩现象消失。

【诊断方法】

1. **病史**　突发性右上腹持续性疼痛、寒战、高热、黄疸即 Charcot 三联症。但并非所有病例均具备这三个症状。发作时常伴有恶心呕吐,严重者可出现神志淡漠和低血压。本病发病急剧凶险,可在短时间内出现严重的感染中毒性休克,休克发生率可达 50% 以上。部分患者有反复发作病史或曾诊断过胆石。因此,应询问患者起病急缓、腹痛部位、性质、伴随症状、即往有无类似病史等。

2. **体检**　发现皮肤、巩膜黄染,上腹或右上腹压痛、肌紧张、Murphy 征阳性,部分患者可在右上腹触及肿大的胆囊,如并有肝脓肿时可触及肿大的肝脏并有压痛。严重病例全身症状较重(如:血压下降、神志恍惚、高热等)但腹部症状较轻,若不及时抢救,最终导致昏迷、死亡。查体时应注意全身表现与腹部表现的程度,以准确判定病情轻重急缓。

3. **实验室检查**　①ALT 白细胞计数常超过 $20×10^9$/L,中性粒细胞比例增高,胞质内可见中毒颗粒;②肝功能常有不同程度损害,胆红素升高以直接胆红素升高为主;③血培养细菌阳性率 21%~57%,细菌种类与胆汁培养一致;④常见代谢紊乱,如代谢性酸中毒、低血钾、低血糖等;⑤肝门静脉和周围静脉血中内毒素浓度超过正常人 10 倍。

4. **B超检查**　为首选方法,无创、经济、安全,可显示肝大,胆囊或胆总管、肝内胆管内的结石,肝内外胆管可显示不同程度的扩张,胆囊增大,张力高。由于受肠道积气的影响,对肝外胆管结石主要依靠胆管扩张的间接表现来推测,且对胆管梗阻的病因及梗阻部位确定有时困难。

5. **CT分辨率**　有所提高,不受肥胖、肠道积气等影响,在诊断胆管扩张程度、梗阻部位、引起梗阻病因方面具有优势,但因胆固醇结石在 CT 检查中不显影,因此,CT 在确定胆道梗阻的病因学方面具有局限性。

6. **尿常规和肾功能检查**　发生肾功能衰竭时,尿比重由初期的偏高转为低而固定(1.010 左右);血尿素氮和肌酐值升高;尿/血肌酐之比<20；尿渗透压降低、尿/血渗之比<1.1；尿 Na(mmol/L)排泄量>40；肾衰指数>1；Na 排泄分数(%)>1。以上检查可与肾前性肾功能不全鉴别。

7. 酸碱平衡的血液生化检查　二氧化碳结合力(CO_2CP)为临床常测参数，但在呼吸衰竭和混合性酸中毒时，必须同时作血气分析，测定血 pH、动脉血 PCO_2、标准 HCO_3^- 和实际 HCO_3^-、缓冲碱与碱剩余等。尿 pH 测定简单易行。血乳酸含量测定有预后意义。

8. 血清电解质测定　休克病血钠多偏低，血钾高低不一，取决于肾功能状态。

9. 血清酶的测定　血清 ALT、CPK、LDH 同工酶的测量可反映肝、心等脏器的损害情况。

10. 血液流变学和有关 DIC 的检查　休克时血液流速减慢、毛细血管淤滞，血细胞、纤维蛋白、球蛋白等聚集，血液黏滞度增设，故初期血液呈高凝状态，其后纤溶亢进、而转为低凝。有关 DIC 的检查包括消耗性凝血障碍和纤溶亢进两方面：前者有血小板计数、凝血酶原时间、纤维蛋白原、白陶土凝血活酶时间等；后者包括凝血酶时间、纤维蛋白降解产物(FDP)、血浆鱼精蛋白副凝(3P)和乙醇胶试验以及优球蛋白溶解试验等。

11. 其他　心电图、X 线检查等可按需进行。

【应急处理流程】

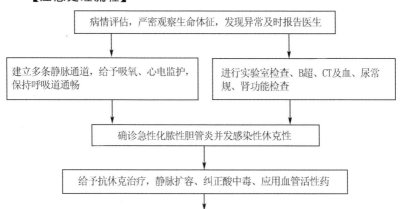

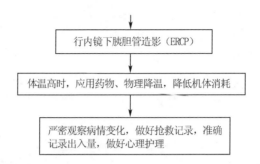

行内镜下胰胆管造影（ERCP）

体温高时，应用药物、物理降温，降低机体消耗

严密观察病情变化，做好抢救记录，准确记录出入量，做好心理护理

【典型病例】　患者黄某，男，50 岁，右上腹持续性疼痛 2d，伴寒战、高热、黄疸，血压下降 1d。2d 前突然出现右上腹持续性疼痛，阵发性加剧，并放射至右背及右肩部，伴有恶心。昨日晚上开始出现寒战、高热伴恶心呕吐，呕吐物为胃内容物，无咖啡色或黄绿色。今晨发现皮肤与巩膜黄染，尿液颜色加深。2 年前曾因急性胆囊炎入院行保守治疗。患者自发病来进食少。查体：体温 39.5℃，脉搏 120/min，呼吸 20/min，血压 80/60mmHg。神志尚清，表情淡漠，急性痛苦面容。巩膜与皮肤黄染，双侧瞳孔等圆等大，对光反射敏感。双肺正常，心率 120/min，律齐。腹平坦，右上腹腹肌紧张，有明显压痛及反跳痛。肝右肋下 3cm，Murphy 征（－），移动性浊音（－），肠鸣音减弱。辅助检查：血常规 WBC 25×10^9/L，N 86%，TBI 56μmol/L，DBI 41μmol/L。该病的诊断：急性梗阻性化脓性胆管炎、感染中毒性休克。治疗原则为抗休克、抗感染和解除胆管梗阻，争取及早手术，以降低胆道压力。①积极抗休克：补充血容量，补液、输新鲜血、用阿托品或度冷丁解痉止痛，应用肾上腺皮质激素，必要时应用升压药物。②抗感染：大剂量联合应用有效抗生素。可以使用氨苄青霉素、头孢菌素类等或氨基苷类药物。③胃肠减压、可以选用中药配合硫酸镁口服。④经短期抢救，病情稍稳定后，应立即进行紧急手术，切开胆总管探查、解除梗阻、引流脓性胆汁。

【护理要点分析】

1. 生命体征的观察　术后继续加强生命体征的监测，给予持续低流量吸氧，维持氧饱和度在 98%～100%。

2. 积极控制感染　按医嘱及时应用抗生素,观察其疗效及副作用;按时雾化排痰保持呼吸道通畅;做好皮肤、口腔护理,防止新的感染;有创面的部位按时换药,促进愈合。

3. 引流管的护理　梗阻性化脓性胆管炎术后往往有多种多根引流管,包括胃肠减压管、T 型引流管、尿管、中心静脉置管和腹腔引流管等。对这些引流管的正确观察和护理非常重要,否则极有可能出现并发症,影响患者的愈合甚至危及生命,为此应该:①妥善固定各引流管,尤其 T 型引流管,以防滑脱,造成急性胆汁性腹膜炎。如果患者不小心造成 T 管脱落,应行再次急诊手术。化脓性胆管炎胆汁为深褐色,每日引流量 100ml 左右,2～3d 后颜色变为金黄色,量由少到多可达每日 400～1000ml,平均每日 500ml,随着梗阻的缓解,量可减少至每日 150～300ml,再减少至每日 100ml 左右,胆汁颜色变清,说明胆管炎症得到控制,水肿缓解。②每日更换各种引流袋,更换时务必严格无菌操作,管袋接口部位用碘酒、酒精消毒;③定期检查引流管的通畅情况,防止管道堵塞造成引流不畅;④尽早拔除尿管,减少尿路感染的机会,常规次日拔除;⑤尤其注意中心静脉置管的护理,避免血源性感染。

4. 尿量的观察　尿量的改变是休克最为敏感的监测指标,也是反映肾脏血流灌注情况的重要指标,当患者尿量小于 20ml/h 即发生少尿,提示存在休克。因此休克患者应常规放置导尿管,动态监测尿量、颜色及性状,准确记录 24h 出入量,如果患者尿量在 30ml/h 以上说明血容量已基本补充,休克缓解。

5. 并发症的预防　感染性休克可发生多器官功能障碍综合征(MODS)、脑水肿、心功能障碍、肾衰竭及弥散性血管内凝血的发生。在护理过程中要密切观察患者的生命体征及病情变化,保护重要脏器功能,加强监测及时处理预防并发症。

6. 基础护理　机械通气的患者予以口腔护理 6/d,会阴护理 2/d,保持床单位的清洁干燥,及时更换汗湿的病员服,每 2 小时翻身 1 次,预防压疮的发生。

7. 心理护理　重症监护室是个封闭性环境,家属不在身边,再加上对周围环境的陌生及担心病情的预后,使患者恐惧、焦虑心理加剧,因此护士应耐心、细致地向患者做好解释工作,安慰患者,使其树立战胜疾病的信心。

第十一节　肝外胆管损伤

【概述】　创伤所致的肝外胆管损伤,是肝门损伤的一部分。由于肝外胆管的部位较深,周围有较多重要的血管和器官,在外力的作用下单纯胆管损伤较少见,多数伴有门静脉、下腔静脉、肝脏、胰腺、胃、十二指肠等的损伤。肝外胆管损伤实际上以医源性损伤较为多见,其发生率为 0.3%～0.5%。

(1)肝外胆管损伤绝大多数发生在胆囊切除术中,原因:①手术操作失误,如术中突然发生大出血时盲目钳夹止血或大块缝扎止血;在切断胆囊管时过度牵拉胆囊,而将胆总管或肝总管误认为胆囊管予以切断结扎等。②胆道系统解剖畸形,如胆囊管极短,缺如或其开口在右肝管等,术中若未能识别则可能造成损伤。③严重的局部粘连紧密,解剖不清。

(2)少数发生在施行复杂的胃大部切除术中切断和关闭十二指肠时误伤胆管。

(3)也可发生在胆总管切开探查时,误伤胆总管。

手术引起的肝外胆管损伤主要表现是胆汁外溢,伤后早期腹腔引流管引流出胆汁,或发生胆汁性腹膜炎,或出现梗阻性黄疸。而外伤性胆管损伤常为复合性损伤,特别是闭合性腹部挫伤所致,胆管损伤的表现常被休克、腹内出血、腹膜炎或骨折等显著症状所掩盖。但总的表现是胆道感染、胆管狭窄、梗阻性黄疸或胆瘘等。一旦漏诊,会酿成严重的胆汁性腹膜炎,继发腹腔感染,危及生命,即便得到挽救,胆漏和胆道狭窄的处理也十分复杂。

【目的】　及时处理,防治休克,降低病死率。

【适用范围】　肝外胆管损伤者。

【急性措施】

1. 病情评估　不论是外伤还是行胆囊或胃大部分切除或胆总

管探查等术后的患者,给予持续低流量吸氧、心电监护加氧饱和度监测,严密观察生命体征的变化,观察患者的血压、脉搏、呼吸、体温、神志,每 15～30min 测量 1 次;及时判断有无意识障碍;注意有无脉压缩小、脉搏减弱,呼吸运动是否受限等。每 30 分钟检查记录腹部的症状和体征:注意腹膜刺激征的程度和范围变化,有无恶心、呕吐等消化道症状及呕吐物的性状、数量、气味,肝浊音界有无缩小或消失,有无移动性浊音,有无排气、排便、肠鸣音变化等。对于术后有引流管的患者,观察引流管的颜色、量、性状,并做好记录。

2. 立即建立静脉通道　监测并记录患者的血压、脉搏、呼吸、体温及瞳孔变化,及时协助医生进行处理。

3. 抗休克治疗　补充血容量,严密监测每小时的进量、出量,尿量应维持在 30ml/h。心率＜100/min,四肢温暖是外周循环良好的指征。

4. 严密观察病情变化　备好急救车等抢救药物,并做好抢救或手术的准备。

5. 心理护理　安慰患者,加强与患者的沟通和交流,对于医源性胆管损伤者,解释二次剖腹重建手术的必要性,使患者能正确认识疾病的发展过程,减轻恐惧心理,使其身心尽可能处于最佳状态,积极配合治疗。

6. 诊断明确或有探查指征时,应尽快剖腹探查　手术治疗原则,修复损伤胆管,使胆汁顺利流入消化道。术式有胆囊切除或造瘘术,胆管修补"T"管引流术,胆管吻合"T"管引流术,胆管空肠 Roux-en-Y 吻合术,胆管远断端关闭、近端放管引流等。

【注意事项】

1. 严密观察生命体征、尿量及周围循环变化;严密观察腹部体征,持续剧烈腹痛,并进行性加重,同时伴恶心、呕吐等消化道症状;明显的腹膜刺激征,应通知医师,并做好紧急手术的准备。

2. 配合医师动态观察红细胞计数、白细胞计数、血红蛋白和血细胞比容、直接胆红素、总胆红素等的变化。

3. 扩容治疗要求达到①组织灌注良好:患者神情安宁、口唇红润、肢端、发绀消失;②收缩压＞12kPa(90mmHg);③脉率＜100/min;④尿量＞30ml/h;⑤血红蛋白恢复基础水平,血液浓缩现象消失。

4. 病情变化,观察期间患者应绝对卧床休息,不随便搬动,待病情稳定后改为半卧位。同时禁用吗啡类镇痛药物,禁止灌肠,以免掩盖病情。

5. 对高龄、伴心肺肾疾病,应防止输液量过多,诱发急性肺水肿。

6. 配合医生做好各项检查,患者外出进行辅助检查时,应有医护人员陪同,避免途中意外的发生,必要时医生可申请床旁检查。

7. 肝外胆管损伤,置管时间均在 6 个月以上,出院后"T"形管的护理指导不容忽视,应教会患者如何保护"T"形管,以防意外拔除。

【诊断方法】

1. 血象　血清胆红素升高,低蛋白血症和白细胞计数增加。

2. 腹部穿刺　闭合性腹部伤,及时腹部试验性穿刺发现腹腔液内混有胆汁则具有诊断意义。

3. 影像学检查　B 型超声波,X 线胸腹部平片,MRI 可协助诊断。

4. 有明显胆道梗阻者经皮肝穿刺胆道造影(PTC)　对诊断有帮助,可以确定诊断和明确阻塞部位,有利于术前制定手术方案。如有外漏存在,可通过瘘口做造影,但常无法显示胆道全貌。

【应急处理流程】

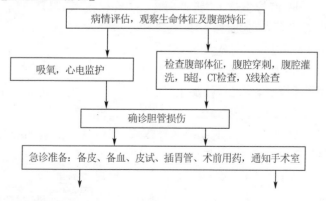

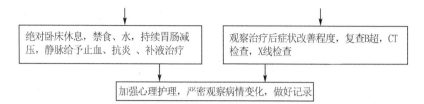

【典型病例】　患者杨某,女性,38 岁,无明显诱因突然出现右上腹疼痛,呈剧烈绞痛,伴右肩及后背部放射疼痛,持续 10min 后逐渐缓解,患者未行治疗症状自行缓解。此后上述症状多于进食油腻食物后反复发作,查体:腹部平坦,未见胃肠型及蠕动波,无腹壁静脉曲张;右上腹明显压痛,无反跳痛及肌紧张,莫菲氏征阳性,肝脾胆囊肋缘下未触及,未触及包块;肝区、脾及双肾区无叩击痛;无移动性浊音,肠鸣音 5/min。查超声提示:胆囊多发结石、胆囊炎、胆囊壁胆固醇结晶。患者在全麻下行腹腔镜胆囊切除术,术后予以一级护理,测血压脉搏,静脉予以止血、抗炎、补液等治疗,密观病情。术后第 4 天患者主诉腹痛明显,上腹部轻压痛,无反跳痛及肌紧张,莫菲氏征弱阳性,肝脾胆囊肋缘下未触及,无移动性浊音,肠鸣音 5/min。查腹腔超声提示胆囊切除术后,胆囊窝可见 1.3cm×3.0cm 液性暗区。右下腹可见 3.8cm、子宫直肠凹可见 3.3cm 液性暗区,盆、腹腔积液。术后第 5 天在超声引导下行 ERCP,考虑胆漏、胰腺炎,急诊行剖腹探查+胆管空肠吻合,备急诊手术。

术后患者病情平稳,安返病房后予以禁食、水,一级护理,持续低流量吸氧、心电监护,静脉予以止血、补蛋白、抗感染、抑酶抑酸及营养支持等治疗,密观病情。术后留置胃管、三根腹腔、胆道引流管。于术后 68d 痊愈,带"T"管出院。

【术后护理要点分析】

1. 术后给予平卧位,保持呼吸道通畅。遵医嘱给予持续低流量吸氧、心电监护加氧饱和度监测。每 30 分钟观察记录脉搏、血压、呼吸的变化,平稳后 2h 测量记录 1 次。及时准确记录尿量,保持输液通畅,维护体液平衡。

2. 加强巡视：麻醉清醒后给予半卧位，以利于引流。各种引流管的名称标记清楚，妥善固定，保持通畅，避免扭曲、滑脱。准确记录各引流管的颜色、量、性质的变化。如引流管内引流液为大量鲜血，应及时通知医生处理。

3. 协助患者定时翻身、拍背，指导有效咳嗽，预防肺病并发症。鼓励并协助患者多翻身、多活动、预防肠粘连和压疮，促进肠蠕动恢复。

4. 术后禁食期间，补充水、电解质，加强营养支持，维持酸碱平衡。胃肠功能恢复后，可给予高热量、高蛋白和易消化的饮食。

5. 心理护理，关心安慰患者，加强与患者的交流和沟通，使患者能正确认识疾病的发展过程，减轻恐惧心理，充分调动患者自身的抗病潜力，使其身心尽可能处于最佳状态，积极配合治疗。

6. 健康教育：向患者及家属讲解"T"管的护理，应教会患者如何保护"T"形管，以防意外拔除，并每日坚持记录引流的量、色等，如有不适，及时回医院复查。

第十二节　胆道出血

【概述】　胆道出血是指由于各种原因导致胆管与伴行血管间形成异常通道引起的上消化道出血，多有休克表现，其发生率仅次于消化道溃疡、门脉高压症和急性胃黏膜糜烂等引起的上消化道出血。国外所见的胆道出血多继发于肝外伤，而在国内以胆道感染所引起的胆道出血最为常见。胆道出血的常见原因有：外伤、手术损伤、经皮肝穿刺胆道造影（PTC）、肝组织穿刺活检、经皮肤肝穿刺胆道引流（PTCD）、肝内炎性病变、胆道炎性病变、急性胰腺炎、胆道蛔虫症、胆石症、肝胆及胰腺肿瘤等。胆道出血的临床表现根据病因不同和出血量多少而异。出血量少者，仅表现为黑便及大便隐血阳性。胆道大量出血则多有休克表现。胆道大量出血的典型临床表现为三联征：①胃肠道出血（呕血、便血）；②胆绞痛；③黄疸。根据胆道出血的病因和部位，通常分为肝内和肝外两类。90%胆道出血来自肝内，来自肝外胆道及胆囊较少,病死率为 7.2%～33%。

【目的】　止血和解除梗阻,抢救生命。

【适用范围】　胆道出血的患者。

【急性措施】

1. 病情评估　患者如出现发热、寒战、黄疸,上腹绞痛后出现呕血、黑便或 T 管引流出鲜血,出血呈周期性及失血性休克等一系列表现,应立即报告医生。

2. 病情观察　①密切观察病情变化,出血应用升压药时,要注意观察患者的神志、面色、出血量、血压等,一般 15～30min 测量生命体征 1 次,根据血压情况,调节补液及升压药的速度,必要时进行心电监护、吸氧。②注意观察尿量,出现少尿或无尿者,则高度提示周围循环不足或并发急性肾功能衰竭,故要准确记录 24h 出入量,有休克时留置尿管,测量每小时尿量,应保持尿量>30ml/h。③定期复查红细胞计数、血细胞比容、血红蛋白、网织红细胞计数、大便隐血试验,以了解贫血情况,判断出血是否停止。④注意观察呕吐物,大便的性质、颜色、量、次数等,做好记录及床边交班。

3. 绝对卧床休息　注意保暖,床上大小便,防止晕倒、摔伤及因活动而加大出血。出血量大时,取休克卧位或下肢抬高 30°,呕血时头偏向一侧,防止窒息。同时准备好一切急救物品及药物,要做到及时发现病情变化,及时报告医生,及时抢救处理,以便采取有效的治疗及处理措施同时加强基础护理,减少并发症。

4. 建立静脉通路　防治休克,补充血容量、维持水、电解质平衡,应用止血药。除应用传统止血药,如维生素 K、氨甲苯酸(对羧基苄胺)、酚磺乙胺(止血敏)、去甲肾上腺素、加压素或垂体后叶素外,近几年来应用生长抑素,据报道疗效好,毒性反应少。奥曲肽(善得定)先静推 0.1mg,然后 0.4～0.6mg 加入液体中持续静滴,1d 用量为 0.8～1.2mg。生长抑素(施他宁)常用量为 250μg 静推,然后 50～250μg/h 持续静滴,以上两药根据需要可连续应用 3～5d 或更长时间。

5. 禁食和胃肠减压及解痉止痛　遵医嘱行胃肠减压并保持通

畅,注意观察引流液颜色、性质、量,嘱患者禁食。

6. **心理护理** 关心、安慰患者,消除紧张恐惧心理,向患者解释胆道出血后给予的治疗和护理及有可能出现的并发症,使患者积极配合治疗。

7. **做好术前准备** 患者要禁食、水,备皮、备血,留置胃管、尿管,行交叉配血等。

【注意事项】

1. 胆道出血者要做好抗出血性休克的相关准备工作。

2. 详细观察并记录患者的病情包括:生命体征、面色、腹痛情况和出血情况的观察。医护人员的观察和记录工作,是判断患者能否接受手术治疗的重要依据,也是医生确定最佳手术时间的重要参考资料。

3. 配合医生做好各项检查,患者外出进行辅助检查时,应有医护人员陪同,避免途中意外的发生,必要时医生可申请床旁检查。

4. 胆道出血致死率高,一旦确诊,必须接受相关的治疗,以保证手术的最佳时机。此外,还应当注意手术的前期和后期的护理工作,这是保证手术成功,加快患者恢复的重要手段。

5. 做好手术前的抗感染护理工作。一方面,要使用大量的抗生素来控制胆道内的革兰阴性杆菌产生败血症以及胆道感染面积。另一方面,做好身体其他部位的抗感染工作。所以,必须禁止患者吸烟,以保持患者的呼吸道畅通,并要加强皮肤的清洁护理,以防止静脉注射时的污染。

【诊断方法】

1. **病史** 胆道出血前常有肝、胆手术,肝穿刺,肝外伤病史,或者有胆石病、胆道蛔虫、肝胆或胰腺肿瘤病史。

2. **B超检查** 可发现肝内有占位性病变及液性暗区。

3. **选择性肝动脉造影** 可发现肝内占位性病变、肝动脉的瘤样病变、肝动脉胆管瘘、肝动脉门静脉瘘及肝动脉的异常病变。选择性肝动脉造影的阳性结果为胆道出血提供治疗依据。

4. 胆道造影　口服胆囊造影、静脉胆道造影、术中胆道造影、术后 T 管造影、PTC、ERCP 等如能显示造影剂与肝内血肿、动脉瘤或肝腔隙相通；发现血凝块堵塞肝胆管充盈缺损；肝胆管有狭窄、囊性扩张、结石或肿瘤等，有助于胆道出血的定位诊断。

5. 钡剂检查　部分病例可见充满血凝块而扩大的胆囊和胆总管在十二指肠球部出现压迹，常用于排除食管或胃底曲张静脉破裂或溃疡病引起的出血。

6. 内镜检查　经纤维十二指肠内镜检查，如能见到血液从 Vater 壶腹流出即可确诊为胆道出血。但因胆道出血常呈周期性发作，发作间歇期不能看到活动性出血，故内镜检查应在出血期进行。Sandblom 提出内镜检查应列为胆道出血患者的常规检查，因为它能排除其他来源不明的胃肠道出血。

7. CT 扫描和磁共振成像（MRI）　胆道疾病 CT 定位诊断正确率胆总管病变为 82.4%，对肝胆管及胆囊病变均为 66.7%；定性诊断正确率胆管疾病为 70.6%，胆囊疾病为 66.7%，肝胆管病变为 55.6%。CT 扫描和 MRI 检测仅对引起胆道出血的原发病灶的定位和定性诊断有帮助。

8. 核素显像　Whelan 认为核素（核素^{99m}Tc）肝胆显像能显示肝胆系肿瘤、外伤、血肿、炎症，对胆道出血的病因检查有特殊的诊断价值。

【应急处理流程】

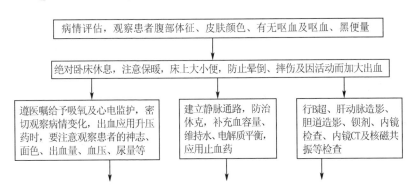

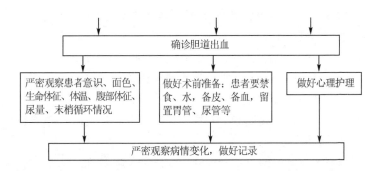

【典型病例】 患者张某,女,51 岁,因中上腹部疼痛 10d,呕血 5d 入院。患者于腹痛后第 5 天出现恶心、呕吐,呕吐血块量约 150ml,4d 后再次出现呕吐血块约 200ml,插胃管后数小时内引流新鲜血约 300ml。入院诊断为胆道出血。既往行阑尾切除术、胆道探查术。查体:T 36.8℃,P 70/min,R 18/min,BP 102/57mmHg,贫血貌,皮肤巩膜黄染,全身浅表淋巴结未扪及。心肺(一)。腹平,无胃肠型蠕动波,无腹壁静脉曲张,右上腹见一长约 10cm 纵行手术瘢痕,右下腹见长约 5cm 陈旧性手术瘢痕。腹软,剑突下及右上腹压痛,轻度反跳痛,肝脾未及,肝区无叩痛,双肾区有轻叩痛,移动性浊音阴性。肠鸣音正常。血红蛋白 6.0g/L,白细胞计数 $6.0×10^9/L$,中性粒细胞 64％。彩超示:肝内胆管多发结石、胆总管扩张合并感染和出血。入院后给予输血、补液等治疗,10d 后行左肝外叶切除、胆总管空肠 Roux-en-Y 吻合术,术后患者恢复良好。

【术后护理要点分析】

1. 一般情况:密切观察患者心、肺、肾、肝等主要脏器的功能变化,注意血压、脉搏、呼吸、体温和心电监测的变化,及时检测肝、肾功能、生化指标和尿量、尿比重的变化,准确记录 24h 出入量。

2. 术后 24h 内绝对卧床,鼓励排痰,避免剧烈咳嗽。术后常规吸氧 3～4d,增加肝脏供氧量。

3. 术后待胃肠功能恢复、排气后开始进食,少量多餐,逐渐从流食向半流食、正常饮食过渡,以高蛋白、高热量、高维生素和膳食纤维为原则。必要时提供肠内和肠外营养支持,2 周内根据肝功能适当补充白蛋白和鲜血浆,提高胶体渗透压和机体抵抗力。

4. 引流管护理:定期观察并记录引流管引出胆汁的量、颜色及性质。正常成人每日分泌胆汁的量为 800～1300ml,呈黄绿色、清亮、无沉渣、有一定黏性。恢复进食后,每日可有 600～700ml,以后逐渐减少至每日 300ml 左右。术后 1～3d 胆汁的颜色可呈淡黄色混浊状,以后逐渐加深、清亮。若胆汁突然减少甚至无胆汁引出,提示引流管阻塞、受压、扭曲、折叠或脱出,应及时查找原因和处理;引出胆汁量过多,常提示胆管下端梗阻,应进一步检查,并采取相应的处理措施。

5. 预防感染:术后应注意观察患者的体温和腹部体征,若术后 3d 体温持续不降、白细胞升高、腹部胀痛,应考虑有肝周感染可能;若伴有咳嗽加剧、胸闷、气短,应考虑胸腔积液的可能。严格无菌操作,长期带引流管者,应定期冲洗,每周更换无菌引流袋。引流管周围皮肤每日以 75％ 的酒精消毒,管周垫无菌纱布,防止胆汁浸润皮肤引起发炎、红肿。行 T 管造影后,应立即接好引流管进行引流,以减少造影后反应和继发感染。

6. 并发症的观察和护理

(1)出血:包括胆道和腹腔出血,胆道出血常与术中探查胆道时动作粗暴及肿瘤侵蚀血管有关,表现为腹痛、呕血、黑便,置放有引流管的患者可以引流出血性液或鲜血。可先行保守治疗,否则应再次手术。

(2)胆汁性腹膜炎:与 PTC 和术后的胆道引流有关,早期可密切观察,若腹痛明显加重,出现腹膜刺激征者,可能需要再次手术。

(3)黄疸:黄疸严重的患者常伴凝血功能障碍,需常规给予维生素 K_1,因血胆红素高而致皮肤瘙痒的患者,需做好皮肤的清洁护理工作。

(4)胆瘘:胆瘘是肝切除后常见的并发症,注意观察引流液的性质,早期可有少量胆汁来自肝断面,随着创面愈合可逐渐减少;发生胆瘘后,注意保持引流管通畅和观察引流液量和性状,并密切观察有无腹痛、发热等腹膜炎症状。

7. 疼痛护理:肝切除术后疼痛剧烈者,应积极有效的止痛,合理使用止痛泵和止痛药物。

8. 心理护理:观察了解患者及家属对手术的心理反应,有无烦躁不安、焦虑、恐惧的心理。鼓励患者保持乐观情绪,心理上给予开导,生活上给予关心照顾,尽量满足患者要求。对战胜疾病要有信心,了解疾病的治疗要有一个过程。耐心倾听患者及家属的述说。根据具体情况给予详细解释,说明手术的重要性,疾病的转归,以消除其顾虑,积极配合护理工作。

【预防】

胆道出血以其高并发症率和高病死率而引起重视,提高治愈率和降低病死率的关键是预防胆道出血。预防措施主要有以下几点:

1. 及早诊治胆道蛔虫症、肝胆管结石、肝脏肿瘤、肝血管瘤等疾病。

2. 正确处理肝损伤。

3. 肝穿刺活检或 PTC 时要用细针,尽量避免反复多次肝穿刺。

4. PTCD 要在肝周边进行,不能损及肝中央管道的完整性。

5. 在肝门部或邻近器官进行手术时,避免出现医源性胆道出血。

6. 对胆道出血给予重视,及早处理,防止少量胆道出血发展为胆道大出血。

第十三节　胆道系统术后胆漏

【概述】　胆漏是指多种原因引起的胆汁或者含有胆汁的液体持续通过非正常途径从胆管系统直接漏入腹腔的一种疾病,分为胆外漏和胆内漏。它是外伤或手术导致患者直接死亡的原因之一。胆漏原因众多,任何胆道或者胆道邻近脏器的外科手术,均可发生胆漏。国外报道最多的是腹腔镜胆囊切除(LC)术后,其发生率为 $0\sim2.7\%$;开腹胆囊切除术后胆漏发生率为 $0.2\%\sim0.5\%$;肝癌切除术后发生率为 $3.1\%\sim15.6\%$;肝外伤术后为 $10\%\sim25\%$;胆肠吻合术后 0.4%～8%。临床上常见引起胆漏的原因：

（1）T 管引流管相关的胆漏：①胆道术后都会常规放置 T 形引流管，T 管有许多优点（如胆道支撑、减压引流）。可是拔 T 管后由于窦道撕裂或形成不完全而有可能会发生胆漏。②医源性因素：a. 术中解剖胆总管过度、影响血供；b. 选取、留置 T 管不当；c. T 管腹腔内行径扭曲、过长；d. 腹腔引流管和 T 管无间隔；e. T 管固定不牢及术后护理不当，导致 T 管早期脱出；f. 拔管粗暴或用力过大、用力方向不当；g. 胆总管下段梗阻：胆汁排出障碍和胆压升高，此时拔管易发生胆漏。

（2）LC 术后胆漏；

（3）开腹胆囊切除术后胆漏；

（4）肝移植术后胆漏；

（5）肝胆手术后胆漏；

（6）经皮肝穿刺胆道造影并发胆漏等。胆漏的临床表现：患者常会出现腹痛、腹胀、恶心、呕吐、发热、黄疸、腹膜刺激征等症状，腹腔引流管或手术切口流出胆汁样液体。

【目的】　引流胆汁，支撑、修复胆道，抢救生命。

【适用范围】　胆道系统术后胆漏的患者。

【急性措施】

1. 病情评估　如患者出现腹痛、腹胀、烦躁不安、冷汗、胸闷憋气、恶心呕吐、四肢湿冷、面色苍白、血压下降等症状，立即报告医生。

2. 生命体征观察　严密观察患者的生命体征的变化，密切观察患者的神志、面色及血压，必要时进行吸氧及心电监测，观察患者是否出现右上腹压痛、反跳痛、肌紧张、肩背部放射痛等。

3. 卧位　患者有胆漏时，换右侧卧位或半卧位。

4. 建立静脉通道　遵医嘱静脉给予生长抑素及积极补充水电解质，静脉给予高营养及补充血浆、蛋白等支持治疗。

5. 应用抗生素　静滴或肌内注射广谱抗生素，预防腹腔内感染。

6. 针对治疗　行动态 B 超或 CT 了解腹腔内的积液，T 管造影确定胆漏发生部位及程度,T管和腹腔引流管保持有效引流。协助医生做腹腔穿刺,以明确诊断。

7. 做好术前准备　患者要禁食、水,留置胃管、尿管,行交叉配血等。

【注意事项】

1. 术后注意观察患者全身情况,密切观察生命体征的变化,耐心倾听患者的主诉,了解腹部疼痛的部位、性质,并注意疼痛的轻重变化。如发现腹痛,压痛、反跳痛明显有弥漫全腹趋势,提示弥漫性胆汁性腹膜炎,应及时报告医生,尽早处理。

2. 配合医生做好各项检查,患者外出进行辅助检查时,应有医护人员陪同,避免途中意外的发生,必要时医生可申请床旁检查。

3. 保持腹腔引流管引流通畅,严密观察引流液的性质、颜色、量,保护切口周围皮肤,经常更换敷料,预防皮肤受腐蚀和糜烂。

4. 保持营养和电解质平衡:为保证机体修复创伤所需要的营养,在肠蠕动恢复前,应给予肠外营养支持。当肠蠕动恢复后,营养的供给由肠外营养支持转向肠内营养支持,由流食向普食过渡。

5. 向患者讲明引流管的重要性,护理工作中,必须妥善固定引流管,避免翻身活动时压迫或过度牵拉,防止引流管脱出。

6. 预防控制感染:腹腔内感染主要是由于术中胃肠、胆道细菌感染所致,并且与患者的抵抗力有关。胆漏患者应警惕胆汁性腹膜炎,胆汁是厌氧菌的良好培养基,患者极易合并严重腹腔内感染。护理操作中严格遵照医嘱,及时准确用药,保证抗生素有效应用,维持血药浓度。在治疗护理时严格执行无菌操作,更换引流袋时,严防逆行性感染。加强各种引流管道口管理,及时消毒换药,防止感染。

7. 治疗方法:①保守治疗。胆漏未并发弥漫性胆汁性腹膜炎的患者可选择保守治疗,治疗原则在于保持引流通畅和控制感染。只要胆道远端没有梗阻,没有严重的胆管损伤,如胆管横断伤、胆管壁较大的缺损,保守治疗一般均可治愈。②再次手术。下列情况下应考虑手术治疗:早期因大量胆漏出现弥漫性胆汁性腹膜炎;胆漏经久不愈,每日胆汁引流量>100ml,提示胆道漏口大或胆管下端引流不畅;经非手术治疗无效;怀疑手术中胆总管横断伤。

【诊断方法】

1. 胆漏的诊断标准　①腹腔引流管术后连续 3d 有胆汁引出或单次引流胆汁量≥100ml/d;②未置腹腔引流管者,术后出现腹膜刺激征,腹穿抽出胆汁或再次手术发现腹腔内有胆汁聚积。

2. B 超、CT　可发现腹水,但对判断损伤部位帮助不大。

3. ERCP　可直接看到远端胆管,大部分能清楚显示胆漏的漏口、是否合并胆管狭窄和残余结石,可为确定全盘治疗方案提供有力根据。

4. 经 T 管或置管胆道造影　可以显示胆漏发生的部位和整个漏管的轮廓,其价值与 ERCP 相似。

5. 磁共振胆管成像(MRCP)　用于胆漏诊断可清楚显示胆汁聚积,足够大的漏口亦可获得良好的显示。

【应急处理流程】

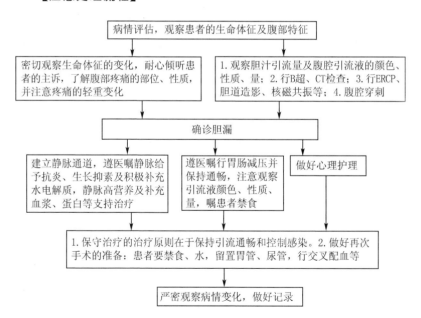

【典型病例】　患者李某,女,56 岁,主诉:反复右上腹隐痛不适 1 年,加重 1d,以"结石性胆囊炎"收入我科。查体:右上腹轻度压痛,

反跳痛,莫菲征阳性。辅助检查:B超提示胆囊结石,胆囊壁增厚,结石性胆囊炎。入院后第2天,患者在全麻下行LC术,全麻清醒后返回病房。手术当天患者生命体征平稳,伤口敷料干燥,无渗血、渗液,未放置腹腔引流管。术后第1天,患者进食少量清淡、易消化的半流质食物,无不良反应。术后第2d,患者主诉上腹疼痛,伤口痛,伤口敷料干燥,伤口无脓性分泌物和红肿。报告主管医生,遵医嘱给予止痛药物止痛。术后第3天,患者出现全腹疼痛,大汗淋漓,呼吸急促,30/min,脉搏快速,120/min,体温升高,发热,查 T 38.5℃,BP 160/96mmHg,急诊 B 超显示腹水,诊断为胆漏。立即入手术室在全麻下行"T"管引流、腹腔引流术。第2次手术后,给予静脉补液,消炎,伤口换药等治疗。患者于术后15d带"T"管出院。

【术后护理要点分析】

1. LC术后护理　患者全麻清醒后,取去枕平卧位头偏向一侧,保持呼吸道通畅,防止呕吐、窒息。遵医嘱给予持续低流量吸氧,心电监护加氧饱和度监测。术后24h内严密观察患者病情变化,神志精神面貌,腹部伤口疼痛情况,伤口敷料是否干燥,有无渗血、渗液,1～2h 监测 1 次生命体征并记录,如有腹腔引流管的患者,应观察记录腹腔引流液的颜色,性状,量。术后第2天,患者取半卧位,观察病情,指导患者进食清淡、易消化、营养丰富的半流食或软食。如患者出现腹部疼痛,伤口有淡绿色胆汁样液体溢出,及时报告医生,遵医嘱做必要的检查,如B超,出现呼吸急促者加大吸氧流量,必要时给予止痛药物止痛。

2. 再次手术,放置"T"管的护理　患者再次手术后,腹部放置了引流胆汁的"T"管和腹腔引流管。①患者全麻清醒,血压平稳后,协助患者取半卧位休息,有效引流腹腔内的残余胆汁和腹腔内渗血、渗液,有效控制感染。②妥善固定"T"管及腹腔引流管,防止扭曲、脱出,并固定于床旁。在翻身、下床活动时应特别注意,防止脱管,先解开床旁固定,再协助患者翻身。下床活动时,用别针固定于患者的衣裤上。③保持引流通畅,正确并及时挤捏引流管,腹腔引流管的长度应适宜,质地不宜太硬,防扭曲、折叠,并注意引流装置不能高于腹部伤口,避免腹水和反流继发感染。④注意观察并记录引流液的量、颜色、性状,如有异常及时报告医生作相应的处理。⑤注意无菌操作,每日更换无菌引流装置,严格执行无菌操作原则。

3. 控制感染　每日给予监测患者换无菌纱布,并遵医嘱给予抗生素治疗,监测患者的体温,如患者体温持续上升,必要时做实验室检查,查血常规,做药敏试验等。

4. 心理护理　患者因再次手术,增加心理负担,既担心第 1 次手术失败带来的后遗症,又担心第 2 次手术是否成功。作为他(她)的责任护士和主治医生应耐心细致地给患者及家属讲解,胆漏是 LC术后的一个常见并发症,以及做第 2 次手术的必要性,放置"T"管的目的和重要性:引流腹腔内的胆汁,防止引起胆汁性腹膜炎。以便取得患者及家属的理解和支持,配合我们的治疗和护理。

5. 导管的置管、放置时间及拔除　一般引流时间为 2～4 周,如为后续治疗肝胆管残余结石需 6～8 周,扩张胆管狭窄则需时间 6～12 个月。术后 1 周,若胆道感染已控制,可用抬高架把引流袋抬高,增加胆汁回流,间断夹管后进行持续夹管。胆道导管拔除前,先行导管造影,下端通畅,肝功能恢复,黄疸消退,无结石、梗阻、胆漏等情况才能拔除。

6. 并发症的防治　①导管脱出、堵塞:术后妥善双重固定引流管,用别针或胶布将引流管固定于床单上可有效防止导管脱出。引流管堵塞后用生理盐水冲洗或用细管、导丝插入堵塞的造瘘管中进行疏通,疏通无效应及时更换导管。②胆管出血:出血局部喷洒凝血酶或以 1∶10 000 肾上腺素冰生理盐水冲洗。同时要严密观察腹部体征,对于导管败血症以及胆管炎等,应配合医生行胆道冲洗,加强抗生素的应用。

7. 皮肤护理　护理引流管周围皮肤,观察是否有红、肿、热、痛等炎症症状,定期使用生理盐水清洗,涂抹氧化锌软膏防止引流液对皮肤造成腐蚀。

【预防】　胆管损伤的后果是严重的,所以预防其发生很重要,实际上医源性胆管损伤绝大多数是可以预防的,手术时术者应集中注意力,操作要认真细致,并遵从一定的操作常规步骤,如在施行胆囊切除术时,先显露胆总管、肝总管和胆囊管,辨清三者关系后用丝线套住胆囊管,暂不将其切断,再从胆囊底部做逆行胆囊分离直达胆囊管汇入胆总管处,这时才结扎切断胆囊管,如在分离胆囊管时上述三管关系分辨不清,可考虑作胆总管切开术,置入探杆,帮助确定各胆管的位置,也可作术中胆道造影来帮助定位,此外,分离胆囊时还应尽可能靠近胆囊壁剪切,遇有出血应细心止血,切忌大块缝扎止血,并时刻警惕有无胆管畸形的存在。

第十四节　急性出血坏死型胰腺炎

【概述】　急性出血坏死型胰腺炎是急性胰腺炎中的一种,占急性胰腺炎的 10%～20%,该病变以胰腺实质出血、坏死为特征。胰腺肿胀,呈暗紫色,分叶结构模糊,坏死灶呈灰黑色,严重者整个胰腺变黑。腹腔内可见皂化斑和脂肪坏死灶,腹腔内可出现广泛组织坏死。腹腔内或腹膜后有血性渗液。镜下可见脂肪坏死和腺泡破坏,腺泡小叶结构模糊不清。间质小血管壁也有坏死,呈现片状出血,炎细胞浸润。晚期坏死组织合并感染形成胰腺或胰周脓肿。是临床上常见的一种危重急腹症,具有发病迅猛,病情发展变化快,病情凶险,并发症多,短期内可发生急性循环衰竭甚至危及生命,病死率较高的特点。引起的病因如下:①胆道疾病:梗阻、Oddi 括约肌功能不全等。②大量饮酒和暴饮暴食。③手术与创伤:直接或间接损伤胰腺组织。④胰管阻塞;⑤内分泌与代谢障碍;⑥感染,其他因素等。

临床表现为突发的上腹部剧烈疼痛,恶心,呕吐及中毒症状,体征有明显的腹膜刺激症状,血性腹水,麻痹性肠梗阻,脐周或两侧腰部有蓝色瘀斑,早期常出现重要脏器功能衰竭、休克、少尿、呼吸困难、精神错乱。后期可出现消化道出血、腹腔出血、重症感染及弥散性血管内凝血(DIC)等,急性出血坏死性胰腺炎病情严重,凶险,发展迅速,并发症多,虽经积极的内、外科治疗,至少需要数周后逐渐恢复,目前病死率国内报道为 30.2%～39.3%,国外报道为 20%～

60%,少数病例可发生猝死。

【目的】　促进胰腺功能的恢复,病情及时得到困难,防止发展为慢性炎症,降低病死率。

【适用范围】　急性出血坏死性胰腺炎的患者。

【急性措施】

1. 病情评估　给予氧气吸入,心电监护强氧饱和度,观察患者的血压、脉搏、体温、呼吸、神志,每 30～60min 测量一次;观察有无腹痛、腹胀、发热、黄疸、腹膜刺激征、白细胞升高、呕血、黑便等征象及实验室检查指标。

2. 立即建立静脉通道　监测并记录患者的血压、脉搏、呼吸、体温及瞳孔变化,及时协助医生进行处理,同时备好急救药物。

3. 抗休克治疗　补充血容量,由于腹膜后或腹腔内有液体积聚或因禁食、恶心、呕吐等,患者多有不同程度的脱水,如出现低血容量性休克,补液是治疗的首要措施。严密监测每小时的进量、出量和每日体重,尿量应维持在 30ml/h,心率<100/min,四肢温暖是外周循环良好的特征。

4. 补充电解质　密切监测血液生化指标,防止低血钙、低血镁、低血钾的发生。1/3 的急性出血坏死性胰腺炎患者会有低钙血症,须防止抽搐而在床旁备呼吸机。密切观察钙的水平,以便掌握补液量及补钙后患者的反应。防止钙剂外溢造成或局部组织坏死,应选择大静脉输注。

5. 消除诱因　抑制胰酶分泌,对重症患者给予 H_2 受体阻断药、生长抑素及奥曲肽,有助于减少胃酸分泌,预防消化道出血,消除腹痛,缩短病程和降低病死率。

6. 禁食与胃肠减压　减少胰酶和胰液的分泌,使胰腺得到休息。减轻胃潴留、恶心、呕吐和腹胀。

7. 营养支持　遵医嘱给予插胃管,持续胃肠减压;嘱患者禁食,禁食使胰腺处于休息状态的基本措施,可减少胰液的分泌。患者因禁食且高分解代谢状况而出现营养障碍,可使用 TPN 提供完整营养,过程中应监测血糖。取合适体位,保持皮肤完整,嘱其卧床休息,降低基础代谢率,减少胰腺分泌。

8. 疼痛管理　护士应认真评估患者疼痛时间、部位和性质,必要时采用镇痛药,如阿托品 1mg 加哌替啶 50～100mg 或异丙嗪 25～50mg 肌内注射,也可采用吗啡镇痛。胃管间断负压吸引,有助于减轻疼痛,取屈曲侧卧位可缓解患者的不舒适感。

9. 做好手术的准备　立即给予备皮、备血(交叉配血)、做皮试、去除身上所有饰品及假牙,做好手术的一切准备,并通知手术室。

10. 心理护理　患者由于发病突然,病情进展迅速,常会产生恐惧、消极心理。护士应为患者提供安全舒适的环境,了解患者的感受,耐心解答患者的问题,帮助患者树立战胜疾病的信心。

【注意事项】

1. 注意观察神志、生命体征及周围循环变化。

2. 严密观察腹痛情况及腹部体征,在诊断未明时慎用止痛药物。

3. 扩容治疗要求达到①组织灌注良好:患者神情安宁、口唇红润、肢端温暖、发绀消失;②收缩压＞90mmHg;③脉率＜100/min;④尿量＞30ml/h;⑤血红蛋白恢复基础水平,血液浓缩现象消失。

4. 对高龄、伴心肺肾疾病患者,应防止输液量水平,诱发急性肺水肿。

5. 患者外出进行辅助检查时,应有医护人员陪同,避免途中意外的发生。必要时医生申请床旁检查。

【诊断方法】

1. 病史　详细询问腹痛的部位和性质,有无腰背部、肩胛部放射痛,或腰部呈束带样疼痛。发病前有无暴饮暴食(特别是酒和油腻食物)、外伤、情绪激动,有无恶心、呕吐蛔虫或便血史。既往有无类似发病史,如何治疗,有无黄疸、胆石症、胆道蛔虫和高血脂病史,3周内有无与腮腺炎患者接触史或病前是否患过急性腮腺炎。

2. 体检　注意巩膜、皮肤是否有黄染,有无休克、脐或腰背部皮肤颜色青紫、水肿和压痛。注意腹部压痛及反跳痛的部位,肌紧张的程度和范围,有无腹部包块、腹水,肠鸣音减弱或消失,腮腺及睾丸有无肿痛。

3. 实验室检查　作血常规、尿常规、血细胞比容、血糖、血钙、血磷、肝和肾功能、血生化、血和尿淀粉酶以及动脉血气分析检查。有条件时,应测定变性血红蛋白、脂肪酶、脂肪酶、弹力蛋白酶、C 反应蛋白等,有助于胰腺坏死的诊断。

4. 腹腔穿刺　有腹水者行腹腔穿刺,注意抽出液是否为血性,并行淀粉酶和血清脂肪酶活力的测定。

5. B 超检查、CT 检查　可以明确胰腺病变的性质、部位和范围,有否胰外浸润以及范围和程度。定期 CT 检查可以观察病变演变的情况。

【应急处理流程】

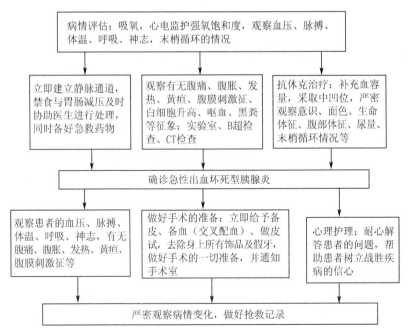

【典型病例】　患者郑某,男,48 岁,因暴饮暴食后突发上腹部持续性刀割样疼痛 1d,疼痛向左腰背部放射,呈束带状,伴腹胀、频繁呕吐,呕吐物为胃内容物。体检:T:38.5℃、HR:128/min、R:25/

min、BP:85/55mmHg。血淀粉酶:7 230U/L,血清钙:1.9mmol/L,白细胞明显增高。患者烦躁不安,痛苦面容,皮肤巩膜无黄染。腹膨隆,上腹压痛、反跳痛(+)。该患者发病前有暴饮暴食情况,因此,患者发病的病因可能与暴饮暴食有关。患者因疾病原因,频繁呕吐,水、电解质严重丢失,胰腺广泛坏死,大量胰酶和毒素渗漏入腹腔,入院时已发生休克。诊断性腹腔穿刺抽出浑浊血性液体,移动性浊音阳性。CT示:急性出血坏死性胰腺炎。患者2周后在全麻下行胰腺坏死组织清除+腹腔引流术。经过医护人员精心的治疗和护理,患者病情逐渐平稳,继而康复出院。

【护理要点分析】

1. 因患者住院时已发生休克,护士应立即将患者安置在抢救病房,取平卧位,给予氧气吸入、心电监护强氧饱和度,观察血压、脉搏、体温、呼吸、神志,末梢循环的情况;观察患者腹部情况,准确记录24h出入量,并做好记录。建立2条静脉通道,快速静脉输液,改善微循环障碍,纠正体液失衡,维持水、电解质酸碱平衡;为了减轻呕吐、腹痛、腹胀,减轻胰腺的外分泌,使胰腺得到充分休息,应告知患者禁食、水,行持续胃肠减压,观察引流液的色、质、量;积极采集血标本送检,并配合医生完善相关检查;遵医嘱为患者行抗炎、对症支持治疗;加强基础护理,防止护理并发症的发生;做好心理护理,消除患者紧张情绪;根据患者病情需手术时积极完善术前准备。

2. 术后的相关护理措施

(1)生命体征的观察:术后给予持续低流量吸氧、心电监护加氧饱和度监测,严格卧床休息,保持呼吸道通畅;密切观察意识、血压、心率、呼吸、尿量的变化情况,注意有无出血和休克的先兆,及时发现病情变化,随时做好抢救准备。

(2)术后禁食:术后应禁食、水,可减少胰腺的活动,使胰腺得到休息,促进炎症吸收。由于禁食时间长、长期卧床,应注意口腔、皮肤护理。确认患者的肠蠕动恢复,能够自主排气后,根据医嘱拔除胃管,指导患者合理饮食,加强营养,鼓励患者进食高热量、适量的优质蛋白、高维生素、清淡易消化的食物,避免干硬、刺激的食物,少量多餐,以增强体质,多吃新鲜的蔬菜和水果,特别要注意饮食后的反应。

(3)呼吸道的护理:观察患者呼吸情况,根据病情,监测血气分析,给予持续低流量吸氧,保持呼吸道通畅,协助患者翻身、叩背,鼓励患者深呼吸、有效咳痰,咳痰困难者行雾化吸入 2～3 /d,患者出现严重缺氧及呼吸困难时,改行面罩吸氧,不能纠正者应立即行气管插管或气管切开,应用呼吸机辅助呼吸。

(4)引流管及伤口护理:妥善固定各引流管,防止扭曲、脱出、牵拉,密切观察引流液的颜色、性质、量,并记录。腹腔双套管灌洗引流护理:①腹腔灌洗,以稀释腹腔内渗出物,用生理盐水 1 000ml＋庆大霉素 16 万 U 或 0.5％甲硝唑 200～400ml 滴入腹腔,保留 30min,然后协助患者翻身,放出灌洗液,冲洗液现配现用;②保持通畅,维持一定的负压,但吸引力不易过大,以免损伤内脏组织和血管。若有坏死组织脱落、稠厚脓液或血块堵塞管腔,可用 20ml 生理盐水缓慢冲洗,无法疏通时在无菌条件下更换内套管;③观察并准确记录 24h 引流液的色、质、量:引流液开始为暗红色混浊液体,内含血块及坏死组织,2～3d 后颜色渐淡、清亮。若引流液呈血性,并有脉速和血压下降,应考虑大血管受腐蚀破裂,继发出血,立即通知医师处理,并积极做好紧急手术准备;若引流液含有胆汁、胰液或肠液,应考虑胆瘘、肠瘘的可能;④动态监测引流液的胰淀粉酶值并作细菌培养;⑤保护引流管周围皮肤:局部涂氧化锌软膏,防治胰液腐蚀。

(5)并发症的观察和护理:①预防出血:观察有无消化道应激溃疡出血,有无腹内创面出血或腹壁创口出血等。一旦发生,应积极止血和抗休克治疗。②预防感染:注意体温的变化,做好局部护理,严格执行无菌操作。③预防胰瘘、肠瘘:保持引流管的通畅,并记录引流的颜色、量、性质等。遵医嘱静脉给予抗炎、抑制胰腺分泌、补液等输入,维持水、电解质平衡。

(6)心理护理:因病情重,患者会产生消极心理,加之病程长,患者更易产生悲观、消极的情绪。护士应主动关心患者,经常与患者沟通,耐心解答患者的问题,讲解与疾病相关的知识,鼓励患者树立战胜疾病的信心。

(7)健康指导:正确认识胰腺炎,强调预防复发的重要性:出院后4～6周避免举重物和过度疲劳,避免情绪激动,保持良好的精神状态。积极治疗胆道结石和胆道疾病,防止诱发胰腺炎。养成良好的饮食习惯,低脂、少量多餐、避免暴饮暴食,戒酒;高血脂应服用降脂药物。另外还要给患者讲解用药指导:指导患者遵医嘱服药,强调勿乱服药,了解服药须知,如药名、剂量、途径、作用、不良反应及注意事项。因胰腺内分泌功能不足而表现为糖尿病的患者,应遵医嘱服用降糖药物;如果行胰腺全切除者,则需要终身注射胰岛素。要定时监测血糖和尿糖;严格控制主食的摄入量,不吃或少吃含糖量较高的水果,多进食蔬菜;注意适度锻炼。加强观察,定期随访,如有任何不适,及时回医院复查。

第十五节　胰腺损伤

【概述】　胰腺损伤是指钝性暴力,例如车祸所致的胰腺受损。胰腺损伤分为开放性和闭合性两种,胰腺闭合伤分为单纯胰腺挫伤、胰腺深部撕裂、胰腺断裂、胰头部挫伤。如果当暴力来自椎体右方时,挤压胰头引起胰头挫伤,常合并肝、胆总管和十二指肠损伤。但当,上腹正中的暴力作用于横跨椎体的胰腺,常易引起胰体部损伤,可合并脾破裂。胰腺损伤的主要表现为内出血及胰源性腹膜炎,尤其在严重胰腺损伤或主胰管破裂时,可出现上腹剧烈疼痛,放射至肩背部,伴恶心、呕吐和腹胀,肠鸣音减弱或消失,且因内出血和体液大量丢失而出现休克。在胰腺损伤后由于症状和体征往往被其他脏器的损伤所掩盖,早期诊断较为困难,许多病例需要手术探查明确诊断,术后并发症的发生率及病死率均较高。胰腺损伤占人群的 0.4/10 万,占腹部外伤的 0.2％～0.6％,平均多由于腹部严重的闭合伤所致。有时为手术的误伤。胰腺穿透伤与闭合伤之比约 3：1。胰腺损伤的并发症为 19％～55％,死亡率为

20%～35%。死亡的主要原因是失血性休克、败血症和多脏器功能衰竭；其他的原因为感染,应激性溃疡出血及肺部并发症等。胰头损伤多合并十二指肠损伤,损伤的程度直接影响患者的预后。

【目的】　彻底止血,处理合并的脏器伤,切除失活的胰腺组织和充分引流。

【适用范围】　胰腺损伤者。

【急性措施】

1. 病情评估:胰腺损伤可合并多脏器损伤,抢救时要分清轻重缓急。首先处理危及生命的情况,如开放性伤口、大出血等,要妥善处理伤口、及时止血和包扎固定。若有肠管脱出,清洗后应及时送回腹腔,腹壁伤口可用灭菌敷料加压包扎,以免肠管受压、缺血而坏死,绝对卧床休息,不要随意搬动伤者,以免加重病情。对已发生休克者应迅速建立静脉双通道,及时补液,必要时输血。同时氧气吸入,保证重要脏器氧供给。

2. 严密观察生命体征,观察腹膜炎或内出血征象。胰腺破损或断裂后,外渗的胰液进入腹膜腔后,可很快出现弥漫性腹膜炎,如压痛、反跳痛、肌紧张等腹膜刺激征和体温升高等。胰腺损伤可合并邻近大血管的损伤。故应每 30 分钟测量 1 次血压、脉搏、呼吸,观察有无血压下降、脉搏加快、面色苍白等内出血征象,及时发现异常情况并通告医师处理。

3. 建立静脉通路,积极给予抗休克治疗,同时遵医嘱使用有效抗生素,纠正水、电解质和酸碱平衡紊乱,扩充血容量,并适量输入白蛋白。

4. 应用抗生素及破伤风抗毒素。静滴或肌内注射广谱抗生素,预防腹腔感染,开放性伤口者,常规注射破伤风抗毒素血清。

5. 协助医生做腹腔穿刺,以明确诊断。

6. 遵医嘱行胃肠减压并保持通畅,注意观察引流液颜色、性质、量,嘱患者禁食。

7. 加强心理护理,关心、安慰患者,消除紧张恐惧心理,向患者解释胰腺损伤后给予的治疗和护理及有可能出现的并发症,使患者积极配合治疗。

8. 做好术前准备,患者要禁食、水,留置胃管、尿管,交叉配血等。

【注意事项】

1. 严密观察病情,及时发现出血坏死性胰腺炎、休克和多器官功能衰竭(心、肺、肝、肾),密切观察意识、生命体征和腹部体征的变化,特别要注意有无高热不退、腹肌强直、肠麻痹等重症表现,及时发现出血坏死性胰腺炎。

2. 观察呼吸,抽动脉血做血气分析,及早发现呼吸衰竭。及时给高浓度氧气吸入,必要时给予呼吸机辅助呼吸。

3. 观察尿量、尿比重,监测肾功能,及时发现肾功能衰竭。

4. 观察有无出血现象,监测凝血功能的变化;观察有无手足抽搐,定时测定血钙;同时密切监测水、电解质、酸碱平衡和肝功能。

5. 胰腺损伤多伴有腹内脏器损伤,病情严重,多有腹膜炎和休克,因此,术前应迅速建立静脉通路,积极给予抗休克治疗,同时遵医嘱使用有效抗生素,纠正水、电解质和酸碱平衡紊乱,扩充血容量,并适量输入白蛋白。

6. 配合医生做好各项检查,患者外出进行辅助检查时,应有医护人员陪同,避免途中意外的发生,必要时医生可申请床旁检查。

【诊断方法】

1. 实验室检查 ①血液检查:红细胞计数减少,血红蛋白及血细胞比容下降,而白细胞计数明显增加,早期白细胞计数增加是炎症反应所致。②血清淀粉酶测定:目前尚无特异的实验室检查能准确诊断胰腺损伤,胰腺闭合性损伤血清淀粉酶升高较穿透者多,但文献报道血清淀粉酶测定对诊断胰腺损伤的价值仍有争论,部分胰腺损伤的患者早期测定血清淀粉酶可不增高,或在伤后连续动态测定血清淀粉酶,若出现逐渐升高趋势,应作为诊断胰腺损伤的重要依据。③尿淀粉酶测定:胰腺损伤后 12~24h 尿淀粉酶即逐渐上升,虽然晚于血清淀粉酶升高,但持续时间较长,因此尿血清淀粉酶测定有助于胰腺损伤的诊断,对疑有胰腺损伤的患者进行较长时间的观察,有一定的诊断意义。

2. 腹腔穿刺液淀粉酶测定　　在胰腺损伤早期或轻度损伤的患者,腹腔穿刺可为阴性,胰腺严重损伤的患者,腹腔穿刺液呈血性,淀粉酶升高,可高于血清淀粉酶值,有人认为超过 100 苏氏单位可作为诊断标准。

3. 腹腔灌洗液淀粉酶测定　　对疑有胰腺损伤的患者,腹部症状及体征不明显,全身情况稳定,若腹腔穿刺为阴性,可行腹腔灌洗后测定灌洗液中淀粉酶的浓度,对胰腺损伤的诊断有一定价值。

4. X 线片　　可见上腹部大片软组织致密影,左侧腰大肌及肾影消失,腹脂线前凸或消失,为胰腺肿胀和周围出血所致;若合并胃十二指肠破裂,可见脊肋角气泡或膈下游离气体。

5. B 超检查　　能发现胰腺局限性或弥漫性增大,回声增强或减弱,血肿及假性囊肿形成,并可定位行诊断性穿刺,断裂伤可见裂伤处线状或带状低回声区,但该检查易受肠道积气的影响。

6. CT 检查　　CT 对胰腺损伤的早期诊断有很高的价值,因其不受肠胀气的影响,CT 表现为胰腺弥漫性或局限性增大,胰腺边缘不清或包裹不全的非均匀性液体积聚,胰腺水肿或胰周积液,左肾前筋膜增厚,在增强 CT 片上可见断裂处呈低密度的线状或带状缺损,合并十二指肠损伤者还可见肠外气体或造影剂。

7. 内镜逆行胰胆管造影(ERCP)　　该检查有时对急性腹部损伤导致的胰腺损伤有一定的诊断价值,可发现造影剂外溢或胰管中断,是诊断有无主胰管损伤的可靠办法,但该检查能出现 $4\%\sim7\%$ 的并发症,病死率为 1%。

8. 磁共振胰胆管造影(MRCP)　　MRCP 是一种最新的、无创的观察胰胆系统解剖和病理形态的技术,它可以显示胰胆管形态和组织结构的自然状态,无注射造影剂压力的影响,能够与 ERCP 互补,是胆胰系统疾病的重要诊断手段之一。

【应急处理流程】

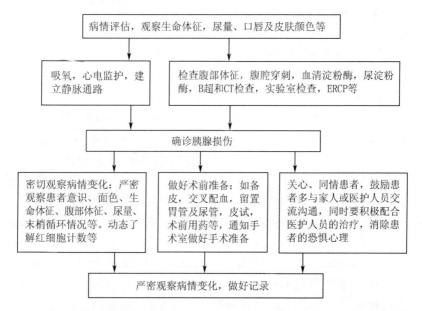

病情评估，观察生命体征，尿量、口唇及皮肤颜色等

吸氧，心电监护，建立静脉通路

检查腹部体征，腹腔穿刺，血清淀粉酶，尿淀粉酶，B超和CT检查，实验室检查，ERCP等

确诊胰腺损伤

密切观察病情变化：严密观察患者意识、面色、生命体征、腹部体征、尿量、末梢循环情况等。动态了解红细胞计数等

做好术前准备：如备皮，交叉配血，留置胃管及尿管，皮试，术前用药等，通知手术室做好手术准备

关心、同情患者，鼓励患者多与家人或医护人员交流沟通，同时要积极配合医护人员的治疗，消除患者的恐惧心理

严密观察病情变化，做好记录

【典型病例】 患者黄某,女,25岁,因车祸撞伤头部及上腹部1h入院。查体:神志清楚,血压90/46mmHg,脉搏81/min,腹平,全腹压痛(＋),反跳痛(±),肌紧张(±),叩诊鼓音,肠鸣音弱。因患者生命体征尚平稳,给予抗炎输液保守治疗。36h后因患者腹痛加剧,脉快,血压下降,腹腔穿刺抽出不凝血,而行剖腹探查术。术中探查见腹腔内有约800ml积血,脾下极3cm×1cm破裂口。胃小弯、横结肠系膜根部、右侧腹膜有大量散在皂化斑。考虑有胰腺损伤。首先行脾切除术,然后打开胃结肠韧带,发现胰体部横断,遂行胰体尾切除术,胰腺近侧残端与空肠行胰肠Roux-en-Y吻合术。术后给予抗炎、静脉营养治疗。术后胰腺吻合部位发生局限性腹腔感染,给予局部冲洗后,感染得以控制。于术后40d痊愈出院。

【护理要点分析】

1. 患者取平卧位,给予持续低流量吸氧、心电监护,观察血压、脉搏、体温、呼吸、尿量、神志、末梢循环的情况;观察患者腹部情况,准确记录 24h 出入量,并做好记录。建立 2 条静脉通道,快速静脉输液,改善微循环障碍,纠正体液失衡,维持水、电解质酸碱平衡;协助医生完善相关检查;遵医嘱为患者用药;加强基础护理;做好心理护理;根据患者病情需手术时,积极完善术前准备。

2. 术后的相关护理

(1)严密监测生命体征:密切观察患者生命体征、神志、皮肤黏膜温度和色泽;防止休克,维持水、电解质平衡。准确记录 24h 出入量。积极地补充水、电解质、各种营养物质,通过完全胃肠外营养进行支持治疗。

(2)术后禁食、水:术后体液的丢失、胃肠减压、胰腺周围的渗出,每日需要补充大量的液体,故手术后 3～5d 应禁食、水,可减少胰腺的活动,使胰腺得到休息,促进炎症吸收。由于禁食时间长、长期卧床,应注意口腔、皮肤护理。

(3)预防感染:胰腺损伤后由于胰液的外漏和手术创伤较大,往往易并发感染,从而使病情加重。手术后严密观察体温的变化,加强伤口换药,并保持各引流管通畅。术后血压平稳后给予半卧位,以减少膈下脓肿的发生机会。对于深静脉置管保留时间也不宜过长。加强翻身拍背、咳嗽排痰,减少肺部感染的机会。

(4)各种管道的护理:胰腺损伤后,无论做何种手术处理,手术后胰腺周围的引流特别重要。首先要固定好各种引流管,标明各引流管引流的部位、名称,每日观察引流液的颜色、性状及量。因引流管保留时间较长,则更需保持无菌,每周更换引流袋两次。引流袋的高度不能超过引流口的高度,以防止反流。定时挤压引流管,保持引流通畅,并要观察引流管周围有无渗出。胃肠减压管要保持引流的负压状态。

(5)心理护理:关心安慰患者,加强与患者的交流和沟通,使患者能正确认识疾病的发展过程,减轻恐惧心理,充分调动患者自身的抗病潜力,使其身心尽可能处于最佳状态,积极配合治疗。

(6)加强对劳动保护、安全生产、安全行车、遵守交通规则知识的宣传,避免意外损伤的发生。

第十六节　胰腺术后胰瘘

【概述】　胰瘘是胰腺疾病及其外科手术后,胰管经异常通道与体内器官或与外界相通,胰液由非生理途径外流的病理现象,前者称为胰内瘘,后者称为胰外瘘。胰外瘘是胰腺外科的严重并发症。Howard 1998 年在 Surgery 杂志上给术后胰瘘下的定义是:①术后引流出或腹部伤口渗出的液体;②时间持续 5d 以上;③每日大于 10ml;④液体中淀粉酶、脂肪酶含量是血浆的 3 倍以上。根据每日胰液的引流量可将胰外瘘分为 3 类:①低流量胰瘘,胰液引流量＜200ml/d;②中流量胰瘘,胰液引流量为 200～500ml/d;③高流量胰瘘,胰液引流量＞500ml/d。也有作者将胰瘘分为部分胰瘘(partial fistulas)和完全胰瘘(complete fistulas),其区别点在于是否有胰液排入肠道。据报道约有 75％的胰瘘在 1 年内闭合,余 25％的胰瘘闭合的时间超过 1 年。

胰瘘也是胰头十二指肠切除术后较常见的并发症,是胰腺手术后最常见的死亡原因之一,其发生率为 10％～18％,少数报道高达 40％。病死率可达 7％～30％。近年来,由于手术方式及手术技巧的不断完善和改进,加上各种抑制胰腺外分泌药物的使用,以及完善术后监护,其死亡率以降至 5％以下。胰瘘造成胰液的大量丢失,可引起程度不同的水电解质紊乱和酸碱代谢平衡失调,严重者甚至可以引发低蛋白血症。除了手术方式和手术技巧外,发生胰瘘的危险因素有:①年龄＞65 岁;②胰管口径小;③未能置入胰管内支架;④胰腺实质松软或正常;⑤术中失血过多;⑥术前黄疸深、持续时间长;⑦营养状况及肝功能差、肌酐清除率下降;⑧手术时间过长;⑨恶性疾病术后发生胰瘘的概率较良性者高。

【目的】　及时充分的引流,保存胰腺功能,改善患者的全身情况,促进吻合口的愈合。

【适用范围】　胰腺手术后并发胰瘘的患者。

【急救措施】

1. *紧急处理* 胰腺术后患者突然从引流管引流出大量透明液或引流液＞10ml/d 或持续时间达 5d 以上等,遵医嘱给予禁食,胃肠减压,减少胃肠液对胰腺的刺激,在胰瘘的初期有良好的作用,对高流量胰瘘者注意纠正水、电解质失衡,维持体内稳定态。对于严重者给予吸氧、心电加氧饱和度监测,观察生命体征、尿量、末梢循环情况等。

2. *营养支持* 高流量胰瘘者常因大量胰液外溢,患者消化及吸收功能受影响,常发生营养不良,应积极给予补充热量、维生素、蛋白质以改善全身情况,促进胰瘘愈合。

3. *防止感染* 胰瘘合并感染常致严重后果,且有较高病死率,引流液应常规做细菌培养及药敏试验。遵医嘱使用头孢三代抗生素或氨基糖苷类抗生素加甲硝唑或喹诺酮类治疗。

4. *生长抑素类药物* 禁食、水,胃肠减压,减少胃肠液对胰腺的刺激,胰瘘治疗中应用生长抑素类似物的主要作用为抑制胰腺分泌和松弛肠道平滑肌,其可显著减少胰瘘的发生和加快瘘口的闭合。

5. *经皮置管引流* 胰瘘可经皮置引流管引流胰液,促进瘘口闭合。

6. *做好再次手术的准备* 立即给予备皮、备血(交叉配血)、做皮试,去除身上所有饰品及假牙,做好手术的一切准备,并通知手术室。

7. *做好心理护理* 从患者角度出发,关心、同情、鼓励患者,稳定情绪,要积极配合医护人员的治疗,消除患者的恐惧心理。

【注意事项】

1. 严密观察生命体征、尿量、周围循环变化及引流液的情况;严密观察腹部体征,持续剧烈腹痛,并进行性加重,同时伴恶心、呕吐等消化道症状;明显的腹膜刺激征;应通知医师,并做好紧急手术的准备。

2. 配合医生做好各项检查,患者外出进行辅助检查时,应有医护人员陪同,避免途中意外的发生,必要时医生可申请床旁检查。

3. 胰瘘的手术指征　①胰瘘持续时间 3 个月以上,引流量无减少趋势;②引流不畅,反复发热,尤其是发现较大的脓腔;③腹腔内大出血;④因胰管断端瘢痕形成导致梗阻性胰腺炎并产生疼痛时。符合以上任意情况时,采取手术治疗。

【诊断方法】

1. 观察　腹腔引流管是观察腹腔内病情变化的窗口,是诊断胰瘘和腹腔感染的重要手段。瘘的存在及腹腔引流管胰液的流出是诊断胰瘘的主要依据。胰肠吻合口附近的引流量较大、液体无粘性、色泽浅淡且持续 1 周以上,则应疑有胰瘘。

2. 引流液淀粉酶检查　对引流出的液体进行有关的化验检查,胰瘘患者引流液淀粉酶含量明显升高,一般可达 10 000U/L 则可确诊。仅少数患者需作造影证实。

3. CT　CT 对判断手术时机十分重要,并可揭示少见的胰内、外瘘,还可通过胰腺的薄层 CT 扫描,进一步了解胰腺的病变与胰管的走向与变化。

4. 瘘管造影检查　用 76% 泛影葡胺注入瘘管后作 X 线摄片,可见胰管和瘘管相通,并可了解瘘管的部位、形状、方向和范围等。如有内瘘存在,还可了解造影剂流入相应器官的情况,为手术方式的选择提供依据。

【应急处理流程】

禁食,胃肠减压,对于严重者给予吸氧、心电加氧饱和度监测,观察生命体征、尿量、末梢循环情况等

观察腹腔引流液的颜色、量、性质;对引流液进行有关的化验检查;CT、瘘管造影等检查

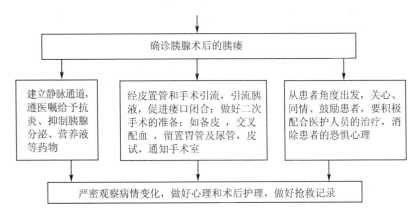

确诊胰腺术后的胰瘘

建立静脉通道，遵医嘱给予抗炎、抑制胰腺分泌、营养液等药物	经皮置管和手术引流，引流胰液，促进瘘口闭合；做好二次手术的准备；如备皮，交叉配血，留置胃管及尿管，皮试，通知手术室	从患者角度出发，关心、同情、鼓励患者，要积极配合医护人员的治疗，消除患者的恐惧心理

严密观察病情变化，做好心理和术后护理，做好抢救记录

【典型病例】　患者王某，女，61 岁。因腹膜后恶性间叶肿瘤术后复发 1 个月入院，院内增强 CT、MRI 诊断为腹膜后肿瘤侵犯十二指肠，排除远处转移，行经典的胰十二指肠切除术，术后给予抗感染、止血等对症治疗，术后第 4 天后出现胰肠吻合口引流管引流液增多，通知医生，查引流液淀粉酶 8520U/L，术后第 6d 患者腹痛、腹胀、高热，且 CT 示：胰周积液，左侧胸腔积液，腹腔引流液中淀粉酶升高。诊断为胰瘘。经过禁食，保持胃肠减压通畅，进行有效的负压吸引，减少胰液的分泌。给予生长抑素 6mg 经微量泵匀速 24h 泵入，善宁 0.1mg 皮下注射每 8 小时 1 次。积极抗感染、补液等对症治疗，维持水、电解质平衡。于 11 日查血淀粉酶 35U/L，引流液淀粉酶为 106U/L，于 13 日病情恢复，出院。

【术后护理要点分析】

1. 加强生命体征的观察　密切观察患者的意识状态，血压、脉搏、体温的变化，此外还要注意观察患者腹部情况。

2. 加强药物治疗的观察　在用药期间，观察患者意识、瞳孔情况以及有无头痛、呕吐、血压升高等颅内出血情况，观察大小便的颜色，腹腔引流液的颜色及量，伤口有无渗血，注意注射部位有无淤血、血肿、穿刺部位出血等，发现异常，及时报告医生进行处理。

3. 引流管的观察　向患者及家属说明引流管的重要性及其目

的,以免自行拔除。护士应确认各引流管部位,引流管要留出一定长度,以便患者翻身。同时防止引流管过长、受压、扭曲等造成管道阻塞。定时挤压引流管,2～3/d,以确保通畅。当引流物多时即采用负压吸引,当发现引流物混浊或呈脓性分泌物时即给予有效的冲洗,可采取双套管负压吸引。压力不可过大,以免损伤内脏、组织或血管。若有坏死组织脱落,阻塞管腔,可用 20ml 盐水冲洗或重新更换内套管。密切观察并记录 24h 引流液的颜色、量、质,观察胰液的颜色,如冲洗的液体多而持续吸引的少,查找原因,及时处理。

4. 加强局部皮肤的护理　因胰液外溢会出现皮肤疼痛、糜烂、腹部敷料潮湿等,加重患者的痛苦,因此要保持引流管周围皮肤清洁、干燥。采用斜坡卧位,保证引流管通畅而且对于患者的局部皮肤,给予涂抹氧化锌软膏来进行保护,避免因引流液的溢出,腐蚀患者皮肤。引流管通畅后,引流管周围渗出逐渐减少。

5. 营养支持　胰腺术后早期可根据患者状态给予胃肠外营养,待术后肠功能恢复,选用肠内营养(EN)治疗。EN 制剂用氨基酸或短肽链水解蛋白及低脂肪制剂为主,用鼻肠管,速度应遵循由慢到快,开始速度 40ml/h,后期改为 100ml/h。浓度由低到高,温度用调温器维持在 37～39℃左右。防止腹泻,一旦出现腹泻应改为 TPN,待病情稳定后改为 EN 直至经口进食为止。

6. 基础护理　①给予患者半卧位,有利于引流管的护理,减少瘘液的渗出。②预防肺不张及坠积性肺炎等肺部并发症的发生,鼓励患者深呼吸,做有效的咳痰,协助患者翻身、拍背,常规雾化吸入。③预防压疮发生,应加强健康宣教,使患者认识到床上适当活动的重要性,应保持床铺干燥、平整,更换床单时应防止引流管脱出折断,患者骨突出部位应注意按摩,每 2 小时翻身一次。

7. 心理护理　胰瘘患者由于病情重、费用高、时间长、疾病反复等特点,患者的心理护理非常重要,讲解疾病和生命的重要性,树立战胜疾病的信念。

第十七节　外伤性脾破裂

【概述】　外伤性脾破裂指在车祸、运动意外、打架等情况下，胃区遭受严重的外力打击，引起的脾破裂，包括包膜和内部组织的撕裂。患者病情急、危、重，极易出现失血性休克。是一种最常见的严重并发症。脾脏是腹部创伤中最容易受伤的器官，其发生率在闭合性腹部损伤中占 20%～40%。脾破裂也可见于左上腹或左下胸部的穿通伤，占 6%～10%。其闭合性脾破裂的临床表现为：①腹部疼痛：疼痛开始局限于左上腹，随着出血，血液逐渐扩散入整个腹腔，引起全腹弥散性疼痛，但仍以左上腹为甚。部分患者因血液刺激膈肌而引起左肩部牵涉性疼痛。②内出血症状：患者短期内出现如眩晕、心悸、口渴、面色苍白、出冷汗等，少数患者还伴有恶心、呕吐。体检可发现患者脉搏细弱而快，血压下降，呼吸急促。出血迅速者，短时间内血压明显下降，很快发生失血性休克，甚至死亡。③腹膜刺激征：以左上腹最明显。而对于开放性脾破裂的临床表现为：左胸部或左上腹部有伤口，如为贯通伤，则伤口也可在背部或腹部的其他部位。开放性脾破裂常合并其他脏器的损伤，如肋骨骨折、胸膜或肺及膈肌损伤，常伴有胃肠道和肾脏损伤等，因此病情多较严重，往往在短期内迅速发生休克，死亡率极高。

【目的】　遵循"抢救生命第一，保脾第二"的原则，抢救生命，及时治疗。

【适用范围】　外伤性脾破裂者。

【急性措施】

1. 病情评估　持续吸氧，持续心电监护加氧饱和度监测，严密观察患者的生命体征变化，观察患者的血压、脉搏、呼吸、体温、神志、尿量、口唇和甲床的颜色，注意有无脉压缩小、脉搏减弱，呼吸运动是否受限，判断有无意识障碍、休克等。另外，借助辅助检查 B 超和CT 检查。比如 B 超：是一种非侵入性检查，较常用，能显示破碎的脾脏，较大的脾包膜下血肿及腹腔内积血。CT 检查：能清楚地显示脾脏的形态,对诊断脾脏实质裂伤或包膜下血肿的准确性很高。

2. **迅速补充血容量**　建立有效的静脉通道,选用套管针穿刺,穿刺选择上肢粗大的静脉,以保证快速输液、输血,保持收缩压>90mmHg。

3. **密切观察病情变化**　严密观察患者意识、面色、生命体征、腹部体征等。留置导尿管,记录每小时尿量。给予静脉抽血化验,动态了解红细胞计数。

4. **做好术前准备**　如备皮,交叉配血,留置胃管及尿管,皮试,术前用药等,通知手术室做好手术准备,为抢救争取时间。

5. **加强心理护理**　在紧急情况下,不要忽视患者的心理护理,切忌只注意监护仪上数字的变化而忽视患者的主诉。

【注意事项】

1. **立即高流量吸氧**　患者由于大量失血,血容量降低,组织器官缺氧,采用高流量吸氧4～6L/min,必要时面罩加压给氧,保持呼吸道通畅;注意勿随意搬动患者,绝对卧床休息。注意保暖,禁忌任何形式的体表加温。

2. **迅速建立多静脉通路**　建立有效静脉通路,采用静脉留置针,保证输液、输血畅通和静脉给药。

3. 患者外出进行辅助检查时,应有医护人员陪同,避免途中意外的发生。必要时医生申请床旁检查。

4. **脾破裂的手术治疗**　脾切除术是治疗脾破裂的主要手术方法。对腹腔内大量出血,剖腹探查,控制大出血是必需的。对大部分脾破裂须行脾切除术。对脾裂伤较轻,创口较整齐者,尽可能保留脾脏。术后要密切观察生命体征等,警惕腹腔内再发生出血。

5. **脾破裂非手术治疗**　影像学检查(B超、CT)证实脾破裂比较局限、表浅、无其他腹腔脏器合并伤者,不可手术,但应严格制动。定时由专科医师检查患者。并严密观察血压、脉搏、腹部体征,血细胞比容及影像学变化。

【诊断方法】

1. **实验室检查**　血常规化验红细胞和血红蛋白常有进行性下

降,而白细胞则可以增至 12×10^9 /L 左右,系急性出血的反应。

2. 腹部 X 线检查　外伤患者可摄腹部 X 线,观察脾轮廓、形态、大小和位置改变。伴发肋骨骨折的影响,对诊断脾外伤很有帮助。

3. 腹部 B 超检查　当脾损伤时可显示脾轮廓不整齐,影像中断,疑有包膜下血肿,并可见脾进行性增大和双重轮廓影像,同时可显示腹腔内 100ml 以上的积液。脾包膜断裂时,可见脾表面欠光滑整齐,连续性中断,可探及条索状暗带,脾实质回声尚均匀,脾周围及左右髂窝内可探及不等量的液性暗区。迟发性脾破裂时,需多次超声检查才能发现实质破裂。

4. 腹部 CT 检查　CT 能确定脾损伤的存在及其损伤范围,具有非常高的敏感性和特异性。脾包膜下血肿 CT 显示为等于或略高于脾密度影,与脾内等密度血肿一样,CT 平扫易于漏诊,须做增强 CT 方能确诊。

5. 诊断性腹腔穿刺　虽不能提示损伤的部位,亦不能说明损伤的程度,但对决定剖腹探查的指征很有帮助,诊断准确率达 90% 以上,由于超声及 CT 的广泛应用,腹腔穿刺似应用受限。

6. MRI 检查　由于成像时间较长,某些抢救设备难以接近 MRI 机器等原因,一般不用于急诊患者的检查,但病情复杂时,特别是检查出血和血肿时,MRI 是一种较有效的检查方法。

7. 选择性腹腔动脉造影　这是一种侵袭性检查,具有高度的特异性及准确性,既可以特异性明确诊断,又可以同时进行选择性脾动脉栓塞治疗。

【应急处理流程】

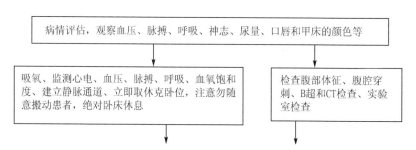

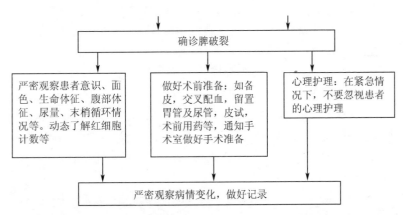

【典型病例】 患者杜某,女,39岁,患者6h前在建筑工地自3m高空不慎摔至安全网上,坠落高度约1m,左侧胸廓撞至安全网钢管,当时自觉呼吸时左侧胸部刺痛明显,无恶心、呕吐,无头痛,无头晕,无肢体活动障碍,15:00左右由家人送至医院急诊科。查体:患者神志清楚,心率90/min,血压102/68mmHg,血氧饱和度98%,左胸部压痛,听诊左下肺呼吸音弱,未闻及干湿啰音,腹部压痛。行腹部超声提示:脾内异常声像,考虑脾破裂,腹水。胸部CT检查提示:多发肋骨骨折、左侧气胸。外科会诊后,考虑暂无手术指征,建议内科治疗。考虑患者病情危重,由急诊科收入ICU二区。因病情需要次日转入肝胆外科继续治疗,体检:T:37.0℃,P:97/min,R:20/min,BP:124/56mmHg,平车推入病房。神志清楚,查体合作,急性病容。胸廓对称无压痛,左侧胸部散在皮肤挫伤,左胸廓压痛明显,右上肺呼吸音清,左上肺呼吸音弱,未闻及干湿啰音及摩擦音。腹部平软,左上腹压痛,无反跳痛,全腹未触及异常包块,叩诊鼓音,肠鸣音正常。双侧膝腱反射对称,双侧巴宾斯基征阴性。

入院后予抗炎、化痰、抑酸、止血、维持电解质及酸碱平衡治疗。患者于转科后抽血查血常规结果示:RBC:2.17×10^{12}/L、HGB:61g/L,当日晚间急诊在全麻下行剖腹探查、脾切除术,术后患者康复出院。

【护理要点分析】

1. 病情评估　观察血压、脉搏、呼吸、神志、尿量、口唇和甲床的颜色等；吸氧、心电加氧饱和度监测、5～10min 测量血压、脉搏、呼吸、血氧饱和度、建立静脉通道、立即取休克卧位，注意勿随意搬动患者，绝对卧床休息；协助医生完善检查；加强专科护理和心理护理；为紧急手术做好准备。

2. 术后护理措施

(1)术后给予平卧位，保持呼吸道通畅　遵医嘱给予持续低流量吸氧、心电监护加氧饱和度监测。每 30 分钟观察记录脉搏、血压、呼吸的变化，平稳后 2h 测量记录 1 次。及时准确记录尿量，保持输液通畅，维护体液平衡。

(2)加强巡视，病情观察

①警惕再出血。用腹带加压包扎腹部，可避免由于体位改变或咳嗽时腹压增高，引起伤口裂开和出血。观察有无内出血，常规测量血压、脉搏的变化。观察各引流管的颜色、量、性质的变化。如引流管内引流液出大量鲜血，应及时报告医生，有可能再次手术止血。

②脾切除术对腹腔内脏器(特别是胃)的刺激较大，所以应留置胃管持续胃肠减压，防止术后发生胃扩张。

③施行脾切除术的患者，肝功能较差，术后应充分补充维生素、葡萄糖等。

④注意肾功能及尿量的变化，警惕肝肾综合征的发生。

⑤术后常规应用抗生素，以防治全身和膈下感染。

⑥及时测定血小板计数，如迅速上升达 $50 \times 10^9 / L$ 以上，则可能发生脾静脉血栓，如再出现剧烈的腹痛和血便，则提示血栓已蔓延到肠系膜上静脉，须及时使用抗凝血治疗，必要时手术治疗。

(3)病情稳定后给予舒适卧位，协助定时翻身拍背；指导有效咳嗽、排痰，预防肺部并发症。鼓励并协助患者多翻身、多活动、预防肠粘连和压疮，促进肠蠕动恢复。

(4)术后禁食期间：补充水、电解质，加强营养支持，维持酸碱平衡。肠功能恢复后，可给予高热量、高蛋白和易消化的饮食。

(5)心理护理:关心安慰患者,加强与患者的交流和沟通,给予相关饮食指导,注意保暖,尽量少食多餐,加强体育锻炼,每天保证充足的睡眠。

(6)加强对劳动保护、安全生产、安全行车、遵守交通规则知识的宣传,避免意外损伤的发生。

第十八节　脾　梗　死

【概述】　脾梗死是指脾动脉主干或分支血管被栓子堵塞而导致远端缺血坏死,常并发于血液系统疾病、心血管疾病等。梗死的病灶常为多发,表现为尖端朝向脾门的楔状分布。有时脾梗死还可伴发脾内出血。器官或局部组织由于血管阻塞、血流停止导致缺氧而发生坏死的过程,称为梗死形成,所形成的局部坏死称为梗死。脾动脉作为终末动脉分支进入脾,其最末端分支在脾髓内成笔毛状,构成脾梗死的解剖学基础。侧支循环不能迅速建立时,导致缺血坏死。若能有侧支循环代偿则不致发生缺血坏死。单纯的某支静脉的阻塞一般不造成梗死。然而,在仅有一条引流静脉的组织或器官,该静脉发生闭塞时,也可发生梗死。临床表现有很大不同,约有 1/3 的脾梗死在临床上是隐匿性的。小动脉支的栓塞无明显症状,而较大动脉支栓塞可出现剧烈的左上腹胀痛或撕裂样疼痛,并放射至左肩,伴恶心、呕吐,具有明显的腹膜刺激征。化脓性栓子可导致脾脓肿,有脓毒症表现及左上腹部疼痛。

引起脾梗死的疾病常为二尖瓣疾病、骨髓增生性疾病、动脉炎、脾动脉瘤、动脉硬化等疾病。当有门静脉高压等导致的脾肿大时,更易出现脾梗死。脾梗死是一种罕见的病理形式,梗死可累及整个器官。这是由于动脉或静脉的损害,与疾病有关。肺梗死多与血液疾病相关。镰血红蛋白病有脾梗死倾向是众所周知的。镰状细胞病发生脾梗死的机制是异常血红蛋白结晶。僵硬的红细胞导致红细胞叠连形成并闭塞脾循环。慢性粒细胞性白血病和骨髓纤维化脾梗死率分别为 50% 和 72%。系统性栓塞也可导致脾梗死。

【目的】　早期诊断,减少并发症。

【适用范围】　脾梗死的患者。

【急性措施】

1. 病情评估　持续低流量吸氧、心电监护加氧饱和度监测,严密观察生命体征的变化,观察患者的血压、脉搏、呼吸、体温、神志、尿量等,每 15～30 分钟测量 1 次;及时判断有无意识障碍。每 30min 检查记录腹部的症状和体征;注意左上腹部疼痛的程度和范围变化,有无发热和发冷,恶心和呕吐,胸痛,左肩疼痛。

2. 严密监测生命体征　监测并记录患者的血压、脉搏、呼吸、体温及瞳孔变化,及时协助医生进行处理,同时备好急救药物,并做好手术的准备。

3. 立即建立 2 条以上有效静脉通道　遵医嘱静脉给予溶栓、补液、抗炎、镇痛药物输入,消除腹痛,缩短病程和减轻并发症。

4. 做好心理护理　解释手术的必要性,脾梗死后可能出现的并发症,稳定患者情绪,消除恐惧心理。

【注意事项】

1. 积极治疗引发脾梗死的感染性疾病,加强抗生素治疗;对于腹部外伤,特别是脾脏受钝伤或穿透伤,应尽早清创,抗感染。

2. 手术治疗包括穿刺引流及脾切除术,主要以穿刺引流为主。目前认为大部分脾梗死可以自愈或纤维化,病灶不需要特别处理,但是应处理原发疾病。如果出现液化坏死区域,直径<5cm 可以随诊,不需处理;若直径>5cm,应在 B 超或透视下穿刺引流;如出现脾脓肿,目前多主张穿刺引流,必要时才考虑行脾切除术。

【诊断方法】

1. 实验室检查　贫血,白细胞计数、中性粒细胞增多。

2. 超声检查　脾脏可增大,或有变形,病变常靠近前缘部,大小不等,呈楔形或不整形,内部回声不均匀,可为低回声或无回声区,或有散在的强回声于其间。

3.CT 检查

①梗死灶多发生于脾前缘处近脾门的方向,平扫时为低密度区。

②梗死灶呈三角形或楔形、底近脾的外缘,尖端指向脾门,少数为圆形或不规则形低密度影,有时伴有包膜下积液,表现为脾周少量新月形低密度影。

③增强扫描显示更为清楚,正常部分脾密度增高,而梗死灶不增强,对比更好。

④脾梗死灶在急性期(8d以前)呈低密度区,不强化;在慢性期(15~28d)则密度逐渐恢复正常,由于已出现瘢痕组织,瘢痕收缩可引起脾脏出现收缩变形情况。

⑤若整个脾脏梗死,则在增强扫描时,整个脾脏呈不强化现象,只有脾包膜有增强现象。

【应急处理流程】

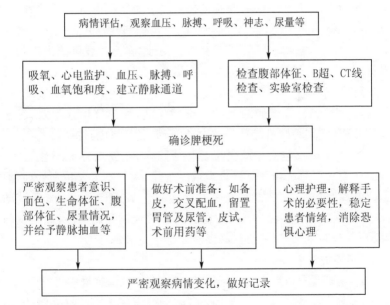

【典型病例】 患者吕某,女,10岁。因急性持续性上腹痛,伴发热、恶心、呕吐2d入院,经保守治疗2d症状无好转,且精神萎靡不振,偶有全身抽搐。B超示:"脾脓肿"。查体:T 38.5℃,表情痛苦,头、颈、心、肺无异常,腹平,上腹剑下及左上腹部压疼,无反跳痛,左侧腰部叩痛,全腹叩鼓音,肠鸣音正常。腹部 B 超示:脾大、厚3.5cm,脾尾部探及范围约 4.2cm×4.8cm 回声不均匀区,内为不规则液性暗区,提示:脾脓肿。腹部加强 CT 示:脾大,约 15cm×11cm×5cm,平扫密度不均,可见多个低密度区,CT 值 24HU(单位),增强后可见大片低密度无强化区,边缘不清,CT 值 17～30HU,脾边缘完整。提示:脾大面积坏死。处理:急症剖腹探查,发现全脾脏呈暗黑色约 15cm×11cm×8cm,质硬,行脾切除。术后病理报告:整个脾暗红色,质硬变性,纵切可见整个脾呈内、中、外三个层次形成的楔形梗死区,其中最内层已发生液化性坏死,中间区域模糊,可见动脉内血栓形成。诊断:脾坏死。给予抗炎、对症、支持治疗。7d 后拆线,痊愈出院。

【术后护理要点分析】

1. 术后给予持续低流量吸氧,心电监护加氧饱和度监测。6h 内每 30 分钟测体温、脉搏、呼吸和血压 1 次并记录。注意观察患儿神志变化,备好抢救药品及器材。

2. 卧位术后去枕平卧 6h,头偏向一侧,保持呼吸道通畅,使口腔内分泌物或呕吐物易于流出,避免窒息和吸入性肺炎的发生。完全清醒后给予半卧位,以防止手术创面的渗血、渗液在膈下积聚、并减轻腹壁切口张力。次晨可坐起,待引流管拔除后可沿床边适当活动。

3. 切口的护理:密切观察切口敷料是否干燥,伤口有无渗血或渗液。定时更换伤口敷料,严格执行无菌操作,敷料可靠固定并包扎腹带,防止患儿触摸切口敷料和各种引流管。

4. 引流管的护理:各种引流管应保持通畅,不打折、不扭曲、不脱落,翻身变体位时特别注意保护妥当,注意观察并记录引流液的性状和量。腹腔引流管一般在术后 48h 内拔除。胃肠减压管一般于术后 24h 拔除,期间应注意随时保持胃肠减压器的负压密闭性。留置尿管期间应注意保持会阴部清洁,定时夹闭尿管,训练膀胱功能。较细的尿管易发生阻塞,在尿量偏少和尿液混浊时可给予膀胱灌洗。一般在术后 24～48h 拔除导尿管。

5. 疼痛护理:术后 1～2d 伤口疼痛属正常现象,目前一般常规应用静脉持续给予镇痛药物来达到镇痛目的。

6. 术后活动:鼓励患儿早期下床活动,活动量应循序渐进,不可操之过急。活动时妥善保护切口和引流管,防止脱出和反流。

7. 饮食及营养:术后胃肠减压期间禁食、水,通过静脉输液补充水、电解质和能量。一般在术后2~3d肛门排气后方可进食,按医嘱渐进流食、半流食、软食、普食。术后饮食原则应以清淡、易消化、高蛋白、高维生素、高热量等营养丰富的食物为宜,以保证机体充足的营养,保证切口顺利愈合。禁食、水期间应做好患儿的口腔护理。

8. 预防感染:由于脾脏是人体的免疫器官,脾切除后患儿可因抵抗力下降而造成暴发性感染。因此,做好脾切除患儿术后感染的预防,是非常重要的。①呼吸道感染的预防术后应将患儿置于单间病房,保持环境的清洁。每日紫外线空气消毒1次,限制探视。术后第2天开始给患儿叩背促排痰,防止坠积性肺炎的发生。②各种穿刺和切口换药应严格无菌操作。③注意饮食卫生。④患儿出院前告知家长脾切除后存在免疫缺陷,要终身注意居住环境和个人卫生,避免不洁饮食,远离各种感染因素。一旦发生感染性疾病(特别是呼吸道和肠道细菌感染)要及时就医,并告知医生脾切除病史,以便医生给予及时、有效的治疗。

第 3 章
泌尿外科常见急性事件及处理流程

第一节 肾 损 伤

【概述】 肾损伤是指肾脏结构或功能异常,最初无肾小球滤过率下降。肾损伤比较常见,多见于中青年男性。主要由于腰部受到外来暴力直接撞击和高处坠落等引起。肾损伤分为开放性和闭合性两类,以单侧闭合性损伤最常见。可合并胸腹部其他脏器损伤或骨骼损伤,使病情复杂化。肾脏损伤的基本病理改变是出血和尿外渗,易继发细菌感染。根据其病理类型可分为:①轻度肾损伤,包括肾挫伤和表浅肾裂伤,在肾损伤中占绝大多数。②重度肾损伤,包括肾实质深度裂伤、横断伤和粉碎伤。③肾血管损伤病情较凶险。肾损伤晚期可出现尿囊肿、肾积水或高血压等并发症。肾损伤的主要症状有:①血尿:重度损伤可出现肉眼血尿,轻度损伤则表现为显微镜下血尿,若输尿管、肾盂断裂或肾蒂血管裂时可无血尿。②休克:严重肾损伤尤其合并有其他脏器损伤时,表现有创伤性休克和出血性休克,甚至危及生命。③疼痛及腹部包块:疼痛由局部软组织伤或骨折所致,也可由肾包膜张力增加引起;有时还可因输尿管血块阻塞引起肾绞痛,当肾周围血肿和尿外渗形成时,局部发生肿胀而形成肿块。④高热:由于血、尿外渗后引起肾周感染所致。⑤伤口流血:刀伤或穿透伤累及肾脏时,伤口可流出大量鲜血,出血量与肾损伤程度以及是否合并其他脏器或血管的损伤有关。⑥疼痛:血液、尿液渗入腹腔或合并腹腔内脏器损伤时,可出现全腹疼痛和腹膜刺激症状。诊断肾损伤的基本依据是病史和血尿。B超、CT、排泄性尿路造影和肾动脉造影等检查,可以明确诊断和病理类型。肾损伤中绝大多数是轻度损伤,可经非手术方法治愈。但开放性肾损伤、重度肾损伤和肾血管损伤应手术治疗。常用的手术方式有肾裂伤修补术、肾部分切除术、肾切除术和肾血管修复术。

【目的】　早期诊断,早期手术,降低死亡率。

【适用范围】　发生肾损伤的患者。

【急性措施】

1. 病情评估　评估患者是否有大出血、休克征象,如有则需迅速给予抢救措施,给予持续吸氧,心电监护,观察生命体征。密切观察患者腹部体征:腹胀是否明显。严密监测尿量、电解质及血糖。

2. 密切观察生命体征　定时测量血压、脉搏、呼吸、体温,注意腰、腹部肿块范围有无增大。观察每次排出的尿液颜色深浅的变化。定时监测血红蛋白和血细胞比容。

3. 建立2条以上有效静脉通道　及时补充血容量和热量,维持水、电解质平衡,保持足够尿量。必要时给予输血。

4. 抗感染治疗　应用广谱抗生素以预防感染。

5. 对症处理　使用止痛、镇静药和止血药物。

6. 术前准备　备皮、备血、药物过敏试验,交叉配血试验;留置胃管。必要时导尿,留尿进行比色观察,但血尿的多少有时与损伤的程度不一定成比例。

7. 心理护理　患者情绪紧张、恐惧,护士在密切观察病情的同时要向患者宣讲损伤后注意的问题,有血尿是损伤后的临床表现之一,要严格按医嘱卧床休息,以免加重损伤。

【注意事项】

1. 经积极抗休克后密切观察生命体征仍未见改善,提示有内出血。

2. 密切观察尿管引流出尿色,若血尿逐渐加重,血红蛋白和血细胞比容继续降低,则需立即通知医生,做好术前准备。

【诊断方法】

1. 实验室检查　尿常规、血常规检查,对腰腹部受伤且疑有肾损伤的患者应立即行尿常规检查,了解出血情况。

2. CT　在肾损伤的诊断及随访中有十分重要的价值,在患者全身情况允许的情况下,应作为首选的检查,它不仅可以准确了解肾实质损伤的程度、范围以及血、尿外渗的情况,还可同时明确有无其他腹腔脏器的损伤。

3. B 超　可初步了解肾损伤的程度以及肾周围血肿和尿外渗的情况。

4. X 线检查　根据排泄性尿路造影时造影剂外漏的情况,可了解肾损伤的程度和范围,并可了解两侧肾功能的情况。当排泄性尿路造影不显影且疑有肾蒂血管伤时,可行肾动脉造影检查,但应在病情稳定时方可实施,肾动脉造影可发现有造影剂外溢以及肾血管较大分支阻塞,在肾动脉造影确诊后,还可行选择性肾动脉分支栓塞以控制出血。

【应急处理流程】

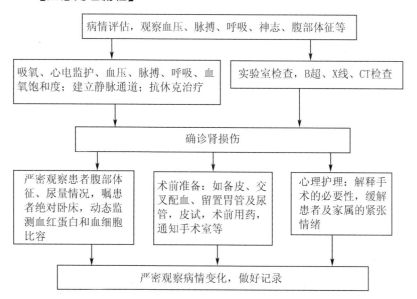

【**典型病例**】 患者杜某,男,38 岁,主因外伤 3h 入院。患者入院前 3h 不慎从 5m 高处坠落,右侧臀部着地,伤后有臀部、右侧上腹部及腰部疼痛,伴恶心,呕吐胃内容物 2 次,排洗肉水样便 1 次。查体:T:36.3℃,P:96/min,R:16/min,BP:90/64mmHg,神清,双侧瞳孔等大等圆,对光反射灵敏。腹部平软,右上腹压痛,无反跳痛。右侧脊肋角明显压痛,叩击痛,未触及明显包块。辅助检查:血常规:白细胞 $11.1×10^9/L$,红细胞 $4.0×10^{12}/L$,血红蛋白 105g/L。尿沉渣镜检:红细胞满视野。X 线检查未见肋骨和骨盆骨折现象,右侧膈肌略抬高。右肾轮廓不清,腰大肌阴影消失(显示右肾周有血肿及尿外渗征象)。诊断为:肾损伤。给予一级护理,禁食、水。给予持续吸氧,心电监护,严密监测生命体征变化情况。静脉给予抗炎、补液、扩容等药物输入,输入顺利,无不良反应。给予留置尿管,严密观察每次排尿情况,并留尿比色。入院后完善各项检查,给予积极治疗后急诊在全麻下行肾修补术,术前给予备皮、备血、药物过敏试验,留置胃管、尿管,同时通知手术室做术前准备。术后给予对症治疗 3 周后,康复出院。

【**护理要点分析**】

1. 术前护理

(1)严密观察肾区及胸腹部情况,诊断未明确时,禁用度冷丁等止痛剂。

(2)监测体温、脉搏、呼吸、血压,每 2 小时监测 1 次,严密观察每次排尿情况,并留尿比色。生命体征平稳、尿检正常时,停止监测。

(3)给予精神安慰和心理疏导,以取得患者的合作。适当调整体位,减轻患者疼痛感。

(4)建立 2 条以上静脉通道 给予抗炎、扩容、补液药物输入,肾损伤者据静脉输液以保持足够的尿量,禁食患者每日补液 2500~3000ml,每小时尿量不得少于 30ml。

(5)观察尿液颜色 将每次排出的尿液置入试管内,注明时间按次序排列,比较尿液颜色的变化。也可将每日排出的尿液进行比较,为判断病情提供依据。

(6)应做好手术准备:腹部备皮、抗生素药物皮试、留置胃管、尿管,备全血 800～2000ml 等。

2. 术后护理

(1)监测生命体征,每 15 分钟测量呼吸、脉搏、血压 1 次,直至各项指标正常后改为每小时监测 1 次。若血压下降、脉率增快应报告医师,必要时复查血红蛋白以判断有无继续内出血的可能。

(2)绝对卧床休息:卧床休息的时间,因肾脏损伤的程度而异,肾脏裂伤应卧床休息 4～6 周,2～3 个月不宜参加体力劳动和竞技运动。

(3)止血、镇静:立即给予有效的止血药物,以减少继续出血的可能,由于肾损伤出血引起肾周血肿、肾纤维膜及肾周筋膜受牵拉而出现腰部胀痛,血凝块引起输尿管梗阻,出现肾绞痛。故肾损伤患者多有明显的疼痛表现,而疼痛又会引起患者烦躁、不安、活动,进而加重肾脏出血。因此,应给予必要的镇静处理。

(4)感染的防治及补液:给予广谱抗生素,预防感染,防止血肿感染形成脓肿,并注意补入足够的能量、血容量,维持水、电解质平衡,及时补充机体在非常态下的代谢需要。

(5)术后 2～3d 患者肠蠕动恢复、肛门排气后,即可拔除胃肠减压管。单纯肾损伤患者拔胃管后即可进半流质饮食,1～2d 后改为普通饮食。

(6)保持大、小便通畅:严重肾损伤患者应立即给予保留导尿,一方面有利于观察尿液颜色变化,另一方面能防止患者排尿时加重肾脏损伤。必要时给予缓泻药帮助患者通便。防止用力排便,增加腹压,引起继发性出血可能。记录尿量,观察尿液颜色。若血尿颜色加重,应考虑有出血的可能,应及时采取相应的措施。

(7)心理护理:患者情绪紧张、恐惧,护士在护理过程中,做好疾病相关的知识宣教,向患者解释,在尿液变清并检查无异常后,仍需继续绝对卧床休息 2 周以上的重要性。嘱患者 1 个月内不能从事重体力劳动,不作剧烈活动,因为肾组织较脆弱,愈合坚实需较长时间,以免发生再次出血。

第二节 输尿管损伤

【概述】 输尿管损伤多见于暴力外伤、结石梗阻、泌尿系肿瘤或结核等病理状态下，以及随着泌尿外科微创手术的开展可能带来的医疗损伤中，因其在临床上比较少见，相对容易延误诊断或漏诊。输尿管依据损伤类型，处理时间的不同，可将输尿管损伤分为挫伤、穿孔、结扎、钳夹、切断或切开、撕裂、扭曲、外膜剥离后缺血、坏死等。在输尿管损伤中，绝大多数为医源性损伤，约占82%，其余为外源性损伤。在外源性损伤中穿透伤约占90%，钝性损伤约占10%。临床多见为输尿管内检查操作和盆腔手术引起的医源性损伤。临床表现包括：①病史：有盆腔手术和输尿管腔内器械操作损伤史或有严重的贯通伤史。②腰痛：患侧肾区有压痛及叩击痛，上腹部可触及疼痛和肿大的肾脏。③尿瘘或尿外渗：术后发生切口漏尿，阴道漏尿，腹腔积尿或腹部囊性肿块等。④无尿或血尿：双侧输尿管断裂或被完全结扎后，可出现无尿症状，此类损伤易被及时发现，此外，部分患者还会出现血尿；但不出现血尿并不能排除输尿管损伤的可能。⑤发热：输尿管损伤后，由于尿液引流不通畅或尿外渗等情况，可继发感染或局部组织坏死时，此时可出现寒战、发热等症状，当尿液渗入到腹腔时还可出现腹膜炎症状。由于早期的症状和体征非特异性，所以对输尿管损伤的诊断要高度警惕。≥30%的患者没有血尿。若诊断不及时，临床可表现为肠梗阻、尿液外渗、尿路梗阻、无尿和脓毒症。

【目的】 早期发现、早诊断、早处理，改善预后。

【适用范围】 输尿管损伤的患者。

【急性措施】

1. 病情评估 患者出现患侧腰肋突发绞痛或钝性隐痛的症状，或者尿液在腹膜后形成脓肿引起寒战、发热等感染症状，立即报告医生，给予对症处理，同时，查明病因。

2. 密切监测生命体征 给予吸氧、心电监护，严密观察血压、脉搏、呼吸、体温、血氧饱和度等,注意观察生命体征有无异常,观察体温的变化,及早发现感染的危险,密切观察血压及尿色、质、量等情况,及时发现出血的情况。如患者出现血尿症状,及时报告医生处理。

3. 建立静脉通道　给予止血、抗菌药物治疗,并密切观察腹部疼痛症状的变化情况。

4. 抗生素治疗　遵医嘱应用广谱类抗生素治疗,减少感染的机会。

5. 术前准备　做好紧急手术患者的术前准备,有伤口漏尿、腹腔积尿、输尿管断裂等情况者应尽快手术,保护肾功能。手术原则:清除外渗的尿液,修复输尿管,放置输尿管支架导管。做好相应的术前准备如备皮、备血,药敏试验等。留置胃管。

6. 心理护理　多与患者沟通,适当减轻患者恐惧心理,取得患者的配合。轻度输尿管黏膜损伤,可应用止血、抗菌药物治疗,并密切观察症状变化。

【注意事项】

1. 护士术前要全面掌握患者病史及既往手术史,对于既往有盆腔手术史、盆腔粘连、严重的内膜异位症者,术后观察更应密切注意。要做到输尿管损伤并发症的早期发现、诊断、处理及改善预后,护士应加强术前熟悉病史,术后密切观察以及对患者的健康教育工作。

2. 必要时护士向患者讲解输尿管损伤的主要原因、症状、治疗过程及方法,使患者对病情有一定的了解,树立战胜疾病的信心。在做各项护理操作前,先做好解释,使患者充分理解并配合,操作中要注意保护患者隐私,动作轻柔。在工作中应用同理心加强与患者的沟通,应用倾听的技巧了解患者的顾虑和需求并及时反馈信息,缓解其心理压力,保持心情舒畅。

【诊断方法】

1. 术中或术后怀疑输尿管损伤时,可做膀胱镜检查,并做靛胭脂静脉注射,可发现伤侧输尿管口无蓝色尿液喷出,输尿管插管至损伤部位受阻。

2.B超可发现尿液外渗和梗阻所致的肾积水。超声诊断不明确时应及早行静脉肾盂或者肾盂穿刺造影以及增强 CT 进一步确诊。

3.静脉尿路或者肾盂穿刺造影 逆行性肾盂造影显示梗阻或造影剂外溢。

4.增强 CT 检查可显示输尿管损伤的部位及损伤处的尿外渗、尿漏和梗阻。

5.放射性核素肾图可显示结扎侧上尿路梗阻。

【应急处理流程】

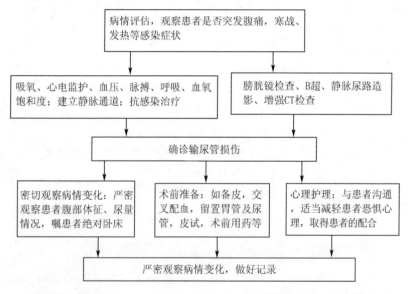

【典型病例】 患者李某,男,54 岁,因右腰部疼痛 3 月余,左腰部疼痛 8d 收住院。查体:心肺功能正常,右腰部无明显压痛及叩痛,左腰部压痛及叩痛。行 B 超、X 线腹平片、静脉尿路造影(IVU)检查示:左输尿管下段结石(长径 0.6cm)伴左肾轻度积水;右输尿管上段结石(长径 0.9 cm)伴右肾轻度积水;右肾结石(约 0.5cm)。查血常规正常,肌酐 109 μmol /L。完善术前检查后用 Wolf 8F/9.8F 输尿管硬镜行钬激光碎石术。术中于左侧输尿管下段见一结石,行钬激光碎石,顺利完成。术中发现右侧输尿管下段黏膜水肿,管腔狭窄,有阻力,镜体能上行,探查至上段后见一狭窄环,管腔稍扭曲,一枚黄黑色结石堵塞输尿管腔,部分被黏膜包裹,扩开狭窄后行钬激光碎石,操作过程中患者诉右侧腰部疼痛,即放置斑马导丝,退镜时发现长段输尿管黏膜随镜鞘拉出,考虑输尿管黏膜撕脱离断,即转开放手术。术中见:长约 16cm 输尿管上下段黏膜完全撕脱离断,上距肾盂约 6cm,下至输尿管口。将离断输尿管黏膜置于原位,修剪断端,腔内置入双 J 管(术后用的输尿管),行输尿管上段端端吻合、输尿管下段膀胱再植、带蒂大网膜组织包绕全长输尿管手术。术后 3 个月拔除双 J 管。B 超、IVU 检查示:患侧肾轻度积水,尿路通畅。随访20 个月,患侧肾功能正常,患侧无肾积水。

【护理要点分析】

1. **术前护理**　术前一日给予备皮、备血,指导患者全身沐浴,22:00 后至术日晨禁食、水。责任护士熟悉了解患者的各项检查结果,过敏史,评估患者全身既往史及现病史,评估患者心理状态,及时发现并指导患者解除焦虑的思想,使患者建立手术成功的信心,以最佳的状态手术。

2. **术后护理**

(1)体位护理:术后去枕平卧 6h,头偏一侧,禁食、水。

(2)密切监测生命体征:术后持续心电监测及吸氧,前 6h 每 30分钟严密观察血压、脉搏、呼吸、体温、血氧饱和度等生命体征,注意观察生命体征有无异常,观察体温的变化,及早发现感染的危险,密切观察术后血压及尿色等情况,及时发现术后出血的情况。如患者有恶心、呕吐等症状,及时报告医生处理。

(3)抗生素治疗:术后遵医嘱应用广谱类抗生素。术后 1~2d 内补液量应达 2000~2500ml,尿量需保证在 2000~3000ml/d,以便稀释尿液,促进尿中晶体物质排出,同时也可以进行尿路冲洗,减少感染的机会。

(4)术后 6h 观察患者排气的情况,如果排气后,嘱患者予流质清淡饮食,及时补充营养,增强体力,促进疾病的恢复。鼓励每日多饮水,以增加尿量,促进残余结石的排出。

(5)密切观察引流液:术后早期引流液增多,立即报告医生。对既往有盆腹腔手术及盆腔粘连的患者,术后48h内宜每1～2h观察引流液的性状、引流量并认真记录。对引流量少的患者,要检查引流管通畅与否、有无被血块堵塞、引流管长度及患者的体位等情况,以免遗漏异常情况。当发现引流液颜色变为淡红色,引流量＞100ml/h,应及时通知值班医生,并留取引流液标本供做肌酐、尿素氮及电解质测定,以利于与同期尿液、血液做鉴别诊断。

(6)输尿管导管的护理:损伤后的输尿管具有较强的再生能力,放置输尿管导管,目的为起支架作用,有利于损伤部位的组织修复和输尿管愈合后的功能恢复。输尿管导管的留置护理,关键是保持良好的引流效果和防止感染。术后输尿管导管的远端都经尿道引出,我们将输尿管导管外口置于无菌生理盐水空瓶中(用无菌血管钳夹持导管外口穿过瓶塞),外口距瓶口距离不宜过长,一般为3～4cm,以防尿液反流,并在瓶口插上一排气针尖,保持瓶内外压力平衡,以利于尿液流出,操作时严格按无菌要求进行。及时倾倒尿液,启、盖瓶盖时都行消毒,并避免导管外口在空气中暴露过久,无菌生理盐水空瓶每日更换1次。保证输尿管导管引流通畅,防止导管扭曲和折叠。在做会阴擦洗、更换引流瓶等护理操作时,防止牵拉导管,以防导管移位。

(7)导尿管的护理:输尿管损伤患者术后尿管留置时间比较长,一般2～3周,在留置导尿期间,注意保持导管的通畅,鼓励患者多饮水,并记录好每天排尿量及其性状。无菌密闭集尿袋每日更换1次,衔接处操作遵守无菌原则,从底部排放尿液时排出口应注意保护,防止污染。留置的尿管一般在输尿管导管拔除后1～3d拔除,拔除前先排出气囊内气体或生理盐水,在膀胱充盈的情况下,边拔边嘱患者排尿,这样能减轻患者拔管后首次排尿的困难,患者拔管后小便自解情况良好。

(8)术后活动指导:输尿管导管及尿管的留置,限制了患者的活动,一种情况是患者担心活动会牵拉导管,导致不适或导管脱落而总是平躺,很少活动,影响肠蠕动的恢复,增加了肠粘连的机会甚至造成皮肤损害。

(9)心理护理:在护理时注意了解患者的心态,鼓励患者说出心中的想法,对存有疑虑、渴望知情的患者应作好充分的解释工作,以取得患者的理解和增强其治愈的信心。

第三节　膀胱损伤

【概述】　膀胱损伤大多数发生在尿液充满膀胱时,此时膀胱壁紧张,膀胱面积增大且高出于耻骨联合处而成为一腹部器官,故易遭受损伤,膀胱排空时位于骨盆深处,受到周围筋膜、肌肉、骨盆及其他软组织的保护,故除贯通伤或骨盆骨折外,很少为外界暴力所损伤。根据致伤的病因,膀胱损伤可分成三类:闭合性损伤、开放性损伤、手术损伤。从膀胱损伤的程度及与腹膜间的关系又可分成以下几种情况:

1. **膀胱挫伤**　占膀胱损伤的 $50\%\sim80\%$,外伤后,膀胱仅在黏膜层和肌层出现不同程度的挫伤,膀胱壁并未破裂,可出现血尿,但无尿外渗,一般不引起严重后果。

2. **膀胱破裂**　膀胱壁连续性遭到破坏,有尿外渗,并出现其相应症状,膀胱破裂按破裂口与腹膜位置关系,可分为 3 类:腹膜外型膀胱破裂、腹膜内型膀胱破裂、混合型膀胱破裂。膀胱破裂的临床表现:

(1)休克:膀胱破裂合并其他脏器损伤或骨盆骨折出血严重者,易发生失血性休克;发生腹膜内型膀胱破裂时,外渗尿液刺激腹膜引起腹膜炎,产生剧烈腹痛,感染性尿液刺激作用更强烈,亦可导致休克。

(2)疼痛:腹膜内型膀胱破裂时,尿液渗入腹腔,疼痛由下腹部开始随着尿液扩散至全腹,并出现腹肌紧张、压痛、反跳痛等腹膜炎体征。腹膜重吸收肌酐和尿素氮可致血肌酐和尿素氮升高。

(3)排尿困难、血尿:膀胱破裂患者出血常和尿液一起自破裂口外溢,外渗尿液刺激膀胱可出现尿意频繁,但一般不能自尿道口排出尿液或仅能排出少量血尿,很少出现大量血尿。

(4)尿瘘:开放性膀胱损伤患者可见尿液从伤口流出,若同时见伤口处有气体逸出或粪便排出,或者直肠或阴道内有尿液流出,则说明同时合并有膀胱直肠瘘或膀胱阴道瘘。

（5）晚期症状：尿液自伤口一处或经膀胱直肠瘘或膀胱阴道瘘自肛门或阴道排出。膀胱容易缩小，易出现尿频、尿急症状，并可有反复尿路感染症状。

【目的】　早期发现、早诊断、早处理，改善预后。

【适用范围】　膀胱损伤的患者。

【急性护理措施】

1. 病情评估

（1）观察能否自主排尿，否则给予保留导尿，持续引流，观察尿量。必要时应给予冲洗抽吸，清除血凝块（注意冲洗出去量，以排除尿液外渗可能）。

（2）注意尿液颜色及变化，观察肉眼血尿及其浓度的变化，有无凝血块，以判断损伤出血的情况有无好转，应该说明的是：血尿轻重与损伤程度不完全成正比例。

2. 严密观察生命体征　在合并其他器官损伤、尿液外渗、剧烈疼痛以及出血较多时，均可发生休克，此时，应严密观察血压、脉搏、呼吸，如有活动性出血征象，应立即报告医生，同时配血，立即做好各项抢救的准备及术前准备工作。

3. 抗休克　迅速建立 2 条以上静脉通道，给予止血、抗炎、补充血容量和维持体液平衡，止血是治疗的关键。在治疗过程中，给予足够的液体量，可以增加尿量，达到自主冲洗的目的。而且应严密观察有无输液反应。

4. 控制感染治疗　早期合理使用抗生素控制感染。留置尿管，持续引流尿液，并保持引流通畅，防止逆行感染；定时清洁、消毒尿道口；鼓励患者多饮水。

5. 术前准备　对于开放性膀胱损伤、经非手术治疗无效极严重膀胱破裂伴有出血、尿外渗，病情严重者，应及早行剖腹探查术。护士应迅速做好术前准备，给予备皮、备血、交叉配血试验、药敏试验。留置胃管，行胃肠减压。

6. 耻骨上膀胱造口的护理　引流管要妥善固定，防止扭曲、折叠、滑脱。患者常有血尿,血块易阻塞引流管,应给予生理盐水冲洗,直至尿液澄清。保护造瘘口周围皮肤,及时更换敷料。认真观察引流液的颜色、性质、量,并记录,发现异常立即报告医生。

7. 心理护理　膀胱损伤多系外伤所致,患者对于突发事件在精神上、机体上创伤较大,易产生恐惧焦虑情绪,护理应耐心向患者做好解释、劝导工作,以消除紧张和恐惧的心理状态,争取患者主动配合检查,治疗和护理。对于保留导尿持续引流的患者,往往易产生顾虑,担心引流管会影响日后的排尿。主动与患者交谈,让患者了解留置导尿管将有利于膀胱的早日康复,拔管后仍能自主排尿。

【注意事项】

1. 对膀胱挫伤患者做好尿液的观察和导尿管的护理;对膀胱破裂的患者重点做好病情观察护理,积极抗休克和防止感染护理,且术后做好造瘘口及引流管的护理。

2. 护士应该熟悉膀胱损伤的临床表现,例如膀胱挫伤患者常无明显体征,膀胱破裂者在体检时则会发现相应体征,触诊下腹部压痛,肌紧张,叩诊呈移动性浊音,直肠指诊触到直肠前壁饱满感,则提示腹膜外型膀胱破裂,全腹压痛及反跳痛提示腹膜内型膀胱破裂,发现尿液自伤口处流出,则提示开放性膀胱损伤。

【诊断方法】

1. 病史　膀胱损伤患者常有明确的外伤史,如骨盆部或下腹部的暴力或刺伤史,伤后出现腹痛,有尿意但不能排尿或仅能排出少量血尿,严重时患者可出现休克,自发性膀胱破裂虽无明确外伤史,但有膀胱原发疾病史或下尿路梗阻史,且多在用力排尿、排便等使腹压急剧升高的情况下发生,医源性膀胱损伤亦会有相应病史。

2. 体格检查

(1)导尿时发现膀胱空虚仅有极少血性尿液时,应想到膀胱破裂并有尿外渗可能,可注入一定量的生理盐水,片刻后重新抽出,如抽出液供量少于注入量,应怀疑有膀胱破裂和尿外渗。

(2)导尿后由导尿管注入造影剂行膀胱造影,以了解是否膀胱破裂,尿外渗及其渗出部位,有时甚至可发现导尿管已通过膀胱裂口进入腹腔,从而明确诊断。

(3)排泄性尿路造影:如病情允许,可作排泄性尿路造影借以显示尿路结构和功能。

(4)腹腔穿刺:如有腹水症可行腹腔穿刺,如抽取多量血性液体,可测定其尿素氮及肌酐含量,如高于血肌酐和尿素氮,则可能是外渗尿液。

(5)膀胱镜检查:对于晚期膀胱直肠瘘或膀胱阴道瘘,可行明确诊断,了解损伤的部位。

【应急处理流程】

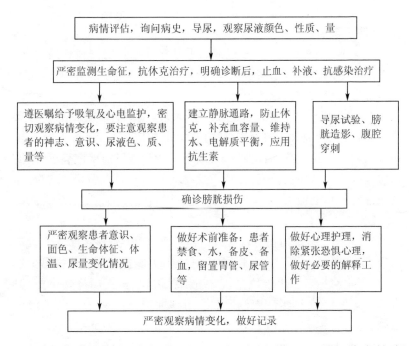

【典型病例】　患者何某,女,26岁,主因"停经39周,阵发性腹痛1d",于预产期前2d入院。患者既往体健,否认传染病病史及遗传病病史。查体:T 36.8℃、P 92/min、R 20/min、BP 126/88mmHg。发育正常、营养中等。产查:宫高35cm,腹围94cm,胎位LSA,胎心音135/min,宫缩规律。内诊:宫颈管消失,宫口7cm,胎膜存,先露双足,S-2。骨盆正常。孕妇入院后因"臀位"在腰麻下行子宫下段剖宫产术。术中见：盆腔内粘连明显，大网膜与子宫前壁下段粘连包裹，双附件均与子宫后壁浆膜层粘连紧密。小心钝锐性分离粘连，暴露子宫下段，子宫下段拉长变薄，于 1h 后以双足牵引助娩一男婴。胎盘胎膜自娩完整。术中间断缝合粘连分离出血点。手术过程顺利，出血少。尿管通畅，引出尿液约 300ml，色深呈淡茶色。术后给予促缩、防感染治疗。术后第 2 天尿量及尿色正常。产妇于术后第 4 天，拔尿管后出现遗尿，尿中带血丝。初步考虑手术中分离粘连时，有可能损伤膀胱，也可能因为尿管刺激膀胱黏膜出血所致，给予留置尿管、防感染、止血治疗，于术后第 5 天，尿管引流通畅、24h 尿量约 1600ml，色稍红，有白色絮状物。复查尿常规示：红细胞满视野。患者无特殊不适。当日给予亚甲蓝稀释液通过尿管注入膀胱内暴露阴道、宫颈均未见亚甲蓝液溢出。故排除膀胱损伤而按"膀胱炎"给予膀胱冲洗、抗感染、止血治疗。产妇遗尿症状消失，好转出院。患者于出院 20d 始再次出现遗尿、血尿且较前加剧，且患者于尿中发现 2 根缝合丝线头，并伴下腹部胀满感及耻骨上疼痛不适。请泌尿科会诊，行膀胱镜及膀胱造影检查确诊为膀胱损伤。患者住泌尿科，当日在腰-硬联合麻醉下行剖腹探查术，术中见腹腔内有淡茶色液体约 300ml，向膀胱内注入亚甲蓝液在其后壁有蓝色液溢出，确认膀胱破口，打开膀胱在其后壁有约 0.6cm×0.5cm，0.4cm×0.3cm 大小的两处裂口，有少量渗液。其中一破口与阴道相通。遂行膀胱修补术，用 3-0 可吸收线分层缝合膀胱破口，术后放置三腔尿管、给予积极抗炎治疗，置尿管 3 周，术后 1 个月痊愈出院。

【护理要点分析】

1. 术前护理

(1)详细询问病史，进行详细的体格检查。

(2)实验室检查：查血常规、静脉尿路造影(IVU)、泌尿系 B 超、盆腔 B 超、盆腔 CT 检查，对于特殊的患者常规行动态心电图、超声心电图及肺功能检查，充分了解患者的一般情况，对心、肺、肝、肾等重要脏器功能进行评估。进一步行膀胱镜及静脉肾盂造影检查，以明确损伤部位及瘘口的大小、有无缝线及异物残留。

（3）术前准备：术前备皮，行药敏皮试，备血 800ml，术前 30min 静脉应用抗生素，预防感染。

2. 术后护理

（1）体位护理：术后去枕平卧 6h，头偏一侧，禁食、水。

（2）密切监测生命体征：持续吸氧及心电监测，前 6h 每半小时严密观察血压、脉搏、呼吸、体温、血氧饱和度等生命体征，注意观察生命体征有无异常，发现异常及时报告医生处理。

（3）预防感染：静脉应用抗生素预防感染，补充水电解质。减少陪护探视人员，加强消毒隔离。

（4）禁食（必要时给予胃肠减压），待肠道蠕动恢复后进流质饮食，2d 后改半流饮食。

（5）保持引流管通常，给予定期换药，回肠膀胱引流管和输尿管支架管 2 周后拔除，改为佩戴皮肤集尿袋，并指导患者及家人更换集尿袋。并保持造口周围皮肤清洁、干燥。观察患者有无腹痛。

（6）留置导尿管的护理：气囊内注入生理盐水则导尿管不易滑脱。置管期间需经常挤压并定期冲洗，保持引流通畅。术后 3 周经逆行造影无漏尿和输尿管无反流等即可拔管。

（7）卧床休息：卧床期间，按时翻身叩背，有效咳嗽。雾化吸入防止痰液黏稠。加强口腔、皮肤等生活护理，防止并发症产生。

（8）心理护理：膀胱损伤多系外伤所致，患者对于突发事件在精神上、机体上创伤较大，易产生恐惧焦虑情绪，护理应耐心向患者做好解释、劝导工作，以消除紧张和恐惧的心理状态，争取患者主动配合检查、治疗和护理。对于保留导尿持续引流的患者，往往易产生顾虑，担心引流管会影响日后的排尿。主动与患者交谈，让患者了解留置导尿管将有利于膀胱的早日康复，拔管后仍能自主排尿。

第四节　尿道损伤

【概述】　尿道损伤是泌尿系统常见损伤，多发生于男性且青壮年居多，尤其是较固定的球部或膜部，常伴有骨盆骨折或骑跨伤，女性仅占

1%～3%。男性尿道以尿生殖膈为界,分为前尿道和后尿道,其中前尿道包括尿道球部和阴茎体部,后尿道包括前列腺部及膜部。尿道损伤如处理不当,可导致感染、狭窄、梗阻及性功能障碍。尿道损伤按其损伤程度分为破裂、断裂、挫伤。尿道损伤的临床表现视其损伤部位、程度以及是否合并骨盆骨折和其他内脏损伤而定。单纯尿道损伤,全身症状较轻,如伴有骨盆骨折,可发生休克,其主要表现如下:

1. 休克 骨盆骨折合并后尿道损伤或合并其他内脏损伤,休克发生率高,约 40%,单纯骑跨伤一般不发生休克。

2. 尿道出血 前尿道损伤有鲜血自尿道口滴出或溢出。后尿道损伤,由于尿道括约肌的作用,血液有时不从尿道流出而进入膀胱,出现血尿。是尿道损伤的重要症状,出血量不多,可自行停止。

3. 疼痛 损伤部位有疼痛及压痛,排尿时尤重,疼痛常会向阴茎头、会阴部、下腹部、肛门周边放射。

4. 排尿困难及尿潴留 损伤引起尿道黏膜水肿或血肿、疼痛,尿道完全断裂者伤后即不能排尿,时间稍长耻骨上区可触到膨胀的膀胱导致尿潴留。

5. 血肿及瘀斑 骑跨伤局部皮下可见到瘀斑及血肿,并可延至会阴部,使阴囊、会阴部皮肤肿胀呈青紫色。

6. 尿外渗 尿道损伤后是否发生尿外渗及尿外渗的部位,取决于尿道损伤的程度及部位。尿道破裂或断裂且有频繁排尿者,多发生尿外渗,膀胱周围尿外渗可出现直肠刺激征及下腹部腹膜刺激征,尿外渗如未及时处理或继发感染,可导致组织坏死、化脓,严重者可出现全身中毒症状,局部感染或坏死可形成尿瘘。

【目的】 抗休克治疗,积极治疗合并伤。

【适用范围】 发生尿道损伤的患者。

【急性措施】

1. 病情评估 对怀疑或确诊骨盆骨折患者,应立即卧于硬板床上,使用电子监护仪监测生命体征变化。尿道损伤患者均有程度不同的尿道滴血,部分患者失血量大,大部分伴有阴囊血肿。密切观察腹部情况,包括腹痛位置及范围,下腹部及膀胱区是否隆起,阴囊、阴茎、下腹部皮下是否青紫肿胀,腹部压痛点,腹肌紧张程度及反跳痛。嘱患者不要试行排尿,以免造成尿液外渗,致局部组织感染、坏死。

2. 防治休克　对损伤严重伴出血严重者,迅速建立静脉通道,立即给予输液、输血、应用止血药物等抗休克措施。

3. 排尿困难的护理　立即准备导尿物品,排尿困难者可先试插管,插管成功多属尿道挫伤或部分断裂,留置尿管2周。如插管不成功则不可反复插置尿管,以免加重尿道损伤。急性尿潴留无法立即手术者,暂予行耻骨上膀胱造口术引流尿液。

4. 疼痛的护理　疼痛明显者可遵医嘱给予镇静、止痛药,以减轻疼痛。

5. 预防感染　遵医嘱早期应用抗生素。

6. 密切监测生命体征　严密观察生命体征变化,给予吸氧、心电监护。每30分钟监测1次血压、脉搏、呼吸、体温、血氧饱和度等生命体征,注意观察生命体征有无异常。

7. 留置胃管　伴有腹内空腔脏器损伤者,立即留置胃管,行有效胃肠减压,减轻腹胀、腹痛,必要时应用肛管排气。

8. 做好紧急手术的术前准备　配合医生做好备皮、备血等术前准备,尽可能早期行尿道修补术,恢复尿道的连续性。

9. 心理护理　进行必要的术前心理护理,帮助患者树立战胜疾病的信心,消除顾虑,配合治疗。

【注意事项】

1. 导尿是检查尿道连续性是否完整的好方法,在无菌条件下,如能顺利插入一导尿管,则说明尿道的连续性完整,如导尿管顺利插入膀胱,且经检查膀胱壁完整但伤员有尿外渗现象,应考虑有尿道损伤,但导尿必须在严格无菌条件和满意的麻醉下进行,最好能在手术室中进行,如一次插入困难,不应勉强反复试探,以免加重创伤和导致感染。

2. 前尿道球部损伤,应急诊手术,清除血肿,予以修补或断端吻合术,再行膀胱造口。

3. 尿道损伤经手术修复后患者尿道狭窄的发生率较高,患者需定期做尿道扩张术以避免尿道狭窄、排尿功能障碍。继发功能障碍者应训练心理勃起加辅助性治疗。

4.合并骨盆骨折的患者,应卧硬板床,避免骨折移位以加速骨盆愈合。

【诊断方法】

1.直肠指诊　凡疑有尿道损伤特别是骑跨伤和骨盆骨折,必须进行直肠指诊,不可忽略,直肠指诊前列腺向上移位,有浮动感,可向上推动者,提示后尿道断裂;指套染有血迹或有血性尿液溢出时,说明直肠也有损伤,或膀胱、尿道直肠间有贯通伤。

2.诊断性导尿　可检查尿道的完整性和连续性。在严格无菌操作下轻柔地试插导尿管,试插成功提示尿道损伤不重,可保留导尿管作为治疗措施,不要任意拔除,一次插入失败,应分析原因,如已有证据判断为尿道破裂或断裂,不得再换管或换人再插,更忌用金属导尿管,因导尿管插入不当有可能加重局部损伤程度,加重出血或带入感染。

3.X 线检查　疑有骨盆骨折时,应行骨盆正侧位平片检查。

4.膀胱造影　大剂量静脉造影待造影剂聚于膀胱后行排尿期膀胱尿道造影和经尿道作逆行尿道膀胱造影对确诊尿道损伤也有帮助。

【应急处理流程】

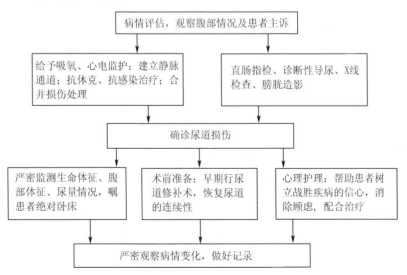

【典型病例】 患者封某,男,35岁,主因会阴部骑跨伤 2h 急诊入院。患者因施工时在钢梁上行走,不慎失足骑跨在钢梁上,当时感觉会阴部剧烈疼痛、排尿困难而就诊。检查见患者面部苍白、出冷汗,脉搏细速,会阴部肿胀,皮下血肿、瘀斑,阴囊、阴茎和下腹部出现肿胀和皮下淤血。患者排尿困难,尿道口有滴血,导尿管不能插入。X 线膀胱造影显示:造影剂自尿道外渗。入院后给予绝对卧床休息,并给予建立静脉通道,给予止血、补液治疗,在严格无菌和麻醉下导尿失败应立即手术探查。因病情严重不允许较大手术,行单纯耻骨上膀胱造口术。膀胱造口术可防止尿液外渗,减少局部刺激、感染,促进炎症、血肿和纤维组织吸收,从而减轻可能发生的尿道狭窄和周围疤痕的程度,为二期修复提供了方便。经治疗,患者康复,排尿稳定后出院。

【护理要点分析】

1. 术前护理

(1)接诊时立即将患者平卧于平板床上,尽量减少搬动,以免加重出血。严密观察生命体征变化。注意有无休克征象,根据患者情况积极输血、输液,做好抗休克治疗,检查会阴、腹部及腹股沟处有无瘀斑、血肿或尿液外渗,判断尿道损伤程度,决定是否需施行导尿。

(2)密切监测生命体征:及时发现休克早期征象,并做好记录,迅速给患者吸氧,建立有效静脉通道。尿道外口滴血及腹部情况:每15分钟巡视 1 次病房,监测病情变化。

(3)术前备皮、清洁灌肠,防止粪便污染伤口致手术失败。

2. 术后护理

(1)密切监测生命体征:严密观察生命体征变化,持续低流量吸氧、心电监护。每30分钟监测一次血压、脉搏、呼吸、体温、血氧饱和度等生命体征,注意观察生命体征有无异常。

(2)伤口护理:密切观察术区敷料渗血、渗液情况。保持手术切口清洁干燥,避免污染手术切口,同时有效、合理使用抗生素,避免创面感染。

（3）建立 2 条以上静脉通路：应迅速建立静脉通路，给予抗炎、补液、扩容、抗休克治疗。调整输液速度，掌握输液量，同时监测中心静脉压，纠正休克，使心肺功能处于良好状态。

（4）会阴及导尿管护理：加强会阴护理，保持局部清洁干燥，每日用 1∶1000 新洁尔灭溶液冲洗会阴 1～2 次，冲洗后用消毒干棉球擦干，注意清洁尿道口，要勤换床单，保持床褥的整洁、干燥，防止继发感染。每日更换尿袋，保持引流袋低于造口，防止尿液倒流，观察尿液的颜色、性质、量及气味。尿道扩张术后有时会出现高热症状，嘱患者不要惊慌，多饮水，同时适当使用抗生素。为防止感染用 0.2％呋喃西林溶液冲洗膀胱，嘱患者不要随意挤压引流袋，保持引流管通畅，防止扭曲、脱落，位置不可高于膀胱水平。留置膀胱造瘘管，拔管前需试行排尿通畅后，才可拔出，不可自行拔出。

（5）心理护理：患者创伤后疼痛及特殊体位，使患者自理能力下降，担心自己致残恐惧、焦虑，故心理压力较重，应多与患者沟通，介绍病情，使其增强战胜疾病的信心，积极配合治疗和护理。

第五节　包皮嵌顿

【概述】　包皮嵌顿常发生于包皮过长者，患者大多在包皮口有一绞窄环，当在性交、阴茎部分手术后、电切术后、尿管及阴茎部位消毒等各种原因勉强将包皮翻至冠状沟而未能及时复位时，狭窄的包皮口在该处形成很紧的绞窄环，可引起阴茎头的血液、淋巴循环障碍，发生远端包皮及阴茎头淤血、水肿和疼痛，长时间可形成绞窄。如不及时治疗，肿胀将渐趋加剧，复位将越来越困难，可压迫尿道致排尿困难，最终可因动脉血供受阻而导致阴茎头处远端缺血坏死。

【目的】　及时复位，避免坏死。

【适用范围】　包皮嵌顿的患者。

【急性措施】

1. 病情评估　观察患者阴茎皮肤颜色、水肿情况。

2. 手法复位　嵌顿时间短,包皮轻度水肿者适用。先用一只手握紧冠状沟包皮水肿处 1～2min,使水肿逐渐消退,若效果不佳可用注射器针头多处穿刺包皮,然后用手轻轻挤压,让组织液逐渐渗出,或以高渗盐水纱布覆盖,促使其渗出、消肿。以油类润滑剂涂抹阴茎头和冠状沟,然后用两手的食指和中指夹在包皮绞窄环的近侧向上推挤,两拇指按在阴茎头上向下推挤,直至包皮复位。手法复位时应防止使用暴力强行推挤嵌顿紧缩的绞窄环,否则可使肿胀的包皮多处裂伤。

3. 做好术前准备　手法复位无效者,配合医生做好术前准备,行阴茎背侧包皮纵行切开使绞窄松解,已达到复位目的。

4. 心理护理　一般来说,包皮手术不会影响性功能,耐心向患者讲解手术治疗的目的,消除患者紧张情绪,减轻恐惧心理。

【注意事项】

1. 评估患者嵌顿程度,轻度水肿者给予消除水肿后复位。

2. 手法复位时动作轻柔,切勿使用暴力强行推挤,防止包皮裂伤。复位后可用温开水或 1∶5000 高锰酸钾溶液局部洗涤,以利于水肿和炎症消退。

3. 术后卧床休息,少走动,以防术后运动出血。

4. 术后保持伤口敷料清洁干燥,污染时及时更换。

5. 术后遵医嘱口服镇静药或雌激素类药,抑制阴茎勃起,以免引起疼痛、出血和切口裂开。

6. 术后应用抗生素防止感染。

【诊断方法】

1. 多有包茎或包皮过长病史。体格检查可见水肿的包皮翻在阴茎冠状沟上方,可见绞窄环。

2. 阴茎头呈暗紫色、肿大、疼痛。

3. 绞窄处有糜烂、溃疡、阴茎头坏死等表现,即可做出诊断。

【应急处理流程】

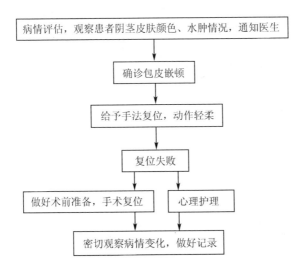

病情评估，观察患者阴茎皮肤颜色、水肿情况，通知医生

确诊包皮嵌顿

给予手法复位，动作轻柔

复位失败

做好术前准备，手术复位　　心理护理

密切观察病情变化，做好记录

　　【典型病例】　患者李某，男，32 岁，因与妻子同房后阴茎疼痛难忍来院就诊。患者龟头肿大，包皮上翻，颜色暗红，水肿明显，诊断为包皮嵌顿。给予局部涂抹液状石蜡，以手法做包皮复位，患者疼痛难忍，复位失败，立即改予手术复位。

　　【护理要点分析】

　　1. 观察患者阴茎皮肤颜色、水肿消退情况。

　　2. 保持伤口敷料清洁干燥，污染时及时更换。

　　3. 遵医嘱口服镇静药或雌激素类药，抑制阴茎勃起，以免引起疼痛、出血和切口裂开。

　　4. 术后少走动，不能剧烈活动，提拎重物。

　　5. 忌食辛辣刺激性食物食物，禁饮酒等。

　　【预防】

　　1. 为防止再次嵌顿，等水肿消退后，建议患者做包皮环切术，将包茎或过长的包皮切除。

　　2. 注意阴茎局部卫生，经常洗涤。如包皮不能翻起，不要强行翻转，如能翻起，清洗完毕，要将包皮恢复到原来位置。

第六节 包皮系带损伤

【概述】 包皮系带损伤在阴茎损伤中最为常见,也最轻。多发生于外伤及性交时,患者常由于以往有包茎、包皮过长或反复发生包皮龟头炎,从而患有包皮系带过短或包皮解剖异常。由于性交引起者,其勃起后包皮各部分受力不均匀,腹侧系带处张力过大,在粗暴性交时易发生系带断裂、损伤。包皮系带损伤多在基底部,主要症状为局部疼痛和小动脉出血。

【目的】 及时修补,早恢复。

【适用范围】 包皮系带损伤的患者。

【急性措施】

1. 病情评估 观察患者阴茎出血及疼痛情况,检查包皮系带局部情况,询问无有性活动或手淫史等。

2. 清创包扎 靠龟头前端处损伤最常见也最轻,多数行清创包扎即可满意愈合。

3. 做好术前准备 系带过短者必要时配合医生做术前准备,可行系带延长术,以免影响勃起及撕裂。

4. 心理护理 包皮撕裂产生的疼痛和出血等对患者造成较大的心理负担,要耐心向患者讲解治疗的目的,消除患者紧张情绪,减轻恐惧心理。

【注意事项】

1. 出血较多者给予加压止血。

2. 清创包扎后保持敷料清洁干燥,污染时及时更换。

3. 术后遵医嘱服用己烯雌酚抑制阴茎勃起,以免引起疼痛和出血,利于伤口愈合。

4. 术后口服抗生素预防感染,1个月内禁止性生活。

【诊断方法】 有明确的性活动或手淫史。

剧烈疼痛,包皮系带撕裂伴出血。

【应急处理流程】

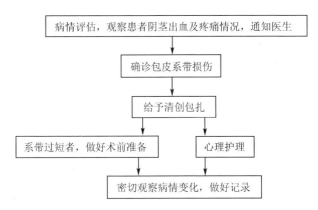

病情评估, 观察患者阴茎出血及疼痛情况, 通知医生

↓

确诊包皮系带损伤

↓

给予清创包扎

↓

系带过短者, 做好术前准备 ｜ 心理护理

↓

密切观察病情变化, 做好记录

【典型病例】 患者男性, 28 岁, 新婚之夜与新娘同房后剧烈疼痛, 局部出血, 急诊来院。查体患者系带过短, 可见撕裂口, 给予行系带根部横切纵缝成形术, 使系带在阴茎完全伸直时不存在任何张力和有牵拉感, 以免影响勃起及反复撕裂。

【护理要点分析】

1. 观察患者出血量及疼痛程度。

2. 术后卧床休息, 伤口可适当加压包扎。保持伤口敷料清洁干燥, 污染时及时更换。

3. 术后遵医嘱服用已烯雌酚抑制阴茎勃起, 利于伤口愈合。

4. 遵医嘱口服抗生素预防感染。

5. 忌食辛辣刺激性食物, 禁饮酒等。

6. 包皮系带撕裂产生局部疼痛和出血对患者后续的性活动可造成程度不等心理伤害, 应给予心理治疗, 避免疼痛和恐惧心理给患者带来沉重的心理负担, 降低生活质量。

【预防】

1. 加强性知识教育, 了解自身生殖器的情况, 性行为前充分准备。

2. 发现包皮系带过短, 应主动就诊, 在医生建议下进行包皮环切加成形术, 可有效避免包皮系带撕裂的发生。

3. 手术者,术后 1 个月内禁止性生活,防止再次损伤。

第七节　阴 茎 损 伤

【概述】　阴茎损伤按有无皮肤损伤,分为闭合性损伤(包括阴茎搓伤、阴茎折断、阴茎绞窄、阴茎脱位)和开放性损伤(阴茎截断、阴茎咬伤、阴茎皮肤撕脱)。闭合性损伤表现为阴茎水肿、肿胀、皮下出血及大小不等的瘀斑或呈青紫色,阴茎变形偏向健侧,有尿道损伤时可见尿道口滴血、尿血或排尿困难,由于阴茎严重外力的作用,造成阴茎、耻骨韧带及支持组织撕裂,使阴茎脱离其原来的位置,移至腹壁、阴囊、会阴或腹股沟区的皮下。开放性损伤,离断且累及海绵体者,常伴有大出血,甚至休克。阴茎损伤病因有①造成阴茎切割离断可见于战争中枪弹伤、机械意外伤、交通事故和受他人伤害以及自残或阉割。一般认为后者是最常见的原因。②动物咬伤:动物咬伤比较少见,动物咬伤可能出现阴茎皮肤撕脱伤,阴茎缺失或合并尿道损伤。伤后可能酿成潜在的危害,造成软组织损伤、感染、尿道狭窄以及严重时影响性功能。

【目的】　保留阴茎功能,恢复阴茎外观,降低疾病伤害。

【适用范围】　阴茎损伤的患者。

【急性措施】

1. 严密观察:观察患者阴茎的颜色、症状和体征,如有异常及时报告医生。

2. 倾听患者的既往史,是否有精神病病史,自残的动机或事故的原因,协助患者检查,掌握损伤程度、创缘的血循环情况及局部污染程度,是否合并会阴、阴囊、睾丸的损伤以及有无后部尿道、膀胱的损伤。

3. 轻度损伤时,嘱患者暂时休息、禁欲,局部保持清洁并抬高阴茎;在渗血期冷敷止血,出血停止后热敷,促进血肿吸收。遵医嘱给予雌激素防止勃起。

4. 确诊后根据患者的病情,静脉给予止痛、镇静、抗生素等药物。密切观察出血情况,如血肿逐渐增大,需协助医生进行清创术或修补术。

5. 遵医嘱给予术前准备,并通知手术室。

6. 心理护理:关心、同情、正确引导患者,消除其恐惧心理,同时配合医生向患者解释手术的相关情况、注意事项等,减轻患者的顾虑,取得其理解和配合。

7. 密切观察病情变化,并做好交接班和记录。

【注意事项】　如果是自残造成的阴茎切割伤,治疗时首先进行心理护理及心理稳定程度的评估;然后再考虑外伤局部的治疗。因为即便修复手术成功,仍有近5%的患者会再次自残。

【诊断方法】

1. 根据外伤史及局部表现常可作出正确诊断。

2. 海绵体造影:可体现海绵体损伤的部位及程度。

3. 超声检查:有助于发现阴茎具体损伤部位,如白膜的破裂部位、血肿的部位及大小,彩超尚有助于发现阴茎折断所致的动静脉瘘。

【应急处理流程】

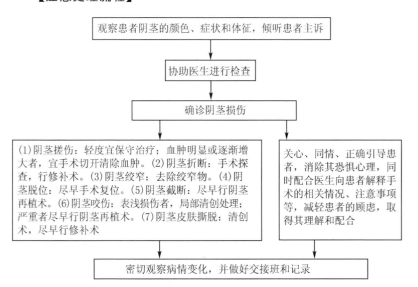

【典型病例】 患者蔡某,男性,27 岁,早上起床不慎被母猪咬断阴茎,致阴茎中段完全离断。残段严重污染,热缺血时间 4h。予低温保存阴茎残段,清创消毒后行自体阴茎再植。阴茎再植手术包括:吻合尿道海绵体、阴茎海绵体、阴茎背深静脉、阴茎背动脉、阴茎背神经、白膜、Buck 筋膜、浅筋膜及皮肤。术后适当镇痛,应用抗凝、解痉、抗感染药物,联合应用高压氧治疗。密切观察生命体征、精神状态、再植阴茎血循环及切口愈合情况。患者术后情绪稳定,再植阴茎血液循环良好,阴茎头部颜色红润,皮肤温度正常,切口渗液较多。术后 14d 出现再植阴茎头及皮肤缺血坏死,彻底清除坏死组织后,行二期阴囊皮瓣转移修复阴茎。12d 后拔除导尿管,转移皮瓣成活,阴茎静息状态下长度为 5.8cm。站立排尿通畅,尿线粗远。2 个月后随访无尿道狭窄或尿瘘发生,夜间阴茎自发勃起存在。

【护理要点分析】

1. 术前护理

(1)心理护理:由于手术部位比较特殊,患者出现精神极度紧张,护士对患者进行正确引导,以和蔼可亲的态度、委婉的语言使患者镇静下来,积极配合治疗。

(2)术前准备:完善各项检查,包括血生化、凝血、肝肾功能等各项检查,备皮等,通知手术室,立即安排急诊手术。

2. 术后护理

(1)一般护理:术后平卧 6h,观察生命体征,准确记录尿量,测量血压、脉搏、呼吸,掌握内环境变化情况。

(2)局部的观察与护理:每 30 分钟观察再植的阴茎皮肤颜色,并用勾镊子夹取龟头,注意有无感觉及痛觉。若皮肤颜色变黑,阴茎肿胀严重,提示静脉回流障碍。术后用 100W 照明灯照射再植部位,灯距为 30～40cm,每日 3 次,每次 30min,照射 1 周。注意身体保暖,防止血管痉挛。严禁吸烟,消除血管痉挛因素。密切观察伤口有无渗血,指导患者保持阴茎伤口敷料干燥、清洁,及时更换伤口敷料。

(3)严格无菌操作:阴茎离断创口不大,但部位特殊,感染机会

大,治疗上除用抗生素预防感染外,护理时严格执行无菌操作规程,
做好便后会阴部的清洁,预防伤口感染,减少并发症的发生,有利于
疾病的痊愈。

(4)疼痛的护理:阴茎再植术后,阴茎肿胀且有移动痛及压痛,疼
痛易引起血管的痉挛,因此要减轻疼痛。①遵医嘱肌内注射杜冷丁
50mg,可以缓解疼痛。②告知患者及家属切忌过度活动,避免一切
物品碰撞伤口,防止尿管牵拉引起的阴茎部位的疼痛。换敷料、床
单、翻身等操作时,动作要轻柔,应注意支托、协助。③防止阴茎晨间
勃起,睡前口服乙烯雌酚 2 片。

(5)尿管的护理:因尿管的支撑作用极为重要,不能过早地拔除。
保持尿管固定通畅,避免受压扭曲,注意观察尿液颜色、性质、尿量并
记录。保持会阴部清洁及观察伤口有无渗尿。每天用 2% 碘伏消毒
尿道口 2 次,更换引流袋 1 次,阴茎伤口无渗尿,愈合好,术后 2 周拔
除尿管,排尿通畅,尿线粗而有力。

(6)饮食护理:术后鼓励患者进食高蛋白、高热量、高维生素饮
食,易消化食物。建议患者吃香蕉,多喝水,必要时使用缓泻药。

(7)出院指导:注意休息,注意切口局部卫生。出院带药继续改
善循环抗炎治疗。建议 1 个月以后来院复诊,了解勃起功能情况,3
个月内禁止性生活,如有不适,及时到医院就诊。

第八节　急性尿潴留

【概述】　急性尿潴留发病突然,膀胱内充满尿液不能排出,胀痛
难忍,辗转不安,有时从尿道溢出部分尿液,但不能减轻下腹部疼痛。
体检下腹部或盆腔可扪及肿块,表现为身体虚弱、贫血、呼吸有尿臭
味、食欲缺乏、恶心呕吐、贫血、血清肌酐和尿素氮升高等。前列腺增
生患者尿潴留表现为进行性排尿困难,症状逐渐加重,出现尿频、尿
急和夜尿增多、排尿不尽,最终出现尿潴留。由于患者排尿困难、膀
胱内有残余尿存留,故膀胱区有胀满感,当残余尿较多,膀胱内压力
较高,出现压力性尿失禁。尿道狭窄主要表现也为排尿困难。尿道

结石患者表现为排尿时剧痛、血尿、尿闭等,必须指出的是,患者没有排尿不等于就是尿潴留。

尿潴留原因分两类:

(1)机械性梗阻。尿道梗阻:尿潴留可由于尿道炎症水肿或结石、尿道狭窄、尿道外伤、前列腺肥大或肿瘤、急性前列腺炎或脓肿、膀胱肿瘤等阻塞尿道而引起。

(2)动力性梗阻。①手术后尿潴留:盆底组织经广泛分离的宫颈癌根治术或会阴部手术等;②产后尿潴留:多见于第二产程延长的产妇,系因胎先露对膀胱颈长时的压迫和神经功能障碍所致;③药物作用:抗胆碱药过量;④神经因素:各种原因所致的中枢神经疾病以及糖尿病等所致自主神经损害者都可引起尿潴留;⑤精神因素:如癔症、对疼痛敏感、有旁人在场或不习惯卧床排尿。尿潴留是许多疾病、外伤、手术或麻醉等因素所引起的临床综合征,急性尿潴留是指突然发生不能排尿而膀胱充盈膨胀的症候,是临床工作者经常遇到的问题,情况紧急,且原因很多,必须正确诊断和及时处理。

【目的】　解除病因,恢复排尿。

【适用范围】　急性尿潴留的患者。

【急性措施】

1. 对于病因明确的患者,根据条件及时解除梗阻,应立即去除病因,恢复患者的排尿功能。例如由尿道结石或尿道异物导致的尿潴留,在去除病因后,尿潴留自然得以解除。

2. 有些尿潴留患者的病因虽然明确,但在处理时不能同时去除病因,则应先缓解尿潴留。如前列腺增生、尿道狭窄等导致的尿潴留。腰麻和肛管直肠手术后的尿潴留,可用针灸治疗,常选用的穴位有中极、曲骨、阴陵泉、三阴交等。

3. 心理护理及健康指导:若尿潴留是因情绪紧张或焦虑所致,则要安慰患者,消除紧张和焦虑,采取各种方法诱导患者放松情绪。随时指导患者养成定时排尿的习惯。

4. 提供隐蔽的排尿环境:尽量为尿潴留患者提供单人病房,若不具备条件,要注意用屏风遮挡患者,请无关人员回避。提供温暖便器,使患者舒适。

5. 调整患者排尿的体位和姿势:酌情协助卧床患者取适当体位,如扶卧床患者略抬高上身或坐起时鼓励患者身体前倾,以手加压腹部以增加腹内压。尽可能使患者以习惯姿势排尿。对需要绝对卧床休息或某些手术患者,应事先有计划地训练床上排尿,以免因不适应排尿姿势的改变而导致尿潴留。

6. 诱导排尿:利用某些条件反射诱导排尿,如:听细细的流水声;用温水冲洗会阴或温水坐浴;让患者双手浸在温水中;采取用针刺中极、曲骨、三阴交穴或艾灸关元、中极穴等方法,刺激排尿。

7. 热敷、按摩:热敷下腹部及用手按摩下腹部,可放松肌肉,促进排尿。切记不可强力按压,以防膀胱破裂。

8. 药物治疗:积极配合原发病治疗,避免药物使用不当造成尿潴留。患者出现尿潴留,必要时根据医嘱肌内注射氯化甲酰胆碱等药物。

9. 经上述处理仍不能解除尿潴留时,可采用导尿术。导尿是解除尿潴留最直接和最有效的方法。导尿应在无菌操作下进行,避免将细菌带入膀胱,尿液应慢慢排出,防止膀胱内压迅速降低而引起膀胱内出血。前列腺增生患者导尿有困难时,可采用弯头导尿管。如尿潴留时间较长或导出尿液过多,排尿功能一时难以恢复时,应留置导尿管。导尿管留置期间应每日清洗尿道口,引流系统应每日更换。

10. 耻骨上膀胱穿刺:因尿道水肿,狭窄不能插入导尿管时,可在无菌操作下行耻骨上膀胱穿刺造口术。

【注意事项】

1. 急性尿潴留患者除非出现膀胱破裂,一般来讲生命体征较为稳定,如果出现生命体征及神志、瞳孔的异常需马上紧急处理,给予相应的生命支持并监护,同时马上进行导尿排尿。

2. 尿潴留的治疗原则是解除病因,恢复排尿。但对病因不明或梗阻一时难以解除的患者,应当先做尿液引流,如导尿、膀胱造口等,以后再做病因处理。尿潴留的患者无论是否导尿,均易并发尿路感染,应积极予以抗感染治疗。

3. 导尿是急性尿潴留时最常用的方法。任何情况下膀胱高度膨胀时应立即导尿,以免膀胱极度膨胀后成为无张力膀胱。

4. 留置尿管者应注意无菌操作,并用碘伏棉球行会阴部擦洗 2/d,防止泌尿系统感染。

5. 解除急性尿潴留时,应注意控制尿液放出的速度,不可过快;对于极度充盈的膀胱,第 1 次放出尿液不可超过 600ml,应分次放出尿液。

6. 间接开放引流和训练逼尿肌功能,每 2～3h 开放 1 次,可预防膀胱萎缩。

【诊断方法】

1. 体格检查

(1)一般检查:检查患者面容、精神状况、皮肤、黏膜情况,这些都是快速视诊内容。尿潴留患者多为急性面容,如果有大汗淋漓提示病情较重。

(2)专科检查:主要是耻区的触、叩诊。如果耻区膨隆、叩诊浊音、扪及巨大包块、边缘光滑等膀胱胀满体征,提示膀胱内尿液较多,应及时处理。

2. 辅助检查

(1)尿常规:可以明确患者有无尿路感染。如果尿液中出现明显的红细胞、白细胞,尤其是白细胞以及细菌计数明显升高的考虑尿路感染;出现蛋白考虑肾脏病变可能。

(2)彩超:可以比较直观地了解患者尿路有无形态学的改变,如肿瘤、结石、狭窄等。

(3)肾功能检查:可以了解肾脏功能,因为尿潴留可以继发肾功能不全,所以尿潴留患者应常规进行肾功能检查。

(4)直肠指诊:以了解前列腺、直肠及盆腔的情况,同时应检查肛门括约肌及会阴部感觉。

(5)疑有神经性尿潴留者,应进行神经系统检查。

【应急处理流程】

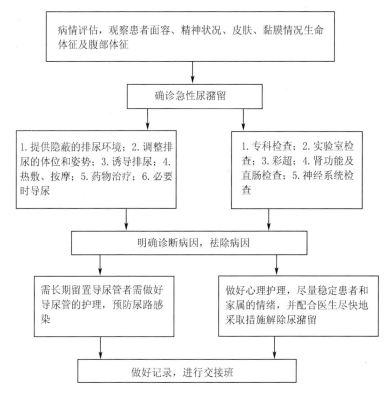

病情评估，观察患者面容、精神状况、皮肤、黏膜情况生命体征及腹部体征

确诊急性尿潴留

1. 提供隐蔽的排尿环境；2. 调整排尿的体位和姿势；3. 诱导排尿；4. 热敷、按摩；5. 药物治疗；6. 必要时导尿

1. 专科检查；2. 实验室检查；3. 彩超；4. 肾功能及直肠检查；5. 神经系统检查

明确诊断病因，祛除病因

需长期留置导尿管者需做好导尿管的护理，预防尿路感染

做好心理护理，尽量稳定患者和家属的情绪，并配合医生尽快地采取措施解除尿潴留

做好记录，进行交接班

【典型病例】　患者张某，男，38 岁，主因尿潴留 6h 来诊，患者于 6h 前无明显诱因出现尿潴留，无尿频、尿急、尿烧灼感，无发热、腹痛及腰痛，无恶心、呕吐。发病后给予局部热敷及条件反射诱导，无效而来诊。既往体健，无肝炎、结核及遗传性疾病。无外伤手术及药物过敏史，嗜好烟酒，每天 2～3 两，吸烟 20 支。查体：BP 130/85mmHg，侧卧位，不敢平卧，平卧时小腹胀痛明显，神志清楚，表情痛苦，全身皮肤黏膜无黄染，淋巴结无肿大。气管居中，双肺呼吸音正常，未闻及干湿啰音。心率 80/min。律齐。各瓣膜听诊区未闻及杂音，下腹部稍隆起，触诊胀痛明显，拒按压，无反跳痛肌紧张，肝脾未触及，肠鸣音正常存在，双下肢踝关节轻度水肿。神经系统（－）。

紧急处理:给予缓慢导尿后(约导尿 900ml)症状缓解。考虑膀胱结石引起的急性尿潴留,让患者转上级医院进一步检查治疗。

【护理要点分析】

1. 心理护理　患者发生急性尿潴留时,常常会感到非常恐慌。护理人员应尽量稳定患者和家属的情绪,并配合医生尽快地采取措施解除尿潴留。

2. 排尿的护理　患者发生急性尿潴留时,护士首先应消除其紧张的情绪,为患者提供一个不受他人影响的合适的排尿环境,在病情许可范围内使患者采取适当体位排尿,还可通过按摩膀胱区,下腹部热敷,听流水声等方法,以缓解尿道括约肌痉挛,增强膀胱逼尿肌功能,尽量使患者自行排尿。同时准备导尿或穿刺物品,待效果不佳时使用。解除急性尿潴留时,应注意控制尿液放出的速度,不可过快;对于极度充盈的膀胱,第 1 次放出尿液不可超过 600ml,应分次放出尿液,以避免在 1 次放出大量尿液后出现出冷汗、面色苍白、低血压、膀胱出血等情况。

3. 留置导尿管的护理　①应选择对尿路刺激小、大小适合的导尿管,保持导尿管的通畅,防止扭曲受压或折叠;②注意观察尿袋中尿液的性质、尿量、颜色及尿袋的位置等,患者下床活动时注意尿袋的高度不应超过耻骨联合;③应注意无菌操作,并用碘伏棉球行会阴部擦洗 2/d,防止泌尿系统感染;④尽可能减少导尿管与储尿袋接口的拆卸次数,在尿液清亮和无尿路感染时,避免冲洗膀胱,尿袋 3d 更换 1 次,以减少尿路感染机会;⑤病情允许的情况下,嘱患者多喝水,尿量每日不少于 2500ml,增加尿液对尿路的冲洗作用,减少尿路感染、结石的发生率;⑥间歇开放引流和训练逼尿肌功能,每 2~3h 开放 1 次,可预防膀胱萎缩;⑦定期更换导尿管,尿液 pH 值<6.8 者每 4 周更换尿管,pH 值>6.8 者每 2 周更换导尿管,以防止导尿管堵塞或与组织粘连。

4. 健康教育

(1)告知患者定期随访,积极治疗引起尿潴留的原发病,避免疾病进展引起肾功能损害等严重后果。

（2）患者及家属注意饮水的计划性，不能 1 次摄入过多水分，防止诱发尿潴留；但也不能因为尿潴留而限制饮水，否则可能加重尿路感染、尿路结石等并发症。

（3）教会患者或家属诱发排尿的方法，如听流水声，刺激肛门、股内侧，轻叩击下腹部靠会阴处、热敷下腹部等，在患者感到不能排尿时可以使用，但切记无效时立即导尿，不可憋尿过久。

（4）教会患者明确并注意避免尿潴留的诱因，如前列腺增生引起的尿潴留者，饮食上宜清淡，忌辛辣刺激性食物，戒烟、戒酒，养成良好的生活习惯，不可久坐也不能过劳，防止便秘和憋尿等。对于药物引起的尿潴留，护士可写下药名，告知患者今后应禁用或慎用这类药物。

（5）留置尿管的患者，尤其是院外治疗者，护士应教会患者和家属导尿管护理的注意事项。

第九节　尿道异物

【概述】　尿道异物临床上并不罕见，引起尿道异物的原因很多。尿道异物多由尿道外口插入，或为开放性损伤、邻近器官异物进入膀胱时进入尿道，亦可因尿道手术、膀胱镜检查等操作而遗留于尿道，有时系自膀胱排出后停留于尿道，尿道外口插入（最常见），多属本人所致，其动机可为好奇、瘙痒、手淫，或试图流产、解除排尿困难、扩展尿道及犯罪行为等。异物的种类繁多，有发卡、塑料绳、电线、体温计、笔杆、马尾、麦秆、小灯泡、竹筷、女性节育器、骨科金属片等。

尿道异物的早期症状为疼痛及排尿困难。如异物已引起膀胱炎、尿道炎，则可出现尿频、尿急、尿痛及终末血尿，也可发生急性尿滞留。排尿刺激症状，排尿不畅，下腹部痛等基本上与结石相似。严重的可能继发上尿路感染，常出现寒战、高热、腰痛等症状。

【目的】　尽早明确诊断，早期处理尿道的损伤，提高人群生活质量。

【适用范围】 尿道异物的患者。

【急性措施】

1. 病情观察。观察患者尿频、尿急、尿痛、终末血尿及尿道出血的情况;患者是否存在排尿困难、尿线细等排尿障碍症状,甚至尿潴留;当继发感染时,尿道口出现脓性、血性分泌物等感染征象,报告主管医生。

2. 使用抗生素。对合并感染时,遵医嘱应用抗生素控制感染。

3. 会阴擦洗。保持会阴部清洁,每天2次会阴擦洗,保持卫生。

4. 加强饮食护理。避免刺激性的食物刺激尿道,清淡饮食。

5. 加强心理护理。由于病变部位特殊,多数患者有羞涩和焦虑心理,同情关心、体贴患者,用通俗易懂的言语讲解取出异物的意义,使患者以良好的心态接受手术。

6. 主管医生尽量在膀胱镜下取出尿道异物,取出困难时,根据具体病情选择切开膀胱取出异物或选择尿道适当部位切开取出异物。

7. 密切观察病情变化,做好记录。

【注意事项】 患者因害羞,隐瞒病史时,给予心理疏导,诱导患者说出实情。另外,保护患者的个人隐私,不要相互间议论。

【诊断方法】

1. 病史　一般有明确的向尿道内置入异物的病史。有时患者会承认有将异物插入尿道史,但大多数伪称其他原因。

2. 临床表现　因异物对尿道的机械性刺激或损伤,有尿频、尿急、尿痛、终末血尿及尿道出血等症状。异物停留于尿道,影响尿液排出,导致排尿困难、尿线细等排尿障碍症状,甚至尿潴留。继发感染时,尿道口排出脓性、血性分泌物及尿道炎、尿道周围炎、前列腺炎、附睾炎的征象。异物直接损伤或继发感染,均可致尿道瘘发生,尿液于排尿时自瘘口滴状漏出。

3. 检查尿道　位于前尿道的异物可在尿道外口窥见或在体表被触及。位于后尿道的异物偶可经直肠触及。通过双合诊可触及膀胱内体积较大的异物(尤其在女性)。

4.X 线检查 膀胱尿道区摄 X 线片或尿道造影,可显示尿道不透光的异物形状及大小,有时可见围绕异物形成的结石。

5. 超声断层检查 可观察到异物形成及大小。

6. 尿道镜检查 可直接观察异物,但宜慎重选择适应证。

【**应急处理流程**】

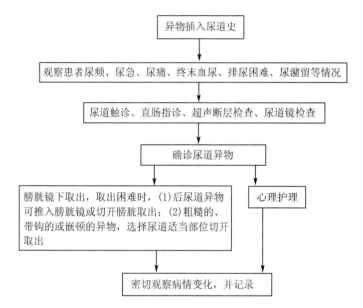

【**典型病例**】 患者黄某,男,17 岁,5d 前出现排尿困难,导致排尿费力。当地医院 B 超及膀胱镜检查后发现,黄某的膀胱里有异物并伴有大量结石。异物呈一圈圈的缠绕状,表面黏附有结石,结石大小约 3.5cm。黄某回忆,大概 1 年前的一天晚上,黄某尿道发痒,半夜起来将耳机线剪取约 40cm 一段后塞进了自己的尿道,塞进去之后就感觉舒服了。留在外面的一段,到第 2 天,线头竟然自己缩进去了。直到半年前,黄某出现了排尿困难,才来医院。由于异物导致大量结石,医嘱拟定利用膀胱镜下钬激光首先将结石粉碎,取出大量碎石。由于时间较长,耳机线已经老化僵硬,表面结石黏附,而且耳机线里面的金属丝极其难取,泌尿外科医生用钬激光将其熔成 4 段之后抽出。

【护理要点分析】

1. 一般护理　遵医嘱给予心电加氧饱和度监测,严密监测血压、脉搏、呼吸、血氧饱和度变化,发现异常及时报告医生。术后去枕平卧 6h,术后 8h 以后嘱患者多饮水,保持尿量在每日 2000ml 以上,以利于细小的残留结石排出体外,同时遵医嘱给予静脉补充营养。

2. 留置导尿管护理　妥善固定好留置导尿管,引流袋要低于尿道口,保持导尿管通畅。要认真观察尿液的颜色、性质、量,并且做好记录;发现不畅时,定时挤捏引流管,防止血块残留碎石堵塞尿管;如有大量血尿时,要立即通知医生处理。做好尿道口护理,会阴擦洗 2/d,并注意观察患者体温的变化,遵医嘱给予有效抗生素控制感染。术后 2~3d 根据病情拔除尿管。

3. 并发症的观察和护理　①血尿:由于术中置入输尿管镜损伤黏膜和双 J 管刺激输尿管膀胱黏膜所致,2~3d 自行消失。②发热:由于术后留置双 J 管,留置尿管,可继发逆行感染引起发热,术后监测体温变化,在术后 2d 时出现发冷、发热,经静脉给予抗生素,同时给予尿管冲洗以后,体温降至正常。③输尿管穿孔:多为术中置入导丝或输尿管镜不慎所致,术后严密观察是否有腹部隆起和腹膜刺激征等,以判断有无尿液外渗。④腰痛:嘱患者放松四肢,避免过度屈曲,协助患者定时翻身。使用各种非侵害性减轻疼痛的技巧,如放松法,分散注意力,按摩,热敷。遵医嘱给予山莨菪碱解痉、哌替啶止痛、异丙嗪镇静治疗。

4. 留置双"J"管的护理　①双 J 管上端在肾盂内,下端盘曲在膀胱内,可随人的体位改变而上下活动,嘱咐患者术后不要剧烈运动,不能做患侧大的伸展运动,以免双 J 管移位。②术后 3d 血尿会逐渐减轻,活动以后可能会稍加重。如若患者突然出现鲜红色尿液或者出现肾区胀痛以及腹部不适等症状时,应及时报告医生,并进行相应处理。③由于双 J 管的存在应保持大便通畅,减少引起腹压增高的因素,定时排空膀胱,防止受凉,防止憋尿,如若有腰部胀痛等不适要及时报告医生给予处理。

5. 出院宣教　嘱患者出院以后要注意休息,3 个月以内不要做重体力劳动。指导患者在置管期间不做腰部伸展动作,不能憋尿、受凉,要保持大便通畅,同时避免腹压增高。多饮水,每天饮水量在 2000ml 以上。饭后 1.5h 及睡前饮水约 250ml 以增加尿量,预防结石的形成。指导合理膳食,多进食新鲜蔬菜水果等含纤维素丰富的食物,限制含钙高和草酸丰富的食物,如少吃豆制品、菠菜等,避免进食含糖饮料、咖啡、浓茶等。观察尿液的颜色和性质,同时加强自我症状的观察,发现有尿频、尿急、尿痛及血尿等症状反复或持续出现时,及时来院复查。4~6 周后在膀胱镜下拔除双"J"管。

第十节　睾丸扭转

【概述】　睾丸扭转是泌尿外科急症之一,又称为精索扭转,是由于睾丸和精索本身的解剖异常或活动度增加而引起的扭转,使精索内的血液循环发生障碍,引起睾丸缺血、坏死,是青少年阴囊急性肿痛的重要原因。发生睾丸扭转的原因有:睾丸发育不全及睾丸系膜过长,远端精索完全包绕在鞘膜之内,睾丸悬挂在其中,活动度过大。睾丸下降不全或腹腔内睾丸,睾丸呈水平位。睾丸仅与睾丸上、下极的某一极附着。睾丸、附睾丸被鞘膜完全覆盖,使睾丸在鞘膜内的活动度加大。另外,由于睡眠中姿势不断变化使两腿经常压迫睾丸,使其位置被迫发生改变,也可能是引起睾丸扭转的诱发原因之一。精索扭转方向多由外向内,一般为 $90°\sim360°$。睾丸扭转常需要泌尿外科急诊处理。

临床症状为:突发性阴囊剧烈疼痛,可向下腹部或腹部内侧放射,常在睡眠中突然痛醒。起初为隐痛,继而变为持续性剧烈疼痛,可伴有恶心、呕吐。体征为:

(1)阴囊肿大、皮肤红肿,睾丸位置上移并固定于异常位置,或呈横位,触诊明显,精索呈麻绳状扭曲缩短。提睾肌反射消失。

(2)普雷恩征或阴囊托起试验阳性:托起阴囊或移动睾丸时,扭转程度加重,而使疼痛明显加剧。

(3)洛希征阳性:因精索扭转而缺血,使睾丸、附睾均肿大,界限不清。

(4)对阴囊内睾丸缺如的急腹症患者,要高度怀疑阴睾扭转的可能。

在发病初期,可尝试手法复位。将处于横位并上提的睾丸进行轻柔的手法复位。根据睾丸扭转方向,反向手法旋转360°,若睾丸手法旋转复位位置稍下降,睾丸上提的紧张感松弛下来,则说明复位成功,用"丁"字带托起阴囊,让患者充分休息。手法复位失败后进行手术复位。手术复位力争在出现症状6h内完成手术,并用温热盐水纱布湿敷睾丸10～15min。若睾丸血液循环恢复良好,色泽转润,应予以保留,并将睾丸、精索与阴囊内层鞘膜间断缝合固定,防止再次扭转。若经上述处理后,睾丸色泽、血液循环无明显好转,则应切除睾丸。

【目的】　挽救睾丸,保护生育能力。

【适用范围】　睾丸扭转的患者。

【急性措施】

1. 严密观察:观察患者全身情况和局部的症状,倾听患者主诉,如阴囊坠胀、疼痛不适,及时向医生反馈患者的情况。

2. 协助患者做好各项检查,并及时把检查结果报告医生,便于及早作出诊断。

3. 医生进行手法复位后,观察其全身和局部情况,以及患者的主诉,如有异常,及时报告医生。

4. 手法复位失败以后,立即给予术前准备,并通知手术室。

5. 心理护理:同情患者及家属,消除其恐惧及害羞心理,正确引导患者及家属,说出发病的经过并认真倾听患者主诉,了解病情。同时配合医生向患者家属解释手术的相关情况、注意事项等,减轻患者的顾虑,同时取得家属的理解和配合。

6. 密切观察病情变化,并做好交接班和记录。

【注意事项】　在疾病确诊以前,患者疼痛时,不能使用吗啡、杜冷丁等止痛药。

护士应提高对该病的理解和认识程度,区别于急性附睾炎,其多发生于成年人,起病较缓,常伴有发热、外周血白细胞增多;能比较清楚地触及肿大和疼痛的附睾轮廓;且睾丸常呈下垂状,抬高其阴囊时疼痛缓解。而睾丸扭转多发于青少年,起病急,局部症状较重,全身症状较轻,附睾轮廓往往触不清楚;睾丸往往上提呈横位,抬高阴囊时疼痛加剧。不能因为知识缺乏,而延误判断,影响患者预后。

【**诊断方法**】

1. 实验室检查　睾丸扭转患者在血常规检查时可见轻度白细胞计数增高。

2. 彩色多普勒超声检查　在睾丸扭转时,彩色多普勒超声可提示睾丸肿大,呈中等度回声。睾丸血流量减少或消失。

3. CT 检查　睾丸扭转的平扫 CT 表现为患侧睾丸体积增大,密度不均匀,部分密度增高,部分密度降低,边界欠清。增强扫描显示,患侧睾丸呈环状强化,不均匀强化,其内低密度区无强化。

4. 放射性核素(^{99}Tc)睾丸扫描　显示扭转的睾丸血流量灌注减少,呈放射性冷区,其确诊率达 94%。

【**应急处理流程**】

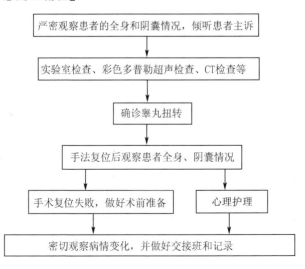

【典型病例】 患者赵某,男,6岁,中午患者嚷着喊小腹痛,妈妈用热毛巾为他敷了敷小腹,可患者的小腹越来越痛。送到医院,患者母亲讲述上午患者在家中和小朋友一起玩耍,从床上跳到床下,又从床下跳到床上玩。经查确诊为左侧睾丸扭转180°,医生为患者做急诊复位手术治疗,解除了扭转。事后医生告诉患者母亲,幸亏来得早,诊断及时,否则赵某的睾丸很有可能因坏死而要切除。

【护理要点分析】

1. 术前护理

(1)病情观察:睾丸扭转病情变化快,严密观察患者全身情况和局部症状,协助患者及时做好各项检查,及时向医生反馈检查结果及病情信息,以便及早作出诊断。

(2)心理护理:护士接诊时,首先要同情患者及家属,消除其恐惧及害羞心理,正确引导患者家属,说出发病的经过并认真倾听患者主诉,了解病情。同时配合医生向患者家属解释手术的方法,手术的必要性、注意事项,减轻患者的顾虑,同时取得家属的理解和配合。

2. 术后护理 加强对阴囊局部的观察和护理。因阴囊组织结构疏松,手术后容易出血,形成血肿。在为患者换药和巡视患者过程中,要经常观察阴囊有无肿胀、皮肤有无青紫、伤口敷料有无渗血;应保持局部清洁干燥,如渗血多时,及时更换敷料,防止切口感染。换药时不可用碘酊,以免损伤阴囊皮肤。术后3~5d是切口容易感染的时期,要做好预防性的观察和护理,换药过程中要严格无菌操作;平卧时抬高阴囊,避免健侧阴囊水肿,起床活动时使用提睾带。

3. 疼痛护理 患者由于伤口较大,剧烈疼痛可引起机体明显的应激反应,使组织分解代谢加速,心率、血压急剧升高,影响患者睡眠及伤口愈合。凡增加伤口张力的动作,如咳嗽翻身等均会增加伤口疼痛,应给予打腹带或指导咳嗽时正确按压伤口,以减轻疼痛。

4. 加强心理护理 护士应沉着镇定,态度和蔼可亲,尽可能缓解紧张气氛,否则会增加患儿及家长的应激反应,尽可能地解除家属的焦虑情绪。

5. 加强饮食护理 ①应该多吃新鲜蔬菜与瓜果,增加维生素C

等成分摄入,以提高身体抗炎能力。②多吃清淡食物,避免辛辣刺激性食物,以免引起炎症扩散而不利于健康恢复。③少吃猪蹄、鱼汤、羊肉等所谓的"发物",以免因此而引起发炎部位分泌物增加,炎症进一步浸润扩散和加重症状。

6. **出院指导**　向患者家属交代复诊的重要性,出院后建议患者使用提睾带 3～4 周,术后 1 个月内避免剧烈运动和提重物。定期行睾丸 B 超了解对侧睾丸功能。

第十一节　前列腺增生

【概述】　良性前列腺增生(benign prostatic hyperplasia,BPH)是引起中老年男性排尿障碍原因中最为常见的一种良性疾病。主要表现为组织学上的前列腺间质和腺体成分的增生、解剖学上的前列腺增大、下尿路症状为主的临床症状以及尿动力学上的膀胱出口梗阻。发病率随年龄递增。

目前认为前列腺增生必须具备年龄增长和有功能的睾丸两个重要条件,两者缺一不可。其发生原因如下:

1. 首先是前列腺炎未彻底治愈,或尿道炎、膀胱炎、精阜炎等,使前列腺组织充血而增生肥大。

2. 过度的性生活和手淫,使性器官充血,前列腺组织因持久淤血也会使前列腺增生肥大。

3. 经常酗酒或长期饮酒,嗜食辛辣等刺激性食物,刺激前列腺增生肥大。

4. 缺乏体育锻炼,动脉易于硬化,前列腺局部的血液循环不良,也会导致本病。

5. 情绪不畅,就会导致肝淤气滞,气血不通,造成体内淤血,而引起前列腺的循环受阻,导致增生发生。

6. 憋尿时间过长,饮水量减少会使尿液浓缩、排尿次数减少,导致尿内毒素沉积,尿液内的有害物质就会损害前列腺。

7. 膳食结构不合理,饮食习惯不健康也是诱发前列腺疾病的一个重要因素。

8. 老年性前列腺增生大多因为机体功能减退,激素调节失衡。

前列腺增生症状主要表现为两组症状,一类是膀胱刺激的前列腺增生肥大的症状:主要是尿频、尿急、夜尿增多及急迫性尿失禁。尿频是前列腺增生的早期症状,尤其夜尿次数增多更有临床意义。一般来说,夜尿次数的多少往往与前列腺增生的严重程度平行。原来不起夜的老人出现夜间 1~2 次的排尿,常常反映早期梗阻的来临,而从每夜 2 次发展至每夜 4~5 次甚至更多,说明了病变加重。另一类是排尿梗阻的前列腺增生肥大的症状:主要是由于前列腺增生阻塞尿路。排尿次数明显增加:无论白日或晚上,排尿次数比平常增多,远远超过了白日 3~4 次、晚上 1~2 次的正常状况,排尿时刻距离短,不时有尿意。排尿难,总是不畅:当感到有尿意时,要站在厕所里等一会儿,小便才"姗姗"而来,且尿流变细,排出无力,射程也不远,有时竟从尿道口线样滴沥而下。呈现尿失禁:夜间睡觉时尿液不受本人操控地流出来,严重者大白日时也会有这种表象发作。

总之,发病初期,表现为排尿次数增多,随着前列腺的进一步增生,尿液受阻现象越来越重,尿流变细,使尿潴留在膀胱内不能排出。久之,膀胱代偿能力逐渐减退、丧失性能力。如果此时,饮酒、劳累,加之气候变化就会引起前列腺进一步充血、水肿而加重阻塞症状,引起严重肾积水,肾功能损害时,可出现慢性肾功能不全。当梗阻加重达一定程度时,过多的残余尿,逐渐发生尿潴留并出现充溢性尿失禁。长期排尿困难导致腹压增高,还可引起腹股沟疝、内痔等。如果发现症状,建议及时去医院进行检查,治疗。以免耽误病情,影响健康。

【目的】 尽早医治,完全医治,不留后遗症和并发症。

【适用范围】 前列腺增生的患者。

【急性措施】

1. 病情评估 患者是否有尿频、尿急、尿痛、终末血尿、肛门和会阴部不适等局部症状。如有异常,及时报告医生。

2. 对症治疗 出现排尿困难,报告医生,遵医嘱给予留置导尿。

3. 做好手术的准备 给予备皮、备血(交叉配血)、做皮试,去除身上所有饰品及假牙,做好手术的一切准备,并通知手术室。

4. 做好心理护理　关心、安慰患者,消除紧张恐惧心理,向患者解释手术的必要性,使患者积极配合治疗。

【注意事项】　保守治疗期间,患者卧床休息,保持排便通畅,戒酒,嘱禁忌辛辣食物;避免憋尿、久坐,注意保暖,禁止性交等。

【诊断方法】

1. 病史询问　国际前列腺症状评分(IPSS)

过去一个月你是否有以下症状?	没有	5次中少于1次	5次中少于半数	约半数	多于半数	几乎每次	症状评分
1. 是否经常有尿不尽感	0	1	2	3	4	5	
2. 是否两次排尿时间经常小于2h	0	1	2	3	4	5	
3. 排尿过程中是否有中断后又开始的现象	0	1	2	3	4	5	
4. 排尿是否不能等待	0	1	2	3	4	5	
5. 是否经常有尿线变细现象	0	1	2	3	4	5	
6. 是否常需要用力及使劲才能开始排尿?	0	1	2	3	4	5	
7. 从入睡到早起一般需要起来排几次尿?	没有	1次	2次	3次	4次	大于5次	
	0	1	2	3	4	5	

IPSS 评分患者分类如下:(总分 0～35 分)。①轻度症状:0～7 分。②中度症状:8～19 分。③重度症状:20～35 分。

2. 体格检查

(1)外生殖器检查:除外尿道外口狭窄或畸形所致的排尿障碍。

(2)直肠指诊:直肠指诊可以了解是否存在前列腺癌。是重要的检查方法,每例前列腺增生患者均需作此项检查。指检时多数患者可触到增大的前列腺,表面光滑、质韧、有弹性,边缘清楚,中央沟变浅或消失。

(3)局部神经系统检查(包括运动和感觉)。

3．**尿流动力学检查**　可以用来判断前列腺增生患者的下尿路梗阻是否存在及其梗阻程度。

4．**B超检查**　不但可测出增生的前列腺的形态、大小及性质，还可以帮助分析内部组织结构。发现合并的前列腺癌、结石、肾积水等。测定剩余尿，正常人排尿后剩余尿量小于12ml，若大于50ml提示膀胱逼尿肌失代偿。与其他前列腺疾病相鉴别，并且该检查对患者无损伤，可反复进行检查。

5．**X线检查**　对前列腺增生的诊断有重要价值，如X线片可检查前列腺有无钙化或结石影，造影可帮助检查有无前列腺增生或前列腺癌，CT则对前列腺疾病的鉴别诊断史有重要意义。

6．**前列腺特异性抗原(PSA)**　主要用于鉴别前列腺癌。一般临床将 PSA $\geqslant$4ng/ml 作为分界点。

7．**膀胱镜尿道镜检查**　帮助医生了解患者尿道、前列腺、膀胱、膀胱颈与膀胱内的情况，尤其是对于下尿路梗阻症状明显但直肠指诊前列腺无明显增大或有血尿的患者来说尤为重要。

【应急处理流程】

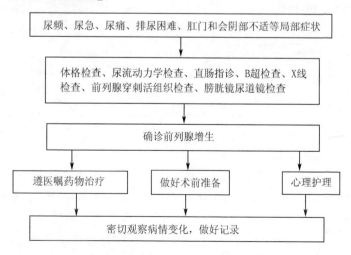

【典型病例】　患者魏某,男,68 岁,因"排尿困难 10 年、不能排尿 2 周"入院。直肠指诊:前列腺Ⅳ度增大,质地韧,未触及结节。超声检查提示双肾轻度积水,膀胱小梁、小房形成,前列腺大小 76mm×72mm×65mm。盆腔 CT 平扫显示前列腺重度增生并突入膀胱内。入院后予以留置导尿,硬膜外麻醉下行经尿道前列腺等离子电切术。术中见前列腺中叶、两侧叶均明显增生,突向膀胱内呈球形,距精阜约 4 个视野。电切过程顺利,术后留置导尿、缓慢膀胱冲洗。患者恢复良好,10d 后拔除导尿管,自行排尿通畅。

【术后护理要点分析】

1. 一般护理　术后 24h 给予持续低流量吸氧,心电监护加氧饱和度监测,密切监测生命体征变化。给予无菌生理盐水,通过三腔尿管持续进行膀胱冲洗,以减少出血,防止凝血块阻塞尿管。膀胱冲洗时间一般为 3～5d,冲出液转清时,可改为间断冲洗或停止冲洗。注意:①准确记录灌注液量和排出液量,严防液体潴留在膀胱内,使膀胱内压增高。②根据血尿的程度调整灌注的速度。③排液停止,说明尿管有血块堵塞,应立即停止灌注,行膀胱高压冲洗,尿路通畅后再接上生理盐水继续冲洗。

2. 饮食护理　术后禁食水至肛门排气后才可进食水。进食易消化富含粗纤维的食物,保持大便通畅,避免增加腹压而诱发前列腺窝内出血。嘱患者多饮水,增加尿量以达到冲洗的作用。

3. 呼吸道护理　给予雾化吸入,并且协助拍背排痰,预防肺部感染。

4. 活动　术后去枕平卧 6h 后协助患者翻身、枕枕头,助其早拍打双下肢,抬高下肢屈膝活动,并鼓励患者下床活动,积极预防下肢静脉血栓形成。

5. 拔管护理　术后 5～7d 冲洗液澄清可停止膀胱冲洗,间断夹闭开放尿管,行膀胱括约肌功能锻炼后拔除尿管,拔管后避免剧烈运动,护士要加强巡视,观察排尿是否通畅,排尿次数,尿液的颜色、性质及量,并嘱患者多饮水,增加尿量,达到冲洗尿道的作用。拔管后发生尿失禁,大多为暂时性,应指导患者多做缩肛运动,以尽快恢复膀胱括约肌功能。

6. 术后并发症的护理

(1)出血。护理措施:①固定气囊尿管的下肢外展15°,保持伸直、制动,使气囊压迫于尿道内口;②膀胱持续冲洗保持通畅,并根据血尿的程度调整灌注的速度;③密切观察血尿的颜色及有无生命体征的变化;遵医嘱给予输血、补液、止血等治疗。

(2)膀胱痉挛。护理措施:①术后遵医嘱给予止痛药或解痉药物;②调整气囊尿管的位置及牵拉的强度和气囊内的液体量,争取在无活动性出血的情况下,早日解除牵拉和拔除尿管;③有血块堵塞时及时行高压反复冲洗,将血块清除,保持尿路通畅。

(3)尿路感染。护理措施:①遵医嘱应用抗生素治疗;②严格无菌操作;③保持会阴部清洁,每日会阴护理 2 次;④排气后指导患者每日饮水 2000ml 以上;⑤严防反流或使用抗反流式引流袋;⑥注意观察体温的变化及有无睾丸和附睾肿胀、疼痛的临床表现,一经发现,及时通知医生。

7. 心理护理 耐心解释,定时做健康教育,传授疾病知识,指导患者掌握一些基本的护理知识,回家后静心休养。

8. 健康教育 患者住院时间为 6～12d,平均为 9d 左右就会出院,但是,前列腺炎修复时间需要 3～5 个月,做好出院后护理工作是确保手术成功极为主要的环节。患者需要注意多休息,避免进行剧烈运动、咳嗽、骑自行车,3 个月禁止性生活。饮食方面,严禁食用辛辣刺激性食物、忌烟酒,进食清淡营养丰富且易消化的食物,多喝水且要保持尿道口卫生。若出院后出现血尿情况,增大饮水量2～3d后即可消除,若持续出现此情况请及时就诊。

【预防】

1. 保持清洁 男性的阴囊伸缩性大,分泌汗液较多,加之阴部通风差,容易藏污纳垢,局部细菌常会乘虚而入。这样就会导致前列腺炎、前列腺肥大、性功能下降。若不及时注意还会发生危险。因此,坚持清洗会阴部是预防前列腺炎的一个重要环节。

2. 防止受寒 秋冬季节天气寒冷,因此应该注意防寒保暖。

预防感冒和上呼吸道感染的发生；避免久坐久站，或坐在凉石头上，因为寒冷可以使交感神经兴奋增强，导致尿道内压增加而引起反流。

3. 按摩保健　可以在临睡以前做自我按摩，以达到保健的目的。操作如下：取仰卧位，左脚伸直，左手放在神阙穴（肚脐）上，用中指、食指、无名指三指旋转，同时再用右手三指放在会阴穴部旋转按摩，一共 100 次。完毕换手做同样动作。肚脐的周围有气海、关元、中极各穴，中医认为是丹田之所，这种按摩有利于膀胱恢复。小便后稍加按摩可以促使膀胱排空，减少残余尿量。

第十二节　嗜铬细胞瘤危象

【概述】　嗜铬细胞瘤危象也称为儿茶酚胺危象（catecholamine crisis）是指体内嗜铬细胞瘤在某种应激情况，如精神刺激或剧烈运动、肿瘤破裂出血或术中挤压肿瘤突然释放大量儿茶酚胺入血，造成高儿茶酚胺血症；或突然儿茶酚胺分泌减少、停止。由此而产生的以心血管症状为主的一系列临床急症，包括高血压危象、高血压和低血压交替发作危象、儿茶酚胺性心脏急症（如心律失常、心力衰竭、心源性休克、心肌梗死等）、抽搐、昏迷、高热及颅内出血、胃肠道出血，甚至猝死等，病情险恶多变，抢救不及时可致生命危险。

【目的】　及时处理，降低病死率。

【适用范围】　嗜铬细胞瘤危象的患者。

【急性措施】

1. 密切观察病情变化　遵医嘱给予吸氧、心电监护加氧饱和度监测，严密观察患者的血压、脉搏、体温、呼吸、意识、尿量、末梢循环情况等，每 15 分钟测量 1 次，注意有无血压升高或降低、脉搏增快或减弱，呼吸运动是否受限等。每 30 分钟检查记录腹部的症状和体征等。患者如存在剧烈头痛、眩晕、恶心、呕吐、心悸、大汗淋漓、精神恐惧感或濒死感、面色苍白、肢体颤抖、四肢厥冷等，及时报告医生，给予处理。

2. 建立静脉通道

(1)对于高血压危象者,首先要抬高床头。立即缓慢静推注射酚妥拉明5～10mg(初试可用1mg,因为部分患者对该药极敏感,可造成严重低血压),观察血压,一般1min即可发挥作用,5～10min达高峰,30min作用消失,必要时可重复使用,护士应注意休克的发生。当血压降至160/100mmHg左右时,停止注射,继之以酚妥拉明0.25～1mg/min的速度持续静脉滴注,即酚妥拉明10～15mg溶于5%葡萄糖溶液250ml中缓慢静脉推注,滴速每分钟20～64滴。如果患者表现有明显心动过速或心律失常,可加用β受体阻滞药,如果普萘洛尔1～2mg稀释后迅速静脉注射或5mg加在5%葡萄糖溶液100～200ml中静脉滴注,应用时要注意禁忌证及不良反应。也可用普萘洛尔5mg和酚妥拉明10mg加入5%葡萄糖溶液250ml中静脉滴注,直至高血压危象完全缓解。如不见效,改用硝普钠50～100mg加入5%葡萄糖溶液中静脉推注。待患者血压降至150/95mmHg或以下时,可口服哌唑嗪4mg,每8小时1次。

(2)高血压与低血压交替发作危象:当血压下降时首先立即停止肾上腺素能阻断药的输入,以快速补充血容量为主,给以葡萄糖盐水、低分子右旋糖酐或血浆,也可用50g白蛋白加入林格溶液1000～2000ml中,静脉滴注,使血压回升。当血压升高时,首先应放慢输液速度,以滴注肾上腺素能阻断药为主,如此交替反复使用。对血压波动过于频繁者,上述办法不易施行;如确实控制不住发作危象时,只好急症手术,挽救患者生命。再者,对于急性左心衰、严重心律失常、心绞痛及心肌梗死者,遵医嘱严格用药。

3. 心理护理 因患者病情变化迅速,可能有濒死感,情绪紧张、恐惧,护士在密切观察病情的同时要关心、安慰患者,向患者及家属介绍有关本病的相关知识,消除恐惧心理,使诊疗工作顺利进行。

4. 术前准备 备皮、备血、药物过敏试验、交叉配血试验;留置胃管、尿管等,并通知手术室。

5. 观察病情 密切观察病情变化,并做好交接班和记录。

【注意事项】

1. 静脉推注药物时,要在医生陪同下进行。

2. 高血压危象时,尽可能建立两条静脉通路,一条用微量泵调整药液以达到控制血压,另一条用以补充血容量及检测循环功能;严格检测中心静脉压,以调整输液的速度和量;准确记录 24h 尿量,并及时调整补液量;检测各项生化指标,防止水、电解质紊乱;检测血糖,注意变化。

3. 高血压与低血压交替发作危象时,原则上不使用升压药处理低血压发作,只有当患者出现休克状态,不再出现高血压发作时才酌情慎重使用。可用去甲肾上腺素以 $4 \sim 5 \mu g/min$ 的速度输液。

【诊断方法】

1. **病史**　①有反复发作性高血压或持续高血压阵发加剧病史者,尤其在儿童或青年人中;②血压波动极大有位置性低血压或有高血压低血压休克交替出现者;③高血压伴有畏热、多汗、体重下降、情绪激动、焦虑不安、心动过速、心律失常、四肢震颤等儿茶酚胺分泌过多症状者;④高血压伴有糖耐量减低、糖尿病甚至酮症酸中毒者;⑤有因外伤小手术(如拔牙)、按压腹部、排尿及吸烟等因素诱发高血压发作史者;⑥高血压伴不明原因的血白细胞增高者;⑦一般降血压药物治疗无效,用利血平、胍乙啶等促进儿茶酚胺释放的降压药后反使血压升高者。

2. **实验室检查**　留血或 24h 尿测定儿茶酚胺、3-甲氧基-4 羟基苦杏仁酸(VMA)或者 3-甲氧肾上腺素(MN)及 3-甲氧去甲肾上腺素(NMN)。

3. **其他辅助检查**　急诊 B 超探测肾上腺区及腹主动脉两侧,必要时可做 CT,以发现肿瘤。另外药理试验如激发试验、阻滞试验(酚妥拉明或可乐定试验)可帮助进一步明确诊断。[131]I-MIBG 是定位诊断嗜铬细胞瘤的特异性检查,还可以了解髓外的嗜铬组织。

【应急处理流程】

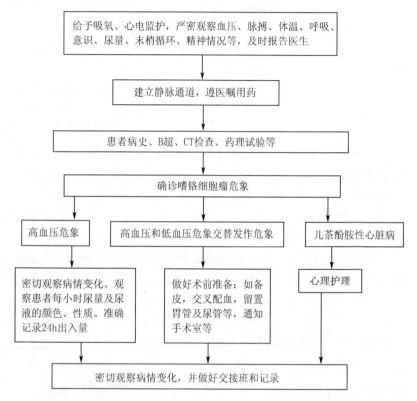

给予吸氧、心电监护，严密观察血压、脉搏、体温、呼吸、意识、尿量、末梢循环、精神情况等，及时报告医生

建立静脉通道，遵医嘱用药

患者病史、B超、CT检查、药理试验等

确诊嗜铬细胞瘤危象

高血压危象

高血压和低血压危象交替发作危象

儿茶酚胺性心脏病

密切观察病情变化。观察患者每小时尿量及尿液的颜色、性质。准确记录24h出入量

做好术前准备：如备皮，交叉配血，留置胃管及尿管等，通知手术室等

心理护理

密切观察病情变化，并做好交接班和记录

【典型病例】　患者房某，男，46岁。因突发呼吸困难伴腰部胀痛1h入院。1h前打麻将时突感中上腹堵塞、心慌、气喘、恶心、呕吐、大汗淋漓、咳嗽、咳粉红色泡沫痰并感双侧腰部持续性胀痛。入院时，查体温 38.4℃，脉搏 148/min，呼吸 28/min，血压 200/120mmHg，意识清楚，端坐位，全身皮肤湿冷，口唇及四肢发绀，双肺满布湿啰音；给予心痛定舌下含服，西地兰、速尿静脉注射后血压进行性下降至 30/10mmHg，予以多巴安、阿拉明升压处理，血压回升。动态观察心电图，无心肌梗死图形，心肌酶学无明显异常；血电解质示血钾 2.5mmol/L，血糖 24.6mmol/L；行双肾、肾上腺 CT 及磁共振并增强扫描示右肾上腺占位性病变，诊断为右肾上腺嗜铬细

胞瘤危象。经内科治疗病情稳定,转泌尿外科进行手术。患者术后2周痊愈出院。

【护理要点分析】

1. 术前危象的急救及护理

(1)给氧:立即送入ICU,严密血流动力学和心电图监测,给予高流量氧气吸入(6L/min),建立双静脉通道。

(2)止痛:患者表现出腹部、腰部持续性疼痛,给予美施康定口服,杜冷丁肌内注射后疼痛缓解。

(3)控制血压:血压骤升骤降是嗜铬细胞瘤的重要特点。血压增高是由于去甲肾上腺素和肾上腺素释放增多,使心率增快,心输出量增加,周围血管收缩,血压骤升。另外也可以发生低血压,甚至休克,这是由于肿瘤突然发生的出血、坏死,以致停止儿茶酚胺的释放。患者血压波动在30~200/0~120mmHg,降低高血压,纠正低血压,保持血压正常是能否进行手术治疗的关键。该患者血压过高时予以心痛定舌下含服,酚妥拉明静脉注射;血压过低时给予多巴安、阿拉明静脉滴注。严密观察血压及药物反应,特别是酚妥拉明的副作用,根据血压、出入量变化随时调整用药及输液速度、输液量,使血压稳定在120~130/70~90mmHg。

(4)纠正急性左心衰:患者以急性左心衰为首发症状,严重威胁患者生命。立即给予端坐位,持续高流量氧气吸入,并经20%~30%酒精湿化,调整输液滴速,控制输液量,严密观察24h出入量变化,特别是尿量变化,并行镇静、强心、利尿治疗。给予吗啡莫菲管滴入,西地兰、速尿静脉注射后心衰得到控制。

(5)纠正代谢紊乱、心律失常:严密监测血清电解质及心电变化极为重要。该患者血钾低达2.5mmol/L,立即予以10%醋酸钾口服,10%氯化钾及25%硫酸镁静脉滴注后血钾很快恢复正常。心电监测中患者频发室性早搏,短阵室速,窦性心动过速,心率148~200/min,给予利多卡因静脉注射后心律失常控制,心率减慢。

(6)心理护理:患者烦躁不安,恐惧、濒死感,不配合治疗。护士耐心细致地与患者交谈,了解患者的心理状况,缓解高度紧张、烦躁不安,介绍医院医疗技术、医疗设备,以及危重患者治愈出院的病例,增强患者战胜疾病的信心,使患者认识到不良的心理对血压的影响,积极配合治疗。术前患者情绪稳定,以最佳的心理、生理状态入手术室进行手术治疗。

2. 术后护理

(1)严密观察病情变化:术后绝对卧床,持续高流量氧气吸入、心电监护加氧饱和度监测,由专人守护,密切动态观察生命体征及血氧饱和度的变化,观察血压、出入量的变化、肺部啰音情况,液体入量过多过快,会加重心脏负担,诱发肺水肿;液体入量太少可能导致血容量不足而无法纠正休克。严密调整用药剂量和输液速度,实时记录病情。

(2)并发症的观察:术后并发症主要有高血压、低血压和低血糖。约50%患者术后仍有高血压,血浆儿茶酚胺水平在72h内仍高于正常。因此继续严密观察循环动力学变化极为重要。患者术后立即送ICU监护病房,密切观察血压、血氧饱和度、中心静脉压及24h尿量的变化,并准确记录。密切观察有无肾上腺皮质功能不足的现象,如恶心、呕吐、腹泻等。术后48h内血压波动在100~150/50~90mmHg。血压低,可能是血容量不足;血压高,可能与残留的嗜铬细胞瘤、补液过多或合并高血压肾脏损害有关。经给予酚妥拉明静脉滴注及补充足够的血容量后血压稳定,血糖正常。

(3)引流管护理:保持各种管道的畅通,及时更换引流袋。严密观察伤口敷料是否干燥,伤口有无出血,发现异常及时报告、处理。

(4)加强基础护理:保持口腔清洁卫生,给予口腔护理,2/d,以预防口腔感染;保持患者床单位整洁、干净、无渣屑,定时为患者翻身、拍背及按摩受压皮肤,以预防压疮及肺部并发症的发生。

(5)心理护理:加强与患者的沟通,随时将有积极影响的消息透露给患者,让其放下心理包袱,用积极的心态配合治疗。

第十三节　肾上腺危象

【概述】　肾上腺危象(adrenal crisis)又称急性肾上腺皮质功能减退症,它是指在原发性或继发性肾上腺皮质功能不全的基础上,受到一定条件的刺激,特别是在严重应激状态下如感染、劳累、创伤、手术或明显情绪波动等,如未能补充足够的肾上腺皮质激素,则血皮质醇严重不足,不能适应机体的应激需要而产生的一系列临床症状,起病急骤,主要表现有①发热:多见,可有高热达40℃以上,有时体温可低于正常。②消化系统:厌食、恶心、呕吐等常为早期症状,如能及时识别,加以治疗,常很快好转。也可有腹痛、腹泻等症状。③神经系统:软弱、萎靡、无欲、淡漠、嗜睡、极度衰弱状,也可表现为烦躁不安、谵妄、神志模糊,甚至昏迷。④循环系统:心率快速,可达160/min,四肢厥冷、循环虚脱、血压下降,陷入休克。由于本病存在糖皮质激素和潴钠激素两者均缺乏,因此比Sheehan危象更容易、更快速地出现周围循环衰竭。多数患者神志改变与血压下降同时出现;少数患者神志改变在前,随之血压下降继现。观察到神志和血压的改变最早出现在诱因发生后4h,1/3和2/3的患者分别在24h、48h内出现。⑤脱水征象:常不同程度存在。如不及时抢救,常于24～48h死亡。该病常见于肾上腺手术后,如依赖下丘脑垂体的肾上腺皮质增生或异位促肾上腺皮质激素综合征等做双侧肾上腺全切除术,或者肾上腺腺瘤摘除术后,残留的肾上腺常萎缩,下丘脑-垂体-肾上腺轴的功能由于腺瘤长期分泌大量皮质醇而受抑制,其功能的完全恢复至少需要9个月或1年以上,如不补充激素或在应激状况下不相应增加激素即可诱发本病。

【目的】　及时处理,降低病死率。

【适用范围】　肾上腺危象的患者。

【急性措施】

1. 密切观察病情变化　遵医嘱给予吸氧、心电监护加氧饱和度监测,严密观察患者的生命体征、精神、体位及末梢循环变化,每

15min观察记录生命体征1次,注意患者意识障碍和休克的发生。如有异常,及时报告医生,尽快给予处理。床旁备齐抢救用物及药品。

2. 配合检查　协助医生完善其各项检查,帮助其确诊。

3. 建立2条以上的静脉通道　遵医嘱静脉给予补充糖皮质激素、扩容、纠正电解质紊乱等,注意用药期间的不良反应。

4. 用药护理　在患者服用各种降压药及纠正心律失常药物前,应告知患者药物的作用、副作用、用药的重要性及注意事项。按时发药给患者,并看患者服药到口,服药后嘱患者要卧床休息,不要随意走动,改变体位时动作缓慢,以防止体位性低血压。用药期间密切观察血压及病情变化,告知患者如有不适及时反映,以免延误病情。

5. 处理诱因　合并感染时应选用有效、适量的抗生素,切口感染需扩创引流,在抢救期间应同时积极处理其他诱因。

6. 预防和治疗低血糖　治疗期间需供给足量的葡萄糖,并按时给予测血糖,监测其变化。

7. 心理护理　患者经常处于精神紧张、烦躁不安、易激动的状态,再加上对自身疾病缺乏了解,对手术的恐惧,更加容易产生紧张、易激动等情绪变化,而导致血压升高,病情加重,甚至诱发高血压危象,大大增加了手术的危险性。因此必须加强心理护理,为患者提供安静、安全舒适的住院环境。关心、安慰患者,向患者及家属介绍有关本病的相关知识,以治愈患者为例,说明手术治疗的重要性,消除恐惧心理,争取患者的积极配合,以最佳的心态接受治疗。

8. 术前准备　备皮、备血、药物过敏试验、交叉配血试验;留置胃管、尿管等,并通知手术室。

9. 观察病情　密切观察病情变化,并做好交接班和记录。

【注意事项】

1. 抢救病员时,医护配合要默契。护理人员应专业技术熟练,反应敏捷、沉着。

2. 护理人员应掌握使用先进的监护及治疗仪器,熟悉抢救药物的作用及配伍禁忌。

3. 建立 2 条以上的静脉通道,保证药物及时准确输入。特殊用药如 β 受体阻滞药艾司洛尔应根据心率快慢用微泵控制调节速度。

4. 肾上腺皮质功能减退者对吗啡、巴比妥类药物特别敏感,在危象特效治疗开始前,应禁用这类药物。

5. 应用盐皮质激素期间要注意有无浮肿、高血压和高血钠等潴钠、潴水药物过量的副作用。

6. 由于肾上腺皮质功能减退的患者,肾脏排泄水负荷的能力减退,因此液体输入的总量和速度均需掌握,不能过量和过速,以防诱发肺水肿。

【诊断方法】

1. 血常规及生化检查　伴有严重感染的患者白细胞总数和中性粒细胞明显升高。一般患者周围血中嗜酸性粒细胞计数可增高,血小板计数减低。部分患者可出现凝血时间延长,凝血酶原时间延长。呈现低钠血症和高钾血症,但血钾也可正常甚而降低。空腹血糖、血尿素氮、二氧化碳结合力均降低。血浆皮质醇降低。临床上怀疑急性肾上腺皮质功能减退时,应立即抢救,不要等待实验室检查结果。

2. 心电图检查　呈现心率增快、心律失常、低电压、QT 间期延长。

3. 影像学检查　在伴有感染时摄胸片可显示相应的肺部感染或心脏改变。结核病患者腹部平片可显示肾上腺钙化影。出血、转移性病变患者腹部 CT 显示肾上腺增大或占位表现。

【应急处理流程】

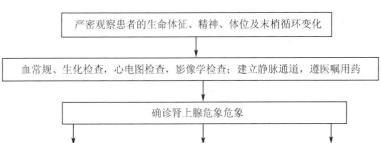

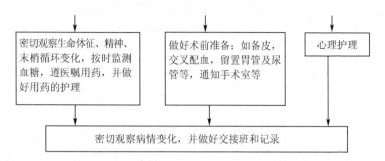

密切观察生命体征、精神、末梢循环变化，按时监测血糖，遵医嘱用药，并做好用药的护理

做好术前准备：如备皮，交叉配血，留置胃管及尿管等，通知手术室等

心理护理

密切观察病情变化，并做好交接班和记录

【典型病例】 患者田某,女,21 岁。月经不调,闭经 8 年,肥胖,长胡须 1 年。B超、CT 均提示左肾上腺巨大肿瘤,入院后经进行各项实验室检查及充分的术前准备,在全麻下行左侧肾上腺肿瘤切除术,切除瘤体约 2cm×19cm×18cm。术后发生肾上腺危象。经过及时有效的抢救治疗及精心护理,使患者转危为安,于 1 月余治愈出院。

【术后护理要点分析】

1. **常规护理** 术后去枕平卧位,头偏向一侧,保持呼吸道通畅,有呕吐物或呼吸道分泌物多时要及时清除,防止误入气管引起窒息,给予氧气吸入 2L/min,备齐抢救用物及药品。每 15 分钟观察记录生命体征 1 次。术后约 2h,血压下降至 75/50mmHg,心率增快至 130/min。经过对症处理仍不见好转,而且病情继续恶化,至术后 8h,心率高达 200/min,血压 50/35mmHg,血氧饱和度 83%。患者面色苍白、恶心、呕吐、大汗淋漓、呼吸困难、意识淡漠等,确诊为左侧肾上腺巨大肿瘤切除术后肾上腺危象的发生。建立 2 条以上的静脉通道,立即给予补充血容量,输全血,升血压,控制心动过速,加大激素用量,使用 β 受体阻滞药艾司洛尔(应根据心率快慢用微量泵控制调节速度),加大氧流量,抽血急查血糖、电解质、二氧化碳结合力等,掌握各项生化指标的动态变化,并积极地对症处理。绝对卧床 48h,血压尚不稳定的情况下禁止搬动。体温若低于 36.0℃应给予加盖棉被或用热水袋加温,做好保暖。术后严格执行医嘱,准确用药,观察用药后反应,准确记录出入量,及时留取血尿标本,掌握患者病情的动态变化。抢救至术后 72h,病员心率逐渐降至 120/min,血压升至 135/60mmHg,血氧饱和度 98%,呼吸平稳,神志清楚,自行翻身并开始进食。

2. 妥善固定引流管　患者术后留有伤口引流管及尿管,为防止伤口感染,术后应常规应用抗生素,严密观察伤口渗出情况,渗出较多,敷料被渗透时应及时更换。如发现引流管内引流量多,颜色鲜红,应注意有出血的可能,严密观察生命体征以及引流量的变化,及时报告医师,可给予止血药,必要时输血。术后初期每 30～60min 挤压引流管一次,以防阻塞、扭曲、折叠。指导患者卧位时引流管勿超过患者的身体的高度,引流袋、引流瓶每日更换,引流量多时随时更换。伤口引流管术后 5～7d,无引流液引出即可拔除。

3. 观察尿量　准确记录每小时尿量,每小时少于 17ml,比重增加,可提示血容量不足。血压正常,但尿量仍少,比重降低,则可能已经发生急性肾功能衰竭。尿量稳定在 30ml/h 以上,生命体征平稳,可先定时开放尿管,2～3d 膀胱充盈良好,可考虑拔除尿管。

4. 疼痛护理　患者由于伤口较大,剧烈疼痛可引起机体明显的应激反应,使组织分解代谢加速,心率、血压急剧升高,影响患者睡眠及伤口愈合。凡增加伤口张力的动作,如咳嗽翻身等均会增加伤口疼痛,应给予打腹带或指导咳嗽时正确按压伤口,以减轻疼痛。

5. 加强基础护理　保持伤口敷料干燥。患者出现大汗时,应及时更换衣裤、床单,防止受凉。禁食期间每日口腔护理 2 次,鼓励患者作深呼吸,协助翻身、拍背,痰多时行氧气雾化吸入,每日 3 次。尿道口每日用洗必泰棉球擦洗 2 次。

6. 加强心理护理　关心体贴患者。病情许可情况下多与其沟通,进行健康教育。由于病史长,反复发作,患者具有巨大的经济、精神、心理压力。患者长期应用激素,对激素产生依赖性,同时对激素的副作用有所了解,医护人员需对患者的病情与心理积极疏导,增加患者信心,调动其内在因素,使患者主动配合治疗。

7. 加强饮食护理　指导患者少食多餐,进易消化、高蛋白、高维生素,适量钠、钾、热量的饮食。保持身体清洁卫生,增强抗病能力。

8. 出院指导　指导家庭血压监测。如有不适,及时就诊。定期复查。

【预防】　为避免肾上腺危象的发生,应教育慢性肾上腺皮质功能减退的患者,坚持持续服激素,不得任意间断。当患者外出时,必须携带足量的激素以备应用。当遇应激情况时,必须在医师的指导下增加剂量。如有上呼吸道感染、拔牙等小的应激,将激素量增加1倍,直至该病痊愈,一般4～5d之内即见控制。如有大的应激,如外科手术、心肌梗死、严重外伤和感染等,应给予氢化可的松200～300mg/d,分3～4次静脉推注,在手术前数小时即应增加激素用量。应激消除后,可逐渐恢复到平时剂量。

第十四节　急性肾周围脓肿致休克

【概述】　急性肾周围脓肿致休克是指肾包膜与肾周围筋膜之间的脂肪组织发生感染未能及时控制而发展成为脓肿引起感染性休克。致病菌可能来自肾脏本身或肾脏外病原。致病菌主要为金黄色葡萄球菌、大肠埃希菌、变形杆菌。以单侧多见,双侧少见,右侧多于左侧,男性较多,年龄常见于20～50岁。发病机制:肾内感染蔓延至肾周间隙,多数肾周脓肿由此途径感染包括肾皮质脓肿、慢性或复发性肾盂肾炎(由于存在尿路发病机制,皮肤感染梗阻)、肾积脓、黄色肉芽肿性肾盂肾炎等;血源性感染体内其他部位感染病灶,经血供侵入肾周围间隙常见有皮肤感染,上呼吸道感染等;经腹膜后淋巴系统侵入。来自膀胱、精囊、前列腺、直肠周围、输卵管或其他盆腔组织的感染由淋巴管上升到肾周围;来自肾邻近组织的感染包括肝、胆囊、胰腺、高位盲肠后阑尾炎和邻近肋骨或椎骨骨髓炎等,有时为肾外伤以及肾、肾上腺手术后引起的感染;肾周围炎经及时治疗,炎症可消失。如继续发展则形成脓肿,根据其位置不同可引起患侧胸腔积液、肺底部肺炎、支气管胸膜瘘、膈下脓肿及髂窝脓肿等。临床表现:全身感染症状明显,寒战、高热、食欲不振、贫血,严重者可导致患者出现烦躁不安、意识障碍,面色、皮肤苍白,口唇甲床轻度发绀,心率加快,呼吸频率增加,出冷汗、脉搏细速,同时常有血压下降现象;患侧腰部和上腹部疼痛,腰部饱满,患侧肋脊角叩痛,腰肌紧张和皮肤水肿,可触及肿块。腰大肌刺激征明显,当患侧下肢屈伸及躯干向健侧弯曲时,均可引起剧痛。如不是继发于肾脏疾病的肾周围脓肿,早期进行切开引流术,预后良好。若延误诊断和治疗,预后欠佳,死亡率可高达 57%。

【目的】　纠正休克,完整切除患肾,彻底清除脓肿,抢救生命。

【适用范围】　急性肾周围脓肿致休克的患者。

【急性措施】

1. 病情评估　观察患者的生命体征变化,如患者出现全身感染症状,出现寒战、高热、食欲不振、贫血、侧腰部和上腹部疼痛、腰部饱满、患侧肋脊角叩痛,腰肌紧张和皮肤水肿,腰大肌刺激征等表现,应及时报告医生。

2. 密切观察病情变化　①严密观察患者的生命体征:监测脉搏、血压、呼吸和体温。脉搏快而弱,血压不稳定,脉压差小为休克早期。若血压下降,甚至测不到,脉搏细弱均为病情恶化的表现。根据病情每 10~20min 测 1 次脉搏和血压。每 2~4h 测肛温 1 次,体温低于正常者保温,高热者降温。②意识状态:意识和表情反映中枢神经系统血液灌注量,医护人员应了解其特点,密切观察,及早发现变化。③皮肤色泽及肢端温度:面色苍白、甲床青紫、肢端发凉、出冷汗,都是微循环障碍、休克严重的表现。若全身皮肤出现花纹、瘀斑则提示弥散性血管内凝血。④详细记录尿量:尿量是作为休克演变及扩容治疗等的重要参考依据。

3. 建立静脉通路　迅速建立 1~2 条有效静脉通路,必要时作周围静脉切开或深静脉插管,及时补充液体,维持机体水、电解质平衡,合理使用抗生素。

4. 生活护理　休克发生时要采取中凹卧位,头和躯干抬高 20°~30°,下肢抬高,以增加回心血量,还要注意保暖。鼻导管或面罩吸氧,保持呼吸道通畅。

5. 合理补液　迅速扩容、纠酸是抗休克的关键。微循环障碍导致的有效循环血量不足是感染性休克发生的中心环节,故扩容仍是最基本的治疗手段。扩容所用液体应包括胶体和晶体,先输入晶体液,后输入胶体液。

6. 积极控制感染　遵医嘱及时应用抗生素,观察其疗效及副作用;按时雾化排痰保持呼吸道通畅;做好皮肤、口腔护理,防止新的感染;有创面的部位按时换药,促进愈合。

7. 记录出入量　输液时,尤其在抢救过程中,应有专人准确记录。

8. 心理护理　关心患者,向患者及家属介绍有关本病的知识及诊疗计划,消除恐惧心理,使诊疗工作顺利进行。

【注意事项】

1. 肾周脓肿饮食以高蛋白、低脂肪为主,多喝汤水,促进营养吸收。忌食辛辣刺激醇酒之品,忌食生冷之物及油腻之品。

2. 配合医生做好各项检查,患者外出进行辅助检查时,应有医护人员陪同,避免路途中意外的发生,必要时医生可申请床旁检查。

3. 观察尿量、尿比重,监测肾功能,及时发现肾功能衰竭。

【诊断方法】

1. 实验室检查　血常规可见白细胞升高并有核左移现象,有不同程度的贫血,红细胞沉降率上升。如患者有其他肾脏疾病或是双侧病变,才有可能出现血清肌酐和血尿素氮升高。尿液分析有脓尿和蛋白尿,但无血尿。30%的患者液分析正常,40%尿培养阴性,仅有40%在血培养时出现阳性结果。

2. X线检查　胸部、腹部X线检查虽不能确定肾周脓肿的诊断,但对诊断有帮助。胸部X线检查可能发现同侧膈肌抬高和固定、胸膜渗出、积脓、肺脓肿肺下叶浸润和不张、肺炎疤痕形成等表现。腹部X线检查可能发现脊柱侧凸(凹向患侧)、肿块、肾结石、肾及腰大肌失去正常轮廓、肾或肾周出现气体或肾脏固定。

3. 超声检查 可测得肾皮质周围有液平面。

4. CT 扫描 对肾周围脓肿和定位具有特殊意义。

5. 局部穿刺 可抽出脓液。

【应急处理流程】

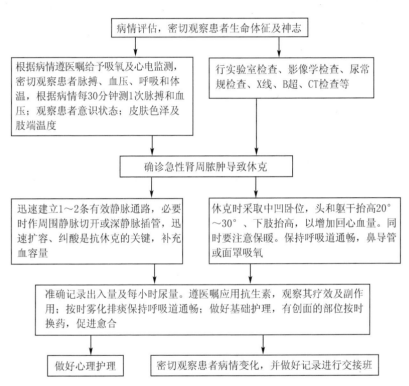

【典型病例】 患者张某,女,29 岁。因高热、下腹部疼痛 3d 就诊。最高 T:39.5℃,BP:90/70mmHg,P:120/min。下腹部压痛、反跳痛显著,肠胀气明显,肠鸣音微弱,阴道后穹窿穿刺出脓性液体约30ml.。平日无明显腹痛、腰痛等相关病史。常规:白细胞计数为18.8×10⁹/L,中性粒细胞百分比为 85%,血肌酐 141mmol/L。B 超显示左肾积水 18mm,左肾多发结石,盆腔 16mm 游离液体;腹部立卧位 X 线片显示左中上腹部肠道积气。其余检查未见明显异常。诊断:急性肾周脓肿致感染性休克。治疗方案:给予抗休克治疗,手术探查,取左旁正中切口进腹,盆腔吸出约 50ml 脓性液体,胃十二指肠、空回肠及胰腺未见异常,子宫附件未见异常。见降结肠旁沟处后腹膜水肿,腹膜后腰大肌前大量脓液及脓苔形成,从肾脏直至盆腔,清除脓液及脓苔后,见肾脏下极脓肿,已经穿透 Gerota 筋膜,约 5cm×5cm 大小,肾脏周围粘连致密,完整切除左肾,乳胶管引流术野。术后切开标本,见肾脏下半已经溃烂,穿透肾实质至 Gerota 筋膜,肾盂多发结石,最大结石直径约 2cm×2cm,堵塞下盏开口。术后第 1 天患者 T 降至 37℃,BP 110/78mmHg,P 86 /min;术后第 3 天患者腹痛等不适症状消失,能正常进食,白细胞计数降至 5.6× 10^9/L,血肌酐降至 75mmol/L。术后第 3 天拔管。

【术后护理要点分析】

1. 严密观察患者的体温、脉搏、血压、呼吸,尤其是体温的变化,患者多会出现高热现象。高热时及时做好降温措施,可于头部、腋下等放置冰块或予以酒精擦浴,可适当使用退热药。降温不可过快,防止虚脱。

2. 建立静脉通路,及时补充液体,维持机体水、电解质平衡,合理使用抗生素。

3. 定期取脓液作细菌药物敏感试验,定期检查肾功能,注意护肾,避免使用对肾有损害的药物。

4. 病室应每日紫外线消毒,注意个人卫生,做好基础护理。

5. 加强营养,嘱患者多饮水,鼓励进食,可给予高热量、高蛋白、高维生素营养丰富易消化饮食,并可适当输新鲜血、白蛋白、氨基酸液,增强机体抵抗力。

6. 双管引流的患者术后引流管应妥善固定,避免管道扭陷,受压,翻身时避免拖拉,防止滑脱,经常挤压引流管,保持引流通畅。患者取半卧位,以利于引流。

7. 做好心理护理:耐心解释病情,说明引流的意义和重要性,消除患者的疑虑,积极配合治疗,从而战胜疾病。

第十五节　急性肾功能衰竭

【概述】　急性肾衰竭(ARF)是指各种原因引起的肾功能损害,在短时间内出现血中氮质代谢产物积聚,水、电解质和酸碱平衡紊乱,所导致各系统并发症的严重临床综合征。肾功能下降可发生在原来无肾脏病的患者,也可发生在原以稳定的慢性肾脏病患者,突然肾功能急剧恶化。急性肾衰(ARF)可分为肾前性、肾后性和肾实质性。将引起急性肾功能衰竭的原因分为三大类。

1. **肾前性**　①有效血容量不足,常见于胃肠道体液丢失、使用利尿剂、大面积烧伤、低蛋白血症等。②心功能衰竭,见于心肌病、心瓣膜功能异常、心包填塞等。③全身血管扩张,见于败血症、过敏反应、麻醉意外等。④肾动脉收缩导致肾脏缺血。

2. **肾实质性**　①急性肾小管坏死,见于急性肾缺血、使用肾毒性药物、重金属中毒等情况。②双侧肾皮质坏死,见于胎盘早期剥离、严重休克等。③肾小管间质疾病,见于药物介导的急性过敏反应、感染和全身性疾病等。④肾血管疾病,见于肾动脉栓塞和血栓形成,肾静脉血栓形成及微血管病变等。⑤肾小球疾病,导致 ARF 的原发性肾小球疾病有急进型肾炎、感染后肾炎、IgA 肾病、膜增殖性肾炎等。继发性肾病如狼疮性肾炎、紫癜性肾炎等。

3. **肾后性**　①输尿管结石嵌顿。②前列腺肥大。③尿路损伤及尿路手术后。④肿瘤压迫。肾前性氮质血症占急性肾衰竭病因的 $50\%\sim80\%$,肾灌注不足的原因是由于细胞外液丢失或心血管疾病。肾后性氮质血症占 $5\%\sim10\%$,泌尿系统排尿和集合部分的各种梗阻是其原因。急性肾功能衰竭的病因常与肾脏长时间缺血(出血、手术)或肾毒素有关。急性小管间质性肾炎和急性肾小球肾炎也可出现急性肾衰竭。表现为血肌酐绝对值增加 $\geqslant 0.3\mathrm{mg/dl}$($\geqslant 26.5\mu\mathrm{mol/L}$),或者增加$\geqslant50\%$(达到基线值的 1.5 倍),或者尿量$<0.5\mathrm{ml/(kg \cdot h)}$持续超过 6h(排除梗阻性肾病或脱水状态)。急性肾损伤(AKI)概念的提出与诊断分期,对危重症急性肾衰竭的早期诊

断与早期干预,改善患者预后,均有其积极意义。

【目的】 防治感染,预防多器官功能衰竭,抢救生命。

【适用范围】 急性肾功能衰竭的患者。

【急性措施】

1. 病情评估 若患者出现恶心、呕吐、头痛、头晕、烦躁、乏力、嗜睡以及昏迷等少尿期临床表现;或出现体质虚弱、全身乏力、心悸、气促、消瘦、贫血等多尿期症状应及时报告医生。

2. 遵医嘱给予吸氧及心电监护,密切观察病情变化,尤其是血压、体温、脉搏、呼吸、尿量。保持气道通畅,评估生命体征。

3. 纠正可逆的病因,预防额外的损伤 急性肾衰竭首先要纠正可逆的病因。对于各种严重外伤、心力衰竭、急性失血等都应进行治疗,包括输血、等渗盐水扩容、处理血容量不足、休克和感染等。可试用小剂量多巴胺(每分钟 0.5~2g/kg)扩张肾血管,增加肾血浆流量以增加尿量。应用利尿药可能会增加尿量,从而有助于清除体内过多的液体。

4. 建立静脉通路 维持体液平衡,每日补液量应为显性失液量加非显性失液量减去内生水量,可按前一日尿量加 500ml 计算。发热患者只要体重不增加可增加进液量。

5. 饮食和营养 急性肾衰竭患者每日所需能量应为每公斤体重 147kJ(35kcal)。主要有碳水化合物和脂肪供应,蛋白质的摄入量应限制为 0.8g/(kg·d),对于有高分解代谢或营养不良以及接受透析患者的蛋白质摄入量可放宽。不能口服的患者需静脉营养补充必需氨基酸及葡萄糖。

6. 纠正高钾血症 血钾超过 6.5mmol/L,心电图表现为 QRS 波增宽等明显的变化时,应予以紧急处理,包括:①钙剂(10%葡萄糖酸钙 10~20ml)稀释后静脉缓慢注射;②11.2%乳酸钠或 5%碳酸氢钠 100~200ml 静滴,以纠正酸中毒并同时促进钾离子向细胞内流动;③50%葡萄糖溶液 50ml 加普通胰岛素 10U 缓慢静脉注射,可促进糖原合成,使钾离子向细胞内移动;④口服离子交换(降钾)树脂(15~30g,3/d)。以上措施无效或为高分解代谢型 ATN 的高钾血症患者,透析是最有效的治疗。

7. 纠正代谢性酸中毒　应及时治疗,如 HCO_3^- 低于 15mmol/L,可选用 5% 碳酸氢钠 100～250ml 静滴。对于严重酸中毒患者,应及时开始透析。

8. 控制感染　应尽早使用抗生素。根据细菌培养和药物敏感试验选用对肾无毒性或毒性低的药物,并按内生肌酐清除率调整用药剂量。

9. 纠正心力衰竭　处理措施与一般心力衰竭相仿,药物治疗以扩血管为主,使用减轻前负荷的药物。容量负荷过重的心力衰竭最有效的治疗是尽早进行透析治疗。

10. 透析疗法　明显尿毒症综合征,包括心包炎和严重脑病、高钾血症、严重代谢性酸中毒、容量负荷过重对利尿药治疗无效者都是透析治疗指征。急性肾衰竭的透析治疗可选择间歇性血液透析、腹膜透析或连续性肾脏替代治疗。

【注意事项】

1. 少尿期既要限制食入量,又要适当补充营养,给予低容量、低钾低钠、高热量、高维生素及适量蛋白质。多尿期 2～3d 后应给予高蛋白、充足的热量、丰富的维生素、钠、钾及水分。不食辛辣、肥甘和刺激食物。避免食用和接触对肾脏有毒害的药物或毒物。

2. 告知患者,卧床休息,舒畅情绪,保持精神愉快。

【诊断方法】

1. 血液检查　有轻、中度贫血。血肌酐和尿素氮进行性上升,如合并高分解代谢及横纹肌溶解引起者上升速度较快,可出现高钾血症(大于 5.5mmol/l)。血 pH 值常低于 7.35,HCO_3^- 水平多呈轻中度降低。血钠浓度正常或偏低,可有血钙降低、血磷升高。

2. 尿液检查　①尿量变化:少尿或无尿常提示 ATN。②尿常规检查:外观多浑浊、尿色深。尿蛋白多为(－)～(＋),常以中、小分子蛋白为主。尿沉渣可见肾小管上皮细胞、上皮细胞管型和颗粒管型,并可见少许红白细胞等,尿比重常在 1.015 以下。③尿渗透压低于 350mOsm/kg,尿与血渗透浓度之比低于 1.1。由于肾小管对钠重吸收减少,尿钠增高,多在 20~60mmol/L;尿肌酐与血肌酐之比降低,常低于 20;尿尿素氮与血尿素氮之比降低,常低于 3;肾衰竭指数常大于 1;钠排泄分数常大于 1。

3. 影像学检查 以 B 型超声检查最为常用,急性肾衰竭时肾体积常增大、肾皮质可增厚,而慢性肾衰竭时肾体积常缩小、肾皮质变薄。此外超声检查还有助于鉴别是否存在肾后性梗阻,上尿道梗阻时可见双侧输尿管上段扩张或双侧肾盂积水,下尿路梗阻时可见膀胱尿潴留。腹部 X 线片、静脉或逆行肾盂造影、CT 或磁共振成像等通常有助于寻找可疑尿路梗阻的确切原因。

4. 肾活检 临床表现典型的急性肾小管坏死(ATN)患者一般无需做肾活检。对于临床表现符合急性肾小管坏死,但少尿期超过 2 周或病因不明,且肾功能 3~6 周仍不能恢复者,临床考虑存在其他导致急性肾损伤的严重肾实质疾病,均应尽早进行肾活检,以便早期明确病因诊断。

【应急处理流程】

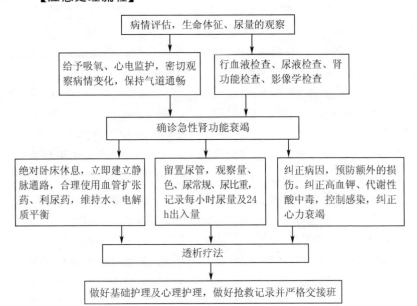

【典型病例】　患者林某,女性,42 岁,以"药物中毒"收住我科。患者因情绪激动后自服"利福平"50 片出现腹痛、腹泻、无尿 3d 入院。入院查体:T 36.5℃,P 84/min,R 20/min,BP 110/80mmHg。实验室检查:白细胞 21.4×10⁹/L,血尿素氮 17.5mmol/L,血肌酐 780mmol/L。腹部超声:双肾损害。考虑为利福平中毒,腹泻引起失液性休克,而发展为急性肾功能衰竭。予以抗感染、补液、血液透析等对症治疗,患者尿量由无尿增至每日尿量 3000ml。经过 30d 的治疗,实验室检查各项指标均恢复正常,尿量正常,患者出院。经随访,患者已完全恢复健康。

【护理要点分析】

1. 密切观察病情变化:加强生命体征的监测,如患者出现嗜睡、肌张力低下、心律不齐、恶心、呕吐等症状,提示心功能不全、尿毒症脑病的先兆。

2. 严格限制液体入量,严格执行无菌操作。

3. 遵医嘱监测电解质、酸碱平衡、肌酐、尿素氮等。

4. 绝对卧床休息,做好口腔护理和皮肤护理,预防口腔感染和压疮的发生。

5. 饮食护理:给予低钠、低蛋白、高热量、高维生素饮食,摄取优质蛋白质,如瘦肉、鸡蛋、牛奶等。严格控制含钾食物、水果摄入。

6. 控制感染:一旦出现感染迹象,应积极使用有效抗生素治疗,可根据细菌培养和药物敏感试验选用对肾无毒性或毒性低的药物,并按表皮生长因子受体调整剂量。

7. 认真床头交接班并作好记录,交接导管置入的深度,可通过观察导管外露部分的长度,判断导管在血管内的长度,评估导管有无脱出。交接穿刺处有无红、肿、热、痛,有无渗血、敷料是否污染等。如有渗血,及时通知医生给予处理,及时更换敷料。

8. 引流管护理:引流管固定好且保证引流通畅,防止意外情况发生,防止过度活动导致导管脱出。

9. 恢复期治疗:多尿开始时由于肾小球滤过率尚未完全恢复,仍应注意维持水、电解质和酸碱平衡,控制氮质血症,治疗原发病和防止各种并发症。大量利尿后要防止脱水及电解质的丢失,要及时补充。根据肾功能恢复情况逐渐减少透析次数直至停止透析。

第十六节　肾移植术后移植肾自发破裂

【概述】　移植肾自发破裂是肾移植术后早期的严重并发症之一,不仅会影响到移植肾功能,更可能危及患者生命,移植肾破裂的发生率在 0.3%～9.6% 之间,主要发生在肾移植术后 3 周内。临床主要表现为突发的移植肾区局部疼痛、肿胀和隆起,局部压痛明显,伴有少尿、血尿和血压下降,严重者出现休克。局部穿刺抽出新鲜血液,B 超检查可发现移植肾周有大量积液。一旦确诊,立即手术控制破裂口出血或者切除移植肾。肾移植术后发生肾破裂的肾移植失败率为 74%,受者死亡率为 9%。

【目的】　修补或切除移植肾,止血,抢救生命。

【适用范围】　肾移植术后移植肾自发破裂的患者。

【急性措施】

1. 病情评估　对于出血量少、生命体征平稳、肾功能好者应首先加强抗排斥反应治疗,局部压迫止血,应用止血药,密切观察血压、脉搏变化,必要时输血。如果经过处理,血压、脉搏稳定,移植肾局部肿胀不再扩大,表明出血已经停止,可避免手术。如果经过上述处理,血压继续下降,甚至出现休克征象,应立即手术探查。

2. 密切观察病情变化　及时发现急性排斥反应,急性排斥反应是移植肾破裂的主要因素,术后 2 周是急性排斥反应的高发期,排斥反应是受体对移植器官抗原的特异性免疫反应,当发生急性排斥反应时移植肾肿胀,肾组织脆性增大,极易导致肾破裂,是移植肾自发性破裂最常见的原因。密切观察患者病情变化,及时发现排斥反应,如发热、高血压、少尿或无尿、血肌酐上升、移植肾肿胀及压痛等,并及时告知医生,进行有效的抗排斥治疗。在激素冲击治疗过程中,对移植肾肿胀,局部压痛改善不明显者,要高度警惕。严密观察生命体征及切口情况,若伴有切口渗血增多,血压下降明显,移植肾区胀痛,则可能为移植肾破裂。

3. 建立静脉通路 立即建立 2 条以上有效静脉通道,迅速抗休克治疗。

4. 绝对卧床休息、制动 遵医嘱应用心电监护、吸氧,密切观察患者生命体征变化、切口渗血及引流管引流情况,监测血常规、血生化变化,警惕是否有继续出血的征象。保持大便通畅,防止腹压过大,造成移植肾破裂出血。

5. 注意保持尿管通畅 密切观察尿量、颜色、性质的变化,若出现血尿则注意防止血凝块堵塞尿管,必要时予以膀胱冲洗;配合医生正确及时地应用免疫抑制药抗排斥治疗。对已通过保守治疗效果不佳的患者,若血压下降明显、切口渗血持续增多,血红蛋白下降,及时建立静脉输液通道,迅速抗休克治疗,并准备急诊行移植肾探查术。

6. 心理护理 抢救过程积极有序,同时稳定患者情绪,积极做好心理护理。

【注意事项】

1. 术前床上练习大小便,术后保持大小便通畅,进食易消化、富含粗纤维的软食,饮食应少食多餐,避免过饱,排便不畅时及时给予对症治疗,嘱患者排便时勿过度用力,可口服缓泻药物或者开塞露纳肛,以免患者屏气用力促使腹压增加。减少移植肾破裂的诱因,防止移植肾破裂的发生。

2. 避免过度劳累、熬夜、淋雨受凉,病毒、细菌感染都可造成慢性排异。肾移植患者应当养成睡午觉的习惯,因为只有躺下时,才能保证肾脏充分的血流灌注和休息。

3. 避免使用对肾脏有损害的药物,如庆大霉素、卡那霉素、新霉素、多黏菌素、呋喃坦丁等,暂不接种抗病毒疫苗。

4. 每天观察记录体重、血压、尿量,定期门诊复查血、尿常规,肝、肾功能和血环孢素浓度等。

5. 避免外力压迫腹部,避免过度弯腰、下蹲、盘腿坐,防止髂窝处肾受挤压破裂出血。

【诊断方法】

1. CT检查 首选的检查,它不仅可以准确了解肾实质损伤的程度、范围以及血、尿外渗的情况。

2. B超检查 可初步了解肾破裂的程度以及周围血肿和尿外渗的情况。

3. 尿常规检查 尿中含有大量红细胞。

4. X线检查 根据排泄性尿路造影时造影剂外漏的情况判断肾破裂的程度。

5. 放射性同位素扫描 对肾破裂的诊断及随诊检查也有一定帮助,扫描方法简单而安全,可根据情况采用。

【应急处理流程】

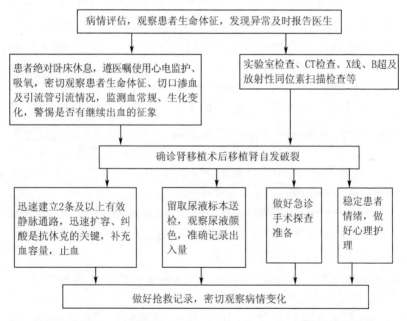

【典型病例】 患者李某,女,40岁。因慢性肾炎尿毒症在本院行肾移植术。供肾有三条动脉血管畸形。术前修理移植肾时,结扎一根供应右肾上极的小动脉分支,直径约2mm。供肾热缺血时间

7min,冷缺血约 4h。将移植肾植入受者的左髂窝,分别将供肾动脉与受者的髂内动脉、供肾静脉与受者的髂外静脉吻合。术中见右肾上极约占全肾 7％区域供血不佳。术后肾功能恢复正常,3 周后拔除双"J"管。拔管后次日出现血肌酐上升,B 型超声波显示:移植肾轻度积水,输尿管轻度扩张。受者再次行血液透析治疗,3d 后行 B 型超声波复查,见移植肾下方有少量液性暗区,提示移植肾动脉主干及段动脉阻力指数增大。再行 CT 检查示:移植肾体积增大,肾盂、肾盏轻度扩张积水;肾下极内缘至耻骨联合上缘呈多囊状液体密度影,边缘模糊不清,并与前腹壁相连,且腹壁外脂肪密度增高,其下部可见不规则团状高密度影及条片状钙化;膀胱空虚,壁较厚,边界不清楚。CT 诊断为:移植肾肿大,移植肾周液体积聚,血肿并尿性囊肿形成。考虑为:移植肾破裂,尿瘘并感染。即行手术探查,见移植肾周浑浊性液体涌出,吸净脓液后显露移植肾,见其呈暗红色,肾动脉无搏动,无张力,肾下极可触及 2cm×3cm 左右破溃口,肾下方囊肿形成,并见血肿及钙化。经保守治疗 1 周后将移植肾切除。

【术后护理要点分析】

1. *术后护理* 患者行移植肾修补术或切除术后安置在监护病房,病情稳定 1～2d 后转入普通病房,术侧下肢制动,严密监测生命体征、尿量、伤口敷料、引流管引流液、移植肾区局部变化,准确记录每小时出入量,监测血常规、血生化、免疫抑制药血药浓度变化。常规每日监测移植肾彩超。术后放置引流管 3～5d,加强伤口及引流管的观察,记录引流液量、性状,保持引流通畅。

2. *预防感染* 患者由于短期内接受两次手术,加之肾移植术后应用免疫抑制抗排斥治疗,机体免疫功能低下,极易发生感染。因此,除常规应用抗生素抗感染治疗外,要严格执行消毒隔离,做好保护性隔离,病室空气消毒 2/d,尽可能减少探视次数,防止交叉感染,工作人员入病室一律戴口罩、帽子、更衣、换鞋,做好手卫生,如有感冒不得进入病室。定时监测患者体温变化,做好口腔护理,每日 2 次,饭前、饭后温开水漱口。留置尿管,给予会阴护理 2/d,每日更换伤口引流袋,保持引流袋负压,伤口引流逐渐减少的情况下尽早拔除伤口引流管;做好口腔护理。

3. 引流管的护理　肾移植术后留置尿管,每小时观察尿量,同时记录好24h尿量。尿量是感应肾功能的重要指标。根据尿量和体重,调节每日的出入水量是控制体液平衡的好方法。引流管引流液呈暗红色,量较少,说明恢复的好。引流液呈深红色,量较多,大于等于100ml/h,说明有活动性出血,应立即报告医生,给予对症处理。引流液呈淡黄色,说明输尿管吻合可能出现问题。

4. 术后要保持大便通畅,用力排便会增加腹压,易造成移植肾破裂。鼓励患者多吃新鲜水果、蔬菜,有利于排便。若大便干燥,可遵医嘱给予润肠通便药物。

5. 生活护理　避免受凉,做好基础护理。术后防止剧烈活动和咳嗽,患者咳嗽时,护士应协助患者按住伤口,遵医嘱给予超声雾化吸入、止咳祛痰药物应用,指导患者深呼吸、有效咳嗽,雾化后翻身拍背,以利呼吸道分泌物排出。

6. 心理护理　多与患者沟通,及时解决患者的痛苦不适,减轻患者的心理压力,增加患者对抗疾病的信心,特别对移植肾自发破裂的患者,更需要心理的安抚,介绍类似疾病治愈成功的经验,鼓励患者表达出所担心的问题,有助于减轻患者压力、缓解患者的不良情绪,也有利于了解患者的心理动态,以便做好针对性心理护理。对患者所担心的移植肾破裂、急性排斥反应问题应及早进行解释,用比较通俗的语言解释,消除患者焦虑情绪,使患者积极配合治疗,以利于病情的恢复。

第十七节　肾移植术后出血

【概述】　肾移植术后出血是一种免疫反应,由于被移植的肾脏有异体抗原的存在,接受肾移植者的免疫系统对这一同种异体抗原发生细胞和体液的免疫反应。出血是指血液自血管或心脏外流。出血是肾移植术后严重并发症之一。早期出血一般出现于手术后24～

48h 之内。主要原因有尿毒症患者凝血机制异常或血液透析使用抗凝药使创面渗血;供肾被膜或肾门处细小血管漏扎;吻合口出血、血管破裂。临床表现:引流管内血性引流增多;移植肾局部疼痛、腹胀或腹膜刺激症状;休克、脉搏细数、血压下降;血肿压迫肾盂或输尿管,造成尿路梗阻。

【目的】 及时止血、抢救生命。

【适用范围】 肾移植术后出血的患者。

【急性措施】

1. 病情评估 如发现患者移植肾区局部肿胀、疼痛,甚至局部隆起,触痛明显。肾周引流短时间内突然增多且颜色新鲜。严重者脸色苍白、脉搏细速、血压下降甚至出现休克等表现,应及时报告医生,配合抢救。

2. 生命体征的观察 ①密切观察病情变化,出血应用升压药时,要注意观察患者的神志、面色、出血量、血压等,一般 15~30min 测量生命体征 1 次,根据血压情况,调节补液及升压药的速度,必要时进行心电监护、吸氧。②注意观察尿量,出现少尿或无尿者,则高度提示周围循环不足或并发急性肾功能衰竭,故要准确记录 24h 出入量,有休克时留置尿管,测量每小时尿量,应保持尿量>30ml/h。③定期复查红细胞计数、血细胞比容、血红蛋白、网织红细胞计数、大便隐血试验,以了解贫血情况,判断出血是否停止。④注意观察呕吐物、大便的性质、颜色、量、次数等,做好记录及床边、书面交班。

3. 引流管的观察 密切观察引流液的颜色、性质、量,做好相应记录,判断患者的出血情况。

4. 保持呼吸道通畅 必要时给予鼻导管吸氧 3L/min。

5. 加强护理 患者需要外出进行各项辅助检查时,需医生或护士陪同,必要时进行床旁检查。

6. 建立静脉通路 立即建立两条以上有效静脉通路,防治休克,补充血容量,维持水、电解质平衡,应用止血药。

7. 心理护理 消除患者手术的恐惧和不安,术前保持良好的情绪。

8. 其他 出血量少时不需做手术探查,因为很多出血往往会自行停止,出血量大时需做好术前准备,患者要禁食、水,备皮、备血,留置胃管、尿管,行交叉配血等。

【注意事项】

1. 患者绝对卧位休息,禁食或低渣饮食,必要时给予镇静药。

2. 观察创腔引流及切口渗血情况,移植肾区有无肿胀,生命体征有无异常等,以及时发现出血避免腹压增高及体位不当造成的血管吻合口处张力增加。

3. 遵医嘱给予吸氧、心电监护,迅速建立静脉通路,给予快速补液,并应尽快输血。

4. 没配好血之前,先给予平衡盐溶液,同时给予升压药物维持血压,并尽快做好手术探查的准备工作。

5. 注意伤口出血情况,若出血多,或有搏动性包块出现应考虑血管吻合口瘘,应再手术探查。

6. 护士嘱患者避免咳嗽、用力排便等,引起腹压升高的原因,保持大便通畅。

7. 注意心理护理,让患者尽量安静,绝对卧床,因为此时躁动会加重出血,使病情恶化。消除患者手术的恐惧和不安,术前保持良好的情绪。

【诊断方法】

1. 症状 移植肾区局部肿胀、疼痛,甚至局部隆起,触痛明显。肾周引流短时间内突然增多且颜色新鲜。严重者脸色苍白、脉搏细速、血压下降甚至出现休克等表现。

2. 辅助检查

(1)实验室检查:红细胞计数、血红蛋白值、血细胞比容均呈进行性下降。

(2)尿检:对移植肾出血的诊断有重要价值。

(3)B超、CT等影像学检查有一定价值,有利于找到出血的血管

3. 引流管引流量 也是判断有无出血的有力依据。

【应急处理流程】

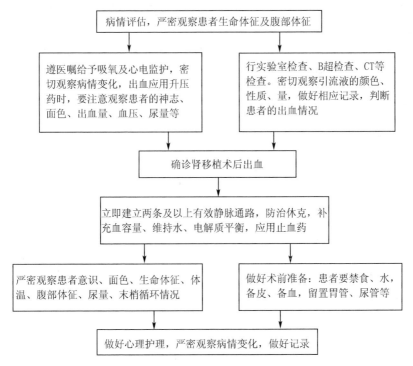

病情评估，严密观察患者生命体征及腹部体征

遵医嘱给予吸氧及心电监护，密切观察病情变化，出血应用升压药时，要注意观察患者的神志、面色、出血量、血压、尿量等

行实验室检查、B超检查、CT等检查。密切观察引流液的颜色、性质、量，做好相应记录，判断患者的出血情况

确诊肾移植术后出血

立即建立两条及以上有效静脉通路，防治休克，补充血容量、维持水、电解质平衡，应用止血药

严密观察患者意识、面色、生命体征、体温、腹部体征、尿量、末梢循环情况

做好术前准备：患者要禁食、水，备皮、备血，留置胃管、尿管等

做好心理护理，严密观察病情变化，做好记录

【典型病例】 患者张某，男，41 岁，因头晕、尿少、乏力、纳差 5 月余，诊断为慢性肾衰，尿毒症期。术前组织配型相符，各项相关检查均无异常，在全麻下行左肾移植术，手术过程顺利，出血不多。术后当天患者心率波动在 140～150/min，血压为 120～165/68～98mmHg，尿量 30～60ml/h。经治疗心率仍不下降，怀疑有腹内出血，当晚拆除缝线探查，发现腹内移植肾小血管吻合处渗血，共 1200ml。给予清除积血，重新吻合血管，补充血容量加床边血透，经治疗病情稳定。术后第 11 天肾彩超示：①左侧移植肾主肾动脉、段动脉血流阻力指数增高。②左侧移植肾轻度积液。③移植肾周围积液。7 月 21 日患者大便时突然出现移植肾区剧烈疼痛，大汗淋漓，移植肾区逐渐膨隆，质硬，血压 150/90mmHg，考虑移植肾内膜出

血,在补充血容量同时急送手术室止血,术中发现移植肾血管出血,予清除血肿、护肾治疗。术后第 18 天患者突然高热 39.1℃,持续腹痛。查 B 超示:①左移植肾形态、大小正常。②左移植肾主肾动脉、段动脉血流阻力指数增高,叶间动脉血流速度稍偏低。③少量腹水。术后第 21 天患者大便时又出现移植肾区疼痛,面色苍白,大汗淋漓,血压 75/50mmHg,立即紧急病房内剖腹探查,术中切除移植肾,出血量 2000ml,予输血、代血浆、冷沉淀,术中伤口放置引流管,每天换药直至愈合。

【术后护理要点分析】

1. **病情观察**　患者术后安置在 ICU 监护,病情稳定后转单人病房,术后每 15min～1h 监测体温、脉搏、心率、血压、尿量、电解质、肾功能、液体入量,根据尿量、中心静脉压、血压调节输血、输液速度,一般补液量比每小时尿量多 50～60ml。

2. **静脉补液**　静脉快速及时补充有效血容量,又要防止肺水肿的发生,必要时可根据中心静脉压调节输液量,遵医嘱给予止血、补液、扩容等药物输入。

3. **伤口及管道的护理**　患者术后留置尿管、伤口引流管、T 管,护士要密切观察各管道是否通畅,严密观察引流液的颜色、性质、量,发现异常及时报告医生。严格执行无菌操作,每日更换伤口及引流管周围的敷料。翻身时,勿使防止引流管扭曲、受压,并妥善固定。

4. **凝血功能的监测**　术后监测弥散性血管内凝血综合征、凝血酶原时间及血常规检查的同时应密切观察引流液的量、性质、颜色,防止腹腔内出血;注意尿色的变化以防膀胱出血;注意全身皮肤黏膜有无淤血瘀斑、出血点,尽量减少动静脉穿刺;观察神志变化及肢体活动情况以预防颅内出血。

5. **禁食、水或少量饮食**　静脉补液,出血量 1000ml 以上或血压明显下降者输浓缩红细胞及新鲜血浆,维持生命体征平稳。酌情调整免疫抑制药,激素减量或停用。

6. **加强营养**　可食用低钠、低蛋白、高热量饮食。

7. **加强基础护理**　做好基础护理,患者保持六洁,及时更换衣裤,防止皮肤感染,并保持床铺干燥、平整,防止体表皮肤破损。

8.心理护理　肾移植患者术后恢复期较长,且病情多变,患者及家属易产生焦虑、急躁情绪,不利于术后恢复。因此护士应针对患者的情绪反应,多加开导,对患者关心体贴,不厌烦、不急躁地对其精心照料。同时多与患者及其家属沟通,向其解释治疗计划,取得患者及其家属的理解和合作,稳定患者的情绪,减轻其心理负担,增强患者战胜疾病的信心。

9.健康指导　①患者应正确认识疾病,肾移植术后6个月可从事正常社交活动、业余活动,可重新恢复原来的工作。合理安排作息制度,注意劳逸结合。患者应了解长期服用免疫抑制药的重要性,注意慢性排斥反应的发生。服用激素的患者易激怒,要告诉家属应体贴、理解、关心患者,使其保持心情愉快。②服药指导:正确、准时服用各种药物;学会观察各种药物的不良反应。③学会自我监测,每日定时测体重、体温、血压、尿量。注意控制体重。如有异常及时到医院就诊。④注意预防感染的重要性,平时注意保暖、预防感冒,劳逸结合,适当锻炼身体,增加机体抵抗力。注意个人卫生,外出需戴口罩,加强口腔护理,每日餐后用盐水漱口。⑤饮食指导:忌服用增加免疫抑制功能的滋补品,如人参、或其制品。因为食用后人体免疫功能增强,促进机体识别外源性移植肾,故绝对禁止食用。⑥门诊随访:术后3个月内每周门诊随访一次,术后4~6月门诊随访一次,每次随访请将体重记录在本子上,以后根据身体状态及医嘱安排门诊随访的时间,但是每年至少要有2次门诊随访,如有不适及时就诊。

第十八节　肾移植术后尿漏

【概述】　肾移植术后尿漏是肾移植术后常见的并发症,由于其极易导致移植肾与肾周感染,对肾移植成功率有较大的影响。发生部位常见的有输尿管、膀胱、肾盂、肾盏瘘。多发生在术后3周之内,也可发生在半年之后。引起肾移植术后尿漏的主要原因有:①摘取或修正供肾时损伤肾下极血液供应,诱发输尿管壁坏死漏尿;②取肾时误伤输尿管未被发现;③输尿管膀胱吻合技术欠佳;④输尿管被引流物、血肿等受压迫坏死;⑤排尿反应影响;⑥大剂量应用激素等。其表现为引流管拔除者伤口敷料浸透,有尿液溢出或流出,呈淡红或黄色,而留置导尿管引流量减少;拔除尿管患者自行排尿明显减少。同时可伴有移植肾区胀痛、发热等局部或全身症状。还可表现为持续发热等,血肌酐反复升降等移植肾功能恢复欠佳。

【目的】 引流尿液,修补或吻合瘘口。

【适用范围】 肾移植术后尿漏患者。

【急性措施】

1. 首先应明确伤口渗出液是尿液、组织间液或淋巴液,即收集伤口渗出液后送检,测定渗出液中肌酐含量和血液中肌酐值进行比较,可明确渗出液性质。

2. 若明确是尿液,则应借助影像学等检查(膀胱造瘘、MRU 或 64 层 CT 扫描等)明确移植肾集合系统瘘口部位和性质,是低位瘘或高位瘘。

3. 明确瘘口数量,是单发瘘或多发瘘。单发瘘系由于组织局部缺血或缝合不严密导致的单发瘘,处理相对容易;多发瘘主要原因是取肾或修肾门脂肪修整过剩或损伤输尿管动脉,造成肾盂或输尿管长段或多处坏死,多发瘘处理棘手,处理不当丢肾率极高。即区分尿瘘类别,是单纯性尿瘘或复杂性尿瘘。

4. 选择治疗方案:若诊断为低位瘘,如瘘口位于膀胱或输尿管膀胱吻合口处,可以采取内科保守治疗措施,留置尿管或输尿管膀胱吻合口处插入支架管、伤口置入引流管,并加强支持疗法等,多数患者可治愈。单纯性尿瘘可选择保守或手术治疗,保守治疗可采用置管和理疗,手术治疗可选择修补或吻合;若为高位瘘、多发瘘或复杂性尿瘘,应根据瘘口的部位选择手术方式,如输尿管-膀胱再植术、输尿管-输尿管吻合术、膀胱瓣成形术、肾盂-输尿管整形术、回肠带输尿管术,或经皮肾穿刺造瘘。

5. 心理护理:护士要热情、诚恳地开导患者,稳定患者的情绪,向患者讲解尿瘘发生的原因、治疗的过程、方法、注意事项等,使患者增强战胜疾病的信心,变消极为积极,以最佳的心态配合治疗与护理。

6. 做好记录,进行交接班。

【注意事项】

1. 伤口大量液体流出,取标本送尿肌酐检查,明确渗出液的性质,给予及时更换伤口敷料,防止感染。

2. 嘱患者卧床,有利于吻合口愈合,防止尿漏加重。

3. 患者应吃适量的碳水化合物,如米饭、面条等。少吃脂肪类食物大油、肥肉等。鱼、奶、蛋是低脂肪高蛋白质食物,非常适合食用。多吃新鲜水果,补充维生素,多吃蔬菜增加纤维素,使胃肠排泄通畅。

【诊断方法】

1. **亚甲蓝试验**　目的在于检查肉眼难以辨认的膀胱阴道小瘘孔、多发性小瘘孔,或疤痕中瘘孔等;或鉴别膀胱阴道瘘与输尿管阴道瘘。

方法:患者取膝胸卧位,通过尿道插入导尿管,将亚甲蓝稀释液(2ml 亚甲蓝加入 100～200ml 生理盐水中。如无亚甲蓝可用稀释甲紫溶液或灭菌牛奶)注入膀胱内,夹住导尿管。注入过程中,提拉阴道后壁,观察阴道前壁、前穹窿及宫颈口有无蓝色液体流出。自阴道壁有蓝色液流出者为膀胱阴道瘘。同时可知瘘孔数目及部位。自宫颈口或其裂伤中流出者,可为膀胱宫颈瘘或膀胱子宫瘘。如无蓝色液体流出,则应怀疑为输尿管瘘。此时可拔除导尿管,如蓝色液体迅速从尿道口溢出,进一步检测,排除输尿管阴道瘘,也应想到为压力性尿失禁的可能性。

2. **靛胭脂试验**　目的在于诊断输尿管瘘。凡经亚甲蓝试验阴道无蓝色液体流出者,可静脉注入靛胭脂 5ml,5min 后观察阴道有无蓝色液体流出,有则可诊断输尿管阴道瘘。此法也可诊断先天性输尿管口异位于阴道者。

3. **膀胱镜检查**　一般经上述检查可以查明瘘孔部位、大小、膀胱容量、黏膜情况等。高位者可借助于膀胱镜检查定位,并明确瘘孔与输尿管口的关系,作为修补时的参考。

4.静脉肾盂造影 有助于明确输尿管损伤侧别、部位及肾功能情况,以及损伤侧输尿管有无狭窄、扩张或梗阻等状况。方法是静脉内注入泛影酸钠,行肾、输尿管、膀胱 X 摄片,据显影情况做出诊断。

5.B 超检查 在静脉肾盂造影前,患者宜先行一次 B 超检查,了解其双肾、肾盂及输尿管、膀胱等的大体情况。个别病例,有时也用膀胱逆行造影。

6.肾图 目的在于了解肾功能及上尿路通畅情况,如输尿管瘘所致处狭窄或梗阻,可致患侧肾功减退或肾脏萎缩、肾功能丧失。

【应急处理流程】

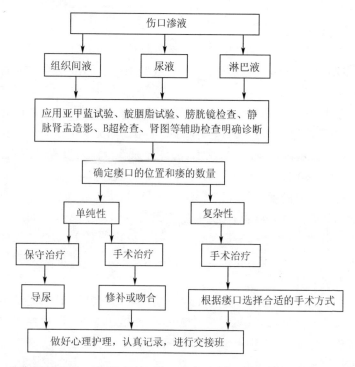

【典型病例】 患者李某,男,23 岁,因肾移植术后 11d,应用地塞米松 60mg 冲击治疗 3d,拔输尿管双"J"管当晚下床大便时,突然移

植肾区疼痛,随后疼痛减轻;但转而局部胀痛,且进行性加重至次日早 6 时尿量不足 350ml,呈淡黄色。移植肾区隆起明显,皮肤水肿,并见淡红色"液体"经切口缓慢溢出、局部压痛。考虑有膀胱输尿管吻合口瘘可能,预行膀胱镜下再次放入双"J"管未果。逐行手术探查,术中见髂窝内以及腹膜后有大量淡红、澄清尿液。吸净后探查发现并非输尿管膀胱吻合口漏尿,而是在其上方 2cm 处有约 0.3cm 的不规则裂口。重新放入双"J"管,缝合裂口及用邻近脂肪组织覆盖,髂窝内置多孔引流管并行导尿。术后 24h 尿量在 3500ml 左右,切口引流量 163ml,此后 5d 内降至 23ml,从第 7 天引流量突然增至 730ml,直到第 9 天引流量达 2600ml,每日尿量不足 300ml。一般情况较好,体温最高 37.6℃;Cr 136μoml/L、Bun 11.7mmol/L;尿镜检隐血"＋";血常规:WBC、N 正常、Hb 92g/L。综合分析决定用酒精经引流管进行固化治疗。95％酒精经引流管缓慢注射,待管内有酒精返出夹管,停留 10min 后放出,早晚各 1 次。当日尿量达 1620ml,引流量减至 1460ml。之后的 3d 引流量降至 55ml,尿量达 3000ml 左右,继续治疗 2d,每日引流量在 10ml 以下,再次治疗后夹管;观察 3d 体温、化验正常,局部无红肿、压痛、拔除引流。2d 后拔尿管,患者康复出院。1 个月后复查肾功能正常,彩超移植肾血流、阻力指数,无集合系统积水。

【术后护理要点分析】

1. **密切观察病情及伤口敷料的情况**　护士密切观察病情,监测生命体征,移植肾区情况及引流液颜色、量的变化。指导患者术后 7d 习惯于床上大小便,女患者小便用女式小便器,以免频繁上抬臀部,不断腹肌用力,造成输尿管膀胱吻合口再次撕裂。术后 8～14d 内协助患者床旁称体重,尽量减少腹肌用力。护士密切观察伤口敷料情况,如大量淡黄色液体渗出,根据上面临床特点必要时进行 B 超检查可见移植肾周积液,切口渗出液检查肌酐、尿素氮浓度与尿液大致相同,一旦明确诊断应及时处理,留置尿管低负压充分引流。

2. **引流管的护理**　引流管要妥善固定防止脱落,护士定期挤压引流管,保证充分引流通畅。引流管勿超过伤口高度,防止逆行感染。每日更换引流袋。观察引流液的性质、量、颜色并记录。若发现引流量过多或颜色变红应及时通知医生。

3. 切口护理 放置引流管后应用腹带给予移植肾区适当的压力以减少吻合口周围间隙,有利于切口愈合。保持切口敷料干燥,有渗液及时更换敷料。

4. 预防感染 由于肾移植患者术后使用大剂量的免疫抑制药,感染的潜在性增加,早期根据尿培养或切口渗出液培养结果应用敏感的抗生素。应加强基础护理,保持床铺的整洁干燥。嘱患者卧床,防止尿瘘加重的同时协助其改变体位防止褥疮的发生,叩击背部以免发生坠积性肺炎。

5. 营养支持 患者应吃适量的碳水化合物,如米饭、面条等。少吃脂肪类食物大油、肥肉等。鱼、奶、蛋是低脂肪高蛋白质食物,非常适合食用。多吃新鲜水果,补充维生素,多吃蔬菜增加纤维素,使胃肠排泄通畅,预防便秘。

6. 心理护理 护士要热情、诚恳地开导患者,稳定患者的情绪,向患者讲解尿瘘发生的原因、治疗的过程、方法、注意事项等,使患者有战胜疾病的信心,变消极为积极,以最佳的心态配合治疗与护理。

7. 合理应用抗排斥药物 护士应掌握免疫抑制药的使用方法,准量给药,了解药物的药理作用并观察药物的不良反应。并对患者做好用药健康指导。

第十九节 肾移植术后少尿或无尿

【概述】 肾移植术后少尿或无尿是常见并发症,严重影响移植肾的近远期存活效果,引起的原因有很多,最常见的是移植肾急性肾小管坏死(77.27%),其次是急性排斥反应(10.61%),其他原因为抗排斥药物中毒和感染等。对于无尿容易确定,而少尿是相对的,通过分析其原因并给予及时相应的治疗,对移植肾功能的恢复非常重要。

【目的】　早发现,早治疗,早康复。

【适用范围】　肾移植术后少尿或无尿的患者。

【急性措施】

1. 病情观察　每 30min～1h 巡视患者一次,观察引流液的颜色、性质、量,准确记录每小时尿量,一旦发现少尿或无尿,应立即通知医生,配合医生查明原因,对症处理,争取综合治疗。

2. 血液透析　首先立即恢复血液透析,以清除体内有毒物的代谢产物,减轻对移植肾的损害,纠正水电解质和酸碱平衡紊乱。

3. 调整免疫抑制药及激素应用　根据具体情况给予 MP 300～500mg 冲击 2～3d,同时根据血 CsA、FK506 浓度减少剂量。必要时停用 CsA 或将 CsA 改用 FK506。

4. 液体补充　依据“量出为入”原则调节液体,平衡出入量。可适当给予多巴胺、立其丁等扩血管药物和川芎嗪、速尿等改善移植肾微循环;给予其他支持治疗如早期给予人血白蛋白,间断输新鲜血或浓缩红细胞,并作护肝治疗等。

5. 密切监测生命体征　绝对卧床休息,保持室内安静。做好患者血压及中心静脉压的监测,保证移植肾血液灌注,避免因血压过高而诱发肾破裂、脑出血等并发症。

6. 抗感染治疗　选择广谱抗生素,发生感染时依据病原学检查结果选用敏感抗生素,避免使用肾毒性药物。同时加强基础护理,保持床单位清洁、干燥。病室减少人员流动,早晚开窗通风,紫外线灯消毒。注意保暖,预防感冒。严格各项无菌操作,保持切口敷料清洁干燥,污染时及时更换。

7. 手术治疗　医生确诊为移植肾后性梗阻和肾动脉栓塞及狭窄的患者,积极配合医生做好术前准备。

8. 饮食护理　指导患者高蛋白饮食,如:蛋、牛奶、鱼类、瘦肉等。指导患者限制富含钾、磷等食物的摄入,如:香蕉、西瓜等,适当补充钙质。

9. 心理护理　热情、诚恳、主动接近患者,向患者讲解各项治疗的目的,讲解类似成功案例,甚至可以请同种病例患者现身说法,以缓解患者消极情绪,积极配合治疗。同时护士要提高警惕意识,防止意外发生。

【注意事项】

1. 透析过程中,严格掌握脱水量。防止因脱水过快引起低血压,造成移植肾血液灌注不良,导致移植肾功能丧失。当每日尿量达1000ml 以上,肌酐下降至 $158\sim284\mu mol/L$ 时,即停止透析。

2. 由于患者少尿或无尿造成体内钾排泄障碍,易发生高血钾,诱发心律失常等,进行 24h 心电监护,严密监测血钾变化,严禁静脉补钾。

3. 避免单位时间内输入大量液体而导致因心脏负担急骤增加,引起急性水钠潴留并诱发急性心衰、肺水肿。

4. 定期做大小便、咽拭子和细菌培养,一旦患者出现发热、畏寒、白细胞升高等感染征兆,及时使用抗生素治疗。

【诊断方法】

1. 症状　体温突然升高,尿量减少或无尿,血压升高。

2. 体征　移植肾肿大、质硬、压痛,伴有不同程度的乏力、四肢关节酸痛、头痛、腹胀烦躁等全身症状。

3. 辅助检查

(1)尿常规可出现蛋白、红细胞、淋巴细胞,血肌酐进行性升高。

(2)用彩色多普勒提示移植肾肿胀、髓质水肿、血流指数增大、弓形动脉舒张期无血流。

【应急处理流程】

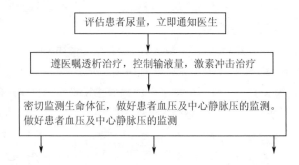

评估患者尿量,立即通知医生

遵医嘱透析治疗,控制输液量,激素冲击治疗

密切监测生命体征,做好患者血压及中心静脉压的监测。做好患者血压及中心静脉压的监测

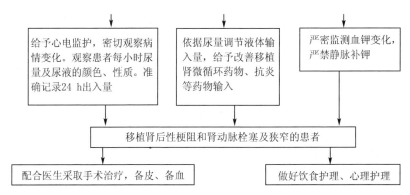

【典型病例】　患者宋某,男性,48 岁,因"双下肢、眼睑水肿"入院。入院时查肌酐>1000μmol/L,Hb:71g/L,B 超示:双肾萎缩,慢性肾病改变。入院后行血液透析治疗。患者既往有高血压肾病史,入院时血压 164/100mmHg。

入院后给予治疗:①透析治疗。②补液营养治疗,限制输入量。③术前准备,备皮、备血,心理安慰。在全麻下行"同种异体肾移植术",术后转监护室监护。④术后每小时记录一次尿量,依据"量出为入"原则保持液体平衡。术后第 10 天,发现尿量<30ml/h,立即报告医生。

【护理要点分析】

1. 血液透析的护理:行血液透析治疗,清除体内有毒物的代谢产物,透析过程中定时监测血气分析,及时防止水、电解质及酸碱平衡失调。

2. 观察患者每小时尿量及尿液的颜色、性质。准确记录 24h 出入量。每日监测体重变化。

3. 控制液体输入量,输液速度,警惕肺水肿及心力衰竭的出现,严禁静脉补钾。

4. 严密观察病情,给予心电监护,及时监测患者的血压及中心静脉压变化。

5. 遵医嘱应用抗炎、改善循环等药物。

6. 饮食护理:指导患者高蛋白饮食,如:蛋、牛奶、鱼类、瘦肉等。指导患者限制富含钾、磷等食物的摄入,如:香蕉、西瓜等,适当补充钙质。减少饮水量。多食用新鲜蔬菜、水果,不吃隔夜食物,不吃易过敏食物,适当补钙,不吃烟熏、烧烤类食物。

7. 病房每日消毒两次,24h空气净化,严格陪护、探视制度,防交叉感染。

8. 心理护理:关心、体贴、安慰患者,消除患者紧张情绪。耐心向患者及家属讲解各种检查及治疗目的,以取得积极配合,增强信心。

【预防】

1. 在积极预防排斥反应发生的前提下,尽量减少药物对肾功能的损害。

2. 严格掌握供、受者的组织配型,及时、正确地调整免疫抑制药物的剂量。

3. FK506、MMF、Pred的三联免疫治疗有助于移植肾功能的早期恢复。

第二十节 肾移植术后高血压

【概述】 肾移植术后高血压是最常见的术后并发症之一,是导致心血管疾病等并发症的危险因素,高血压可以加重移植肾功能和结构上的损伤,与肾移植受者死亡和移植肾功能丧失密切相关。有研究报道,肾移植术后高血压的发病率高达50%～90%,术后1年内有超过88%的受者接受过抗高血压治疗。引起肾移植术后高血压的原因复杂,除原发病尿毒症因素外,还与多种因素相关,包括CNI和皮质激素的使用、急性排斥反应、移植肾功能不全、移植肾动脉狭窄以及原肾相关因素等。抗高血压治疗能有效延长移植肾的存活时间,对移植肾功能保护具有重要意义。

【目的】 主动预防,积极治疗,延长移植肾存活的时间。

【适用范围】 肾移植术后少尿或无尿的患者。

【急性措施】

1. 病情观察　严密监测移植肾区情况、尿量、肾功能情况,及时询问患者有无头痛、头晕、恶心、呕吐、腹胀,移植肾区有无胀痛、触痛等不适。

2. 密切监测生命体征　术后持续吸氧 2~3L/min,进行 24h 动态血压监测,特别是心率、血压等变化。由于肾移植术后血药的特殊性,在围手术期内血压不应过低,以偏高为易。一般在术后 2 周左右应保持血压以 140~160/90mmHg 为界限,过低会导致肾灌注不足。肾移植维持期患者,血压不超过 140/90mmHg。因此需及时根据血压调整用药,保证移植肾的有效灌注。

3. 药物治疗　调整免疫抑制药,减少 CNI 肾毒性影响。合理使用降压药物,首选钙离子通道阻滞药,其次为血管紧张素转换酶抑制药。并根据血压高低及时调整降压药物剂量,同时观察用药后的病情反应。

4. 液体补充　准确记录出入量,严格按血压、出入量调节静脉补液量,使其平衡以避免水钠潴留。口服药物后降压效果不明显,可改为静脉给药。静脉微量泵给药能够精确地控制输入剂量,可以通过血压的变化及时调整药物剂量,提高治疗效果,减少药物不良反应。静脉用药首选硝酸甘油,使用效果差时才改为硝普钠。

5. 饮食护理　高血压的患者应控制饮食中钠盐的摄入量,应为 2~3g/d,同时要注意成品食物中的含盐量及佐料中的含盐量。戒烟戒酒。减少饮食中的脂肪含量。

6. 活动指导　改变体位时动作缓慢,特别是夜间起床;用药后勿站立过久,以免脑供血不足导致晕厥;保持大便通畅,防止便秘,勿用力大便,以免增加腹压,导致移植肾动脉吻合口破裂出血及脑出血;肥胖的高血压患者适当体育活动和减轻体重。

7. 心理护理　主动与患者沟通,告知患者情绪激动可引起血压急剧升高,影响移植肾功能的恢复。使其保持良好心态,消除对疾病的恐惧,减轻心理负担,以利于疾病的好转。

【注意事项】

1. 降压药物服药时间与免疫抑制药服药时间要间隔 1h,注意部分降压药物的使用对免疫抑制药物的影响,及时检测血药浓度。

2. 严格按血压、出入量调节静脉补液量,防止因血容量的升高导致血压升高。

3. 按时服药,不能漏服、盲目停药、减药、增加剂量及改变降压药物种类。若服药后出现脸部潮红、头痛、头晕、眩晕、心悸、眼花、心前区疼痛、体位性低血压等不适,应立即告知医生。

4. 应保持血压 24h 平稳,降压不宜过低、过强、过快,治疗药物应分次均匀给药。

【诊断方法】

1. 根据肾移植患者的病史、全身体检及肾移植相关检查、常规化验、高血压相关特殊检查可明确诊断。

2. 辅助检查

(1)血浆肾素活性,血、尿醛固酮,儿茶酚胺。

(2)肾脏和肾上腺超声,CT 或核磁共振血管成像、动脉造影。

【应急处理流程】

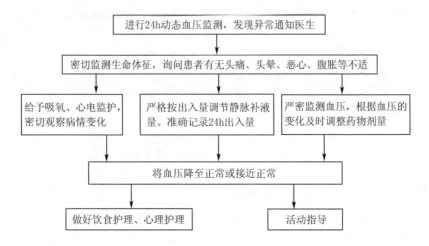

【典型病例】　患者姜某,女性,36 岁,因"夜尿增多、全身浮肿两年"入院后行血液透析治疗。患者既往有高血压肾病史,入院时血压162/100mmHg。

入院后给予治疗:①透析治疗。②补液营养治疗,限制输入量。③术前准备,备皮、备血,心理安慰。在全麻下行"同种异体肾移植术",术后转监护室监护。术后患者血压 150~170/90~120mmHg,给予口服降压药物治疗,效果理想。

【护理要点分析】

1. 密切观察血压变化,询问患者有无头痛、头晕等不适。

2. 准确记录出入量,严格按血压、出入量调节静脉补液量,以避免水钠潴留。同时尿量调节液体输入量,控制输液速度,警惕肺水肿及心力衰竭的出现。

3. 遵医嘱调整免疫抑制药,合理使用降压药物。

4. 定期检测环孢素浓度。

5. 指导患者按时服药,不能漏服、盲目停药、减药、增加剂量及改变降压药物种类。

6. 心理护理:主动与患者沟通,告知患者情绪激动可引起血压急剧升高,影响移植肾功能的恢复。使其保持良好心态,消除对疾病的恐惧,减轻心理负担,以利于疾病的好转。

【预防】

1. 调整精神状态,稳定情绪,避免过度兴奋、紧张或焦虑。

2. 合理膳食,饮食要粗细搭配,少吃肉食,多吃新鲜蔬菜。低盐饮食,每日摄入食盐量低于 6g。减少膳食中反式脂肪酸的摄入量。

3. 适当锻炼,减轻体重。

4. 养成良好的生活方式,作息规律,不熬夜,不贪睡。戒烟戒酒。

第二十一节　肾移植术后急性排斥反应

【概述】　肾移植排斥反应是一种免疫反应,由于被移植的肾脏有异体抗原的存在,接受肾移植者的免疫系统对这一同种异体抗原发生细胞和体液的免疫反应,这种免疫反应就是排斥反应。急性排斥反应发生在肾移植术 1 周以后,并可与慢性排斥反应同时存在。表现为患者发热、尿量减少、高血压、移植肾压痛、血肌酐升高,现在由于环孢菌素 a 等的应用,临床表现已不典型,可能仅有肾功能的改变。

【目的】　祛除诱因,抢救生命。

【适用范围】　肾移植术后急性排斥反应的患者。

【急性措施】

1. 做好病情评估,如患者出现突然尿量减少,体温升高,全身不适、寒战、无咳嗽咳痰,移植肾处胀痛等不适,应及时报告医生。

2. 严密观察病情变化,每 2h 测体温、脉搏、呼吸、血压,记录每小时尿量。每天抽血查血肌酐、尿素氮、电解质及血常规,严密监测移植肾的大小、质地,是否有移植肾区疼痛及剧痛,防止移植肾破裂。严密监测消化道出血情况,并做好各项护理记录的书写。

3. 立即建立有效静脉通路。遵医嘱静脉给予治疗液体,控制输液量及输液速度,预防心衰及肺水肿的发生。

4. 患者要绝对卧床休息,遵医嘱应用心电监护、吸氧,密切观察患者生命体征变化、切口渗血及引流管引流情况,监测血常规、血生化、血肌酐的变化。

5. 预防感染。急性排斥反应过程中常伴有感染,而感染又会诱发排斥反应,排斥反应也能加重感染。处理不当就会招致移植肾失败,甚至危及患者生命。应严格做好患者的消毒,每天用空气消毒机消毒,3/d,预防肺部感染,鼓励患者咳嗽、咳痰,协助患者翻身、叩背,做好口腔护理是预防上呼吸道感染的重要步骤。同时保持引流管通畅,每日更换引流袋防止逆行感染。

6. 注意保持尿管通畅,随时注意尿量及性质的变化,若出现血尿则注意防止血凝块堵塞尿管,必要时予以膀胱冲洗;配合医生正确及时地应用免疫抑制药抗排斥治疗。对已通过保守治疗效果不佳的患者,若血压下降明显、切口渗血持续增多、血红蛋白下降,及时建立静脉输液通道,迅速抗休克治疗,并准备急诊行移植肾探查术。

7. 抢救过程积极有序,同时稳定患者情绪,积极做好心理护理。

8. 患者禁食、水、备皮、备血,留置胃管、尿管,积极做好急诊手术术前准备。

【注意事项】

1. 定期复查环孢素等抗排异药在血液中的浓度,并根据血药浓度来调节用药量。如果用量过大,可造成免疫功能过度破坏,容易发生感染;而用量过小,又容易发生排异反应。

2. 尽量不去公共场所活动,不要接触太多的人。

3. 注意饮食卫生,避免不新鲜和生冷的食品。

4. 注意保暖,避免受凉感冒。如有感冒,可服用清热解毒口服液、双黄连口服液等药物。

5. 术后 3 个月内需用抗生素预防感染。体温持续上升,超过38℃者,要及时看医生,以防发生肺炎。

6. 每天观察记录体重、血压、尿量,定期门诊复查血、尿常规,肝、肾功能和血环孢素浓度等。

【诊断方法】

1. 患者出现发热、关节酸痛等类似感冒症状;

2. 血压突然升高;

3. 移植肾区肿大、压痛、胀痛;

4. 尿量减少,血肌酐、尿素氮升高;

5. 彩色多普勒检查显示肾体积增大,肾血流减少,血管阻力指数增加;

6. 移植肾穿刺活检提示急性排斥反应。

【应急处理流程】

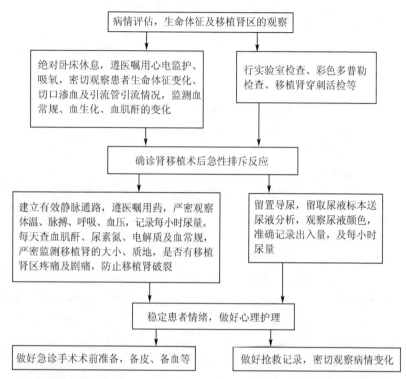

病情评估，生命体征及移植肾区的观察

绝对卧床休息，遵医嘱用心电监护、吸氧，密切观察患者生命体征变化、切口渗血及引流管引流情况，监测血常规、血生化、血肌酐的变化

行实验室检查、彩色多普勒检查、移植肾穿刺活检等

确诊肾移植术后急性排斥反应

建立有效静脉通路，遵医嘱用药，严密观察体温、脉搏、呼吸、血压，记录每小时尿量。每天查血肌酐、尿素氮、电解质及血常规，严密监测移植肾的大小、质地，是否有移植肾区疼痛及剧痛，防止移植肾破裂

留置导尿，留取尿液标本送尿液分析，观察尿液颜色，准确记录出入量，及每小时尿量

稳定患者情绪，做好心理护理

做好急诊手术术前准备，备皮、备血等

做好抢救记录，密切观察病情变化

【典型病例】 患者张某，男，38岁，因慢性肾小球肾炎、慢性肾功能衰竭（尿毒症期）3年，行同种异体肾移植术。血管吻合方式为移植肾静脉与髂外静脉端侧吻合，移植肾动脉与髂外动脉端侧吻合，术程顺利。术后12d中午患者突感移植肾区剧烈疼痛，并向腰背部、肛门区放射，移植肾切口处有少量出血，立即予按压止血，但止血失败，破口增大，出血汹涌呈喷射状，大棉垫加压止血效果差，血压下降为70～50/40～20mmHg、手脚湿冷等。护士立即给予吸氧、压迫止血，血压监测不到，血氧浓度波动在50%～70%，立即建立静脉通道，开放气道，密切观察患者意识、生命体征及伤口出血情况。急诊手术探查，诊断为移植肾急性排斥反应致移植肾髂外动脉吻合口破裂大出血，术中止血失败，在移植肾动、静脉近吻合口处切除移植肾，

结扎髂外动脉。患者共失血约 3000ml。经 2 周的精心治疗和护理，患者术侧下肢血供好，活动自如，未再出血，再次行维持性血液透析治疗等待再次肾移植。术后随访 1 年，患者恢复良好。

【护理要点分析】

1. **严密观察病情变化**　肾移植术后 1 周严密观察生命体征、面色、伤口敷料、伤口负压引流量及颜色，移植肾区有无肿胀、疼痛。精确记录 24h 出入量，遵循量出而入的补液原则，防止水分过多引起心力衰竭及肺水肿。对于突发性移植肾区剧痛、肿胀及肌紧张，表示移植肾有破裂的可能。在严密观察生命体征及移植肾区的张力情况的同时婉转告诫患者绝对卧床休息，立即行床边 B 超检查。同时要做好抢救准备，一旦局部疼痛加重，血压下降、心率增快，立即做好紧急手术探查的准备。发现有肾动脉破裂出血时，应迅速建立静脉通道，并用沙袋压迫止血，备好充足的血量，加压输血。

2. **迅速建立两条静脉通道**　选择大血管，一条为输血管道，另一条予升压药物。开始患者的静脉充盈良好，穿刺成功率高，由于大量出血，患者有休克表现，加之尿毒症患者长期高血压，血管变硬，呈条索状，穿刺很难成功，因此，首先建立静脉通道。应足量备血，一般备 1200～1500ml，保证手术用血。

3. **加强生活护理**　应嘱患者绝对卧床休息。

4. **尿量观察**　尿量锐减是肾移植急性排斥反应的早期症状。护士应严密观察尿液的颜色、性质、量的变化，记录尿量，每 2 小时 1 次，根据尿量给予补液量，量出为入，保持进出平衡，防止水肿、急性肺水肿的发生，并观察肌酐、尿素氮等指标。

5. **高热护理**　发热前出现寒战发冷时应予以保暖，护士应测量体温，每 2 小时 1 次，严密观察体温变化，寒战结束，体温升高伴有出汗，T ＞39℃，及时给予酒精擦浴等物理降温，大量出汗后应及时更换病员服及床单位，保持干燥、不能吹风，防止感冒。

6. **指导饮食**　患者胃肠功能恢复后可给予少量饮食，严格记录饮食和饮水量，以维持出入量平衡。

7. 心理护理　肾移植手术的患者对术后发生排斥反应虽然知晓,但并不了解。故术后发生排斥反应时对患者影响较大,所有患者均存在不同程度的紧张、焦虑,由于患者突然尿量减少不得不暂时血透时,患者心情往往都很低落,因此护士应经常安慰患者,与患者聊天。给患者宣教排斥反应的相关知识。同时做好家属工作,得到家属配合,在患者血透时安排家属陪护,并做好保护措施。

8. 健康教育　①合理安排生活和活动。②正确应用免疫抑制药。③自我检测:指导患者自我检测体温、血压和尿量等指标,以随时判断自身的健康状况。④预防感染:注意个人卫生及饮食卫生。⑤定时复查:出院后第 1 个月每周 1 次,第 2 个月每 2 周 1 次,半年后每个月 1 次,若病情有变化应及时就诊。

第二十二节　前列腺癌术后出血

【概述】　前列腺癌术后出血的原因主要有:术中止血不彻底;创面结痂脱落及创面感染导致出血;尿管气囊破裂导致出血;术后腹压增加,静脉内压力增高致使小静脉出血。早期出血(术后 48h 内出血)大多与手术操作密切相关。前列腺的血管非常丰富,包括闭孔动脉、阴部动脉、膀胱下动脉等,呈环状分布。前列腺和膀胱连接处的部位有动脉分支通过,而且这些动脉分支穿行在前列腺包膜下,不容易显露,不适当的手术操作非常容易损伤动脉从而导致出血。术中开放的静脉窦是术后静脉出血的主要原因,静脉窦比较薄,电凝止血效果非常差,容易导致更加严重的出血。一旦静脉出血,要快速冲洗血块后用气囊压迫止血。预防静脉出血的关键是避免切穿前列腺外科包膜,包膜是环状纤维排列,镜下能反光,表面光滑,容易辨认。继发出血的原因非常多样,包括过早活动、膀胱痉挛、前列腺痉挛、前列腺窝感染、用力排便、术后便秘等。用力咳嗽、排便、便秘会增加腹压,致使凝血块或已压迫止血的小静脉重新开放出血,因此术后应当避免各种能增加腹压的行为。术后过早活动或剧烈活动,会引起创面遭外力挤压牵引而出血。术后麻醉作用消失,疼痛和尿管刺激等均能引起膀胱的剧烈活动从而导致前列腺受牵拉出血。

【目的】　早发现,早处理,改善预后。

【适用范围】　前列腺癌术后的患者。

【急性措施】

1. 病情评估　前列腺切除术后并发出血,出血常在术后 24h 内出现,因此必须密切观察血压变化,引流液的颜色、性质,估计出血量,认真做好记录。如发现引流液颜色为深红色,伴有小血块,挤捏仍引流不畅时,报告医生,给予相关处理。

2. 密切监测生命体征　给予吸氧、心电监护,严密观察血压、脉搏、呼吸、体温、血氧饱和度等生命体征,注意观察生命体征有无异常,观察体温的变化,及早发现感染的危险。

3. 建立静脉通道　迅速建立两条以上静脉通道,给予抗炎、补液等药物输入,必要时给予输血,注意观察是否有输血反应。

4. 止血、抗休克治疗　若患者出血量多,膀胱胀满,血压下降,脉搏增快,严重者则出现休克时,应立即停止膀胱冲洗,加快输液、输血速度,按医嘱给予止血药,并协助做好电切镜检查止血及清理血块的准备工作。患者因出血、血块堵塞尿管需进入手术室止血及清除血块。

5. 术前准备　术前协助做好心、肺、血等常规检查,根据患者情况适当给予输血或备血,留置导尿管,定时冲洗膀胱,控制尿路感染,注意保暖预防感冒,戒除烟酒,训练床上大小便,便秘者给予纤维素丰富的食物或缓泻药,术前 1d 备皮,术前晚灌肠,晚上 8h 始禁食,术晨根据患者情况予肥皂水灌肠或清洁灌肠。

6. 心理护理　在治疗前,护士应该配合泌尿外科医生详细地向患者作说服和指导工作。针对心理问题做好解释工作,减轻心理压力,保持心情舒畅。前列腺癌患者最主要的担心就是术后的生存质量,使患者树立战胜疾病的信心,消除顾虑,主动配合手术,并同时取得家属的积极协作。

【注意事项】

1. 多次插尿管导尿是一种侵入性操作,应严格执行无菌操作。尿管不慎脱出或拔尿管后,须重插尿管必须选择型号合适的优质尿管,许多大出血都是拔尿管后出现。因此,除按常规护理外,应注意:①严格掌握拔尿管的最佳时机;②加强拔尿管后护理,如果医生根据实际情况认为可以早期拔管,护士应密切观察患者排尿情况,嘱患者继续卧床 2d,多饮水,保持大便通畅,2d 后无血尿方可起床活动;③严防术后反复插尿管致前列腺窝感染;④做好出院指导。

2. 告知患者:术后 3 个月内如果排便用力或大便干燥、质硬,就会造成创面重新破溃出血。可在医生指导下服用刺激肠蠕动、促进排便的药物;术后 3 个月内避免剧烈活动、不要骑车、禁止性生活,可以做一些轻微活动,保持心情愉悦利于康复,同时应注意加强提肛训练提高尿道括约肌的弹性。

【诊断方法】

1. 实验室检查　血液检查:血清前列腺特异性抗原(PSA)升高,但约有 30% 的患者 PSA 可能不升高,只是在正常范围内波动(正常范围 <4.0ng/ml),如将 PSA 测定与直肠指诊(DRE)结合使用会明显提高检出率。

2. 其他辅助检查

(1)B 超检查前列腺内低回声结节,但须与炎症或结石相鉴别。

(2)核素骨扫描较 X 线拍片常能早期显示转移病灶。

(3)CT 检查:可显示前列腺形态改变、肿瘤及转移。

(4)前列腺癌的 MRI 检查主要选用 T_2 加权序列,在 T_2 加权像上,如高信号的前列腺外周带内出现低信号的缺损区,如前列腺带状结构破坏,外周带与中央带界限消失时应考虑前列腺癌。

(5)前列腺穿刺活检,可作为确诊前列腺癌的方法。未能穿刺取出肿瘤组织不能否定诊断。

【应急处理流程】

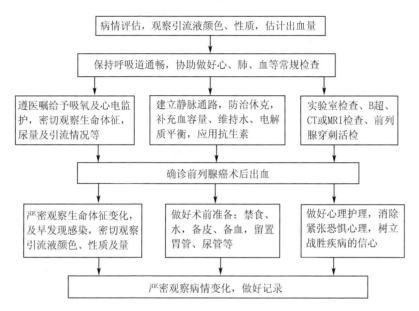

病情评估，观察引流液颜色、性质，估计出血量

保持呼吸道通畅，协助做好心、肺、血等常规检查

遵医嘱给予吸氧及心电监护，密切观察生命体征，尿量及引流情况等

建立静脉通路，防治休克，补充血容量、维持水、电解质平衡，应用抗生素

实验室检查、B超、CT或MRI检查、前列腺穿刺活检

确诊前列腺癌术后出血

严密观察生命体征变化，及早发现感染，密切观察引流液颜色、性质及量

做好术前准备：禁食水、备皮、备血，留置胃管、尿管等

做好心理护理，消除紧张恐惧心理，树立战胜疾病的信心

严密观察病情变化，做好记录

【典型病例】　患者孙某，男，58 岁，主因尿频，进行性排尿困难两年收入院。体温：36℃，脉搏：72/min，呼吸：20/min，血压：130/80mmHg，抽血检测前列腺特异性抗原为 29.0mg/ml，前列腺穿刺活检回报为前列腺腺癌。骨扫描显示未见有骨转移及盆腔淋巴转移。4d 后为患者行腹腔镜前列腺癌根治术，术后排血尿 100ml，无凝血块，重插三腔尿管持续冲洗，患者觉膀胱区胀痛，尿管引出鲜红色血尿，并有血块堵塞尿管；插金属尿管冲洗，抽出大量血块，冲洗 3h 仍有出血，考虑为前列腺窝感染继发大出血，行前列腺窝探查止血；术后持续膀胱冲洗，第 12d 拔尿管，自行排尿，尿清，25 天后治愈出院。

【术后护理要点分析】

1. **密切观察病情变化**　术后注意生命体征等变化，由于术中及术后用大量冲洗液冲洗膀胱，在临床上出现血压波动及肺、脑、肾水肿等一系列病理或生理变化，如发现患者烦躁不安、恶心、呕吐、血压升高、脉搏慢、呼吸困难等情况时应警惕是否发生 TUR 综合征（TUR 经尿道电切术引起的以稀释性低钠血症及血容量过多为主要特征的临床综合征），应及时准备好抢救物品，并立即报告医生，给予相应处理。

2. 保持呼吸道通畅　采取去枕平卧位，头偏向一侧，以防止术后呕吐造成窒息。并给予心电监护，给予氧气吸入，应间断低流量吸氧，长期进行血氧饱和度的监测，如血氧饱和度低于正常应加大氧流量。促进肺换气，加大 CO_2 弥散过程，减轻 CO_2 气腹所致的酸中毒。

3. 各种管道护理　术后留置尿管，妥善固定各引流管，保持导尿管通畅，翻身时注意引流管无移位和脱落，并定时挤捏引流管，防止血块堵塞。注意观察尿液的颜色。此外需根据引流液颜色调节冲洗液速度，一般 80～100 滴/min，液柱高 60cm 为宜。出现膀胱痉挛和疼痛，应遵医嘱给予解痉镇痛。

4. 预防出血　出血常在术后 24h 内出现，因此必须密切观察血压变化，引流液的颜色、性质，估计出血量，认真做好记录。如发现引流液颜色为深红色，伴有小血块，经挤捏仍引流不畅时，可用注射器抽吸生理盐水冲洗膀胱，以促通畅，并可适当加快冲洗速度，直到引流液颜色变浅为止。若患者出血量多，膀胱胀满，血压下降，脉搏增快，严重者则出现休克时，应立即停止膀胱冲洗，加快输液、输血速度，按医嘱给予止血药，并协助做好电切镜检查止血及清理血块的准备工作。患者因出血、血块堵塞尿管需进入手术室止血及清除血块。

5. 拔管护理　拔尿管当天嘱患者绝对卧床休息，多饮水，给予缓泻药，如石蜡油、开塞露等，保持大便通畅。嘱患者床上排便。排尿通畅，尿清，拔尿管 2d 后可起床活动。

6. 术后指导　术后要休养，减少术后活动，术后不憋尿，按压脐周，促进患者早期排气。忌烟忌酒，以易消化饮食为主，多喝水，避免便秘。术后给予抗生素药物预防感染。术后 2 个月内不能进行跑步、登山、负重等剧烈活动，术后 3 个月不能骑自行车，以避免增加腹压。

第二十三节　前列腺术后排尿困难

【概述】　前列腺术后发生排尿困难的常见原因:①尿道狭窄:多发生于术后 2～6 周,大部分发生在尿道外口及前尿道偶发后尿道,症状多表现为排尿不畅、尿流分叉、尿流变细,若不采取措施,多呈进行加重。②膀胱镜纤维化伴后唇肥厚:多见于经耻骨上术式或经尿道前列腺电切术(TURP 术)式。③膀胱颈硬化症:多发生于术后 3 个月左右,原因多为膀胱颈部电切过度,切除时间停留过长,并使用过强的电流、滥用电凝,致使深层组织灼伤瘢痕挛缩。另外开放手术时,术中粗糙地缝合膀胱颈部、术后感染及长期炎症浸润等均可引起膀胱颈硬化症。综上所述,腺体残留、尿道狭窄、膀胱功能异常是前列腺术后发生排尿困难的常见原因,严格手术指征,预防术后狭窄,可提高治疗效果,而再次行尿道扩张和经尿道前列腺电切术(TURP)仍是有效的解决手段。

【目的】　早发现、早诊断、早处理,改善预后。

【适用范围】　前列腺手术后并发排尿困难的患者。

【急性措施】

1. 病情评估及处理方法:根据患者术后临床表现:早期夜尿次数增多,后期可以出现排尿困难,肾功能损害。根据排尿困难的原因,给予对症处理:膀胱颈口水肿患者给予再次放置导尿管。膀胱颈口挛缩、膀胱颈后唇抬高、腺体摘除不完整患者行经尿道膀胱颈电切手术和切除残留腺体。尿道炎症狭窄行尿道扩张。发现合并有逼尿肌功能障碍患者,给予膀胱功能锻炼,拟胆碱能药物治疗处理。协助医生治疗,并做好相应的护理措施。

2. 密切观察病情变化。严密监测血压、脉搏、呼吸、体温是否异常。观察腹部有无异常体征。若较长时间未解小便,且下腹部有胀痛感,按压时有憋胀,有尿意,排尿或导尿后缩小或消失。耻骨上方叩诊呈圆形浊音区。立即报告医生,给予对症处理。

3. 尿道术后,尿管留置时间不宜太长,一般保留 1 周左右。术后 3 周可施行尿道扩张;术后加强针对性抗感染治疗,避免发生泌尿系感染。

4. 动力性梗阻与膀胱逼尿肌张力有关。护理措施如下:

(1)药物治疗:可给予新斯的明药物治疗或膀胱功能训练,间歇性清洁导尿等措施,直到逼尿肌功能恢复。

(2)导尿术护理:必要时导尿能解决患者的排尿困难,导尿操作中避免损伤尿道黏膜选择光滑且粗细适宜的导尿管,插管动作应轻慢。导尿时需注意若膀胱高度膨胀,患者又极度衰弱时,第一次放尿不应超过 1000ml,因为大量放尿可导致腹腔内压突然降低,引起血压下降而导致虚脱。

5. 保持引流通畅,导管应放置妥当,避免受压、扭曲、堵塞。

6. 保持尿道口清洁,每天清洁消毒尿道口及外阴 1～2 次。及时排放引流袋内尿液,测量尿量并记录。引流袋及引流管位置应低于耻骨联合,防止尿液反流导致逆行性感染。

7. 诱导排尿。听流水声或用温水缓缓冲洗会阴部。热敷、按摩下腹部,以放松肌肉,促进排尿。行导尿术经上述方法处理无效时,根据医嘱行导尿术。

8. 做好心理护理。多观察病情,耐心解释导致排尿困难的原因减轻其紧张情绪,给予安慰、开导和鼓励;同时加强健康教育;酌情协助卧床患者取适当体位,如扶卧床患者略抬高上身或坐起;指导患者有定时排尿的习惯;手术患者也可事先行有计划的床上排尿训练,以免因不适应排尿姿势的改变致排尿困难。

【注意事项】

1. 术后早期指导患者进行渐进性、规律性的膀胱功能锻炼,能增加尿道括约肌的协调性,利于尿液排出。

2. 严格掌握拔管时机,在拔尿管前预留膀胱冲洗液至膀胱充分充盈状态,使膀胱壁受到强烈刺激,副交感神经兴奋产生排尿反射促使排尿。

【诊断方法】

1. 排尿困难的病史　询问排尿困难发生速度和病程,后尿道出血、脓肿则速度快病程短,而前列腺疾患起病缓慢病程长。

2. **排尿困难的检查**　肛门指诊可确定前列腺的大小、质地、表面光滑度、触痛以及前列腺的肿瘤。

3. **排尿困难的器械检查**

(1)膀胱镜对膀胱颈部狭窄、结石、肿瘤诊断有益。

(2)超声检查对诊断前列腺疾患有助,亦可确定膀胱内尿潴留情况。

4. **尿动力学检查**　通过检测尿路各部压力、流率及生物电活动,从而了解尿路排尿的功能、机制和引起排尿功能障碍的病理、生理学变化。

【应急处理流程】

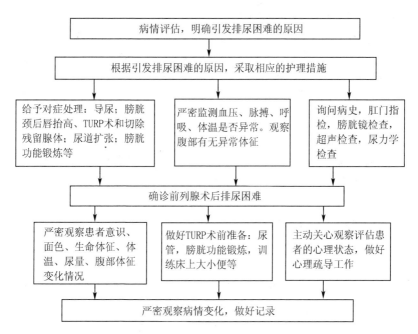

【典型病例】　患者房某,男,67 岁,主因进行性排尿困难 2 年伴肉眼血尿 1 周,为进一步治疗入院,入院查体:T:37.1℃,P:84/min,BP:140/90mmHg,直肠指检(DRE):前列腺Ⅱ度大,中间沟变浅,质

偏硬,未扪及明显结节,无压痛。前列腺特异性抗原(PSA):16.7ng/ml。诊断为:前列腺癌。患者夜尿次数 3 次以上,残余尿量 50ml 以上,排除神经源性膀胱,无明显心肺功能障碍可耐受手术,行经耻骨上膀胱切开前列腺摘除术,术后 6h 发生排尿困难,尿潴留,下腹痛,从早开始无尿,坐立不安。查体:小腹膨隆,有压痛,行导尿,排尿900ml。患者出现排尿困难后常规尿常规检查,尿培养及尿道膀胱镜或尿道造影检查,检查结果示:前列腺术后发生腺体残留。再次经尿道前列腺电切术(TURP)治疗,排尿改善。

【护理要点分析】

1. **病情评估** 详细记录引发排尿困难的原因,立即报告医生,协助给予相关治疗护理措施。尿道狭窄患者做尿培养,合并尿路感染者选用抗感染药物治疗 1 周。

2. **观察病情变化** 严密观察生命体征变化情况,观察体温变化,防止泌尿系感染,观察排尿反应情况,患者因膀胱充盈可能出现腹胀不安,护士应善于观察,争取在尿液溢出前帮助患者自行排尿。

3. **督促排尿** 耐心向患者解释,使患者在精神松弛的情况下,尽早完成术后的首次排尿。及时督促排尿可以有效预防排尿困难,避免患者因不舒适而推迟排尿或延长排尿间隔时间,使膀胱时积存尿液过多致排尿困难,增加患者痛苦。

4. **对症处理** 对有尿路刺激症状者应适当休息,鼓励多饮水,避免食用刺激性食物;对椎管内麻醉后引起尿潴留的患者,经常变换体位,给下腹部热敷等,若不见效可采取导尿、耻骨上膀胱穿刺或膀胱造瘘。

5. **引流管护理** 妥善固定尿管,及时更换引流袋。缩短导尿管留置时间及定时清洁尿路口降低术后感染。

6. **基础护理** 保持床单位清洁、干燥、无异味,注意皮肤护理。

7. **健康教育** 指导患者养成定时排尿的习惯,饮水 2~3h 后应鼓励患者排尿,如病情允许,嘱患者每天摄入 2000~3000ml(入睡前限制饮水,减少夜间尿量)。多饮水不仅可以促进排尿反射,还可以预防泌尿道感染。训练膀胱反射功能,长期留置导尿管患者在拔管前应采取间歇性引流方式,使膀胱定时充盈排空,促进膀胱功能的恢复。指导患者定时排尿。

第二十四节　尿道术后出血

【概述】　尿道出血多发生于手术后 5～7d,是经尿道手术后常见的并发症之一,严重时可危及生命。常见原因有尿道口张力过大、局部血压循环障碍导致缺血性坏死、感染及阴茎勃起等引起尿道吻合口全部或部分裂开所致。还可与以下因素有关:患者有高血压、糖尿病、心脏病及各种原因所致的凝血酶原时间延长和出血倾向;术前有过服用阿司匹林、华法林等抗凝药物停药时间不够;术中止血不彻底;血凝块或者前列腺组织块堵塞尿管导致膀胱过度充盈,突然减压导致膀胱壁弥漫性小血管破裂出血;术后过早进行剧烈活动,咳嗽、大便干结及基础疾病未控制等均可引起出血。

【目的】　早发现,早止血,早康复。

【适用范围】　尿道术后出血的患者。

【急性措施】

1. 病情评估　患者尿管引流出鲜红血液,评估出血量,立即通知医生。无排尿困难者,嘱其多饮水。对于出血量少、生命体征平稳者会阴部加压包扎、冷敷、保持尿管通畅、及时清除反流入膀胱内的积血,出血一般可以控制。出血较重,排尿困难者,应留置气囊导尿管,气囊注入 15～20ml 无菌生理盐水并稍加牵拉气囊导尿管,使气囊压迫膀胱颈部及前列腺窝并将血液阻止于窝内,以防出血反流入膀胱阻塞导尿管。会阴部再加适当压迫,制止出血。

2. 生命体征的观察　监测生命体征,观察患者意识状态、呼吸、血压、脉搏及血红蛋白的变化,观察患者引流液的颜色、性质、量及下腹膀胱区情况。

3. **膀胱冲洗**　经尿管抽吸血块确保尿管引流通畅的同时,接 3 L 袋生理盐水持续冲洗。若冲洗液颜色加深,并有大量凝血块堵塞导尿管时,应该要考虑活动性出血的可能,此时应加快冲洗速度,保持膀胱造瘘管和导尿管通畅,同时可适当加大气囊的牵引力度,必要时加入去甲肾上腺素冲洗并观察尿管引流液颜色。

4. **药物治疗**　加强抗感染止血治疗,对躁动不安及反复发作的膀胱痉挛患者给予镇静、解痉、止痛药物对症治疗。

5. **生活护理**　绝对卧床休息,保持室内安静,注意保暖,定时给予翻身、拍背,预防呼吸道感染。保持腹部、臀部、会阴部皮肤清洁干燥,保持大便通畅。

6. **心理护理**　关心、体贴、安慰患者。耐心细仔地进行开导和解释工作,使患者及其家属了解术后出血的原因,减轻患者对并发症的焦虑和恐惧感,减少不良的应激反应。

7. **做好术前准备**　如果保守治疗效果欠佳,且出现血压持续下降者,应立即在膀胱镜下先行止痛、解痉处理,清除血块,然后行电切镜找到出血点,电凝止血,同时还可以根据实际情况切除残余前列腺组织,若血块大发生膀胱填塞者,应行膀胱镜清除血块及电切镜再止血术。

【注意事项】

1. 建立可靠畅通的静脉通道补充血容量,严密观察血压、脉搏、尿量及下腹膀胱区情况,准确记录24h出入量及膀胱冲出液的颜色、性质、量。

2. 与医师配合,适当调整气囊中注水量和牵引方向与力度。将导尿管牵引固定在一侧髂窝位置是一种较为理想可靠的止血方法,既不影响患者下肢活动,也可以降低术后尿道疤痕狭窄、泌尿系感染发生概率。

3. 肠鸣恢复后鼓励患者多饮水,每日 2000～3000ml,保持尿管引流通畅,使尿量增加;严格无菌操作,每天冲洗下尿路,清洗尿道口分泌物,保持会阴清洁,能有效预防泌尿系感染。

4. 术后多食水果、蔬菜和粗粮等纤维食物,防止便秘。对排便困难者可给予开塞露,刺激蠕动,促进排便;或给予通便药物以预防便秘发生。

【诊断方法】

1. 术后冲洗液或尿液突然转为鲜红并伴有凝血块,导尿管排尿不畅或堵塞。

2. 下腹饱满伴胀痛者。

【应急处理流程】

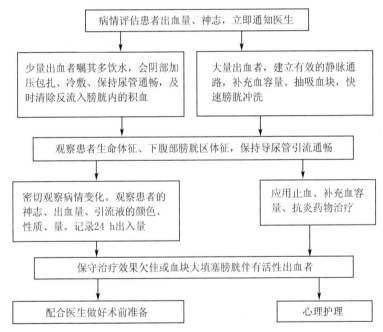

【典型病例】　患者李某,男,64 岁,因"反复排尿困难 10 年"收入我院,患者诉既往有多年"高血压病"病史。入院后给予完善相关检查,嘱口服自备降压药物,并请相关科室会诊。患者于入院后第 3 天在硬膜外麻醉下行经尿道前列腺电切术,术后遵医嘱给予吸氧、心电监护。留置尿管固定好且通畅,持续膀胱冲洗引流出淡红色液体。术后第 2 天患者尿管引流出大量鲜红色血液,并伴有血块,报告医生后给予加快膀胱冲洗速度,并用 50ml 注射器抽吸较大血块,以保持尿管冲洗通畅。静脉给予止血、抗炎药物治疗,并根据冲洗液的颜色调节冲洗速度,直到引出液体呈清澈或粉红色。

【护理要点分析】

1. 出血的患者绝对卧床休息,保持导尿管引流通畅。如果膀胱内血块较大,可以使用注射器协助吸除较大的血块。持续膀胱冲洗,观察尿管引流液的颜色、性质、量。准确记录24h出入量及膀胱冲洗量,保持会阴部清洁干燥,每日行会阴擦洗两次。

2. 迅速建立有效静脉通道,静脉给予抗炎、补充血容量药物输入。控制输液速度,警惕肺水肿及心力衰竭的出现。

3. 严密观察病情,患者意识状态、呼吸、血压、脉搏及血红蛋白的变化。密切观察下腹膀胱区情况,保持尿道口周围清洁干净,每日会阴冲洗2次。

4. 饮食护理:嘱患者多饮水,每日2000ml以上。加强营养,多食高蛋白有营养的饮食。多食水果、蔬菜和粗粮等纤维食物,禁食辛辣刺激食物。对排便困难者可给予开塞露,刺激蠕动,促进排便;或给予通便药物以预防便秘发生。

5. 活动护理:术后勿用力地活动,避免提重物、用力排便、活动过量,防治出血。

6. 心理护理:关心、体贴、安慰患者。耐心细致地进行开导和解释工作,使患者及其家属了解术后出血的原因,减轻患者对并发症的焦虑和恐惧感,减少不良的应激反应。

第二十五节　尿道术后尿道狭窄

【概述】　术后尿道狭窄是经尿道前列腺电切术最常见的术后并发症,是影响手术效果的主要因素,有文献报道其发生率为2.1%～6.0%。尿道狭窄可分为前尿道狭窄和后尿道狭窄,其发生的原因诸多,机制尚未完全阐明。目前较明确的因素有:尿道操作或留置尿管时尿道壁受压,致尿道黏膜损伤,发生缺血坏死;尿管过粗过硬,尿道操作时损伤尿道,在组织修复时形成瘢痕导致狭窄;尿管质量;尿道局部感染。尿道狭窄的症状可因其程度、范围和发展过程而有不同，主要症状是排尿困难。若不及时治疗，可能导致尿道闭锁。尿道狭窄应根据狭窄部位、长度、尿道海绵体累及程度选择不同的治疗方法。内镜治疗比较简单、创伤少、重复性好，故内镜冷刀切开和（或）电切术是目前治疗尿道狭窄或闭锁的首选方法。

【目的】　预防为主，密切观察，早期处理。

【适用范围】　尿道术后尿道狭窄及闭锁的患者。

【急性措施】

1. 严密观察生命体征　密切观察患者意识状态及监测生命体征变化，注意观察尿道口有无异常分泌物，患者有无发热。

2. 病情观察　主动询问患者有无下腹部不适，观察排尿的时间有无延长，尿液有无分叉、变细，是否呈滴沥状。并准确记录排尿的次数、尿色、尿量。

3. 药物治疗　合理应用抗生素，积极治疗尿道及周围感染。

4. 饮食护理　进食清淡、易消化、营养丰富食物，多进富含粗纤维的食物以防便秘，忌烟酒及辛辣食物，忌食不洁、生冷、过分油腻食物。

5. 心理护理　关心、体贴、安慰患者，强调家属的关心和鼓励对患者术后恢复的重要性。耐心细致地进行开导和解释工作，向患者及家属讲解各种检查及治疗的目，减轻患者对并发症的焦虑和恐惧感，增强患者信心。

6. 做好术前准备　早期狭窄病变且狭窄段＜2cm 或狭窄段＞2cm 但狭窄段管腔尚大者，可作尿道扩张术。此时患者可行尿道内冷刀切开术及瘢痕电切术治疗。

【注意事项】

1. 尿道扩张术后一般均应服用抗菌药物 1～2d，并嘱其多饮水。

2. 导尿管一般放置时间为 14～21d，如狭窄段较长，新尿道有弯曲变形等则留置 28～42d。妥善固定导尿管，并保持通畅。避免尿管、引流管受压，位置应低于耻骨联合水平，防止逆行感染。

3. 引流袋 2~3d 更换 1 次,严格控制不必要的打开引流密闭系统,更换引流袋及行膀胱冲洗时均应严格遵守无菌操作原则,以减少逆行感染的机会。

4. 保持患者会阴部及尿道口清洁,每天擦洗会阴部,尿道口每日消毒 1~2 次。

【诊断方法】

1. 临床表现　留置尿管引流不畅,患者主诉排尿困难、尿流变细、排尿中断,甚至不能排尿。

2. B 超检查　观察有无上尿路积水、膀胱有无残余尿、经直肠 B 超可显示后尿道狭窄的部位、长度、及周围瘢痕情况。

3. 膀胱尿道造影　确定尿道狭窄部位、长度及程度。

4. 内镜检查　明确狭窄的程度和长度。

5. X 线检查　估计狭窄的长度和部位。

6. 核磁共振成像　了解尿道狭窄的长度、程度以及尿道狭窄周围瘢痕组织的厚度,对于手术方式及手术时机的选择有很大帮助。

【应急处理流程】

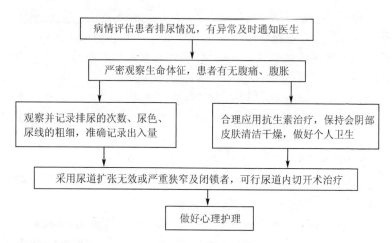

【典型病例】　患者林某,男,69 岁,因"排尿困难 2 年,加重 1

周"收入我院,医生诊断为"前列腺增生"。并择日在硬膜外麻醉下行经尿道前列腺电切术。术后给予留置尿管,固定好且引流通畅,静脉给予止血、抗炎药物治疗。康复出院后第 10 天患者出现尿线变细、尿流分叉、排尿时间延长、淋漓不尽、排尿费劲等症状,并自诉尿道口有黄色黏性分泌物,再次入院治疗。入院后完善各项检查,诊断为前尿道狭窄。医嘱给予口服消炎药物控制感染,择日行尿道扩张术。

【护理要点分析】

1. 监测生命体征　术后 2～3d 内常有血尿,注意观察患者血压、体温、脉搏变化。主动询问患者有无下腹部不适,观察患者尿道口有无异常分泌物及血尿转清情况。准确记录排尿的次数、尿色及尿线的粗细。

2. 药物治疗　扩张前后合理应用抗生素,预防感染,术后常规止血药物治疗。

3. 生活护理　保持内裤清洁,每日更换内裤。每日用温开水冲洗会阴及尿道口,做好个人卫生,预防感染。

4. 饮食指导　指导患者多饮水,每日至少 2000ml 以上,用尿液冲洗创面,加快愈合。告知患者注意进食高蛋白、富含维生素的新鲜蔬菜、水果,多进富含粗纤维的食物以防便秘,忌烟酒及辛辣食物,忌食不洁、生冷、过分油腻食物。

5. 心理护理　尿道狭窄患者多数病程较长,反复就医,焦虑和自卑感较重,鼓励患者表达自身感受,关心、体贴、安慰患者。耐心细致地进行开导和解释工作,向患者及家属讲解尿道狭窄的相关知识及治疗手段,减轻患者对并发症的焦虑和恐惧感。

6. 健康指导　术后逐渐增加活动量,避免腹压增加,以防出血,3 个月内不要爬山、骑车、举重物等剧烈活动。介绍连续行尿道扩张术的重要性,定期尿道扩张。两次扩张的间隔时间应在 1 周以上,在逐渐增大尿道探子号码的同时,逐渐延长扩张术的间隔日期。并根据其具体情况,按时就诊,以保证疗效。每次扩张后,在愈合之前不能有性生活。

第二十六节　膀胱切除术后出血

【概述】　膀胱切除术后出血是膀胱切除手术常见的并发症,主要原因为膀胱周围解剖结构复杂,手术操作很容易损伤神经和血管。手术范围包括整个膀胱及其周围脂肪组织。全膀胱切除和原位新膀胱术手术复杂,其并发症可归纳为两大类:①与手术有关的并发症:如大出血、切口裂开、肠吻合口漏、输尿管吻合口漏、新膀胱漏、新膀胱尿道吻合口漏、尿道新膀胱吻合口狭窄、输尿管吻合口狭窄、输尿管反流、尿失禁和新膀胱排空障碍,上尿路扩张肾积水和肾功能损害等;②与肠道新膀胱重吸收有关的代谢方面的并发症:如低钾血症、高氯性酸中毒、骨代谢障碍和尿路感染等。根据并发症出现的时间则可分成近期(或围手术期)并发症和远期并发症,前者包括大出血、切口裂开、各种吻合口漏;后者则包括各种吻合口狭窄和代谢障碍、尿失禁、膀胱排空障碍、输尿管反流、尿路感染、上尿路扩张肾积水和肾功能损害等。全膀胱切除术中出血主要来自阴茎背静脉丛处理不当和误伤膀胱前列腺外侧的静脉丛。如果术中发生大出血,首先应压迫止血并保持冷静,判断是动脉还是静脉出血,是髂内还是髂外血管出血。髂外血管损伤出血必须修复,否则同侧下肢会发生严重并发症。髂内血管出血,无论是动脉还是静脉都可结扎或缝扎。

【目的】　积极采取预防及护理措施,以减少术后出血致死率。

【适用范围】　膀胱切除术后出血的患者。

【急性措施】

1. 病情观察　密切观察病情,给予吸氧、心电监护,注意切口处有无出血情况发生,若发现出血,立即通知医生。密切观察患者呼吸、脉搏、血压、切口渗血情况。①轻度出血多卧床休息,重度出血应绝对卧床休息,防止晕倒,并采取休克卧位。②随时准备好抢救药物及器械,出血量大者遵医嘱备血。如发现出血,协助医生床边止血,继续出血时及时送手术室进行止血。

2. 密切监测生命体征　密切观察患者的神志、面色、出血量、血压等,一般 15～30min 测量生命体征 1 次。

3. 建立 2 条以上静脉通道　迅速建立双静脉通道,及时有效地补充血容量是抢救出血的首要条件。足量输入新鲜全血,补充凝血因子,有利于止血。

4. 引流管护理　膀胱全切除、原位回肠代膀胱术涉及泌尿系统和消化系统,手术创伤较大,术后引流管较多。通常放置的引流管有导尿管一根,左右输尿管内支架管各一根,盆腔引流管一根。观察引流液的量、颜色及形状,定时挤捏管道,使之保持通畅,勿折叠、扭曲、压迫管道,防止咳嗽引起切口破裂出血。

5. 心理护理　术后出现出血患者会不同程度紧张、焦虑,甚至恐惧、害怕出血不止。对此,护理人员与患者建立良好的护患关系,主动与患者交流,了解患者的心理状态,了解其恐惧的因素,对患者存在的疑问和顾虑认真解答,进行心理疏导。

6. 二次手术的术前准备　留置胃管、导管,药物过敏试验,备血 1000～1500ml,发现出血后,立即通知医生,协助医生进行抢救,安慰患者,给予吸氧,迅速建立静脉通道,给予扩充血容量的药物,剪开缝线,迅速祛除血肿;如患者出血不止,祛除血肿情况未好转,则立即通知手术室做准备,行二次手术。

【注意事项】

1. 在护士陪同下运送患者,运送过程中注意保持平卧位,防止下腹部剧烈活动,引发活动性出血。

2. 心理护理:术前对患者应进行充分的健康宣教,即将手术的方法、重要性、术前注意事项,如避免咳嗽、减少活动等,将术后可能出现的并发症及术后需注意的情况对患者讲述清楚,如术后体位,防止导管引流不畅等,勤于沟通,帮助患者树立战胜疾病的信心,积极配合手术治疗。

【诊断方法】

1. 实验室检查

(1)血常规、生化、凝血:血红蛋白值下降,观察出凝血时间有无异常。

(2)尿常规,尿细胞学检查。尿常规在临床上是不可忽视的一项初步检查,病变早期就可以出现蛋白尿或者尿沉渣中有形成分。一旦发现尿异常,常是尿路疾病的第一个指征,亦常是提供病理过程本质的重要线索。

2.B超检查 B超显示腹腔内有液性暗区。

【应急处理流程】

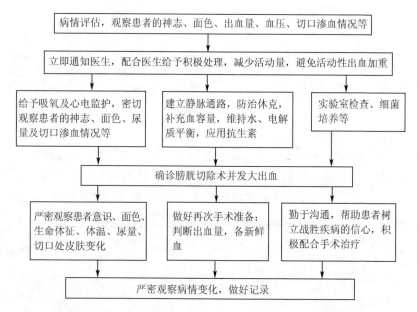

【典型病例】 患者徐某,男性,26 岁,未婚。因"全程无痛性肉眼血尿 6d"收入我科。患者入院前 6d 无明显诱因出现无痛性肉眼血尿,为全程性,鲜红色,并有多个"黄豆"大小颗粒状凝血块。无尿频、尿急、尿痛、排尿困难及腰部疼痛。诊断为"膀胱浸润性尿路上皮癌(肉瘤样变异型,浸润深基层)"。体检:体温 37.1℃,脉搏 120/min,血压 83/45mmHg,呼吸 24/min,面色苍白,膀胱区轻压痛。入院后积极完善各种术前检查后,在全麻下行"膀胱镜检加膀胱部分切除术"。术后 6h,血压下降,经输血、升压等治疗后无缓解,床旁 B 超显示腹腔内有液性暗区,急行腹腔及手术野探查,未见明显活动性出血点。予清除血块、局部喷洒生物蛋白胶及增加留置两侧腹腔引流管后,患者未再继发出血。术后及时给予心理疏导,加强抗感染,积极引流膀胱等一系列精心护理,膀胱切口愈合良好,患者于26d后康复出院。

【再次手术的术后护理要点分析】

1. **观察生命体征**　24h内密切监测患者的血压、脉搏、呼吸、氧饱和度的变化,并做护理记录,如有异常立即报告医生。

2. **体位护理**　术后当天去枕平卧6h,臀部垫软枕,定时协助缓慢翻身,术后1～3d,取半卧位,避免大幅度改变体位,不宜过早坐起及久坐。指导患者勿用力排便。

3. **引流管护理**　注意保持引流管通畅,防止扭曲、折叠、受压或脱出。密切观察引流液的颜色、性状,准确记录引流量,观察是否有出血或感染的存在。一般术后10～14d拔除尿管。

4. **持续膀胱冲洗**　因术后创面渗血比较多,为防止血块形成,阻塞尿管,术后24h内冲洗,用膀胱冲洗液(0.9%生理盐水)对患者的膀胱进行持续冲洗,早期冲洗速度要快(80～100滴/min),当出血量减少,尿液颜色变浅时,可减少冲洗液和冲洗速度。冲洗液入量与引出液量大致相等,并严格记录液体出入量及尿量。注意冲洗液温度,一般保持在20～30℃,冲洗液过冷诱发评估痉挛发生,温度过高可加快血液循环,加重局部出血。

5. **加强基础护理**　在进行专科护理的同时也要加强基础护理。由于患者术后身体虚弱引流管多,常处于被动体位,此应定时翻身,保持床单位清洁、干燥,预防褥疮的发生。

6. **排尿功能的训练**　在导尿管拔除前3d夹管,定时放尿,锻炼膀胱的反射功能,拔管当天冲洗代膀胱彻底清除黏液,由于手术时切除尿道括约肌,拔管后由于代膀胱排尿功能尚未建立,患者早期常出现尿失禁,因此要指导患者作提肛训练,以达到自行排尿,拔管后指导患者定时排尿间隔0.5～1h排尿一次,以后逐渐延迟至2～3h排尿一次。排尿时采取蹲位或用手轻压下腹部,易使代膀胱尿液排空,减少残余尿量。

7. *心理护理*　术后患者对病情的康复有较多的考虑,尤其是出现了并发症的时候心情更为焦虑。因此,除了加强监护、引流管的护理外,更要重视心理护理,以高度的同情心给予患者热情关怀和疏导,以树立其战胜疾病的信心,以利康复。

第4章
神经外科常见急性事件及处理流程

第一节 脑　　疝

【概述】　脑疝是颅内压增高的并发症,当颅腔内某一分腔有占位性病变时,该分腔的压力比邻近分腔的压力高,脑组织从高压区向低压区移位,从而引起一系列临床综合征,称为脑疝。引起脑疝的常见病变有:①损伤引起的各种颅内血肿,如急性硬脑膜外血肿、硬脑膜下血肿、脑内血肿等;②各种颅内肿瘤特别是位于一侧大脑半球的肿瘤和颅后窝肿瘤;③颅内脓肿;④颅内寄生虫病及其他各种慢性肉芽肿。脑疝死亡率高达 57%～100%。

脑疝分为大脑镰下疝、小脑幕切迹疝、枕骨大孔疝。

1. **大脑镰下疝**　引起病侧大脑半球内侧面受压部的脑组织软化坏死,出现对侧下肢轻瘫,排尿障碍等症状。

2. **小脑幕切迹疝**　临床表现为①颅内压增高的症状:表现为剧烈头痛及频繁呕吐,其程度较在脑疝前更为加剧,并有烦躁不安。②意识改变:表现为嗜睡、浅昏迷以至昏迷,对外界的刺激反应迟钝或消失。③瞳孔改变:两侧瞳孔不等大,初起时病侧瞳孔略缩小,光反应稍迟钝,以后病侧瞳孔逐渐散大,略不规则,直接及间接光反应消失,但对侧瞳孔仍可正常,这是由于患侧动眼神经受到压迫牵拉之故。此外,患侧还可有眼睑下垂、眼球外斜等。如脑疝继续发展,则可出现双侧瞳孔散大,光反应消失,这是脑干内动眼神经核受压致功能失常所弓起。④运动障碍:大多发生于瞳孔散大侧的对侧,表现为肢体的自主活动减少或消失。脑疝的继续发展使症状波及双侧,引起四肢肌力减退或间歇性地出现头颈后仰,四肢挺直,躯背过伸,呈角弓反张状,称为去大脑强直,是脑干严重受损的特征性表现。⑤生命体征的紊乱:表现为血压、脉搏、呼吸、体温的改变。严重时血压忽高忽低,呼吸忽快忽慢,有时面色潮红、大汗淋漓,有时转为苍白、汗闭,体温可高达41℃以上,也可低至35℃以下而不升,最后呼吸停止,终于血压下降、心脏停搏而死亡。

3. 枕骨大孔疝 患者常只有剧烈头痛,反复呕吐,生命体征紊乱和颈项强直、疼痛,意识改变出现较晚,没有瞳孔的改变而呼吸骤停发生较早。

【目的】 早期发现,降低病残率和死亡率、提高患者的生活质量。

【适用范围】 发生脑疝的患者。

【急性措施】

1. **病情评估** 护士接诊时正确评估患者,以 GCS 评分标准:睁眼、语言和运动三个模块来观察。再者,观察患者的意识、瞳孔、血压、呼吸、脉搏等的改变,询问病情,判断患者病情危重情况。详细询问受伤时间及受伤过程,迅速明确损伤类型,判断患者的伤情并做好记录,为下一步处理作参考。

2. **密切观察脑疝的前驱症状** ①剧烈头痛进行性加重,伴恶心,呈喷射状呕吐。②瞳孔变化,伤侧瞳孔先缩小,后散大,继而发展至晚期,可致双侧瞳孔散大,光反应消失。③意识障碍进行性加重,随时询问患者或对其进行痛觉刺激,判断患者意识状态。④肢体状态:随时检查记录患者肢体活动情况。如患者对侧肢体肌力减弱或瘫痪,或患者出现大脑强直,均表明病情加重。⑤生命体征变化:发生脑疝时,具有血压升高,脉搏慢而洪大,一般 40~50/min,呼吸深慢等特点,一般 16/min 以下。

3. **保持呼吸道通畅** 给予吸氧,保证脑部供氧。必要时置入口咽通气管或行气管插管、气管切开术。将患者头偏向一侧,防止呕吐物误入气管引起窒息或吸入性肺炎,将床头抬高 15°~30°,利于颅内静脉回流,以减轻脑出血。

4. **建立静脉通路**　病情观察的同时快速静脉滴注脱水药,如甘露醇 250～500ml,必要时静脉注射呋塞米,以减轻、减慢脑水肿的发展。

5. **协助医生进行辅助检查**　尚未定位者,协助医生立即进行脑血管造影、头颅 CT、或核磁检查,协助诊断。

6. **术前准备**　对小脑幕切迹疝,若暂时不能明确诊断或未查明原因且病变不能手术者,可行颞肌下去骨瓣减压术。对枕骨大孔疝,除静脉快速滴注脱水药外,还应立即行额部颅骨钻孔脑室穿刺,缓慢放出脑脊液,行脑室持续引流,待脑疝症状缓解后,可开颅切除病变。如病变部位和性质已明确,应立即施行手术清除病灶,同时根据医嘱立即备皮、备血,做好药物过敏试验,准备术前和术中用药等。

7. **心理护理**　由于导致颅脑外伤的原因多为意外,患者及家属无思想准备,精神负担重,从而感到恐惧甚至绝望。对此,应注意观察和了解患者的心理情况,给予鼓励和安慰,消除患者的恐惧心理,使之积极配合各项检查和治疗,树立乐观精神,战胜疾病。

【**注意事项**】

1. 对于患者不能进食者可行鼻饲,并做好胃管的护理,留置胃管后应每日 2 次口腔护理,定时翻身,认真做好各项基础护理,保持床铺平整、干净、柔软,保持局部皮肤干燥,预防褥疮发生。

2. 对有脑室穿刺引流的患者,严格按脑室引流护理。

3. 大便秘结者,可选用缓泻药疏通,有尿潴留者,留置导尿管,做好尿、便护理。

【**诊断方法**】

1. **检查瞳孔**　尚可检查两眼瞳孔、提睑肌、肌张力是否有差异,肌张力降低的一侧,往往提示为动眼神经首先受累的一侧,常为病变侧。

2. **腰椎穿刺**　脑疝患者一般禁止腰椎穿刺。即使有时腰椎穿刺所测椎管内压力不高,也并不能代表颅内压力,由于小脑扁桃体疝可以梗阻颅内及椎管内的脑脊液循环。

3. CT **检查**　小脑幕切迹疝时可见基底池(鞍上池)、环池、四叠体池变形或消失。大脑镰下疝时可见中线明显不对称和移位。

4. **核磁检查**　可观察脑疝时脑池的变形、消失情况,直接观察到脑内结构如钩回、海马旁回、间脑、脑干及小脑扁桃体。

【应急处理流程】

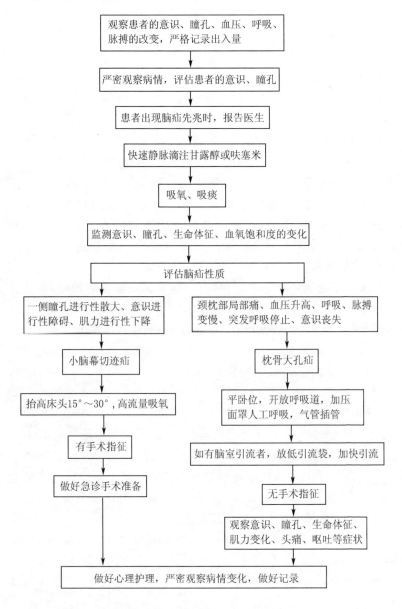

观察患者的意识、瞳孔、血压、呼吸、脉搏的改变，严格记录出入量

严密观察病情，评估患者的意识、瞳孔

患者出现脑疝先兆时，报告医生

快速静脉滴注甘露醇或呋塞米

吸氧、吸痰

监测意识、瞳孔、生命体征、血氧饱和度的变化

评估脑疝性质

一侧瞳孔进行性散大、意识进行性障碍、肌力进行性下降

颈枕部局部痛、血压升高、呼吸、脉搏变慢、突发呼吸停止、意识丧失

小脑幕切迹疝

枕骨大孔疝

抬高床头15°～30°，高流量吸氧

平卧位，开放呼吸道，加压面罩人工呼吸，气管插管

有手术指征

如有脑室引流者，放低引流袋，加快引流

做好急诊手术准备

无手术指征

观察意识、瞳孔、生命体征、肌力变化、头痛、呕吐等症状

做好心理护理，严密观察病情变化，做好记录

【典型病例】　患者李某,男,24 岁,在路上被车撞,昏迷送医院,查体:GCS 评分 3 分,血压 140/70mmHg,呼吸 24/min,心率 101/min,左侧瞳孔散大,头颅 CT 结果:左颞叶脑挫裂伤,中线移位,中脑受压移位,脑疝,急诊行左颞叶开颅,血肿清除,去骨瓣减压术。

【护理要点分析】

1. 术前准备　患者昏迷立即取平卧位,头偏向一侧,防止呕吐物引起窒息。快速静脉滴注甘露醇,以降低颅内压,改善脑水肿,控制脑疝的进程。及时清除患者呼吸道分泌物和呕吐物,保持呼吸道通畅。做好术前各项准备:剃头,交叉配血,留置导尿,并向患者和家属说明手术治疗的必要性及配合要点。

2. 术后观察　术后 6h 去枕平卧,头偏向健侧,头部垫枕抬高 15°～30°,以利颅内静脉回流。遵医嘱给予吸氧、持续心电监护,严密观察神志、瞳孔、生命体征变化(血压、呼吸、脉搏、体温)及肢体活动情况、肢体肌力,记录 24h 出入量,维持水电解质平衡,并做好记录。每 2 小时更换体位 1 次。术后 72h 内,取头高位半坡卧位,头部保持中位,避免前屈、过伸、侧转,以免影响脑部静脉回流。术后血压持续升高,脉搏缓慢,呼吸深慢,常提示有继发颅内高压。观察意识变化,可定时呼唤患者的名字,轻拍或轻捏患者的皮肤,以及压迫或针刺眶上神经等,以了解患者意识障碍程度及清醒的时间,观察肢体活动是否得到改善。观察瞳孔变化,警惕术后颅内血肿的发生。如一侧瞳孔进行性散大,对光反射消失,伴意识障碍加重,则提示有继发颅内血肿发生,应及时通知医生。

3. 呼吸道管理　保持呼吸道通畅,定时更换体位,按时翻身叩背,促进痰液排出,及时清除口、鼻腔及气道内分泌物或血液。防止呼吸道感染。

4. 引流管的护理　要注意保持引流通畅,详细记录引流液的性质、颜色、量,避免引流管扭曲受压。如果术后引流量多达 300ml 时,考虑为颅内二次出血的可能性大,应立即通知医生。同时保持头部敷料干洁,如有污染渗出,及时予更换,以防止颅内感染的发生。留置脑室引流管的患者严格掌握引流管的高度和流量,引流管高于穿刺点 15cm 为宜,密切观察引流物的颜色、性质,并做好记录。

5. 严格控制输液量及输液速度 对昏迷、意识不清的患者术后 24～72h 不宜大量补液,以减少脑水肿的发生。输液时应限制在每日 1500ml 左右,并且 24h 内平均分配,缓慢滴入,同时间断输入新鲜血、血浆、或白蛋白增加营养保证热量。应用高渗药液如20％甘露醇 250ml,应在 20～30min 内滴完,注意药液勿漏出血管,以免造成局部组织坏死。严格记录出入量,保持水、电解质、酸碱平衡。

6. 饮食护理 根据病情给予鼻饲,开始以牛奶、米汤数日维持,适应后可改用混合奶,应现用现配,少量多餐,在其中间可另加温开水或经稀释后的果汁等。而后可逐步加入较稠的稀薄肉泥、蔬菜泥、苹果泥,并将食物打碎便于注射器抽吸且利于胃肠消化。通过合理的调养,提高患者对疾病的抗病能力,对细菌的抗战能力,促进疾病早日康复。

7. 做好基础护理,预防并发症 认真做好皮肤、口腔、呼吸道和二便的护理,留置尿管者,保持外阴清洁,每天膀胱冲洗及尿道口消毒 2 次,便秘者给予缓泻药,体温超过 37.5℃给予冰敷,病室保持清洁,室内每天定时空气消毒。通过落实基础护理措施,有效地防止并发症的发生。

8. 心理护理 做好患者家属的安慰工作,减少家属陪护,告诉家属,患者的恢复需要较长过程,要有心理准备。同时要树立配合医护人员治疗信心,这对我们的工作、患者的转归都有积极意义。

9. 功能锻炼 术后 24h 开始肢体功能锻炼,由被动到主动,幅度由小到大,频率由少到多,时间由短到长,由健侧到患侧,循序渐进。术后意识清楚,生命体征平稳,肌力有所恢复后,协助翻身、坐起、站立、行走,尽早进行推拿、按摩、针灸等对症治疗,促进患肢的血液循环及功能恢复。气管切开或伴有失语的患者,要经常与其交谈,教其发音、认字、读报,由简单到复杂,也可戴耳机通过听音乐、听故事等语言训练,促进语言功能的恢复。出院后指导患者及家属掌握服药、预防、康复等方面的知识及注意事项,并坚持功能锻炼,最大限度地恢复病语言、肢体功能,从而提高患者的生活质量。

第二节　头皮裂伤

【概述】　头皮裂伤可由锐器或钝性致伤物所造成,头皮组织断裂,损伤深浅不一,形态也可不同,出血较多,可致休克,是颅脑损伤中较常见的一种。刃器伤伤口边缘整齐,钝器伤伤口边缘不整齐而呈直线或不规则的裂伤。大多数单纯裂伤仅限于头皮,有时可深达骨膜,但颅骨常完整无损,也不伴有脑损伤。而头皮复杂裂伤往往伴有颅骨骨折或脑损伤,严重时亦可引起粉碎性凹陷骨折或孔洞性骨折穿入颅内,故常有毛发、布屑或泥沙等异物嵌入,易致感染。检查伤口时慎勿移除嵌入颅内的异物,以免引起突发出血。头皮血供丰富,伤口愈合及抗感染能力较强,一般经治疗后可愈合。

【目的】　及早清创处理,提高治愈力。

【适用范围】　头皮裂伤的患者。

【急性措施】

1. 了解患者受伤的原因及过程,致伤外力的性质、方向等。仔细检查伤口,评估损伤及污染程度,头皮缺损的范围、程度,是否有其他合并伤。了解受伤时间、出血情况、患者的疼痛情况及耐受力;监测生命体征,观察患者全身情况,协助医生尽早做辅助检查,为手术提供充分资料。

2. 确诊后,剃光裂口周围至少 8cm 以内的头皮,在局麻或全麻下,用灭菌清水冲洗伤口,然后用消毒软毛刷蘸肥皂水刷净创部和周围头皮,彻底清除可见的毛发、泥沙及异物等,再用生理盐水至少 500ml 以上,冲净肥皂泡沫。继而用灭菌干纱布拭干创面,以碘酒、酒精消毒伤口周围皮肤,对活跃的出血点可用压迫或钳夹的方法暂时控制,待清创时再一一彻底止血。常规铺巾后由外及里分层清创,创缘修剪不可过多,以免增加缝合时的张力。残存的异物和失去活力的组织均应清除,术毕缝合帽状腱膜和皮肤。若直接缝合有困难时可将帽状腱膜下疏松层向周围行分离,施行松解术之后缝合;必要时亦可将裂口作S形、三叉形或瓣形延长切口,以利缝合,一般不放皮下引流条。伤口较大且污染明显者,缝合后应作低位戳口置引流条,并于24h后拔除。伤后已2～3d者也可一期清创缝合或部分缝合加引流。

3. 建立静脉通道:根据患者病情,遵医嘱使用抗生素,预防感染。

4. 预防破伤风:在皮试阴性后,预防性肌内注射破伤风抗毒素(TAT)1500U。

5. 心理护理:头皮撕裂伤的突发性,使患者心理上没有准备,加上肉体上的剧烈疼痛,使他们精神高度紧张、恐惧和担忧。患者就诊后,护士应积极地抢救,以关切的态度安慰及照顾患者,尽量与其家人取得联系,消除紧张、恐惧心理,用无菌敷料保护创面,及时止血,减少不良刺激;由于受伤部位在头部,对于女性伤者,更应加强心理护理,树立乐观精神,战胜疾病。

【注意事项】　对复杂的头皮裂伤进行清创时,应做好输血的准备。机械性清洁冲洗应在麻醉后进行,以免因剧烈疼痛刺激引起心血管的不良反应。对头皮裂口应按清创需要有计划地适当延长,或作附加切口,以便创口能够一期缝合或经修补后缝合。创缘修剪不可过多,但必须将已失去血供的挫裂皮缘切除,以确保伤口的愈合能力。对残缺的部分,可采用转移皮瓣的方法,将清创创面闭合,供皮区保留骨膜,以中厚断层皮片植皮覆盖之。

【诊断方法】

1. 患者头皮创口有活动性出血。

2. 实验室检查:了解机体对创伤的反应状况,有无继发感染。血红蛋白和血细胞比容持续下降表明出血严重程度。

【应急处理流程】

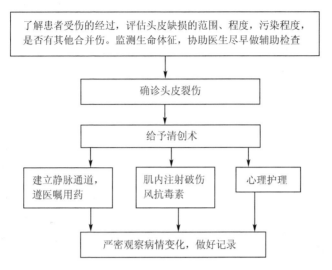

了解患者受伤的经过，评估头皮缺损的范围、程度，污染程度，是否有其他合并伤。监测生命体征，协助医生尽早做辅助检查

↓

确诊头皮裂伤

↓

给予清创术

↓

建立静脉通道，遵医嘱用药　　肌内注射破伤风抗毒素　　心理护理

↓

严密观察病情变化，做好记录

【典型病例】　患者朱某，男，48 岁，因工作中不慎发辫被卷入织布机中，入院后确诊为头皮裂脱，体检：脉搏 140/min，血压 70/40mmHg。入院后给予清创术，遵医嘱给予止血、抗炎、破伤风抗毒素等。

【护理要点分析】

1. 预防感染　根据损伤程度、污染情况及清创过程，有针对性地应用抗生素。注意患者体温变化、创口周围有无发红、肿胀及渗出液的量和性质，观察敷料有无异味、伤口有无剧痛等。一般术后 2～3d 伤口有疼痛但逐日减轻为正常，如术后 3d 后伤口仍疼痛并加剧，则应观察伤口有无感染。肿胀是头皮外伤后的正常反应，如果肿胀加重并疼痛，应检查伤口包扎是否过紧或感染等。

2. 妥善固定　头皮缝合后由于头罩固定可靠，能有效避免伤口暴露和感染，促进愈合。

3. 有效镇痛　头皮神经分布丰富，感觉灵敏，术后疼痛常较剧烈，一般持续 1～2d，以术后 24h 最为剧烈。遵医嘱给予口服止痛药，保持止痛效果的持续和平稳。

4. **换药**　根据伤情决定换药时间,一般肉芽组织在伤后 72h 大量形成,间隔 3d 换药可使创面肉芽组织有生成的时间,从而使创面愈合。频繁伤口换药对患者创面造成反复牵拉撕裂,降低局部组织免疫力及再生能力,打乱了局部微循环灌注及促生长因子的聚积,同时也增加了与外界细菌接触的机会,导致创口愈合不良。换药时严格无菌操作,有效预防交叉感染;脓液较多肿胀明显的伤口每日换药 1 次,保持表层敷料不被分泌物湿透;分泌物不多,肉芽生长较好的伤口可 2～3d 换药 1 次,包扎敷料应保持干燥。告知患者不要沾水,不要自行揭开敷料,防止感染。

5. **出院指导**　注意适当休息。增加营养,促进伤口的愈合。如伤口出现疼痛、红肿等不适感觉,及时到医院复查,如无不适 1 周后可以淋浴。

【预防】　头皮裂伤主要是打架外伤、机械伤、撕打头皮导致的,故注意生活习惯,高危工作者,如建筑工人、从事机械的工作人员容易造成损伤,在工作过程中应注意保护自己。遇事注意冷静,避免情绪激动产生冲突导致本病。其次早期发现、早期诊断、早期治疗对预防本病也具有重要意义。

第三节　颅底骨折合并脑挫裂伤

【概述】　颅底骨折合并脑挫裂伤是暴力对头面部正面打击所造成的,是外科常见危重创伤性疾病。病情复杂,死亡率高。其多发于交通事故,近年来,随交通事故增多,此类患者逐年增加。

颅底骨折合并脑挫裂伤的患者往往并有意识障碍,颅底鼻道出血,易造成吸入性血液以及分泌物的呼吸道堵塞。首先是颅底骨折引起的大量难以自止也难以处理(缝合止血、填塞止血)的上腭、鼻道出血以及颌面部出血。其次是患者常因脑挫裂伤而致神志不清和咳嗽,吞咽反射的减弱,特别是中、重度昏迷患者。对于颅底骨折合并脑挫伤患者来说,创伤初期都有一时间长短不等的昏迷期。在此期间由于颅底及颌面部出血量大且急,在无助的情况下完全可能造成吸入性呼吸道堵塞、窒息,而由此可能造成部分患者死亡。因此对于此类患者首诊的重点是要明确呼吸道是否通畅,患者是否有缺氧状态。有缺氧状态在排除胸部的严重创伤和休克状态后主要考虑呼吸道堵塞的问题。

【目的】　及时治疗,降低病死率。

【适用范围】　颅底骨折合并脑挫裂伤的患者。

【急性措施】

1. 伤情评估　评估患者有无外伤,伤口大小,程度。必要时请五官科的医生会诊。在会诊人员未到达之前,配合医生对所有活动性出血应采取各种措施进行止血,对开放性出血用消毒纱布垫或无菌纱布压迫伤口,然后用无菌绷带用力包扎,包扎范围比伤口稍大,其松紧度以能止血为宜。伤口留有插入或折断的致伤物时,急救人员切勿擅自拔出,以免造成大出血。

2. 病情观察　严密观察患者意识、瞳孔、血压、脉搏及呼吸的变化,每 15 分钟监测 1 次。瞳孔可反映颅内病情变化,较早地反映有无颅内血肿,通过观察瞳孔大小、形态及对光反射的敏感程度,便于进一步判断病情变化,如有无脑疝。了解意识障碍的表现及演变规律有利于及时了解病情变化,如患者由深昏迷逐渐转为浅昏迷,或有躁动,常为病情好转的表现;若由浅昏迷过渡到深昏迷,并伴有瞳孔、血压及呼吸变化,应注意是否有病情进一步恶化的可能;原发性昏迷逐渐加深或原发性昏迷很深,说明脑损伤严重;出现进行性意识障碍,提示颅内血肿持续增大或脑水肿加重。

3. 保持呼吸道通畅　昏迷患者采取侧卧位或平卧位,头部偏向一侧。为患者清除呕吐物及口鼻腔内血性液,及时清除其呼吸道分泌物。密切观察患者的血氧饱和度变化,对于严重呼吸衰竭的患者应及时行气管插管并及时吸氧,4～5L/min,防止因缺氧而引发或加重脑水肿。

4. 迅速建立静脉通路　迅速建立两条静脉通路以备输血或输液,经静脉穿刺时争取一次成功。防止患者躁动,避免针头滑脱影响对患者的抢救。

5. **抗休克治疗**   观察患者的意识、皮肤黏膜、肢体温度、脉搏、末梢循环、血压及尿量等判断其休克程度,其中皮肤颜色的变化被认为是休克的一项早期指标。凡出现休克征象者,要积极为其行抗休克治疗、补充血容量。

6. **协助医生进行辅助检查**   如 X 线片、CT 扫描、核磁共振等。

7. **脑脊液漏的观察及护理**   若患者有脑脊液漏应绝对卧床休息 4~6 周,抬高床头 30°,避免用力咳嗽、擤鼻和剧烈活动。观察鼻腔内有无脑脊液流出及体温变化。如果发生脑脊液漏,不可堵塞,取患侧卧位,脑脊液流出后用无菌棉球擦拭干净。

8. **常规护理**   遵医嘱用药,做好基础护理。

9. **心理护理**   多与清醒的患者交流,了解其生理、心理需要,同时做好患者家属的心理护理。

【注意事项】

1. 输液的量和质应考虑脑水肿的治疗,既要抗休克又要防止加剧脑水肿,要防止脑疝发生。

2. 避免颅内压骤升,嘱患者勿用力排便、咳嗽、抠鼻涕或打喷嚏等,以免颅内压骤然升降导致气颅或脑脊液反流。对于脑脊液鼻漏者,不可经鼻腔进行护理操作:严禁从鼻腔吸痰或放置鼻胃管,禁止耳、鼻滴药、冲洗和堵塞,并嘱患者患侧卧位。

3. 有明显颅内高压的患者,应禁忌腰穿检查,以免促发脑疝。

【诊断方法】

1. **X 线片**   不仅能了解骨折的具体情况,并对分析致伤机制和判断伤情亦有其特殊意义。

2. **CT 扫描**   能清楚地显示脑挫裂伤的部位、程度和有无继发损害,如出血和水肿情况。同时,可根据脑室和脑池的大小、形态和移位的情况间接估计颅内压的高低。尤为重要的是,对一些不典型的病例,可以通过定期 CT 扫描,动态地观察脑水肿的演变或迟发性血肿的发生。

3. **核磁共振**   一般少用于急性颅脑损伤的诊断,如对脑干、胼胝体、颅神经的显示;对微小脑挫伤灶、轴索损伤有显示。

【应急处理流程】

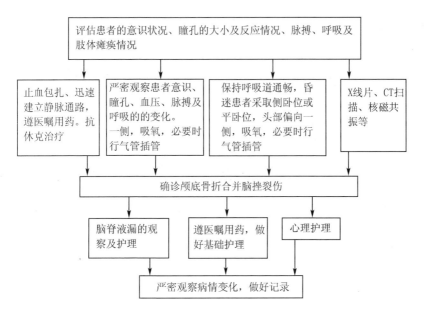

评估患者的意识状况、瞳孔的大小及反应情况、脉搏、呼吸及肢体瘫痪情况

止血包扎、迅速建立静脉通路，遵医嘱用药。抗休克治疗

严密观察患者意识、瞳孔、血压、脉搏及呼吸的的变化。一侧，吸氧，必要时行气管插管

保持呼吸道通畅，昏迷患者采取侧卧位或平卧位，头部偏向一侧，吸氧，必要时行气管插管

X线片、CT扫描、核磁共振等

确诊颅底骨折合并脑挫裂伤

脑脊液漏的观察及护理

遵医嘱用药，做好基础护理

心理护理

严密观察病情变化，做好记录

【典型病例】　患者在雪地中不慎摔倒，当时左枕部着地，无意识丧失，伤后未觉明显不适。回家后发现左耳耳闷、耳胀感明显，左耳有少量血性分泌物伴有眩晕、视物缓慢旋转，头痛、头晕，恶心、呕吐，无大小便失禁，无肢体活动障碍，今晨症状仍未缓解，至我院急诊，查头颅 CT 提示脑挫裂伤，颞骨 CT 提示左岩骨骨折，耳鼻喉科查耳镜提示鼓膜后出血。

【护理要点分析】

1. **保持呼吸道通畅**　评估患者的意识状况、瞳孔的大小及反应情况、脉搏呼吸及肢体瘫痪情况。昏迷患者采取侧卧位或平卧位，头部偏向一侧。为患者清除呕吐物及口鼻腔内血性液，及时清除其呼吸道分泌物。密切观察患者的血氧饱和度变化，必要时给予气管切开。

2. **迅速建立静脉通路**　遵医嘱给予用药，出现休克征象时，要积极为其行抗休克治疗、补充血容量。

3. 病情观察 严密观察患者意识、瞳孔、血压、脉搏及呼吸的变化,每 15 分钟监测 1 次。观察瞳孔大小、形态及对光反射的敏感程度,便于进一步判断病情变化,如有无脑疝。了解意识障碍的表现及演变规律有利于及时了解病情变化,如患者由深昏迷逐渐转为浅昏迷,或有躁动,常为病情好转的表现;若由浅昏迷过渡到深昏迷,并伴有瞳孔、血压及呼吸变化,应注意是否有病情进一步恶化的可能。

4. 预防颅内感染 ①每日 2 次清洁、消毒外耳道、鼻腔或口腔,注意棉球不可过湿,以防液体反流入颅。劝告患者勿挖鼻、抠耳。注意不可堵塞鼻腔。②避免颅内压骤升:嘱患者勿用力排便、咳嗽、抠鼻涕或打喷嚏等,以免颅内压骤然升降导致气颅或脑脊液反流。③对于脑脊液鼻漏者,不可经鼻腔进行护理操作:严禁从鼻腔吸痰或放置鼻胃管,禁止耳、鼻滴药、冲洗和堵塞,禁忌做腰穿。

5. 准确估计脑脊液外漏量 在前鼻庭或外耳道口松松地放置干棉球,随湿随换,记录 24h 浸湿的棉球数,以估计脑脊液外漏量。

6. 并发症的观察与护理

(1)高颅压、低颅压症观察:严密观察患者有无头痛、呕吐、反应迟钝、嗜睡等颅压改变表现,同时正确区分高颅压及低颅压。高颅压时脉搏缓慢有力、血压偏高、腰穿压力在 1.96 kPa 以上(侧卧位),站立与平卧时,头痛无明显改变;避免用力排便、咳嗽等增高颅内压诱因。低颅压时脉搏细弱、血压偏低、腰穿压力在 0.78kPa 以下(侧卧位),平卧位时头痛减轻。低颅压症状严重时予头低脚高位,增加液体摄入,促进脑脊液分泌,必要时配合医生处理。

(2)蛛网膜下隙出血:患者可有头痛、发热、颈项强直表现。可遵医嘱给予解热、镇痛药物对症处理。病情稳定、排除颅内血肿以及颅内压增高、脑疝后,为解除头痛可协助医生行腰椎穿刺,放出血性脑脊液。

(3)外伤性癫痫:任何部位的脑损伤均可能导致癫痫,可采用苯妥英钠预防发作。发作时使用地西泮控制抽搐。

7. **饮食护理** 患者宜清淡、少量饮食,避免饮食浓度和渗透压过高引起腹泻、腹胀。

8. **心理护理** 对恢复过程中出现的头痛、耳鸣、记忆力减退的患者应给予适当解释和安慰,使其树立信心。

9. **康复训练** 脑损伤后遗留的语言、运动或智力障碍在伤后1~2年内有部分恢复的可能,应提高患者自信心;协助患者制定康复计划,进行废损功能训练,如语言、记忆力等方面的训练,以提高生活自理能力以及社会适应能力。

第四节 大面积脑梗死

【概述】 大面积脑梗死是指因脑部血液循环障碍,缺血、缺氧所致的局限性脑组织的缺血性坏死或软化。引起脑梗死的主要原因是供应脑部血液的颅内或颅外动脉发生闭塞性病变而未能得到及时、充分的侧支循环供血、缺氧现象所致。

任何年龄均可发病,风湿性心脏病引起者以中青年为多,冠心病及大动脉病变引起者以中老年居多;通常发病无明显诱因,安静与活动时均可发病,以活动中发病多见。起病急骤是本病的主要特征。在数秒钟或很短的时间内症状发展至高峰。多属完全性卒中,个别患者可在数天内呈阶梯式进行性恶化,为反复栓塞所致;常见的临床症状为局限性抽搐、偏盲、偏瘫、偏身感觉障碍、失语等,意识障碍常较轻且很快恢复。严重着可突起昏迷、全身抽搐,可因脑水肿或颅内压增高,继发脑疝而死亡。

【目的】 降低病残率和死亡率、减轻患者痛苦,提高生存和生活质量。

【适用范围】 大面积脑梗死者。

【急性措施】

1. **病情观察** 患者卧床休息,保持安静。保持呼吸道通畅,遵医嘱给予吸氧、心电监护加氧饱和度监测,密切观察意识、瞳孔、呼吸、血压的变化,舒张压降至 100mmHg 以上,动脉血氧饱和度维持在 92% 以上。如有异常,及时报告医生。

2. 协助医生进行辅助检查　确诊后患者出现烦躁,肢体不自主乱动,说明有梗死加重或出血,颅内压增高的可能,应复查 CT 或 MRI,报告医生。给予相应的降颅压处理。

3. 建立静脉通路　遵医嘱使用降颅压、抗凝药等,并观察治疗效果和不良反应。

4. 发热护理　患者退热过程会使患者大量出汗,感觉很不舒服,并容易诱发皮肤感染等问题。所以大汗后及时为患者温水擦浴,更换衣裤、床单和被褥,注意保温防止受凉。应用脱水药时保持快速静脉滴入或推注,以保证体内高渗脱水作用,随时观察血压和尿量变化,记录 24h 出入液体量,定时测 T、P、R、BP。

5. 饮食护理　鼻饲进食前检查胃管是否在胃内,少量多餐,每次不超过 250ml,一般 200ml 流食加 50ml 水冲洗胃管,间隔为 2h,温度在 38℃ 左右,同时严格限制钠盐摄入,食物为高热量、高蛋白、高维生素流质饮食。

6. 做好基础护理　做好口腔、肢体和皮肤的护理,预防口腔疾病和褥疮的发生。

7. 心理护理　护士以高度的责任感、耐心和爱心,经常和患者及家属沟通,及时了解患者的心理状况,根据患者的职业、家庭、年龄、经济等状况采用不同的方法进行心理疏导,并讲解积极配合加强功能锻炼的重要性,发现问题及时解决,对患者的康复起了非常重要的作用。

【注意事项】

1. 急性期卧床休息,患者取平卧位,头部禁止放冰袋及冷敷。

2. 嘱患者多饮水,多吃清淡易消化及富含粗纤维食物,并做腹部按摩,防止便秘。对出现便秘者,嘱患者不要过度用力排便,使用开塞露或服用通便灵等药物帮助排便。

【诊断方法】

1. CT 检查　发病当天多无改变,24h 后脑梗死区出现低密度灶。

2. 脑血管造影　可显示血栓形成的部位、程度及侧支循环。

【应急处理流程】

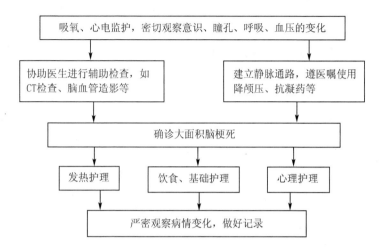

【典型病例】　患者杨某,男,55 岁,既往史:腔隙性脑梗死 5 年,高血压 10 年,冠心病 2 年。患者当天下午在家摔倒在地不能自行爬起,而在平房的水泥地上俯卧 4h 余。待家人回家时发现送医院。此时患者已意识恍惚,不能言语,右侧肢体活动不灵,小便失禁,吞咽困难。没有发现呕吐和四肢抽搐的表现。来院后立即行头 CT,显示:多发腔隙性脑梗死。急诊收治入院。

【护理要点分析】

1. 病情观察　遵医嘱给予吸氧、心电监护加氧饱和度监测,密切观察意识、瞳孔、呼吸、血压的变化。如有异常,及时报告医生。

2. 药物治疗　使用抗凝药,但治疗期要监测凝血时间和凝血酶原时间。观察有无牙龈、消化道出血或血尿,并备有维生素 K、硫酸鱼精蛋白等拮抗剂,处理可能的出血并发症。

3. 并发症的观察与护理　①脑疝:随时观察是否有脑疝前驱症状:剧烈头痛伴恶心、呕吐;意识障碍进行性加重;病侧瞳孔先短暂缩小,继之逐渐扩大,继续发展,可致双侧瞳孔散大,光反应消失;病变对侧肢体逐渐瘫痪或出现大脑强直。生命体征的变化:血压升高、脉搏慢而洪大、呼吸深慢,有鼾声,严重者呼吸不规则或呈潮式呼吸。呼吸的监测,原先不打鼾的患者出现鼾声时大多提示患者已发生脑疝。护理中发现有脑疝先兆,应立即报告医生,建立静脉通道,应用降颅压药物,保持呼吸道通畅,及时清除口鼻腔分泌物、呕吐物,必要时气管插管,用呼吸机机械通气。②肺部感染:加强呼吸道的护理,昏迷患者头偏向一侧,及时清除口鼻腔分泌物和呕吐物,注意加强翻身、拍背、肺部听诊、氧饱和度的监测,及时并正确留取痰培养标本。注意口腔卫生,增加营养的摄入,增强机体抵抗力。③上消化道出血:注意观察患者呕吐物、胃管内引流物及大便颜色、末梢循环情况等。④出血性脑梗死:注意观察患者有无反应迟钝、理解力减退、肢体瘫痪、意识障碍及头晕加重等,是否有头痛、呕吐、低热、凝视、吞咽困难、进食呛咳等。

4. 饮食护理 每次鼻饲前均应评估胃管深度、胃内残留量,根据残留量的多少决定鼻饲量。注意鼻饲前应先吸净气道和口腔内的分泌物,如病情允许,鼻饲时取半卧位,喂食后保持此体位 30～60min 后方可进行翻身操作。这样既利于食物消化,又可防止因体位过低食物反流发生误吸,从而预防和减少吸入性肺炎的发生。患者要少量多餐,每次不超过 250ml,一般 200ml 流食加 50ml 水冲洗胃管,间隔为 2h,温度在 38℃ 左右,同时严格限制钠盐摄入,以低盐、低胆固醇饮食为主,每日摄入食盐以 4～5g 为宜,摄入胆固醇少于 300g,食物为高热量、高蛋白、高维生素流质饮食。

5. 口腔护理 大面积脑梗死后出血患者延髓疑核受损,造成吞咽功能障碍,进食、饮水易发生呛咳,诱发肺部感染、窒息等危险。对给予鼻饲的患者进行 1～2/d,口腔护理,保持口腔清洁,预防口腔疾病的发生。

6. 肢体和皮肤的护理 对于昏迷和肢体瘫痪的患者,将其手腕和足踝置于关节功能位置,各关节受压部位托以棉垫,定时给予低幅度、慢动作变换体位和皮肤按摩。当翻身向健侧时,垫以枕头支持患肢,以防关节强直。但发病 2～4h 以内的患者只给小范围的活动肩、臀部,以免因翻身而牵动头部。

7. 排便护理　患者住院期间长时间卧床,运动量很少,从而导致肠蠕动减慢,容易出现便秘。嘱患者多饮水,多吃清淡易消化及富含粗纤维食物,并做腹部按摩,防止便秘。对出现便秘者,嘱患者不要过度用力排便,及时报告医生使用开塞露或服用通便灵等药物帮助排便。

8. 心理护理　常与患者、家属沟通,及时了解患者的心理状况,讲解积极配合、加强功能锻炼的重要性。

9. 健康教育　①让患者及家属掌握防治脑梗死形成的知识,使患者保持良好的精神状态,坚持康复治疗,戒烟酒,饮食合理,作息有规律,适量运动与体育锻炼,减轻体重。②定期复查血糖、血脂、血液流变学及血压,坚持在医生指导下正确服药,有糖尿病、高血压病可能终身用药,用药不可时用时停,因为血糖及血压的剧烈波动对机体伤害更大。③一旦发现手指麻木无力或短暂说话困难、眩晕、步态不稳等可能为脑缺血先兆,不可疏忽,应去医院就医。

第五节　硬脑膜外血肿

【概述】　硬脑膜外血肿是指血液积聚于颅骨与硬脑膜之间的血肿。因头部遭受外力直接打击,产生颅骨骨折或颅骨局部变形而造成血管损伤出血所致。硬脑膜外血肿是颅内损伤中常见的继发性病变,占外伤性颅内血肿的30%。急性大出血的血肿一般急诊开颅清除血肿,部分慢性血肿多采用钻孔引流的方法,也取得较好的效果。典型的临床表现为头伤后发生短暂昏迷,醒后出现颅内压增高症状再次发生昏迷,并有脑疝表现。其发生率在闭合性颅脑损伤中占2%~3%,在颅内血肿中占25%~30%,大多数为急性者和单发性血肿。硬脑膜外血肿是颅脑损伤中最为严重的继发性病变之一,治疗效果与及时诊治密切相关。只要早期诊断,及时手术,预后多属良好,否则将导致脑功能不可逆的损害,死亡率约为10%。硬膜外血肿主要的临床表现是颅内压增高症状明显,其最典型症状是受伤后立即昏迷,清醒后再次昏迷。血肿对侧肢体出现无力,甚至瘫痪、失语。血肿所在侧瞳孔散大,光反射减弱或消失。X线照片检查,有时可在瞳孔扩大侧发现骨折。目前CT已成为确定颅内血肿的更为准确的技术手段。硬脑膜外血肿的诊断一旦确立,有明显频内压增高和脑受压者应立即进行手术,以清除血肿、彻底止血,降低颅内压力。对于意识清醒或轻度嗜睡,瞳孔无变化,血肿量幕上＜30ml,幕下＜10ml,中线结构移位＜1cm,且病情稳定者可在严密临床观察的前提下予以保守治疗,主要措施是脱水、激素、止血、抗感染以及活血化瘀等治疗。密切注意意识,瞳孔及生命体征的变化,并利用CT作动态观察。

【目的】 早期诊断,及时手术,改善预后,降低死亡率。

【适用范围】 硬脑膜外血肿的患者。

【急性措施】

1. 病情评估　严密观察患者生命体征和病情变化,并指导采用头颅CT、MRI等各项检查。观察患者有无头痛、呕吐、意识障碍、瞳孔散大,对光反应迟钝、有无侧肢瘫痪。若临床症状异常,应及时告知临床医生。若患者需要紧急手术,应做好相应术前准备,准备好术中抢救药品。调整室温和湿度,必要时将患者放置低温空调房,降低脑细胞耗氧量。

2. 密切监测生命体征　立即给予氧气吸入,并且持续心电监护。头偏向一侧以防止误吸引起窒息,保持呼吸道通畅。帮助患者完成术前的各项常规辅助检查。

3. 建立两条以上静脉通道　快速静脉滴注甘露醇等脱水药以减轻颅内压高的症状,并给予止痛,止血,改善脑循环的药物。

4. 药物治疗　慎用止痛药,明确诊断后头痛者可使用颅痛定、去痛片等镇痛药物;躁动者可使用安定、苯巴比妥等镇静药。酌情使用抗生素预防感染。不能进食者注意补充液体和支持疗法。

5. 术前准备　术前观察头部皮肤是否有炎症及破损并剃头、清洁头部皮肤。术前备皮、备血、药敏试验,术前留置尿管等。

6. 心理护理　患者因突然外伤引起硬膜外血肿,会有不同程度的紧张和焦虑。大多有不同程度的认知功能障碍,常常担心手术,护士应多关心患者并讲解有关手术的知识,劝患者安心休养,耐心地安慰患者,缓解其紧张焦虑心情,减轻其对手术的恐惧心理。

【诊断方法】

1. 颅骨 X 线片　常显示骨折线跨过脑膜血管沟或静脉窦沟。幕上血肿者,超声波检查中线波向对侧移位。脑血管造影、头部 CT 或核磁共振检查可显示血肿部位和大小。

2. CT 检查　若发现颅骨内板与脑表面之间有双凸镜形或弓形密度增高影,可有助于确诊。CT 检查还可明确定位、计算出血量、了解脑室受压及中线结构移位以及脑挫裂伤、脑水肿、多个或多种血肿并存等情况。

3. MRI 检查　血肿呈双凸形或梭形,边界锐利,位于颅骨内板和脑表面之间。

4. 其他　病情较重者应注意血生化检查。

【注意事项】

1. 注意患者意识、瞳孔、肢体活动变化,防止脑疝发生。

2. 密切监测生命体征,保持呼吸道通畅,防止误吸发生。

3. 建立 2 条以上静脉通道,快速静脉滴注甘露醇等脱水药以减轻颅内压高的症状,并给予止痛,止血,改善脑循环的药物。

【应急处理流程】

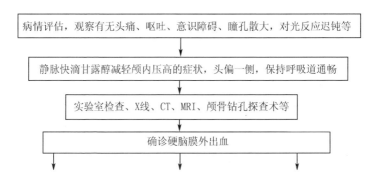

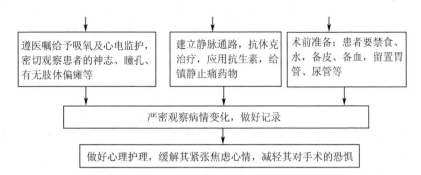

【典型病例】 患者魏某,男,20岁,被一台球击到头部右侧颞区。短暂意识不清,近50s后清醒,无其他神经症状及尿、便障碍。被送到急诊,患者意识清醒,状态良好。4h后患者出现头痛加剧,烦躁不安等症状,急诊入院。既往体健,无遗传史。体格检查:一般状态差,面色苍白,压眶上切迹反应差,伴有喷射性呕吐,右侧瞳孔散大,同侧对光反射迟钝。急诊医生疑有颅骨内出血,行头部CT检查。初步诊断:硬膜外血肿。患者在局部麻醉或局部麻醉＋强化下行硬脑膜外血肿钻孔引流术,以脱水为基础治疗,术后5～7d无引出物,拔管前后复行头颅CT显示出血量明显减少即拔管。患者症状减轻,能进行日常生活,总体恢复较好。出院一段时间后门诊随访,复查头颅CT,未见复发。

【护理要点分析】

1. 术前护理

(1)病情评估:了解血肿的大小及位置,评估患者是否存在呼吸道梗阻、便秘、尿潴留、剧烈咳嗽以及癫痫发作等脑疝的诱发因素,是否有患侧瞳孔散大的现象以引起小脑幕切迹疝的出现。严密观察病情变化,一旦有上述征象的发生,立即报告医生,准备好急救物品进行抢救。

(2)心理护理:劝患者安心休养,耐心地安慰患者,缓解其紧张焦虑心情,减轻其对手术的恐惧心理。

2. 术后护理

(1)颅内压增高的护理:①术后去枕仰卧,抬高床头 15°～30°,使头偏一侧,利于颅内静脉回流,减轻脑水肿;②给予持续低流量吸氧和持续心电监护,改善脑缺氧,使脑血管收缩,降低脑血流量;③适当限制入液量,补液量每日不超过 2000ml,尿量不少于 600ml;④维持正常体温,预防感染遵医嘱应用抗菌药;⑤预防颅内压增高因素,如咳嗽、便秘、情绪激动;⑥预防癫痫发作,遵医嘱给予丙戊尿酸钠等抗癫痫药。

(2)严密监测生命体征变化:密切观察心率、血压、呼吸、血氧饱和度及瞳孔大小和对光反射、神志的变化并做好各项记录。术后注意补充能量,给予高热量、高蛋白食物,防止压疮的发生。每 2 小时给予翻身 1 次,翻身动作轻柔,保持头和颈呈一条直线缓慢翻转。头脑清醒的患者可嘱其适当限制头部活动的范围。尽量减少探视,避免患者情绪激动。

(3)加强呼吸道护理,防止肺部感染:保持患者呼吸道通畅,根据病情调节氧流量。必要时行气管切开术或气管插管。发现有痰时要及时吸痰。吸痰时动作要轻柔,每次吸痰持续时间小于 15 秒。痰多时可行雾化吸入防止肺部感染。

(4)头部血肿引流管的护理:妥善固定引流管并保持引流管通畅,不要扭曲、折叠引流管,更换患者体位时特别要注意防止引流管拔出。引流袋要始终约束,适当镇静,以防止患者拔出各类引流管道。尽量减少探视,避免患者情绪激动。

(5)严格无菌操作:不要擅自挤压、冲洗引流管,防止颅内感染和再出血的发生。严密观察并准确记录引流管的量、颜色、流速以及性质,每天应更换引流袋,时刻保持引流管应通畅、无菌。如果术后引流液由暗红色变成鲜红色,而且流量明显增多,应考虑再出血的可能,要立即报告医生,做好抢救处理。

(6)康复治疗:鼓励患者主动下床运动,采用各种形式的主动和被动训练,防止关节畸形以及肌肉萎缩。被动练习进行的顺序:上肢为手—手腕—肘,下肢为趾—踝—膝,以防止关节粘连。

（7）心理护理：鼓励患者定期交流，每次时间不宜过长，以免加重患者的负担。有条件的医院在拔除引流管后行高压氧治疗，以便能够尽快恢复肢体功能。

第六节　急性硬脑膜下血肿

【概述】　急性硬脑膜下血肿是指头伤后 3d 内发生的血肿且血肿位于硬脑膜与蛛网膜之间。急性硬膜下血肿发生率最高，约占70％，常继发于严重脑挫裂伤，特别是对冲性脑挫裂伤。挫裂伤灶是出血的主要来源，少数出血为静脉窦旁桥静脉撕裂引起。早期临床表现与脑挫裂伤相似，伤后多呈持续昏迷，且因血肿增大而导致病情迅速恶化，常早期出现颅内压增高、脑受压和脑疝表现。主要临床表现：

1. **意识障碍**　由于原发性脑损伤程度不一，这类患者的意识变化，有三种不同情况：①原发性脑损伤较轻，伤后无原发昏迷，至颅内血肿形成后，开始出现进行性颅内压增高及意识障碍，这类患者容易漏诊。②原发性脑损伤略重，伤后一度昏迷，随后即完全清醒或有意识好转，但不久又再次陷入昏迷状态，这类患者即所谓典型病例，容易诊断。③原发性脑损伤严重，伤后持续昏迷，且有进行性加深表现，颅内血肿的征象常被原发性脑挫裂伤或脑干损伤所掩盖，较易误诊。

2. **颅内压增高**　随着颅内压增高，患者常有头痛、呕吐加剧、躁动不安和四曲线的典型变化，即 Cushing 反应，出现血压升高、脉压差增大、体温上升、心率及呼吸缓慢等代偿性反应，当衰竭时，则血压下降、脉搏细弱及呼吸抑制。

3. **神经系统体征**　单纯的硬脑膜下血肿，早期较少出现神经受损体征，在血肿形成压迫脑功能区时，才有相应的阳性体征，如果患者伤后立即出现面瘫、偏瘫或失语等症状和体征时，应归咎于原发性脑损伤。当血肿不断增大引起颞叶钩回疝时，患者则不仅有意识障碍加深，生命体征紊乱，同时将相继出现患侧瞳孔散大，对侧肢体偏瘫等典型征象。由于血肿发展急速，造成早期脑干扭曲、移位并嵌压在对侧小脑幕切迹缘上，则引起不典型体征：即对侧瞳孔散大、对侧偏瘫;同侧瞳孔散大、同侧偏瘫;或对侧瞳孔散大、同侧偏瘫,应立即借助辅助检查定位。

【目的】 清除血肿,充分止血。

【适用范围】 急性硬脑膜下血肿的患者。

【急性措施】

1. 病情评估 如患者呈持续昏迷,且因血肿增大而导致病情迅速恶化,常早期出现颅内压增高、脑受压和脑疝表现,应及时报告医生。

2. 病情观察 监测意识状态、神经功能、瞳孔、血压、脉搏、呼吸等异常变化,意识状态是反映颅脑损伤程度的一项重要指标。能及时有效判断病情,进行救治。

3. 保持呼吸道通畅 遵医嘱给予持续吸氧、头偏后仰、吸痰、清理呼吸道异物,保持呼吸道通畅。

4. 迅速建立两条及以上有效静脉通路 迅速建立静脉通道、快速输液、遵医嘱给予止血,维持平均动脉压在 80mmHg 以上。

5. 降低颅内压 由静脉输强力脱水药以缓解病情,定时观察并记录患者的意识、瞳孔、血压、脉搏、呼吸体温的变化,以掌握病情发展,抬高床头 $15°\sim30°$,以利于颅内静脉回流,控制流体摄入量,避免一切引起颅内压增高的因素,劝慰患者安心治病,避免情绪激动、血压升高而增加颅内压力,适当应用镇静药缓解头痛。

6. 术前准备 患者禁食、水,进行交叉配血试验,备皮、备血,留置胃管、尿管,积极做好手术止血或栓塞止血治疗的术前准备。

【注意事项】

1. 注意患者意识、瞳孔、肢体活动变化,防止脑疝发生。

2. 保持呼吸道通畅:给予持续吸氧、头偏后仰、吸痰、清理呼吸道异物,保持呼吸道通畅。

3. 血肿量较少的患者按脑挫裂伤处理,给予甘露醇、速尿、激素等药物进行降低颅内压处理。

【诊断方法】

1. 颅骨 X 线摄片 了解有无颅骨骨折,判断头部着力部位、出血来源和血肿的位置、类型。

2. 头部 CT　作为首选检查专案,具有简便、安全、可在短时间内显示血肿的位置、大小和数目等优点,对于额叶底、颞叶底和两侧性血肿的诊断往往较脑血管造影更具有优越性,可以减少血肿的漏诊。

3. 头部核磁共振成像检查　可根据血肿的外形、血肿的占位效应(如脑室受压变形、中线移位等征象)以及血肿侧脑皮质受压征象来诊断,其在急性期的阳性发现不及 CT 检查。

4. 造影检查　在无 CT 和磁共振成像设备时,脑血管造影检查仍然是较好的检查方法,只要病情允许,应积极进行检查以获得明确诊断。

5. 脑电图检查　多在后期进行,尤其对外伤后癫痫的检查有定位诊断意义。

6. ECT 和脑干诱发电位检查　后期出现脑局部功能损害或继发脑干损害,可分别进行 ECT 和脑干诱发电位检查。

【应急处理流程】

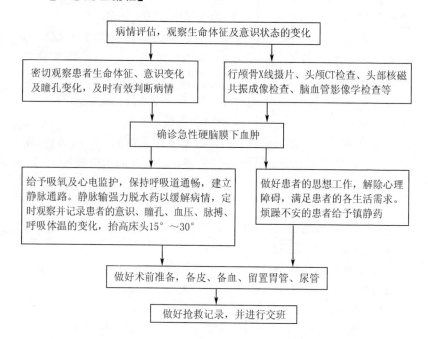

【典型病例】　患者张某,男,57 岁,由约 3m 高处坠落致伤,伤后被送至当地医院就诊。头颅 CT 扫描见右额颞顶高密度为主伴散在低密度 SDH,最厚处约 11mm,中线结构向左偏 5mm,天幕、环池和后纵裂池见高密度的蛛网膜下腔出血;胸部 CT 检查见双肺挫伤。2h 后转入我院。入院体检:生命体征稳定,GCS 12 分,双侧瞳孔等大等圆,对光反射灵敏,左顶枕部见头皮挫伤,无耳、鼻出血和溢液,颈略抵抗,其余神经系统无明显异常。复查头颅 CT 见右侧 SDH 消散,左顶枕部形成进展性高、等混合密度 EDH,天幕和环池 SAH 减少,左侧侧脑室后角受压变形,环池不清,中线结构居中。术前凝血相关检查:血小板计数、凝血酶原时间部分凝血活酶时间正常,D-二聚体$>4\mu g/ml$,纤维蛋白降解产物$>80\mu g/ml$。急诊全麻下取左顶部马蹄形皮瓣行开颅手术,见顶骨线性骨折,游离骨瓣后清除 EDH 约 60ml,出血来源为骨折处板障和硬脑膜中动脉后支。清除 EDH 后切开硬脑膜,见脑组织搏动良好,硬脑膜下少量蛛网膜下腔出血,冲洗后缝合硬脑膜,硬脑膜外留置闭式引流管 1 根,还纳骨瓣并固定,分层缝合头皮切口。术后 6h 复查头颅 CT 见 EDH 彻底清除,未见进展性颅内出血,D-二聚体恢复正常。术后 14d 出院,GCS 5 分。随访半年,患者已恢复原工作。

【护理要点分析】

1. 及时发现和处理再出血　术后应密切监测意识状态和生命体征,当出现意识一度好转又转坏,或出现血压升高,脉搏减慢;瞳孔转为不等大,或由一侧散大变为双侧散大;引流液量很少或没有,分层或凝结时,应考虑颅内再出血,可在快速静脉滴注甘露醇的同时,进行头部 CT 扫描以明确诊断,无条件者立即开颅探查。

2. 重视预防和控制并发症　急性硬脑膜下血肿清除后可发生多种并发症,其中发热、消化道出血和癫痫最为常见。

3. 保持呼吸道通畅　应勤翻身拍背,以促进痰液排出。头偏向一侧,防止呼吸道分泌物、呕吐物因舌后坠而阻塞呼吸道。及时清除呼吸道分泌物,吸痰时动作要轻,避免损伤呼吸道黏膜。痰黏稠不易咳出者给予雾化吸入,每 6 小时 1 次,有舌后坠时,用舌钳外包纱布将舌拉出或抬高下颌,以畅通呼吸道。必要时行气管切开,保持吸入空气的温度和湿度,温度宜在 32～34℃,相对湿度在 40%～60%。注意消毒隔离与无菌操作。定时做呼吸道分泌物的细菌培养和药物敏感试验。

4. 降低颅内压　由静脉输强力脱水药以缓解病情,定时观察并记录患者的意识、瞳孔、血压、脉搏、呼吸、体温的变化,以掌握病情发展的时间,抬高床头 15°～30°,以利于颅内静脉回流,控制流体摄入量,避免一切引起颅内压增高的因素,劝慰患者安心治病,避免情绪激动、血压升高而增加颅内压力,适当应用镇静药缓解头痛。

5. 预防感染　取头高位,床头抬高 15°～20°,维持到脑脊液漏停止 3～5d,其目的是利用重力使脑组织贴近颅底硬膜漏孔处,促使漏口粘连封闭。于外耳道口放干棉球,浸透后及时更换,24h 计算棉球数,估计脑脊液漏出量,及时清除外耳道内血迹及污垢,防止液体引流受阻而反流,禁做耳鼻道堵塞、冲洗、滴药,严禁经鼻插胃管或鼻导管,禁做腰穿,避免擤鼻涕、打喷嚏、剧烈咳嗽、用力排便,按时应用抗生素,并密切观察有无感染征象。

6. 饮食护理　颅脑损伤急性期自主神经功能混乱,进食易呕吐,在伤后 72h 内宜采用胃肠外营养,3d 后采用胃肠内营养,留置鼻胃管,适用于要素饮食、匀浆饮食,混合好的胃肠内营养,并观察患者临床症状:①胃肠道症状包括:腹泻、恶心、呕吐、胃滞留。②血糖紊乱:高糖血症、低糖血症、高钠血症性脱水、维生素缺乏。③机械性并发症:误吸、脱管、堵管等。

7. 排尿、排便　昏迷患者常有排尿功能紊乱,可留置导尿管。严格按无菌操作规程做好导尿管的护理。定时开放,训练定时排尿功能。

8. 基础护理　每日擦身 1 次,头发护理早晚各 1 次,每日会阴清洁和洗脚各 1 次。口腔护理每日 2 次。实施保护性安全措施,加床档以防坠床。剪去指甲以防止抓伤;取下义齿,以免舌咬伤。

第七节　创伤性蛛网膜下腔出血

【概述】　创伤性蛛网膜下腔出血（Traumatic Subarachnoid Hemorrahage，TSAH）指颅脑外伤后，脑组织挫裂伤，脑皮质细小血管损伤出血，血液流入蛛网膜下腔。蛛网膜下腔出血分为三型：①脑表面蛛网膜下腔型；②颅底蛛网膜池型；③脑表面和颅底蛛网膜池混合型。创伤性蛛网膜下腔出血有以下几点：①随着年龄的增长其发生率增加。分析可能与血管脆性有关，年龄越大，血管脆性增加，创伤后易导致出血。另外也可能与对意外事故的反应能力有关，而与性别无关；②在致伤原因中，以交通意外和摔伤多见。车祸伤在所有损伤中占主要因素，同时受伤机制复杂。脑挫裂伤，尤其是对冲性脑挫裂伤发生率高可能是创伤性蛛网膜下腔出血发生率高的主要原因。摔伤具有与车祸伤相似的损伤机制，显示出高的 TSAH 发生率；③合并脑挫裂伤和硬膜下血肿多见，而硬膜外和脑内血肿少见。脑挫裂伤多见于皮层，损伤后直接与蛛网膜下腔相通而导致蛛网膜下腔出血或硬膜下血肿，脑内血肿、硬膜外血肿与蛛网膜下腔较远，合并蛛网膜下腔出血机会降低。另外脑挫裂伤和硬膜下血肿在颅脑创伤中是最为常见的病理改变；④创伤性蛛网膜下腔出血的发生率越高，治疗效果差。创伤性蛛网膜下腔出血加重了脑损伤的程度，影响了治疗效果。因此，创伤性蛛网膜下腔出血的发生与年龄、受伤原因和机制、合并脑损伤的类型及损伤程度有关。主要临床表现：①轻者在伤后 1～2d 出现头痛、呕吐、高热、脑膜刺激征，持续 1～2 周；②重者有意识障碍如躁动不安、恍惚、定向不清，甚至癫痫、昏迷；原有局灶体征加重或出现脑缺血症状和体征。

【目的】　止血、预防感染、抢救生命。

【适用范围】　创伤性蛛网膜下腔出血的患者。

【急性措施】

1. 病情评估：如患者出现头痛、呕吐、高热、脑膜刺激征，意识障碍如躁动不安、恍惚、定向不清，甚至癫痫、昏迷等症状应及时报告医生。

2. 病情观察:密切观察患者生命体征、意识及瞳孔变化,注意瞳孔大小、形状及对光反射,正常瞳孔大小 2～5mm。高热患者每 4 小时测量体温、脉搏、呼吸 1 次,一般中度发热无感染征象者可能为吸收热,只要密切观察不需特殊处理,若体温过高,应及时采取物理降温。注意体液及能量的补充,成人每天至少 2000ml 左右,同时加强皮肤及口腔护理。大量出汗者,应及时更换床单及衣裤,避免受凉。

3. 绝对卧床 4～6 周,避免一切可致血压及颅内压增高的诱因(用力排便、咳嗽、情绪激动等)。

4. 遵医嘱给予吸氧及心电监护,保持呼吸道通畅,及时清除呼吸道分泌物或呕吐物,拍背、咳痰,自上而下、由内向外。对昏迷患者及时吸痰及氧气吸入,不仅能预防肺部感染,还可改善或纠正脑缺氧,减轻脑水肿。

5. 建立静脉通路:遵医嘱应用 20％甘露醇静脉推注或快速静滴,必要时用速尿、止血药。

6. 烦躁不安者给予镇静药。

7. 做好术前准备,备皮、备血、留置胃管、尿管。

8. 心理护理:耐心了解患者的心理活动,做好患者的思想工作,解除心理障碍。

【注意事项】

1. 防治感染:严重患者应给予抗生素预防感染;若已感染者,应针对感染的程度及病原菌,给予相应的抗生素治疗。如发病后即出现高热,多为中枢热,物理降温为主。发病 3～4d 后体温逐渐升高者,应考虑继发感染所致,须积极抗感染。

2. 严格控制血压:高血压患者可同时应用降血压药和利尿药,逐渐降低血压,使血压降低 20％左右。原来血压正常者,血压可维持在正常的低水平。

3. 在急性期为了避免引起再次出血,要保持安静,避免情绪激动,保持大便通畅,防止用力排便、严重的咳嗽等。卧床休息,在急性期一般要求 1 个月。

【诊断方法】

1. 腰椎穿刺颅内压多增高,脑脊液最具特征性,脑脊液早期呈均匀血性,是诊断蛛网膜下腔出血的重要依据,3～4d 后开始黄变。

2. 实验室检查:发病初期部分患者周围血中白细胞可增高,且多伴有核左移。

3. CT 检查可作为常规诊断方法,当 CSF 内血液有形成分达 20％时 CT 可检出,CT 可以确认 SAH 范围和类型以及有无颅内血肿等。

4. 经颅多普勒(TCD):如大脑中动脉流速超过 120cm/s,即可确认为血管痉挛。

5. 脑血管影像学检查:确诊蛛网膜下腔出血病因,DSA 是最有意义的辅助检查。

6. 头部核磁:对头部及颅内血管疾病可作为诊断性的筛查手段。

7. 心电图可有心律失常,并以心动过速、传导阻滞较多见。

【应急处理流程】

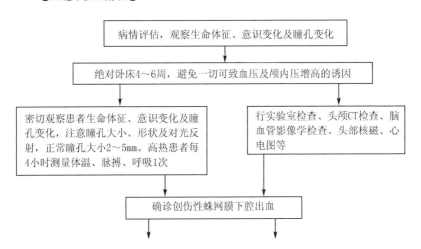

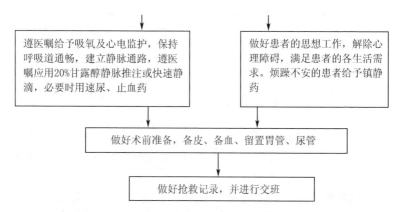

遵医嘱给予吸氧及心电监护，保持呼吸道通畅，建立静脉通路，遵医嘱应用20%甘露醇静脉推注或快速静滴，必要时用速尿、止血药

做好患者的思想工作，解除心理障碍，满足患者的各生活需求。烦躁不安的患者给予镇静药

做好术前准备，备皮、备血、留置胃管、尿管

做好抢救记录，并进行交班

【典型病例】 患者,李某,男,40 岁,患者于车祸致头部外伤 30min 后收入我院。体检:T:37℃、P:76/min、R:20/min、BP:147/104mmHg,患者被动体位,急性面容,表情痛苦,嗜睡,GCS 评分 11 分(刺痛能够定位、呼唤睁眼、乱语),双侧瞳孔等大等圆,直径 3mm,对光反射灵敏,头部已予以加压包扎,鼻孔和外耳道有血性物质流出。12 月 3 日 9:00 右侧瞳孔散大,意识转差,GCS 评分 6 分,CT 检查提示颅内出血增多,脑中线移位,脑水肿加重,出现脑疝,需要开颅手术治疗。辅助检查:CT 检查提示右侧额颞叶挫裂伤、硬膜下血肿、蛛网膜下腔出血、颅底骨折。诊断:①右侧额颞叶脑挫裂伤;②右侧额颞部硬膜下血肿;③外伤性蛛网膜下腔出血;④颅底骨折。处理:低流量吸氧,心电监测,开通静脉通道,仰卧,床头摇高 15°～30°,送 CT 检查后转入外科住院治疗。

【护理要点分析】

1. 一般护理 绝对卧床休息 4～6 周,严格限制探视,各种治疗护理活动应集中进行,为患者提供安全、安静的环境。做好口腔护理、皮肤护理及会阴部护理,预防感染。

2. 防止再出血的发生 首次出血后病情稳定好转的情况下,突然再次出现剧烈头痛、恶心呕吐、意识障碍加重、原有局灶症状和体征重新出血等,应密切观察,发现异常及时报告医生。避免诱因:告诉患者避免精神紧张、情绪波动、用力排便、屏气、剧烈咳嗽及血压过高等。如出现头痛剧烈、躁动不安时遵医嘱予镇静止痛药及脱水药物，血压过高应遵医嘱降压。

3. 用药指导　在使用尼莫地平等缓解脑血管痉挛的药物时可能会出现心动过缓、皮肤发红、静脉炎等，应尽量使用深静脉输注，控制输液速度，监测患者心率、血压及有无不良反应；使用降颅压的药物，应监测肾功能及水电解质的情况。

4. 饮食护理　给予低盐、低脂、高蛋白、高维生素、易消化的饮食。如有吞咽困难、呛咳者给予糊状流汁或半流汁小口慢食，防止误吸，必要时鼻饲流汁。

5. 心理护理　了解患者的心理，及时发现患者的心理问题，进行针对性心理治疗，鼓励家属和朋友关心患者，避免患者急躁情绪。给予心理支持，使患者情绪稳定，安心接受治疗。

6. 健康教育　保持情绪稳定，避免剧烈活动和重体力劳动，以保持大便通畅，便秘者，遵医嘱予缓泻药、开塞露等药物，养成良好的排便习惯。告知本病治疗与预防的有关知识，指导患者配合检查，明确病因，尽早消除顾虑。女性患者 1～2 年内避免妊娠和分娩。

第八节　颅内动脉瘤破裂出血

【概述】　颅内动脉瘤是因为患者局部血管发生变异现象，导致脑血管瘤样突起的一种病变，是一种神经外科常见的脑血管疾病。此病多在脑动脉管壁局部的先天性缺陷和颅内压力增高的基础上引起。高血压、脑动脉硬化、血管炎与动脉瘤的发生发展有密切关系。多发年龄为 30～60 岁，女性略高于男性，其症状由动脉瘤破裂致蛛网膜下腔出血，引起突发的头痛、呕吐、意识障碍、癫痫样发作及脑膜刺激征，脑缺血或动脉硬化可出现偏瘫、失语、深浅感觉减退及神经症状，动脉瘤破裂病死率很高，初次占 15%，再次出血占 40%～65%。目前，在临床治疗中主要是以血管内栓塞方法为主，患者一旦发病应及时采取抢救措施，能够有效的达到治愈效果，避免造成患者死亡。

【目的】　早发现、早处理,降低病死率及致残率,提高治愈率,减少并发症的发生。

【适用范围】　颅内动脉瘤破裂出血的患者。

【急性措施】

1. 病情观察　严密观察患者的意识状态、瞳孔变化。根据患者的语言反应,了解其思维、反应、定向力,判断患者的意识障碍程度。

2. 严密监测生命体征　给予持续低流量吸氧、心电监测,每15min～1h观察、记录1次。如出血量增加、颅内压增高,即会出现血压上升、脉搏缓慢有力、呼吸深慢的二慢一高现象,要及时报告医生,适当降低颅内压,以免发生脑疝。有的患者突然高热,甚至超高热,是由于体温中枢调节障碍引起。对于持续高热患者,可采用冰袋降温或乙醇擦浴;对昏迷患者,应将头偏向一侧,放置口咽通气管,吸出口腔及鼻咽部分泌物、呕吐物。严重意识障碍呼吸功能不全者应及时给予气管插管下正压通气和吸氧。气管插管困难者,要迅速进行气管切开,必要时使用呼吸机辅助呼吸。

3. 药物治疗　患者若出现高血压,应给予降压药物控制血压。患者若出现低血压,应首先寻找病因控制出血,迅速有效补充血容量,同时严密观察血压的变化。必要时可以输血或使用血管活性药物,如多巴胺等维持血压。在补充血容量和维持水电解质平衡的前提下,通过脱水利尿药使脑组织体积缩小来降低颅内压,常用20%甘露醇快速静滴,必要时加速尿20mg静脉推注。

4. 严格卧床休息,禁止搬动患者　保持病室安静,光线柔和,限制探视人员,严格执行陪伴探视制度,做到说话轻、走路轻、操作轻及关门轻,让患者多休息,保持患者情绪稳定。保持皮肤清洁,床单位清洁、整齐、干燥。定时翻身、拍背。按摩骨突出部位以促进血液循环。做好口腔护理,保持会阴部皮肤清洁干燥。

5. 做好术前准备　当患者确诊为脑动脉瘤时,立即行备皮、备血、留置导尿等各项常规准备工作。

6. 饮食护理　指导患者合理膳食,给予高蛋白、高纤维素、清淡饮食,多饮水、多吃蔬菜和水果。禁烟禁酒,忌食刺激性食物,以免发生刺激性咳嗽而引起颅内压增高。指导家属顺肠蠕动方向按摩腹部,促进肠蠕动,养成定时排便习惯。及时处理便秘,保持大便通畅。必要时用缓泻药防止因便秘而使颅内压升高导致再次发生脑出血。

7. **健康教育**　及早进行康复训练,鼓励患者做有效的活动,教会其正确的功能锻炼方法。瘫痪肢体每日进行功能锻炼。按摩四肢各部位肌肉,先是被动运动,适当诱发主动运动,配合物理治疗。语言沟通障碍者进行言语训练,对不能很好理解语言的患者(如感觉性失语),配以手势或实物一起交谈,通过语言与逻辑性结合,训练患者理解语言的能力。对于运动性失语者,有条件的可借助书写方式表达。根据不同的情况为患者制定相应的康复计划,定期随访,不断修定康复锻炼计划,帮助患者恢复生活和工作能力,使患者尽早康复、回归社会。

8. **心理护理**　部分患者常伴有恐惧、焦虑等不良情绪,排斥检查或者治疗,此时应在生活上给予更多的关心和爱护,使患者以积极、乐观的态度面对疾病。向患者及家属耐心介绍检查及治疗的必要性、重要性及安全性,改变患者的负性认知。协助建立良好的家庭和社会支持系统,充分发挥和利用患者家庭以及朋友、同事、社会团体等其他社会支持的作用,帮助患者树立战胜疾病的信心。

【注意事项】

1. 血压升高会使得颅内压增加,所以要根据患者的情况适当的使用脱水药物或降压药物,并观察其药效。

2. 要做好保暖工作,若患者的体温下降,那么其血压就会明显升高,以致于交感神经处于兴奋状态,这样就会导致动脉血管的痉挛血压升高,最终将会促使动脉瘤破裂而出血。

3. 用力将不利于患者的恢复,建议患者每日清晨饮用200ml的温开水,多吃新鲜蔬菜、水果,禁烟、酒,忌食刺激性食物,保持大便通畅。便秘者给予缓泻药、润肠药或开塞露。

【诊断方法】

1. **头颅CT扫描**　确诊蛛网膜下腔出血的阳性率极高,安全迅速可靠。

2. 脑血管造影　诊断颅内动脉瘤的金标准,能明确判断动脉瘤的部位、形态、大小、数目、是否存在血管痉挛以及最终手术方案的确定。

【应急处理流程】

> 严密观察患者意识状态、瞳孔变化,判断患者的意识障碍程度

> 严密监测生命体征,如出血量增加、颅内压增高时及时通知医生,及时处理,避免脑疝发生。持续中枢性高热患者,给予降温措施

> 对昏迷患者,应将头偏向一侧,放置口咽通气管,吸出口腔及鼻咽部分泌物、呕吐物。严重意识障碍呼吸功能不全者应及时给予气管插管下正压通气和吸氧。气管插管困难者,要迅速进行气管切开,必要时使用呼吸机辅助呼吸

> 头颅CT扫描、脑血管造影以了解动脉瘤的部位、大小、形态、数目、囊内有无血栓、动脉硬化及动脉痉挛的范围程度,有无颅内血肿或者脑积水、瘤蒂大小及是否适于夹闭等情况

> 做好基础护理、心理护理、健康教育

> 当患者确诊为脑动脉瘤时,立即行备皮、备血、留置导尿等各项常规准备工作,急诊行血管内介入栓塞或手术夹闭

【典型病例】　患者,陈某,男,54岁,因"突发头痛头晕4h伴呕吐"入院。入院时患者双侧瞳孔等大等圆,直径3mm,对光反射灵敏,伸舌居中,口角不歪。甲状腺未触及肿大,颈抵抗,克氏征阳性,四肢肌张力正常,生理反射存在,双侧巴氏征阴性。入院后完善相关检查,头颅CT示:蛛网膜下腔出血,予以止血、消炎、护胃、脱水、营养等对症处理,尼莫持续泵入。给予持续吸氧、心电监测。入院后第2天,在局麻下行全脑血管造影,确诊为左后交通动脉瘤。并于次日

在全麻下行幕上开颅动脉瘤夹闭术,头部敷料干燥,置硬膜外引流管一根。留置导尿管固定好且通畅,尿色淡黄。术后给予抗炎、脱水降压、缓解血管痉挛、营养神经等药物治疗。

【术后护理要点分析】

1. 监测生命体征:给予持续低流量吸氧、心电监测。严密监测生命体征,观察患者的病情变化,预防动脉瘤再次破裂出血。术后高血压是引发再次出血的危险因素,应持续血压监测,必要时可适当配合降压药,使血压保持在正常略高水平(120～140mmHg/70～90mmHg)。以增加脑血管的灌流量,减少因脑血管痉挛而使脑灌注不足。同时密切观察呼吸频率、节律,及时清除呼吸道分泌物,保持呼吸道通畅,血氧饱和度维持在95%～100%,必要时人工呼吸机辅助呼吸。及时吸痰,定时行雾化吸入。当患者出现血压突发增高、瞳孔不等大、呼吸不规则提示颅内压增高,有发生脑疝的可能,要立即报告医生,进行处理。

2. 病情观察:对患者的意识、瞳孔、运动、感觉和反射进行观察与判断,从睁眼、语言表现、运动反应三个方面通过 GCS 昏迷记分法判断患者的意识状态,同时注意瞳孔变化及瞳孔变化与意识状态的关系,运动功能及各种反射的变化等情况,并作好记录。

3. 头部引流管固定牢靠,更换接管、敷料时严格无菌操作,保持引流通畅,严防导管受压、折叠。应注意观察引流管引出液体颜色、性状、量,如引流液颜色由浅变深,提示有再出血可能,要及时通知医生。

4. 术后遵医嘱应用镇静药,防止患者躁动和癫痫发作。应用止血药物期间,注意肢体活动情况,抬高患肢,禁止在下肢静脉滴注,防止深静脉血栓形成。为防止脑血管痉挛,使用尼莫地平静脉滴注时,应严格控制滴速及用量,严密观察用药后反应,注意观察患者有无头痛加重、面色潮红等不适症状,以便及时调整滴速。

5. 生活护理:绝对卧床休息,床铺平整干洁,清醒后做取平卧位。床头抬高15°～30°,以利于静脉回流。为保证患者睡眠质量,操作应轻柔,集中时间进行护理。减轻患者恐惧感和头部的疼痛感,定时翻身叩背,按摩受压部位,可适当垫以棉垫或海绵垫,预防压疮。保持会阴部皮肤清洁干燥,加强个人卫生。

6. 饮食指导:患者清醒后术后第 2 天即可给予高蛋白、高纤维素、清淡流质饮食,观察患者无恶心、呕吐时即可以加量,逐步过渡到半流质至普食。鼓励患者多饮水,每日清晨饮用 200ml 的温开水,不仅有利于排便,还可避免肠胀气。多吃新鲜蔬菜、水果,禁烟、酒,忌食刺激性食物。便秘者给予缓泻药、润肠药或开塞露。

7. 心理护理:部分患者常伴有恐惧、焦虑等不良情绪,排斥检查或者治疗,此时应在生活上给予更多的关心和爱护,使患者以积极、乐观的态度面对疾病。向患者及家属耐心介绍检查及治疗的必要性、重要性及安全性,帮助患者树立战胜疾病的信心。

8. 健康指导:患者在清醒后,应对患者的床上主动性肢体活动进行指导,避免出现关节僵硬、肌肉萎缩等现象。患者病情稳定后应尽早进行康复锻炼,可有效地防止或减轻并发症及伤残的发生。如失语、偏瘫、脑神经麻痹等。除药物治疗及针灸、高压氧辅助外,康复训练尤为重要。应尽早对瘫痪肢体进行功能锻炼,促进神经功能恢复。失语者应按单字—单词—短句的顺序逐渐练习,同时鼓励患者,增强患者的康复信心。

第九节　高血压性脑出血

【概述】　高血压性脑出血,俗称脑溢血,是指高血压患者突然发生的非外伤性脑内血管破裂,脑实质内出血并迅速形成局部血肿,挤压周围脑组织,导致颅内压急剧增高,以局灶性神经功能缺失为特征的急性脑血管病,属于"出血性脑卒中",临床上亦称为原发性或自发性脑出血,是高血压常见的致命性并发症。常发生于50~70 岁,男性略多,冬春季易发,常在情绪激动、过度脑力与体力劳动、用力排便等时刻发病,起病急骤,往往在数分钟或数小时内病情发展到高峰。临床表现视出血部位、出血量、全身情况等因素而不同。一般发病为突然出现剧烈头痛、恶心、呕吐,并且多伴有躁动、嗜睡或昏迷。

【目的】　控制脑水肿,降低颅内压,预防并发症,降低致残率。

【适用范围】　高血压性脑出血的患者。

【急性措施】

1. 病情观察:严密观察意识状态、瞳孔变化,意识状态是判断病情及预后的重要指标,患者意识障碍加重或出现烦躁不安时,注意是否有再出血、血压升高、颅内高压、高热或引流不畅等情况;瞳孔变化对脑出血患者尤为重要,观察两侧瞳孔是否等大等圆以及对光反射情况;如血压呈持续性升高,应结合其他观察指标分析有无颅内继发性出血;观察有无头痛、呕吐及共济失调情况,及时发现脑疝的先兆症状。

2. 严密监测生命体征:给予持续吸氧、心电监护,观察患者血压、呼吸、血氧饱和度及体温的变化。保持呼吸道通畅,及时清理呼吸道分泌物,观察体温并分析是中枢性高热还是感染性高热。保持血氧饱和度维持在 90% 以上。

3. 严格卧床休息,减少头部活动,尽量减少使颅内压增高的刺激因素。病情许可,可抬高床头 15°～30°,使脑血流量减少,降低颅内压。

4. 呼吸道护理:对于长期卧床,排痰功能下降的患者,为防止坠积性肺炎应促进排痰,每 2 小时协助患者翻身叩背 1 次,促进痰液排出;及时清除口腔内呕吐物、痰及分泌物,给予高流量吸氧,必要时行气管插管或气管切开;痰多而稠不易咳出者给予庆大霉素、糜蛋白酶或沐舒坦雾化吸入,气管切开者行气管内滴药。

5. 药物治疗:出血量少的轻症患者,以适量脱水、控制血压及应用脑细胞活化剂治疗为主。出血量大的患者,血压达到或超过 160/100mmHg,给予降压药物持续微量泵泵入,并根据血压调整泵入剂量,将血压控制在 120～140/70～90mmHg。利尿药与高渗性脱水药联合应用,控制脑水肿,降低颅内压,并严格掌握给药时间及滴速,防止水电解质紊乱。每日液体输入量按尿量＋500ml 计算,给予抗生素预防感染,抑酸、胃黏膜保护剂预防消化道出血。对于高热、多汗、呕吐或腹泻的患者还需适当增加输液量,注意防止低钠血症,以免加重脑水肿。

6. 饮食护理:暂禁食,对昏迷患者,给予鼻饲饮食。在给予足够的水分和营养物质的同时,可将蔬菜、水果等含粗纤维的食物榨汁搅拌成匀浆和水果汁从胃管内注入,以刺激肠蠕动,起到软化粪便的作用。

7. 做好术前准备:在血肿周围脑组织发生水肿之前,即出血后6～7h 及时进行急诊手术清除血肿。微创颅内血肿清除术是目前治疗高血压性脑出血最常见的方法,应用微创颅内血肿清除术,可减轻血肿压迫、减少血肿活性物质的释放,使周围的脑组织所遭受的继发性损害降低到最低。

8. 心理护理:态度和蔼地安慰患者,给予患者及家属相应的解释疏导,及时解除患者因疾病而产生的紧张、焦虑、悲观、抑郁等心理。鼓励家属给患者更多的情感支持和照顾,指导家属多关心、体贴患者,使其感受到家的温馨和朋友的关怀,充分调动患者战胜疾病的信心。

【注意事项】

1. 由于甘露醇的脱水作用迅速,要监测肾功能,防止肾功能损害。

2. 头部引流管妥善固定,高度不超过床沿。搬动患者时,应先暂时夹管,以防逆行感染。

3. 切忌高压灌肠,以免腹压增高,以致颅内压增高引起脑疝。

【诊断方法】

1. 体 征　情绪激动后,迅速出现偏瘫、颈强直、失语等局灶性神经功能缺失症状。以及严重的头痛、头晕、呕吐及意识障碍。

2. 辅助检查

(1)头颅 CT、磁共振扫描:明确出血部位、范围、出血量及周围脑组织水肿及脑室受压移位等情况。

(2)脑血管造影:显示占位性病变征象,排除脑血管畸形或动脉瘤。

【应急处理流程】

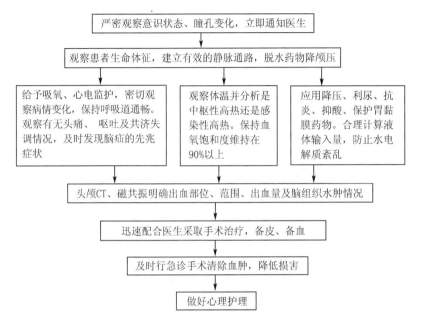

严密观察意识状态、瞳孔变化，立即通知医生

观察患者生命体征，建立有效的静脉通路，脱水药物降颅压

给予吸氧、心电监护，密切观察病情变化，保持呼吸道通畅。观察有无头痛、呕吐及共济失调情况，及时发现脑疝的先兆症状

观察体温并分析是中枢性高热还是感染性高热。保持血氧饱和度维持在90%以上

应用降压、利尿、抗炎、抑酸、保护胃黏膜药物。合理计算液体输入量，防止水电解质紊乱

头颅CT、磁共振明确出血部位、范围、出血量及脑组织水肿情况

迅速配合医生采取手术治疗，备皮、备血

及时行急诊手术清除血肿，降低损害

做好心理护理

【典型病例】　患者，孙某，女，60 岁，因"突发头痛、恶心、呕吐，伴左侧肢体麻木"入院。入院时患者意识不清，双侧瞳孔等大等圆，对光反射迟钝。体温 36.7℃，脉搏 77/min，呼吸 18/min，血氧饱和度 96％，血压 198/100mmHg。头颅 CT 检查示：右基底节脑出血。患者既往有高血压病病史 20 年，未规律控制。医嘱给予一级护理、禁食，给予吸氧、持续心电监护。静脉给予脱水降压、止血、营养脑细胞等药物治疗。患者呕吐加重，通知医生，复查 CT 示：血肿量增加，急行术前准备，在全麻下行"颅内血肿清除术"。术后留置头部引流管、胃管、尿管，均固定好且引流通畅。

【术后护理要点分析】

1. 监测生命体征：密切监测生命体征、意识、瞳孔的变化及肢体活动情况，发现患者有瞳孔变化、意识障碍加深，应考虑再出血的可能，要及时通知医生进行处理。注意观察体温变化，发现中枢性发热要及时采取降温措施，以降低脑细胞代谢，保护脑组织。观察患者呼吸及血氧情况,及时清理呼吸道分泌物,保持呼吸道通畅。

2. 头部引流管妥善固定,高度不超过床沿,严防躁动患者自行将引流管拔出。搬动患者时,应先暂时夹管,以防逆行感染。更换接管、敷料时严格无菌操作,保持引流通畅,严防导管受压、折叠。严密观察引流液的颜色、性状、量,若发现有新鲜血液流出或血量减少后出现无色液体,要及时报告医生。

3. 遵医嘱应用抗炎、脱水利尿药及降颅压药物,并注意观察药物疗效及不良反应。控制液体输入量和输液速度,准确记录出入量。

4. 生活护理:绝对卧床休息,保持床铺整洁,出汗多者及时更换衣服和被服,做好口腔护理,鼓励患者咳嗽,定时翻身叩背,按摩受压部位,充分有效的吸痰,必要时给予雾化吸入,保持会阴部皮肤清洁干燥,加强个人卫生。

5. 健康指导:定时按摩患侧肢体,保持功能位置。病情稳定后宜尽早进行肢体康复锻炼,加强主动练习,加快神经功能恢复,降低致残率,提高生活质量。

6. 饮食指导:鼻饲饮食,给予富含高维生素、高纤维素、优质蛋白、低脂、低胆固醇流质饮食,忌食辛辣刺激性食物。也可将新鲜蔬菜、水果等含粗纤维的食物榨汁搅拌成匀浆和水果汁从胃管内注入,以刺激肠蠕动,起到软化粪便的作用。必要时可给予开塞露,促进顺利排便,减少患者因用力排便引起再出血等并发症。

7. 心理护理:患者神志清醒后,多因偏瘫、失语等常有急躁、恐惧、忧虑、悲观等心态。必须耐心解释、帮助患者稳定情绪,有针对性的进行心理安慰,向患者介绍治愈实例,使患者及家属树立战胜疾病的信心。

第十节　颅脑术后颅内出血

【概述】　脑外科手术复杂、特殊,更易受到多种因素的共同影响,术后常会出现各种并发症,颅内出血便是脑外科手术治疗之后较为常见的一种不良反应,一旦发生将对患者的预后产生极为不良的影响,有极高的致残率、致死率。许多因素都可能增加术后颅内出血的风险,包括患者机体自身因素、手术刺激、手术中止血不良、术后颅压骤降、长期服用抗血小板/抗凝药物使患者术后颅内出血的风险大大增加,而手术中止血不良成为主要术后颅内出血引发因素。对于颅脑术后颅内出血的患者,尽早发现并处理出血是改善预后唯一的办法。

【目的】 积极预防,早发现早处理,改善预后。

【适用范围】 颅脑术后颅内出血的患者。

【急性措施】

1. 病情观察:术后 24～72h 是出血发生的高危时期,严密观察患者的意识状态、瞳孔大小、对光反射灵敏状态及肢体活动情况。当患者肢体活动障碍出现或加重,诉头痛,然后出现失语,意识障碍加重,出现鼾声呼吸,减压窗压力增高,突然由安静转入躁动,或由躁动转为安静深睡时,应提高警惕,观察是否有伤情恶化,并立即报告医生,争取尽早护送患者行头颅 CT 检查。对于躁动患者须仔细检查躁动原因并逐一加以解除。切勿轻率给予镇静药,以防混淆观察。躁动者不能强加约束,以免过份挣扎使颅内压进一步增高加大出血,可加床档以防坠床,必要时专人守护。

2. 严密监测生命体征:给予持续吸氧、心电监测,每 15～30min 观察血压、脉搏、呼吸 1 次;观察血氧饱和度及体温的变化。高热患者分析是中枢性高热还是感染性高热,并给予对应降温措施。维持血氧饱和度在 90% 以上,一旦发生异常情况,应积极处理并查找原因。如果通过口咽通气道吸痰仍较困难,呼吸道阻塞者及时配合医生行气管插管和气管切开术,同时加大给氧浓度改善缺氧状况。

3. 保持呼吸道通畅:及时清理呼吸道分泌物,当患者呼吸困难,气管内分泌物排出不畅时,及早行气管插管或气管切开,必要时行机械通气,有助于改善呼吸困难,减少肺部淤痰。同时加强翻身拍背,及时吸痰,吸痰时动作轻柔,调节负压适中,避免过度刺激引起患者剧烈呛咳。

4. 药物治疗:合理的应用呋塞米或 20% 的甘露醇等脱水利尿药物,以免导致颅内压骤降。给予止血及脑细胞活化剂,对于有高血压病病史,血压超过 180/100mmHg 的患者,给予降压药持续微量泵注入,根据血压调整泵入剂量,保持术后血压控制在 140~180/70~90mmHg。降压过程中,降压应缓慢进行,24h 内血压下降程度最好不超过 20%。

5. 严格卧床休息,禁止搬动患者。保持病室安静,光线柔和,限制探视人员,严格执行陪伴探视制度,做到说话轻、走路轻、操作轻及关门轻,避免刺激患者,使颅内压波动过大,加重脑损伤。

6. 饮食护理:如患者意识清楚,24h 后可进流食。若昏迷不能进食者,术后给予鼻饲饮食。给予高维生素、低脂肪、低糖、高蛋白的中性或偏碱性流汁饮食,以缓冲胃酸,减少胃酸对胃黏膜的刺激,以利于胃的排空,并能预防便秘,避免颅内压增高。指导家属顺肠蠕动方向按摩腹部,促进肠蠕动,养成定时排便习惯。

7. 做好术前准备:在血肿周围脑组织发生水肿之前,即出血后 6~7h 及时进行急诊手术清除血肿。微创颅内血肿清除术是目前治疗高血压性脑出血最常见的方法,应用微创颅内血肿清除术,可减轻血肿压迫、减少血肿活性物质的释放,使周围的脑组织所遭受的继发性损害降低到最低。

8. 做好术前准备:头颅 CT 明确出血部位、范围、出血量后,血肿较大者及时进行急诊手术清除血肿。

9. 心理护理:态度和蔼地安慰患者,给予患者及家属相应的解释疏导,及时解除患者因疾病而产生的紧张、焦虑、悲观、抑郁等心理。鼓励家属给患者更多的情感支持和照顾,指导家属多关心、体贴患者,使其感受到家的温馨和朋友的关怀,充分调动患者战胜疾病的信心。

【注意事项】

1. 颅脑手术后均有脑水肿反应,大量输液或输液速度过快会加重脑水肿,输液量应控制在 1500~2000ml/d,滴速 60~70/min,准确记录 24h 出入量,做到量出为入。

2. 头部引流管妥善固定,挂高于床头,避免位置过低。保持引流管通畅,避免受压弯曲,准确记录引流液的颜色、性质、量。搬动患者时,应先暂时夹管,以防逆行感染。

3. 鼻饲患者应在鼻饲前充分吸尽痰液,鼻饲时床头抬高 $30°$～$45°$,鼻饲后短时间内尽量避免吸痰,以防引起胃内容物返流,导致患者发生呛咳。

4. 保持床铺平整干洁,定时翻身拍背,按摩受压部位。压疮易发部位垫以棉垫或海绵垫。保暖时禁用热水袋,防止烫伤。

【诊断方法】

1. 体征　患者诉头痛,躁动,出现鼾声呼吸,出现减压窗压力增高等情况。

2. 辅助检查　头颅 CT 检查,明确出血部位、范围、出血量及周围脑组织水肿及脑室受压移位情况。

【应急处理流程】

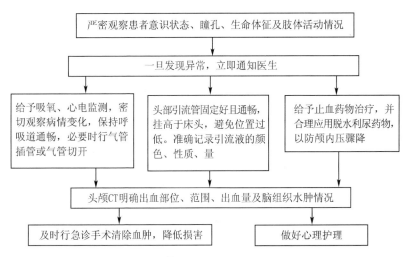

【典型病例】　患者,李某,男,20 岁。主因"矮小、性发育迟缓"入院。入院时磁共振成像显示:三脑室占位,诊断为"颅咽管瘤"。医嘱予择期行纵裂入路三脑室占位切除术,手术顺利。术后脑室放置引流管,用普通胶布固定引流袋挂高于床头,引流通畅。患者术后清醒,给予常规治疗。术后当晚,引流袋不慎坠落,未引起重视,导致引流出大量脑脊液。患者瞳孔散大后才发现,引流通畅且缓慢无新鲜血液增加,急查头颅 CT 发现硬膜外血肿,急诊行血肿清除术,术后留置脑室引流管、胃管、尿管,均固定好且引流通畅。

【术后护理要点分析】

1. 监测生命体征:给予持续吸氧、心电监测,每 15～30 分钟观察血压、脉搏、呼吸及血氧饱和度变化,密切观察患者意识状态、瞳孔大小,对光反射及肢体活动情况,发现患者有瞳孔变化、意识障碍加深,应考虑再出血的可能,要及时通知医生进行处理,观察患者呼吸,及时清理呼吸道分泌物,保持呼吸道通畅,可给予雾化吸入,稀释痰液。

2. 头部引流管固定牢靠,高度不超过床沿,严防坠落或躁动患者自行将引流管拔出。搬动患者时,应先暂时夹管,以防逆行感染。更换接管、敷料时严格无菌操作,保持引流通畅,严防导管受压、折叠。严密观察引流液的颜色、性质、量,若发现有新鲜血液流出或血量减少后出现无色液体,要及时报告医生。

3. 遵医嘱应用止血、抗炎、脱水利尿药,并注意观察药物疗效及不良反应。控制液体输入量和输液速度,做到量出为入。

4. 生活护理:绝对卧床休息,保持正确的卧位。床铺平整干洁,出汗多者及时更换衣服和被服,做好口腔护理,一般用 1.5%～2%的双氧水、盐水等清洗,2～3 次/d,定时翻身叩背,按摩受压部位,可适当垫以棉垫或海绵垫,预防压疮,保持会阴部皮肤清洁干燥,加强个人卫生。

5. 健康指导:颅脑手术后期,多数患者意识逐渐清醒,加强肢体护理,保持功能位,经常按摩以预防肌萎缩和足下垂。病情稳定后宜尽早进行肢体康复锻炼,加强主动练习,加快神经功能恢复,恢复语言、书写、阅读和肢体活动功能;加强营养,降低致残率,提高生活质量。

6. 饮食指导:鼻饲饮食,给予富含高维生素、高纤维素、优质蛋白、低脂、低胆固醇流质饮食,忌食辛辣刺激性食物。也可将新鲜蔬菜、水果等含粗纤维的食物榨汁搅拌成匀浆和水果汁从胃管内注入,以刺激肠蠕动,起到软化粪便的作用。必要时可给予开塞露肛门内注入,促进顺利排便。

7. 心理护理:颅脑手术病情严重,患者术后不仅疼痛,清醒后心理压力较大,再有患者缺乏对本病的了解,存在焦虑、恐惧心理。应关心、安慰患者,多与患者沟通;鼓励患者表达出所担心的问题,及时解决患者的痛苦不适。耐心讲解有关医疗知识,帮助患者稳定情绪,减轻患者的心理压力,缓解不良情绪。向患者及家属介绍治愈实例,使患者及家属树立战胜疾病的信心,积极配合治疗,以利于病情的恢复。

【预防】

1. 术后适当使用止血药物防控颅内出血。

2. 视情况给予脱水药物,少给、迟给或不给,强化术后护理工作。

3. 头部引流管挂高,固定牢靠,随时检查引流管高度及畅通情况。

4. 术后护理过程中应向患者及家属说明正确卧位的重要性,翻身时动作宜轻柔缓慢,头部活动幅度不可过大,避免发生出血。

第十一节　颅脑术后颅内压增高

【概述】　当颅腔内容物体积增加或颅腔容积减少超过颅腔可代偿的容量,导致颅内压持续高于 2.0kPa,并出现头痛、呕吐和视神经乳头水肿三大病征时,称为颅内压增高。颅内压增高是神经内外科常见表现,也是临床神经内外科的重危病症。与颅内压增高相关的因素有年龄、病变进展程度,病变部位、伴发脑水肿的程度、全身性疾病等。颅内压增高的后果主要是脑血流量减少或脑疝。脑血流量减少造成脑组织缺血缺氧,从而加重脑水肿,使颅内压更趋增高,脑疝主要表现为脑组织移位,压迫脑干,抑制循环和呼吸中枢。两者的最终结果是导致脑干功能衰竭。如不及时处理或处理不当可危及生命。

【目的】　积极治疗,改善预后。

【适用范围】　颅脑术后颅内压增高的患者。

【急性措施】

1. 病情观察　术后给予持续颅内压监测,及时准确地得到颅内压值。当颅内压>20mmHg应及时查明增高的原因,首先排除非颅内情况而引起的颅内压增高,如呼吸道梗阻、躁动、发热、缺氧等。当颅内压进行性增高(>40mmHg)时,应及早行CT检查。同时,密切观察病情变化,每小时观察一次患者的意识、瞳孔及肢体活动情况。询问有无头晕、头痛症状,观察有无呕吐、血压升高等表现。对烦躁不安的患者,予保护性约束双上肢,加床档保护防坠伤,必要时可应用镇静药适当镇静。保持引流管引流通畅,引流管不可受压、扭曲、折叠,避免牵拉。观察记录引流液的颜色、性质、量。

2. 严密监测生命体征　术后应给予持续心电监测,密切观察患者血压、脉搏、呼吸及血氧饱和度变化。给予持续或间断吸氧,改善脑缺氧,使脑血管收缩,降低脑血流量。密切监测体温变化,体温增高可以增加脑组织代谢,增加血流及颅内压,所以患者高热时应及时给予冰帽降温(低温疗法可降低脑耗氧量、降低颅内压、减轻脑水肿)。

3. 保持呼吸道通畅　及时清理呼吸道分泌物,当患者呼吸困难时,及早行气管插管或气管切开,必要时行机械通气,改善呼吸困难、缺氧状态,避免病情加重。及时吸痰,吸痰时动作轻柔,调节负压适中,吸痰时先吸1min 100%纯氧,然后再吸痰,每次吸痰过程不要超过15s,避免过度刺激引起颅内压增高。同时注意监测血气,确保氧分压、二氧化碳分压、pH等指标在正常范围。

4. 药物治疗　常规应用抗生素预防感染,并根据颅内压监测情况,调节脱水药的剂量及应用时间,控制每日入水量。颅内压轻度增高时,单纯用20%甘露醇250ml静脉滴注,2/日。颅内压中度增高时,20%甘露醇250ml与呋塞米40mg交替应用,每6小时1次。颅内压重度增高时,20%甘露醇 250ml 与呋塞米 40mg 交替应用,每4~6 小时 1 次,辅以清蛋白、地塞米松、尼莫同等,既有利于控制颅内高压症,又减少了甘露醇用量,防止盲目大剂量使用甘露醇带来的心、肾不良反应和水、电解质失衡等并发症。用高渗性和利尿性脱水剂治疗期间,准确记录 24h 出入液量,为防止颅内压反跳现象,脱水药物应按医嘱定时、反复使用,但过多使用速尿可引起电解质紊乱、血糖升高,应注意观察,停药前逐渐减量或延长给药间隔。

5. 基础护理　保持病房安静、清洁,创造舒适的睡眠环境,避免噪声、强烈的灯光刺激使颅内压增高。术后去枕平卧,如无特殊禁忌待生命体征相对稳定后,患者均应取头高 15°~30°,以利脑部静脉回流,减少脑组织耗氧量,从而减轻脑水肿,降低颅内压。按时给予翻身、叩背,做好口腔护理,保持会阴部皮肤清洁干燥。

6. 饮食护理　给予高维生素、低脂肪、低糖、低钠、高蛋白流汁饮食,颅内压增高患者因限制水分摄入及脱水治疗,常出现大便干结,应鼓励患者多吃蔬菜、水果,必要时给予缓泻药以防止便秘。指导家属顺肠蠕动方向按摩腹部,促进肠蠕动,养成定时排便习惯。

7. 术前准备　术后颅内压持续>5.30kPa,或颅内压降低后又再次上升,应考虑有颅内再出血可能,需及时复查 CT,明确出血部位、范围、出血量后,血肿较大者及时进行急诊手术清除血肿。急性颅内压增高做 CT 或 MRI 检查确定血液、脑脊液和水肿组织的病理容积后,内科保守治疗失败时,可行颅骨瓣减压手术。

8. 心理护理　态度和蔼,劝慰患者安心休养、避免情绪激动,以免血压骤升而增加颅内压。告知患者及家属与疾病相关的健康知识,保持良好心态,消除焦虑和恐惧心理,积极配合治疗和护理。

【注意事项】

1. 观察颅内压值应在患者无躁动、无咳嗽情况下,且不能在吸痰、翻身或给予其他外界刺激下进行,以免影响观察结果。

2. 躁动患者切忌强制约束,以免患者挣扎而使颅内压进一步增高。

3. 患者出现头痛症状时可适当应用止痛药,但禁用吗啡、哌替啶,以免抑制呼吸中枢。

4. 对已有便秘者,予以开塞露或低压小剂量灌肠,必要时,戴手套掏出粪块。禁忌高压灌肠。

5. 更换引流袋要严格无菌操作,更换前夹闭管道,以防脑脊液逆流造成逆行感染。

【诊断方法】

1. 颅内压监测(ICP)

(1)正常:ICP 5～15mmHg;

(2)轻度增高:ICP 15～20mmHg(2～2.7kPa);

(3)中度增高:ICP 21～40mmHg(2.8～5.3kPa);

(4)重度增高:ICP>40mmHg(5.3kPa)。

2. 辅助检查　头颅 CT 检查、脑血管造影、磁共振等可间接诊断颅内高压。

3. 腰穿测压　压力>1.8kPa(13.5mmHg 或 180cmH$_2$O)即可确诊。

【应急处理流程】

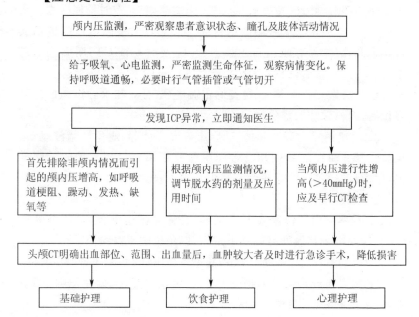

【典型病例】　患者,李某,男,43 岁。因骑摩托车与机动车相撞致头部外伤后 4h 入院治疗,入院时患者主诉头痛,频繁呕吐。BP:16/10kPa,GCS 评分 11 分。双侧瞳孔等大等圆,直径 2mm,对光反射灵敏,无眼球震颤。耳鼻无活动性出血,颈软,腹软,左侧季肋部有压痛。四肢活动可,上下肢肌力 5 级,肌张力正常,病理反射(一)。颅脑 CT 见颅内血肿、脑挫裂伤。经脱水治疗后,症状无明显改善且意识障碍逐渐加重,复查 CT 见血肿增大,急诊行手术清除血肿。术后给予持续吸氧、心电监测,留置引流管固定好且通畅。静脉给予脱水、抗炎、抗癫痫、止血和支持治疗。

【术后护理要点分析】

1. 病情观察:严密观察患者生命体征,每 15～30 分钟观察血压、脉搏、呼吸及血氧饱和度一次,并做好记录。密切观察患者意识状态、瞳孔的变化情况,有无 GCS 评分下降、意识障碍程度加重、有无"三主征"的出现。观察患者呼吸,及时清理呼吸道分泌物,保持呼吸道通畅。给予氧气吸入 3L/min,每日 2 次雾化吸入,稀释痰液,保证痰液有效咳出。痰液黏稠不易咳出者,给予吸痰。

2. 保持引流管的通畅:头部活动范围应适当限制,避免牵拉。搬动患者时,应先暂时夹管,以防逆行感染。更换引流袋、敷料时严格无菌操作,严防导管受压、折叠。严密观察引流液的颜色、性质、量及流出的速度。若发现有新鲜血液流出或血量减少后出现无色液体,要及时报告医生。

3. 遵医嘱正确使用脱水药物,控制液体输入量和输液速度,做到量出为入。保证抗癫痫药物的使用,防止癫痫的发生而加重脑水肿。合理使用抗生素及止血药物,并注意观察药物疗效及不良反应。

4. 基础护理:给予安静、舒适、安全的环境。严格卧床休息,头部抬高 30°,保持舒适体位。不随意搬动患者头部,以防血肿再次产生。保持床单位清洁干燥,出汗多者及时更换衣服和被服。做好皮肤、头发、口腔护理。定时翻身叩背,按摩受压部位,可适当垫以棉垫或海绵垫,预防压疮。保持会阴部皮肤清洁干燥,加强个人卫生。

5. 健康指导:患者神志转清后,向患者及家属说明早期活动的重要性,保持功能位置,并帮助患者活动膝关节、肘关节、握拳等。病情稳定后宜尽早进行肢体康复锻炼,加强主动练习,加快神经功能恢复,恢复语言、书写、阅读和肢体活动功能;加强营养,降低致残率,提高生活质量。

6. 饮食指导:神志清醒者,可给予富含高维生素、高纤维素、优质蛋白、低脂、低胆固醇流质饮食,忌食辛辣刺激性食物。多食新鲜蔬菜、水果,以刺激肠蠕动,起到软化粪便的作用。必要时可给予开塞露肛门内注入,促进顺利排便。

7. 心理护理:多与患者沟通,了解患者的心理顾虑。告知患者及家属与疾病相关的健康知识,使其消除焦虑和恐惧心理,保持良好心态,积极配合治疗和护理。向患者及家属介绍治愈实例,使患者及家属树立战胜疾病的信心,利于病情的恢复。

第十二节　颅脑术后脑积水

【概述】　颅脑手术后有部分患者于术后 3～7d 出现急性脑积水的并发症,患者常伴有呕吐、发热、多汗、缺氧及呼吸困难等症状,使病情再次恶化。若不能早期诊断和及时处理,将对患者预后产生严重影响。通常出现以下情况时,应疑似为脑积水患者:早期患者的意识障碍骤然严重,头颅 CT 显示患者脑室有显著的扩大;患者颅脑损伤后,在康复期内出现神经功能、意识恢复停止甚至逆转,同时常伴有颅内压的增高;出现无法解释的神经系统障碍加重;进行性痴呆、步态不稳和小便失禁等脑积水三联征。若能早期识别危险因素,早期处理急性脑积水,患者得到及时手术,症状得到改善,生命将得到挽救。

【目的】　早诊断,早处理,改善预后。

【适用范围】　颅脑术后颅内出血的患者。

【急性措施】

1. 病情观察:严密观察术后患者的瞳孔、意识变化,观察患者有无出现进行性加重的意识活动障碍,如神志淡漠、反应迟钝、定向力下降、嗜睡、昏睡甚至浅昏迷。对于术前已有意识障碍的患者术后应观察意识障碍程度有无逐渐加深,有无出现程度不一的鼾症。如果患者术后已清醒,不久意识呈进行性加重,立即汇报医生,复查 CT。部分患者术后由于麻醉而引起呕吐,吐后不适感减轻,呈缓慢状。并发急性脑积水引起颅内压升高的患者呕吐则呈喷射状,吐后不适感不会减轻,频繁呕吐并伴有剧烈疼痛,应注意患者头痛是颅内胀痛还是切口疼痛。并发急性脑积水的患者伴有视力改变,应观察患者有无出现视物模糊、复视、流泪、眼胀不适等症状。密切观察头部引流管中引流液的颜色、量及性质,一般无液体引流增多的现象。注意观察患者有无出现肢体活动障碍,动态判断肌力和肌张力的变化,认真做好记录。如果患者突然进入安静状态或者躁动不安则可能提示病情发生潜在变化,应及时报告医生。

2. 严密监测生命体征:给予持续吸氧、心电监测,每 15～30 分钟观察血压、脉搏、呼吸、血氧饱和度变化。发生异常情况,定要结合意识、生命体征变化,进行综合判断,积极处理并查找原因。术后因搬动患者,血压可一时性升高,患者平静后 30min 复测血压一般恢复至正常,对有高血压病史的患者遵医嘱用药。

3. 保持呼吸道通畅:及时清理呼吸道分泌物,当患者呼吸困难,气管内分泌物排出不畅时,及早行气管插管或气管切开,必要时行机械通气,有助于改善呼吸困难,减少肺部淤痰。同时加强翻身拍背,及时吸痰,吸痰时动作轻柔,调节负压适中,避免过度刺激引起患者剧烈呛咳。

4. 药物治疗:遵医嘱予以 20% 甘露醇 250ml 快速静脉输入,以及呋塞米 20～40mg 静脉推注。

5. 保持病室安静,光线柔和,限制探视人员,严格执行陪伴探视制度。严格卧床休息,床头抬高 15°～30°,翻身时动作不宜过大,不可突然抬高头部。操作时严格做到四轻,避免刺激患者。保持头部敷料干燥,做好头发、皮肤、口腔护理。保持会阴部皮肤清洁干燥。

6. 饮食护理:在急性期应保证营养供应、维持水电解质平衡。

急性脑积水患者病情稳定时不能进食者由静脉输液补充营养和水分。病情较轻,意识较清醒、无吞咽障碍者,可帮助进食少量的流质或者半流质的饮食。食物宜清淡,不宜过冷或者过热,少食多餐。如果有必要可进行鼻饲喂食。

7. 做好术前准备:利尿、脱水等治疗可短时缓解症状,对高颅压性脑积水引起视力急剧减退或丧失者,应急诊行脑脊液分流术,暂无分流条件,应在重症监护室内行脑室外引流术。

8. 心理护理:关心、安慰患者,耐心的对患者做好心理疏导工作,帮助建立战胜疾病的信心。告知患者及家属与疾病相关的健康知识,保持良好心态,消除顾虑及紧张情绪,积极主动配合各项治疗和护理。

【注意事项】

1. 保持引流管通畅,避免受压弯曲,准确记录引流液的颜色、性质、量。搬动患者时,应先暂时夹管,更换引流袋要严格无菌操作,更换前夹闭管道,以防逆流造成逆行感染。

2. 脑室外引流术后引流的时间不宜太长,防止发生颅内感染而影响以后的手术;同时严格掌握引流袋放置的高度及流速,正常的引流管口应高于侧脑室平面 $10\sim15\text{cm}$,以维持脑室压力,如果有必要可根据颅内的压力或者医嘱进行高度调节。如果引流的时间过长则可能导致颅内压降低而出现疼痛,引流的过程中应密切观察患者的表情、呼吸、血压、体温、脉搏及瞳孔,是否出现强迫体位,是否出现恶心、呕吐等,患者的生命体征一旦出现异常,应及时的通知医师进行处理。

【诊断方法】

1. 头颅 CT 检查 发现脑室扩大,两侧脑室额角间距与最大颅内横径之比 $\geqslant0.45$,侧脑室额角周围出现脑白质水肿带(戴帽现象)等即诊断为脑积水。

2. 核磁共振 辅助诊断脑积水。

【应急处理流程】

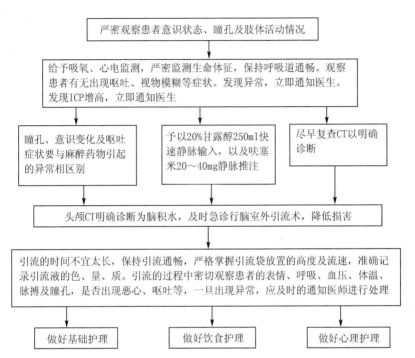

严密观察患者意识状态、瞳孔及肢体活动情况

↓

给予吸氧、心电监测，严密监测生命体征，保持呼吸道通畅。观察患者有无出现呕吐、视物模糊等症状。发现异常，立即通知医生。发现ICP增高，立即通知医生

瞳孔、意识变化及呕吐症状要与麻醉药物引起的异常相区别

予以20%甘露醇250ml快速静脉输入，以及呋塞米20～40mg静脉推注

尽早复查CT以明确诊断

头颅CT明确诊断为脑积水，及时急诊行脑室外引流术，降低损害

引流的时间不宜太长，保持引流通畅，严格掌握引流袋放置的高度及流速，准确记录引流液的色、量、质。引流的过程中密切观察患者的表情、呼吸、血压、体温、脉搏及瞳孔，是否出现恶心、呕吐等，一旦出现异常，应及时的通知医师进行处理

做好基础护理

做好饮食护理

做好心理护理

【典型病例】　患者，李某，男，57 岁，因"头部外伤后神志不清1h"急诊入院。行"右侧血肿清除术"，手术顺利。术后第 4 天，患者突然头痛、头晕伴恶心、呕吐，意识进行性障碍 2h，双侧瞳孔等大等圆，直径 2.5mm，对光反射灵敏。四肢无畸形，双下肢刺激后肌力 3 级，双上肢肌力 0 级，肌张力无增强，生理反应未引出，脑膜刺激征未引出。急查头颅 CT 示：蛛网膜下腔出血，脑积水。遵医嘱立即给予 20％甘露醇 250ml 快速静脉输入，并急诊在全麻下行脑室腹腔分流术。术后安返病房，伤口敷料包扎固定好，无渗出，留置引流管引流通畅。静脉给予脱水、利尿、止血、抗炎、补液等药物治疗。

【术后护理要点分析】

1. 病情观察：严密观察患者生命体征，每 15～30 分钟观察血

压、脉搏、呼吸及血氧饱和度一次,并做好记录。密切观察患者意识状态、瞳孔的变化情况,有无 GCS 评分下降、意识障碍程度加重、有无"三主征"的出现。观察患者头部敷料有无渗血、潮湿,如有及时更换。观察头面部水肿消退情况,术后由于头部加压包扎,血液回流受阻,往往出现头面部水肿,一般术后第 2 天最重,以后逐渐减轻,术后7d 基本消退。观察患者呼吸,及时清理呼吸道分泌物,保持呼吸道通畅。给予氧气吸入 3L/min,每日 2 次雾化吸入,稀释痰液,保证痰液有效咳出。痰液黏稠不易咳出者,给予吸痰。

2. 保持引流管的通畅,头部活动范围应适当限制,避免牵拉。搬动患者时,应先暂时夹管,以防逆行感染。更换接管、敷料时严格无菌操作,严防导管受压、折叠。严密观察引流液的颜色、性质、量及流出的速度。若发现有新鲜血液流出或血量减少后出现无色液体,要及时报告医生。

3. 遵医嘱正确使用脱水药物,控制液体输入量和输液速度,做到量出为入。保证抗癫痫药物的使用,防止癫痫的发生而加重脑水肿。合理使用抗生素及止血药物,并注意观察药物疗效及副作用。

4. 生活护理:给予安静、舒适、安全的环境。严格卧床休息,头部抬高 30°,保持舒适体位。不随意搬动患者头部,以防血肿再次产生。保持床单位清洁干燥,出汗多者及时更换衣服和被服。做好皮肤、头发、口腔护理。定时翻身叩背,按摩受压部位,可适当垫以棉垫或海绵垫,预防压疮。保持会阴部皮肤清洁干燥,加强个人卫生。

5. 饮食指导:鼻饲饮食,可给予高蛋白、高热量、富含维生素及粗纤维素食物,忌食辛辣刺激性食物。也可将新鲜蔬菜、水果混合成汁经胃管注入,以刺激肠蠕动,起到软化粪便的作用。必要时可给予开塞露肛门内注入,促进顺利排便。

6. 心理护理:多与患者沟通,了解患者的心理顾虑。告知患者及家属与疾病相关的健康知识,使其消除焦虑和恐惧心理,保持良好心态,积极配合治疗和护理。向患者及家属介绍治愈实例,使患者及家属树立战胜疾病的信心,利于病情的恢复。

7. 健康指导:向患者及家属说明早期活动的重要性,保持功能位置,并帮助患者活动膝关节、肘关节、握拳等。病情稳定后宜尽早进行肢体康复锻炼,加强主动练习,加快神经功能恢复,恢复语言、书写、阅读和肢体活动功能,加强营养,降低致残率,提高生活质量。

第十三节　颅脑术后癫痫发作

【概述】　癫痫是颅脑术后常见的并发症,大脑任何部位的手术,术后都有发生癫痫的可能,而术前就有癫痫的患者,术后出现癫痫的概率通常会更高。颅脑术后的癫痫,一般是局限性抽搐发作,但也有少数是癫痫大发作,甚至发展成持续状态。持续癫痫的死亡率约为 $5\%\sim12\%$,有 $1\%\sim2\%$ 的患者直接死于持续癫痫状态,即使生存下来的患者也有接近一半的概率出现精神发育迟缓或神经功能缺损。颅脑手术后癫痫的定义及分类有多种。目前多数文献参考的分类为 Jennett 按首次抽搐发生的时间分类:①速发抽搐:外科手术后 24h 内发生的抽搐;②早发抽搐:手术后 1 周内发生的抽搐;③晚发抽搐:手术后 1 周或是更长时间发生的抽搐。速发抽搐和早期手术后出现抽搐多为神经系统对颅脑损伤的迅速反应,临床上所指的"手术后癫痫发作"一般指手术后晚发抽搐,可以是术后一次发作,也可以多次发作,但是只有术后反复出现的晚期发作才能代表术后癫痫发作的全部特征。

【目的】　积极预防,早发现早处理,改善预后。

【适用范围】　颅脑术后癫痫发作的患者。

【急性措施】

1. 病情观察　严密观察患者意识、瞳孔变化,癫痫发作时可表现为意识障碍、双目凝视、口吐白沫、四肢抽搐。观察患者有无癫痫的先兆及表现,如错觉、幻觉、特殊感觉症状,无意识动作,迅速判断是否癫痫发作。同时观察患者癫痫发作的时间、持续时间、发作时肢体症状等。做好安全防护,不能用力压迫抽搐肢体,以免产生肢体或脊柱的骨折、脱位,要保护患者至癫痫停止。患者抽搐时血压升高、颅内压骤升可诱发脑疝死亡,应及时通知医生处理,尽快控制发作。

如发现患者瞳孔散大,对光反射消失,心率快,血压升高,唾液、汗、支气管分泌物增多,呼吸暂停,应立即床边备气管切开包、人工呼吸器。当出现呼吸幅度变弱或频率减慢时,应使用呼吸机辅助呼吸,应选择同步间歇指令通气,呼吸频率设定为 16/min,潮气量可根据患者体质量设定为 6～8/kg,呼吸比设为 1∶2,吸氧浓度设为 40%,呼气末正压通气为 5cmH₂O。

2. 监测生命体征　给予持续心电监测,严密观察患者血压、脉搏、呼吸变化,准确及时的记录。

3. 保持呼吸道通畅　术后癫痫发作时,若患者意识已恢复,无气管插管,应立即给予平卧,在患者上下臼齿之间放开口器时或留置口咽通气管,防止自伤及舌后坠造成呼吸道梗阻,癫痫持续状态应尽早给予气管插管。及时清理口鼻腔分泌物及呕吐物,分泌物增多时及时吸痰,保持呼吸道通畅,防止窒息及吸入性肺炎。

4. 用药护理　迅速建立静脉通道,根据医嘱正确使用抗癫痫药物,控制癫痫发作,尤其是癫痫持续状态的发作。熟悉抗癫痫药物常用药物,如苯妥英钠、丙戊酸钠、地西泮等的药理作用及不良反应。对于癫痫大发作及癫痫持续状态的患者,则给予地西泮 10mg 缓慢静脉注射再继以持续静脉输注,及时控制发作。

5. 基础护理　尽量保持环境安静,护士动作轻盈,减少探视人员,以减少对患者的刺激。避免强光刺激,保证患者充足的睡眠。患者癫痫发作后有头晕、头痛、全身酸痛、疲乏无力等症状,应协助患者取舒适体位,保证患者床单清洁、干燥,使用警示牌,随时提醒医护人员、患者、家属有癫痫发生可能。要采取防跌倒、防舌咬伤措施,时刻做好防意外准备。在床边备特制牙垫,以防发作时舌咬伤,同时还要带上手腕带。

6. 饮食护理　对意识不清或发作频繁患者给予鼻饲饮食,对意识清醒患者给予半流质饮食,饮食以高蛋白、高维生素、易消化、清淡饮食为宜,多食新鲜蔬菜及水果,少食辛辣食物。避免过饱,戒除烟、酒,限制饮水量。不要一次性大量饮水,24h 内不超过 1500ml 以防止血液中药物浓度下降而致降低治疗效果。

7. **心理护理**　患者在意识已恢复的情况下癫痫发作,往往有焦虑、恐惧的心理障碍,为服药而苦恼。要耐心与患者沟通交流,应告知患者坚持规律、正确、长期服药,帮助患者建立治愈疾病的信心,积极配合医生治疗,促进康复。

8. **手术治疗**　术后对于难治性癫痫如脑电图多次证实有明确局限性致癫灶,而患者无其他手术禁忌证应考虑手术治疗。

【注意事项】

1. 癫痫发作时专人守护,不要离开患者,床边采取保护措施。将患者头偏向一侧,迅速解开衣扣,以牙垫塞上下齿之间,以防咬伤舌和颊部,有活动义齿取下,上床栏保护,防止坠床。切忌紧握患者肢体及按压胸部,防止人为造成外伤和骨折。

2. 癫痫发作后先检查患者有无受伤,若有,则应及时汇报处理。检查各种管道是否通畅,如头部创腔引流管、气管插管等。在处理癫痫发作的同时,应积极寻找引起癫痫发作的原因,尤其是对癫痫持续状态的患者,应根据病因进行针对性治疗。另外,要检查各种管道是否通畅。然后,应根据患者情况预防并控制呼吸衰竭、脑水肿等。

【诊断方法】

1. 详细询问患者及家属等目击者,尽可能获取详细而完整的发作史,是准确诊断癫痫的关键。

2. 脑电图。长期存在发作间期的棘波、棘慢波、棘慢复合波,预示癫痫存在或将要发生。是诊断癫痫发作的重要手段,并且有助于癫痫发作和分类。

3. 头颅核磁、CT。查明病因。

【应急处理流程】

严密观察患者意识、瞳孔变化,观察患者有无癫痫的先兆及表现

观察生命体征,患者出现意识障碍、幻觉、瞳孔散大、对光反射消失、心率快、血压升高等症状时,及时通知医生处理,尽快控制发作

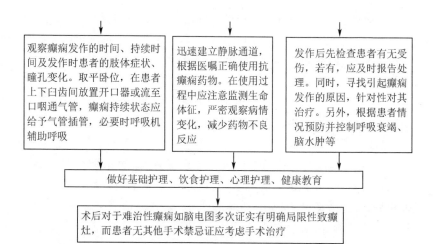

观察癫痫发作的时间、持续时间及发作时患者的肢体症状、瞳孔变化。取平卧位，在患者上下白齿间放置开口器或流至口咽通气管，癫痫持续状态应给予气管插管，必要时呼吸机辅助呼吸

迅速建立静脉通道，根据医嘱正确使用抗癫痫药物。在使用过程中应注意监测生命体征，严密观察病情变化，减少药物不良反应

发作后先检查患者有无受伤，若有，应及时报告处理。同时，寻找引起癫痫发作的原因，针对性对其治疗。另外，根据患者情况预防并控制呼吸衰竭、脑水肿等

做好基础护理、饮食护理、心理护理、健康教育

术后对于难治性癫痫如脑电图多次证实有明确局限性致癫灶，而患者无其他手术禁忌证应考虑手术治疗

【**典型病例**】　患者,黄某,女性,36岁,因"头部外伤伴意识丧失1h"入院,急诊在全麻下行"右侧开颅血肿＋去骨瓣减压术",术后予以抗癫痫、止血、抗炎、抑酸、改善脑代谢等治疗。硬膜外引流管一根接负压袋,硬膜下引流管一根接引流袋,引出血性液少许。术后第7天,患者突然意识丧失、四肢抽搐、口吐白沫,立即给予平卧,在患者上下白齿之间放开口器防止舌咬伤,给予安全防护,几分钟后自行缓解。发作后查体患者神志清楚,问话对答切题,定向力存在,未获得明显幻觉及妄想。双侧瞳孔等大等圆,对光反射灵敏。心肺听诊无异常,生理反射存在,病理反射未引出,四肢肌张力增强。静脉给予抗癫痫药物注入。

【**术后护理要点分析**】

1. 监测生命体征:给予持续吸氧、持续心电监护,每15～30分钟观察血压、脉搏、呼吸及血氧饱和度变化。密切观察患者意识状态、瞳孔大小,对光反射及肢体活动情况,发现患者有瞳孔变化、意识障碍、出现幻觉、血压升高等异常情况时,要及时通知医生,并配合做好处理,控制发作。观察患者呼吸,及时清理口鼻腔分泌物及呕吐物,保持呼吸道通畅。必要时给予气管插管,呼吸机辅助呼吸。

2. 术后脑内留置引流管固定牢靠,更换接管、敷料时严格无菌操作,保持引流通畅,严防导管受压、折叠。应注意观察引流管引出液体颜色、性质、量,特别是血性液体较多时要防止血块堵塞管腔。

3. 遵医嘱应用抗炎、脱水利尿药,并正确使用抗癫痫药物。而对于癫痫大发作及癫痫持续状态的患者,则给予地西泮 10mg 缓慢静脉注射再继以持续静脉输注,及时控制发作。在使用过程中应注意监测生命体征,严密观察病情变化,注意观察药物疗效及副作用。

4. 生活护理:保持环境安静,护士动作轻盈,减少探视人员,以减少对患者的刺激。绝对卧床休息,协助患者取舒适体位,保证患者床单清洁、干燥。避免强光刺激,保证患者充足的睡眠。定时翻身叩背,按摩受压部位。做好口腔护理,保持会阴部皮肤清洁干燥。采取防跌倒、防舌咬伤措施,时刻做好防意外准备。在床边备特制牙垫,以防发作时舌咬伤,同时还要带上手腕带。

5. 饮食指导:给予半流质饮食,饮食以高蛋白、高维生素、易消化、清淡饮食为宜,多食新鲜蔬菜及水果,少食辛辣食物。避免过饱,戒除烟、酒,限制饮水量。不要一次性大量饮水,24h 内不超过 1500ml 以防止血液中药物浓度下降降低治疗效果。保持大便通畅,必要时服用通便药物或给予开塞露肛门内注入,促进顺利排便。

6. 心理护理:应关心、安慰患者,要耐心与患者沟通交流,鼓励患者表达出所担心的问题。耐心讲解有关医疗知识,帮助患者稳定情绪,减轻患者的心理压力,缓解不良情绪。告知患者坚持规律、正确、长期服药改善预后。帮助患者建立治愈疾病的信心,积极配合医生治疗,以利于病情的恢复。

7. 健康指导:改变不良生活习惯,进餐、睡眠要定时,有规律。对于有早期癫痫发作的患者,在病情恢复后,也要建议连续服药,局灶性发作服用卡马西平,全身性发作服用丙戊酸钠,以减少晚期癫痫的发作风险。根据发作特点选用相应的药物,一般至少需要完全控制 2 年以上才能在医生的指导下逐渐减药,在服药期间要监测药物浓度、肝功能、肾功能、血常规与脑电图。除此之外,向患者及家属重点交代按时按量服药的必要性,着重强调少服、漏服、多服或擅自停药、换药都会诱发癫痫发作。患者外出活动最好有家属陪伴,随身携带抗癫痫药,以保证安全。

第5章

胸心外科常见急性事件及处理流程

第一节　多发性肋骨骨折

【概述】　多发性肋骨骨折的表现为骨折部位疼痛,深呼吸、咳嗽或体位改变时加重;部分患者可有咯血,甚至出现气促、呼吸困难、发绀或休克等。受伤胸壁肿胀,可有畸形;局部压痛;有时可触及骨折断端和骨擦感,可出现反常呼吸运动等。

【目的】　及时处理,改善预后。

【适用范围】　多发性肋骨骨折的患者。

【急性措施】

1. 保持呼吸道通畅:①解除紧束胸部衣物,人工开放气道,有舌后坠者钳出舌头。②轻症者,应鼓励患者咳嗽,并协助患者排痰,即在患者咳嗽时,护士用双手掌按压伤处,以保护骨折部位,减少胸壁震动引起疼痛,吸气时双手放松,咳嗽时双手加压。③鼻气管吸引。对意识不清,痰多黏稠,咯痰无力,老弱或不合作的小儿,可用鼻气管吸引。吸痰管在气管内刺激患者咳嗽,能使肺泡或细支气管内的分泌物排至支气管或气管内,便于吸引。吸引时间一般以每次10~15s为宜。④气管镜吸引。如痰液较深,鼻气管吸引效果不好时,可采用气管镜吸引法,此法可能对声带有不同程度的损伤,应避免多次应用。⑤气管插管。气管内分泌物不易吸出或伤员病情危重时,则需要做气管内插管,患者能够吸入经过湿化的氧气,利于分泌物的吸引,且随时可以做人工呼吸。⑥气管切开。气管切开后应经常湿化,在吸引前经气管导管壁注入少量无菌盐水,既可刺激患者咳嗽,又能稀释痰液,如配合使用超声雾化效果更好。

2. 胸部开放伤要立即包扎封闭(不要用敷料填塞胸腔伤口,以防滑入)。外固定的护理:①胸带外固定:一般用于多发性肋骨骨折断端移位不重,无反常呼吸运动者。②布巾钳外固定:对于前外侧局部有反常呼吸运动,局麻后布巾钳可直接牵引浮动肋骨,但对心前区反常呼吸运动明显时可直接切开胸壁牵引肋骨,牵引时注意牵引角度、方向、重量,防止滑脱加重疼痛。③肋骨接骨板外固定:对多根肋骨骨折断端移位、胸腔容量明显减少时,应在病情相对稳定1周左右行肋骨接骨板外固定。

3. 病情观察:患者要绝对平卧,不可随便翻动。严密观察患者胸痛、咳嗽、呼吸困难的程度,观察患者呼吸、脉搏、血压及面色的变化,及早发现并发症做好抢救准备。如患者有明显呼吸困难,报告医生,检查气管是否偏于一侧,如有,应立即在伤侧前胸壁锁骨中线第二肋间穿刺排气。观察血压、脉搏、呼吸及全身状态的变化。病情严重每隔15~30min测量血压、呼吸、脉搏1次,并做好记录。呼吸困难者,给予吸氧,流量为2~4L/min,并作好记录。呼吸衰竭时,应加压给氧或应用人工辅助呼吸。

4. 建立静脉通道:遵医嘱给予活血化瘀、止痛等药物,并观察其不良反应。

5. 心理护理:与患者交谈,向患者、家属讲解病情,使其对疾病有所认识,说明各种治疗的重要性和必要性以及可能出现的并发症,以消除恐惧情绪,并增强战胜疾病的信心,以求取得治疗、护理密切配合。

【注意事项】

1. 胸部伤半坐体位,但休克者可同时将下肢抬高,切不可头低足高。绝对卧床,减少活动,防止断端摩擦引起疼痛。

2. 鼓励伤员咳嗽,行气管内吸痰或气管切开,排出呼吸道分泌物及血液阻塞,以防窒息和呼吸道梗阻。咳嗽时,双手掌按压骨折处,起到固定作用,减少震动。

3. 减少活动,保持大便通畅,避免用力屏气,必要时采取相应的通便措施。告知患者过早下床、不适当的翻身或用力均有可能使骨折移位,折断刺伤胸膜继发气、血胸。

4. 保持患者皮肤清洁干燥,及时更换松软床褥,按摩背部及骶尾部,防止压疮。

【**诊断方法**】　胸部 X 线检查。可显示肋骨骨折的断裂线或断裂错位、血气胸等,但不能显示前胸肋软骨折断征象。

【**应急处理流程**】

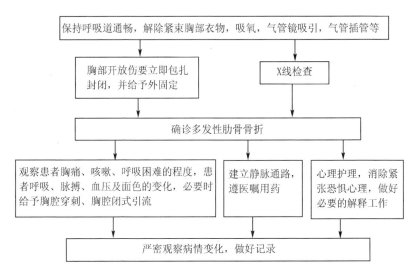

【**典型病例**】　患者,李某,男,50 岁,因在工地上班时不小心从高约 2m 的楼上跌下,右胸部撞于石头上,当即感右胸胁部剧痛难忍,呼吸困难,不能转侧,到医院就诊,神志清楚,表情痛苦,呼吸急促,语声低微,懒言,时以右手抚摸右胸部,不能平卧,口唇干,舌暗紫,边有瘀斑,脉象洪数。P:79/min,R:23/min,BP:124/66mmHg 右胸胁部皮肤轻度擦伤,腋中线下第 7～11 肋骨处明显肿胀,压痛,触之有骨擦感,胸廓挤压征(+)。听诊右肺部呼吸音减弱。X 线检查示:右第 7～11 肋骨骨折伴胸腔积液。

【护理要点分析】

1. **密切观察病情** 按医嘱定时监测生命体征,观察患者的精神状态,口唇、皮肤黏膜色泽度,有无苍白、发绀。记录出入量、尿量及各引流管引流液,并动态监测血氧饱和度,行血气分析、血生化监测,判断有无缺氧及水电解质酸碱平衡紊乱程度,及时为治疗提供依据。

2. **解除呼吸道梗阻** 保持呼吸道通畅,早期及时给予鼻导管或面罩高流量吸氧,纠正低氧血症。鼓励患者行有效的呼吸、咳嗽和排痰,促进肺膨胀有利于胸腔内气、液排出。

3. **胸腔闭式引流管的护理** 保证引流管连接处的密闭,避免漏气,水封瓶长管应浸入水中 3~4cm 并观察水柱波动的情况。搬运或更换引流装置时应用双钳夹闭胸壁引流导管,避免气体进入胸腔。准确记录引流液的颜色、性质和量,定时检查胸腔引流管有无扭曲、阻塞,观察水柱随呼吸波动情况,病情稳定后尽早采取半坐卧位,有利于胸腔液体引流。观察胸壁有无皮下气肿,防止引流管固定不牢滑脱侧孔露在胸膜外。定时更换胸腔闭式引流瓶,保持引流口周的敷料清洁、干燥。引流瓶放置应低于引流管腔出口平面 60~100cm,预防胸腔压力过大,使引流液倒流入胸腔,引起逆行感染。

4. **疼痛的护理** 口服一般止痛药,必要时配合使用镇静药。若发生呼吸困难不全,禁用吗啡。给予胸带外固定以减少胸廓活动度,减轻疼痛。咳嗽排痰时双手按压患侧胸壁,可减轻疼痛,有利于咳嗽、排痰。

5. **胃肠外营养** 能够提高机体免疫力,增强体质,促进排痰。同时给予抑制胃酸药物(如奥美拉唑),能够预防和减少应激性溃疡的发生。

6. **预防感染** ①密切观察体温,若体温超过 38.5℃,应通知医生及时处理。②及时更换敷料,保持敷料洁净干燥和引流管通畅。③遵医嘱合理使用抗菌药。

7. **心理护理** 向患者、家属说明各种治疗方法的重要性和必要性,以及可能出现的并发症,以消除恐惧情绪,并增强战胜疾病的信心,以求取得治疗、护理密切配合。

8. 健康指导　饮食护理,多进高蛋白饮食,不挑食,不偏食,适当进粗纤维素食物。

气胸痊愈后,1 个月内避免剧烈运动,避免抬、举重物,避免屏气;保持大便通畅,2d 以上未解大便,应采取相应通便措施。

第二节　自发性气胸

【概述】　自发性气胸是指因肺部疾病使肺组织和脏层胸膜破裂,或靠近肺表面的肺大疱、细微气肿疱自行破裂,使肺和支气管内空气逸入胸膜腔。常见症状为呼吸困难,胸痛,刺激性咳嗽等。多见于男性青壮年或患有慢性支气管炎、肺气肿、肺结核者。严重者可危及生命,及时处理可治愈。

【目的】　及时处理,挽救生命。

【适用范围】　自发性气胸的患者。

【急性措施】

1. 卧床休息,立即给予氧气吸入,观察患者胸痛、咳嗽、呼吸困难的程度,及时通知医生。

2. 在医护人员的陪同下,进行 X 线、CT 检查、实验室检查、动脉血气检查等。

3. 根据病情行胸腔穿刺术、胸腔闭式引流术,术后应观察创口有无出血、漏气、皮下气肿及胸痛情况。观察患者呼吸、脉搏、血压及面色变化。待病情好转,生命体征逐渐平稳,指导患者:卧床休息,保持室内清新。注意用氧安全,指导患者勿擅自调节氧流量。咳嗽剧烈时可遵医嘱给予适量镇咳药。保持胸腔引流管的通畅,指导患者下床活动时引流管勿高于穿刺点,引流管勿脱出等注意事项。

4. 建立静脉通道,遵医嘱给予镇咳药和镇痛药。

5. 心理护理。护士加强与患者及家属的沟通,多关心患者,建立良好的护患关系,取得患者的信任,及时了解患者的心理变化,加强情绪的控制,避免不良好的精神刺激,耐心讲解治疗及护理措施,提高其对治疗的信心。

【注意事项】

1. 引流管末端连接至水封瓶,引流瓶置于病床下不易被碰到的地方。向患者及家属介绍胸腔闭式引流装置的组成及其作用。告诉患者及家属妥善固定好引流装置的各个接头。引流瓶中长管必须浸入水中 2cm 以上;患者和家属不可自行将引流管与引流瓶分开,不要自行更换引流瓶中液体。引流瓶位置不可高于胸部。在患者胸部水平下 60~100cm 处,勿使引流瓶倒置,以免液体逆流入胸腔等。

2. 胸膜腔大量积气,首次开放引流时不要过多、过快,一般不超过 800ml。

【诊断方法】

1. **动脉血气检查** 常在轻度肺压缩时即发生低氧血症。

2. **实验室检查** 胸腔气体分析:运用胸腔气体 PaO_2、$PaCO_2$ 及 $PaO_2/PaCO_2$ 比值 3 项指标,对判断气胸类型有一定意义。闭合性气胸的胸腔内 $PaO_2 \leqslant 5.33kPa$($40mmHg$)、$PaCO_2$ 常 $> 5.33kPa$、$PaO_2/PaCO_2 > 1$;开放性气胸 PaO_2 常 $> 13.33kPa$($100mmHg$)、$PaCO_2 < 5.33kPa$、$PaO_2/PaCO_2 < 0.4$;张力型气胸 PaO_2 常 $> 5.33kPa$、$PaCO_2 < 5.33kPa$、$PaO_2/PaCO_2 > 0.4$ 但 < 1。

3. **影像学检查**

(1)X 线检查是诊断气胸最可靠的方法,可显示肺萎缩程度、有无胸膜粘连、纵隔移位及胸腔积液等。气胸侧透明度增强,无肺纹理,肺萎缩于肺门部,和气胸交界处有清楚的细条状肺边缘,纵隔可向健侧移位,尤其是张力性气胸更显著;少量气胸则占据肺尖部位,使肺尖组织压向肺门;如有液气胸则见液平面。

(2)CT 检查对胸腔内少量气体的诊断较为敏感。对反复发作的气胸、慢性气胸者观察肺边缘是否有造成气胸的病变,如肺大疱、胸膜带状粘连,肺被牵拉、裂口不易闭合等。气胸基本表现为胸膜腔内出现极低密度的气体影,伴有肺组织不同程度的压缩萎缩改变。

(3)胸膜腔造影此方法可以明了胸膜表面的情况,易于明确气胸的病因。当肺压缩面积在 30%～40%时行造影为宜,肺大疱表现为肺叶轮廓之内单个或多个囊状低密度影;胸膜裂口表现为冒泡喷雾现象,特别是当患者咳嗽时,由于肺内压增高,此征象更为明显。

4. 胸腔镜检查　可以较容易地发现气胸的病因,操作灵活,可达叶间裂、肺尖、肺门,几乎没有盲区,观察脏层胸膜有无裂口、胸膜下有无肺大疱及胸腔内有无粘连带。

【应急处理流程】

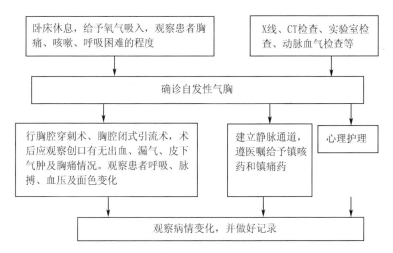

卧床休息,给予氧气吸入,观察患者胸痛、咳嗽、呼吸困难的程度

X线、CT检查、实验室检查、动脉血气检查等

确诊自发性气胸

行胸腔穿刺术、胸腔闭式引流术,术后应观察创口有无出血、漏气、皮下气肿及胸痛情况。观察患者呼吸、脉搏、血压及面色变化

建立静脉通道,遵医嘱给予镇咳药和镇痛药

心理护理

观察病情变化,并做好记录

【典型病例】　患者,马某,男,46 岁,因"搬家时突发右侧胸痛,伴心悸、气促 2h"入院。查体:P:98/min,R:24/min,BP:120/72mmHg,精神欠佳,急性病容,口唇无发绀,右胸廓饱满,叩诊呈过清音,语颤减弱,右中上肺呼吸音消失,左肺无异常。HR:96/min,律齐,各瓣膜听诊区未闻及病理性杂音。X 线胸片示:右侧透亮度增高,中外带肺纹理消失,且见压缩的肺组织边界,积气量约 85%,入院后抽气 2 次治疗无效,行胸腔闭式引流术 5d 后,复查 X 线胸片示:右肺已完全复张,住院 15d 治愈出院。

【护理要点分析】

1. 术前健康教育　向患者解释开胸置管的必要性和重要性;教会患者如何配合手术。应对不适和疼痛的具体方法,如做深呼吸、腹式呼吸、有效咳痰和体位改变等,使患者对整个手术过程有较充分的思想准备。呼吸功能的锻炼:术前指导患者进行有效呼吸功能的锻炼,是防止肺部感染、促进肺复张的重要措施之一。方法如下:指导患者进行缓慢吸气直到扩张,然后缓慢呼气,10/min 左右,3～5/d,每次以患者能耐受为宜。

2. 术后体位指导　指导患者以斜坡(床头抬高 45°～60°,床尾抬高 10°)卧位的体位为宜,以利于胸腔内积液流出,同时也利于呼吸及循环功能,还可起到减轻切口张力的作用。

3. 保持胸腔闭式引流的密闭性　为了防止引流液倒流而发生逆行感染,要确保患者的胸闭引流瓶平面低于胸腔引流口平面至少60cm,嘱患者活动时不要将引流瓶提的太高,更不能跨床。引流管不要过长,以防折叠。为防止胸腔管与外界相通,更换引流瓶时,必须用双钳双向夹管;为防止患者外出做检查时,管路连接不紧密或引流瓶倾斜至水封管露出水面等情况发生,应用两把钳子不同方向进行夹管。若为有齿钳,其齿端需包裹纱布或胶套,防止夹管时导致引流管破裂、漏气。

4. 保持胸腔闭式引流的通畅性　观察引流管的水柱波动情况,水柱波动不仅可以观察胸闭引流的通畅性,还可反映肺膨胀的程度。随着余肺膨胀,残腔变小,负压逐渐变小,水柱波动仅为 2～4cm 或有轻微波动时可以考虑拔管。水柱波动的范围愈大,提示胸腔内残腔较大,肺膨胀不好。水柱波动逐渐消失是引流管拔除的重要指征之一;而当水柱波动突然消失,则考虑可能是管路不通畅或阻塞。

5. 咳嗽咳痰时的健康指导　鼓励患者深呼吸和有效咳嗽,以利于排出气管深部的痰液和胸腔内积气、积液,使肺复张。咳嗽排痰时,可扶患者坐起拍背,嘱其深吸气后咳嗽。咳痰时协助患者轻提引流管,以免管道摩擦引起疼痛,致咳痰无效。

6. 翻身及下床活动时的指导　告之患者在床上可进行翻身、肢体的活动。翻身及下床活动时教会患者用手扶住引流管,避免引流管受压和脱落。根据患者的具体情况逐渐增加活动量,在活动过程中始终保持引流瓶直立位,避免引流瓶倾斜甚至倒立,避免引流瓶中长管露出液面,并始终保持引流瓶的位置低于胸腔,防止引流液逆流造成感染。

7. 防止引流管脱出的健康指导　指导患者及家属将引流管与皮肤接触处做好标记。观察是否有引流管脱出。发现有引流管脱出时,应立即通知医护人员,并用凡士林纱布覆盖,用纱布棉垫封闭引流管口。患者和家属不可自行将引流管与引流瓶分开。如出现引流管与引流瓶分开情况应立即夹紧上段引流管,通知护理人员重新更换引流瓶装置。

8. 拔管的指导　玻璃管末端无气体排出,经 X 线胸透证实,肺膨胀良好,无漏气现象,可先夹管 24h,观察患者全身情况,若无异常,即可拔管。拔管 24h 内,应密切观察患者的呼吸情况。拔管后,患者取健侧卧位,注意观察局部有无漏气和皮下气肿等。如有异常,及时通知医生给予处理。

9. 健康教育　①避免诱因:在气胸痊愈后的 2～3 个月内,不要进行剧烈运动,如打球、跑步等;多进食新鲜蔬菜水果,保持大便通畅;注意保暖,避免受凉咳嗽。②吸烟者,指导戒烟。③饮食指导:进食高蛋白、高维生素富含粗纤维、易消化的饮食。④让患者及家属了解气胸复发征兆:一旦感到胸闷,突发性胸痛或气急,可能为气胸复发,应及时就诊。

第三节　创伤性血胸

【概述】　血胸是指全血积存在胸腔内,又称胸膜腔积血,胸腔积血。创伤性血胸的发生率在胸部钝性伤中占 25%～75%,在穿透性伤中占 60%～80%。最常见的原因是创伤或外科手术。内科常见于脓胸和结核感染,还有胸膜或肺内肿瘤、凝血机制障碍等。创伤性血胸的临床表现取决于出血量和速度,以及伴发损伤的严重程度。急性失血可引起循环血容量减少,心排出量降低。多量积血可压迫肺和纵隔,引起呼吸和循环功能障碍。小量血胸指胸腔积血量在 500ml 以下,患者无明显症状和体征,血胸的临床表现:因胸腔内积血的量、速度、患者的体质而有所不同,急性失血可出现面色苍白、脉搏细速、呼吸急促、血压逐步下降等低血容量休克症状。胸部穿透伤患者,可见到有血液随呼吸运动自伤口涌出,少量血胸,患者可无明显的症状和体征,中等量至大量血胸,患者除失血性休克表现外,随着胸膜腔内积血的增多,胸内压力增加,造成患侧肺受压萎陷,纵隔移位,呼吸困难,检查可见伤侧呼吸运动明显减弱,肋间隙饱满,胸部叩诊浊音,气管、纵隔向健侧移位,呼吸音明显减弱或消失,大量血液会快速进入休克状态,患者往往得不到抢救而死亡。胸部穿透伤,由于胸内异物存留或锐器不洁发生厌氧菌或产生孢子类菌感染,高热,寒战,胸痛等中毒症状严重,如炎症局限,可发生局部包裹性脓胸。

【目的】 防止休克,及早清除胸膜腔积血,防止感染,改善预后。

【适用范围】 发生创伤性血胸的患者。

【急性措施】

1. 病情评估 在加强吸氧,心电监护加血氧饱和度监测的同时,应准确判断伤情:

(1)致命性创伤如开放性或张力性血气胸,大出血,严重窒息,应立即手术;

(2)生命体征平稳,不会立即影响生命,可观察 1～2h,争取时间作好交叉配血及必要的检查,同时作好手术准备;

(3)潜在性创伤,性质尚未明确,有可能需要手术,应密切观察,进一步检查。对于非进行性血胸患者,小量积血可以自行吸收,积血量多者,应早期行胸腔穿刺抽出积血。

2. 严密监测生命体征 注意观察患者的生命体征,神志,瞳孔,皮肤,黏膜,甲床颜色,末梢温度及合并伤的情况。根据病情每 30 分钟监测血压、脉搏、心率各 1 次,并作好记录。

3. 迅速建立静脉通路 补充血容量是抗休克的根本措施,尽快建立 2 条以上静脉通道(最好为留置针),在穿刺成功的同时留取血标本,以便交叉配血,进行血生化,血红蛋白等必要的血液检查。

4. 抗休克治疗 控制止血的同时,快速扩容,快速静脉滴注平衡盐溶液,若失血较多,或有活动性出血,应补充代血浆,晶体∶胶体＝3∶1,使用血管活性药物维持血流动力学稳定,在快速输血输液的同时,尽快止血,表浅伤口或四肢血管出血应加压包扎或用止血带,胸、腹部脏器破裂,快速扩容,同时尽快送手术室手术止血。

5. 保持呼吸道通畅　面罩吸氧,防止缺氧。对呼吸不畅者或神志不清的伤员,应及时清除口鼻腔中的分泌物,解除呼吸道梗阻,采取迅速有效的方式予以通气。常用的方法有:①手指掏出口腔内异物;②托起下颌;③环甲膜穿刺或切开;④气管插管;⑤气管切开等,同时给予氧气吸入。协助患者有效咳嗽排痰,纠正反常呼吸,胸部给予有效固定包扎,防止缺氧窒息及预防肺部感染。对痰液黏稠,较多或昏迷较重者应早期行气管切开,并做到充分有效吸痰;吸痰时选择合适的吸痰管,观察痰液的颜色、性质、量,持续心电监护加血氧饱和度监测。

6. 搬运患者　伤员经过初步处理后,需要从现场送到医院进一步检查和治疗。注意急救搬运时的体位:一般清醒患者多为平卧,侧卧或半卧位,部分患者因严重呼吸困难呈端坐位。保护患者的受伤部位,搬运的动作要轻柔,避免再损伤。严重休克未纠正前禁止搬动患者,一般待休克纠正,病情基本稳定方可运送患者。

7. 术前准备　备皮,备血,药敏试验,留置胃管,持续胃肠减压。给予留置尿管。

8. 心理护理　创伤性血胸患者由于意外受伤,并且伴有严重疼痛和呼吸困难,患者入院后均有不同程度恐惧,焦虑,抑郁的心理。护士要以镇定自若的态度,稳重娴熟的操作取得患者的信任,同时操作前做好解释工作,避免不良刺激,稳定患者情绪。

【注意事项】

1. 院前急救的原则是"先救命,后救伤"。在处理复杂伤情时,应优先解除危及伤员生命的情况,使伤情得到初步控制,然后再进行后续处理,并尽可能稳定伤情,为转运和后续确定性治疗创造条件。

2. 由于创伤来的突然,病情凶猛,患者通常会出现不同程度的恐惧心理,这就要求在护理过程中要根据患者的心理特点,采取恰当的方式,向他们讲解与疾病相关的知识,舒缓他们的恐惧心理,从而更好地配合医生治疗。

【诊断方法】

1. X线检查　直立位X线胸片非常重要,含1 000ml血胸的患者在卧位X线胸片上,可能见到轻微的弥漫性密度增高阴影,可误认为胸膜反应,某些情况下,<300ml的血胸,即使在直立位X线胸片上也难以判断,中等量以上的出血,X线胸片可见伤侧胸膜腔内有积液阴影,纵隔向对侧移位,如合并气胸则可见气液平面。

2. 胸部B型超声检查　伤侧胸膜腔内有积液形成的液性暗区,出血量大时,因存在不凝血,可出血不均质密度的液性暗区。

3. 胸部CT检查　可见伤侧胸腔积血,对判断肺部损伤和胸部损伤程度也可提供帮助。

【应急处理流程】

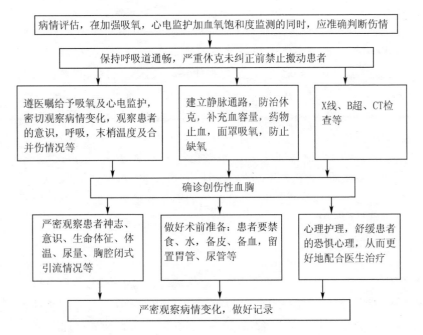

【典型病例】　患者,方某,男,34岁,被他人打伤胸部4h,自感胸憋气短,胸痛,经X线检查左侧胸部8～11肋间骨折,伴闭合性血

胸,立即行胸腔闭式引流术。患者自感症状减轻,取半卧位,但 3h后,患者诉左季肋区疼痛剧烈,并出现休克前期症状,此时胸腔引流液为 120ml,及时报告医生,遵医嘱做好剖腹探查术的术前准备。术中发现脾下端有一长约 4cm 呈活动性出血的裂口,腹腔后有一12cm×13cm 的血肿,经密切观察,紧急准确的处理,挽救了患者的生命。术后效果良好,住院 20d 痊愈出院。

【术后护理要点分析】

1. 病情评估　在加强吸氧,心电监护的同时,应准确判断伤情,致命性创伤如开放性或张力性血胸,大出血,严重窒息,应立即手术;患者存在外伤史,密切监测患者生命体征,是否主诉胸痛,胸闷,气促等症状。

2. 监测生命体征　注意观察患者的血压、脉搏、呼吸、神志、瞳孔、皮肤、黏膜、甲床颜色、末梢温度及合并伤的情况。病情观察紧急处理后,随时观察症状有无改善。动态观察血压、脉搏、呼吸的变化,并做好记录。

3. 立即建立静脉通路　建立双静脉通路,选肘静脉或颈内静脉,以保证大量输液、输血通畅,先输入晶体液,再输入胶体液,其晶体与胶体之比为 3∶1。根据患者的血压、中心静脉压、尿量,调节液体滴速。如患者经过输液、输血后血压仍不回升,反而下降,应考虑胸内有活动性出血或合并其他脏器损伤的可能,应及时报告医生,迅速查明原因,对症处理。

4. 保持呼吸道通畅　改善呼吸功能,首先清除口腔及呼吸道的分泌物,给予氧气吸入 4～6L/min。及时吸痰,保持呼吸道通畅。吸痰时选择合适的吸痰管,观察痰液的颜色、性质、量。持续监测血氧饱和度,若吸氧状态下 SpO_2 90%,可面罩加压给氧 10～15L/min,必要时应用呼吸机辅助呼吸。

5. 胸腔闭式引流管的护理　当患者胸腔大量积血积气,肺组织受到不同程度的压迫,严重影响患者的气体交换,造成患者缺氧、呼吸困难、肺不张、肺部感染、威胁患者生命。在抢救同时,立即给予胸腔闭式引流,可使肺复张,改善呼吸困难。做好胸腔闭式引流的护理,橡胶管及玻璃管均应行高压灭菌,与患者连接前先调节压力,标记好最初液面,水封瓶应保持在患者水平下 60～100cm,血压稳定时,让患者取半卧位以利引流。

6. 保持引流管密闭　应随时检查引流管是否通畅及整个装置是否密封。引流管周围用油纱布包盖严密,妥善固定各衔接处,防止管道滑脱,搬动患者时或更换引流管时需双重关闭引流管,以防空气进入。

7. 引流液的护理　经常挤压引流管保持通畅,密切观察引流管内溢气溢血情况,若引流管内水柱波动由大幅度迅速变小甚至不动,而患者仍感胸憋,呼吸困难,要查看引流管是否扭曲受压或阻塞,及时排除障碍保持通畅。如果引流量每小时＞200ml 且持续 2～3h 以上,应立即做好开胸探查术的术前护理准备。根据引流液的量决定引流瓶的更换次数,每日至少更换消毒一次。换瓶时夹闭引流管严防空气进入胸腔。

8. 皮肤的护理　插管处皮肤涂以氧化锌软膏适量,保护皮肤免受刺激,及时更换。

9. 心理护理　患者因意外受伤,毫无心理准备。对突然发生的生活能力下降,易产生急躁心理。首先我们做好患者的心理疏导,根据患者的不同情况,耐心向他们解释病情恢复过程,并举出治愈良好的类似病历,以增强战胜疾病的信心。使他们能愉快地接受治疗护理,为病情早日康复做好心理准备。

10. 健康指导　做好各项基础护理,促进肺膨胀,防止肺不张,肺感染及脓胸的发生。

第四节　急性脓胸

【概述】　急性化脓性胸膜炎简称脓胸,亦称为急性脓胸,为胸膜腔受化脓性病原体感染,产生脓性渗出液积聚而成。根据胸膜腔受累的范围可分为局限性(包囊性)脓胸和全脓胸。若合并胸膜腔积气则称为脓气胸,本病起病急,多从邻近器官,如肺,食管或腹部的感染蔓延而来;或为败血症、脓毒血症累及胸膜腔;也可以是胸壁穿透性外伤的合并症或胸部手术的并发症。急性脓胸由化脓性细菌引起,常见的细菌是肺炎球菌,金黄色葡萄球菌和粪链球菌,也可见于克雷伯杆菌、铜绿假单胞菌和溶血性流感杆菌等,如发生支气管胸膜瘘时,大多为混合性细菌感染,40%～94%胸腔积液培养阳性者有厌氧菌感染,主要为拟杆菌和厌氧性链球菌和梭状芽孢杆菌等。主要表现为胸腔急性炎症与积液症状,常有高热、胸痛、胸闷、呼吸急促、咳嗽、食欲不振、全身不适、乏力等,婴儿肺炎后脓胸的感染中毒症状更为明显,当肺脓肿或邻近组织的脓肿破溃进入胸腔,常有突发剧烈胸痛和呼吸困难、寒战、高热、甚至休克,术后并发脓胸者,常在术后手术热基本消退后又出现高热和胸部症状。脓胸患者一般要做胸腔闭式引流,使气体或液体排出,肺恢复张力,从而达到控制感染和治疗的目的。

【目的】　消除病因,尽早排净脓液,控制感染,全身支持治疗。

【适用范围】　急性脓胸的患者。

【急性措施】

1. 病情评估　了解胸部损伤的经过,是否并发气胸,有无身体其他部位的损伤。评估身体状况,全身有无发热、发绀;有无水、电解质失衡;有无全身乏力、食欲减退、消瘦、贫血、低蛋白血症等慢性全身中毒症状等。局部有无胸痛、呼吸急促;有无咳嗽、咳痰,痰量、颜色及性状;胸部有无塌陷、畸形;肋间隙是否饱满还是变窄;气管位置是否居中;纵隔有无移位;呼吸音是否减低或消失;患侧胸部叩诊有无浊音;是否有杵状指(趾)等。

2. 严密观察病情　密切监测生命体征,血压、脉搏、呼吸、心率,血氧饱和度每30分钟监测一次。合并肋骨骨折者,观察患者是否有反常呼吸、皮下气肿等。出现反常呼吸、开放性、张力性气胸窒息呼吸心跳骤停者要及时迅速予以急救。

3. 改善呼吸功能　患者血压平稳后,取半坐卧位,增加心输出量,促进肺扩张。给予吸氧,氧流量2～4L/min;保持呼吸道通畅,痰液较多者,合理应用抗生素控制感染,协助患者排痰或体位引流；协助医生进行治疗，行胸腔穿刺抽脓，每日或隔日 1 次，脓液多时应分次抽吸，每次不宜过多，穿刺过程中及穿刺后注意观察有无不良反应。患者症状不见明显改善时，宜尽早施行胸膜腔闭式引流术。

4. 维持循环功能　建立静脉通道补血补液维持充足的血容量，并给予全身治疗，鼓励患者进食饮水注意补充电解质，多进高热量、高维生素、高蛋白饮食，病情危重体质虚弱的患者应给予静脉补液，必要时输入静脉营养、血浆、白蛋白或少量多次输入新鲜血，以纠正贫血并增强抵抗力，促进早日恢复。

5. 胸腔闭式引流　协助医生做胸腔穿刺和胸腔闭式引流术，保持胸腔闭式引流，及时彻底排出脓液，使肺逐渐膨胀，脓腔闭合，以达到治愈的效果。

6. 抗感染治疗　预防感染的发生，充分引流，合理使用抗生素，早期适当地选用敏感抗生素治疗肺炎可减少肺周积液的发生，并可防止发展成复杂、难治性胸腔积液或脓胸。如果胸腔积液早期即得以控制，抗生素还须用 10～14d 以控制肺部炎症。

7. 对症护理　指导患者做腹式深呼吸，减少胸廓运动、减轻疼痛，必要时予以镇静、镇痛处理；高热患者给予物理降温，鼓励患者多饮水，必要时应用药物降温。

8. 术前准备　需行胸廓成形术者，要做好术前准备工作，做好血常规、凝血功能、乙肝表面抗原、心电图、肺功能、胸部 B 超等术前检查。术前禁食、水。

9. 心理护理　突然的创伤、进食的困难、胸痛、呼吸困难等症状、开胸术后影响了患者的呼吸生理功能，生活自理能力下降等，给患者造成极大的心理压力，使患者产生不良的情绪。加强与患者的沟通，耐心倾听患者诉说，减轻患者焦虑恐惧的情绪。

【注意事项】

1. 保持皮肤清洁：协助患者定时翻身和肢体活动，给患者擦洗身体，按摩受压处皮肤，以改善局部血液循环，增加机体抵抗力；及时更换汗湿的衣被，保持床单平整，预防压疮的发生；开放式引流时应保持局部清洁,及时更换敷料,妥善固定引流管,防止滑脱。引流口周围皮肤涂氧化锌软膏,防止发生皮炎。严格无菌操作,防止逆行感染。

2. 向患者及家属讲明胸腔闭式引流的作用和目的;讲明深呼吸咳嗽排痰的重要性,教会患者如何做有效的咳嗽;预防感冒,恢复期要加强呼吸功能的训练。

【诊断方法】

1. X 线检查　胸部 X 线检查是脓胸的主要诊断方法,游离的胸腔积液首先沉积在胸腔的底部,一般在肺底与横膈之间,使肺组织略向上浮起,小量积液时肋膈角变钝,量在 200ml 左右,如果患者因某种原因不能在坐位或立位拍摄胸片时,要注意对比卧位胸片两侧的密度,积液的一侧密度普遍增高,还可以采用患侧在下的侧卧水平投照,少量积液能显示于患侧胸腔外侧壁,在肋骨内缘与肺外缘之间有一层均匀的增深阴影。

2. CT 检查　脓胸表现为与胸壁平行的弓形均匀致密影,变动体位可以确定积液能否移动,大量积液进入肺裂,可将下肺向内向后压迫移位,大量积液紧邻肝右叶后缘,CT 扫描显示肝右叶后缘模糊,分不清界线,这是胸腔积液的特征性改变,称为"交界面征"。

3. B 超检查　可见脓胸区呈无回声区或内有点状回声,在早期还没有纤维素沉着形成胸膜肥厚时,液体内没有沉渣,液性暗区清亮,其内没有光点,当有大量积液时,肺组织受压,肺内气体被吸收,超声可见到在大片液性暗区内有一个三角形的致密影,且随呼吸浮动,当探头靠近横膈时,可见到圆弧形光带的膈影,后者与胸壁形成一楔形夹角,即肋膈角,脓液黏稠时,无回声区内点状回声增多增粗,超声对于卧位胸片显示的非游离性胸腔积液的标本采集非常有用。

4. 胸腔穿刺　脓胸的确诊,必须做胸腔穿刺抽脓液,并作涂片镜检、细菌培养及抗菌素敏感试验,选用有效的抗菌素治疗。

【应急处理流程】

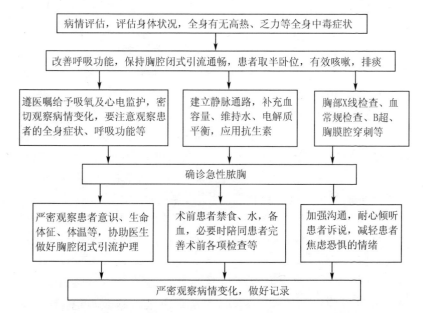

【典型病例】 患者,郑某,女,67岁,因渐进性胸闷胸痛,伴呼吸急促 3d 来我院就诊。查 X 线胸片示:左侧胸腔大量积液,为进一步治疗收入院。入院后急测 T 38.6℃,查血常规示白细胞 $26.42×10^9$/L,血型 B 型 RH 阳性,凝血全套正常,即刻在局麻下行胸腔穿刺,抽出脓液 20ml,考虑患者为急性左侧脓胸,予胸腔闭式引流术,引流出脓液量约 1200ml,色黄、絮状、恶臭,予以更换引流瓶,固定,患者症状明显缓解。术后患者生命体征平稳,给予一级护理、普食、吸氧、留置尿管、心电监护、胸腔闭式引流,静脉补液给予头孢米诺、奥硝唑等药物抗感染加强营养治疗。术后患者呼吸平稳,胸腔闭式引流的水柱无波动,引流液淡黄、量少,遵医嘱拔除胸腔闭式引流及气管插管,改为鼻导管吸氧。给予营养支持,康复出院。

【术后护理要点分析】

1. 严密观察患者 严密监测生命体征,意识变化以及是否表现出高热、胸痛、气促、咳嗽等,若发现异常及时报告医生处理。嘱患者半卧位有利于引流及减轻切口张力。避免引流管受压、扭曲。经常挤压引流管,以免脓液堵塞引流管。指导鼓励患者进行有效的咳嗽,有利于引流,以尽早排出痰液,使肺扩张,肺复张有利于胸腔内积气或积液的排出。如痰液多,痰鸣音明显,立即给予雾化吸入,如庆大霉素、地塞米松、糜蛋白酶等,拍背,协助排痰,直至肺部呼吸音清晰。

2. 胸腔闭式引流护理　保持导管的密闭和无菌,保持导管处衔接牢固,水封瓶长管在水中 3～4cm,并保持自立。胸壁伤口引流周围应严密,水封瓶内为无菌生理盐水,24h 更换液体,防止感染。引流瓶不应高于患者的胸腔,防止反流;防止引流管受压、扭曲、阻塞。水封瓶长管中的水柱是随呼吸上下波动,如水柱无波动患者出现胸闷气促等症状及时通知医生。引流管长度约 100cm 并妥善固定于床旁,运送患者时要固定引流管,下床活动时,引流管的位置因低于膝关节,并保持密封,如引流管从胸腔滑出,立即用手捏闭伤口处皮肤,及时报告医生。

3. 协助患者的全身护理　协助患者进食:给予高蛋白、高热量、高维生素饮食等,鼓励患者多饮水。除加强饮食疗法外更加注意皮肤护理,保持床单干燥,防止压疮发生。

4. 拔管指征　病情稳定,24h 水封瓶引流量＜50ml,胸透示肺复张良好,在无菌操作下拔除引流管,敷料覆盖,胶布固定。

5. 健康指导　患者出院后,还需加强基础护理,防止发生呼吸道感染,并加强皮肤及口腔护理,防止霉菌感染及压疮的发生,鼓励患者多下床,加强体质锻炼,得到更好的疗效。

第五节　连 枷 胸

【概述】　连枷胸是指严重外伤致多根多处肋骨骨折,使胸壁失去肋骨支撑而软化,并出现反常呼吸,即吸气时软化区胸壁内陷、呼气时外突,形成浮动胸壁,其死亡率可高达 20%～50%。连枷胸是一类比较严重的胸部损伤,胸壁浮动造成的胸部机械运动稳定性的破坏及并发的肺挫伤往往造成严重的呼吸、循环功能紊乱,治疗不及时或处理不当可引起严重的后果。连枷胸的发生多见于钝性外伤,道路交通伤最为常见,当外力作用于胸部时,受力处肋骨向内过度弯曲而折断,尤其是第4~7肋骨因较长且固定而最易折断。同时,可伴有胸骨、肺脏、心脏及大血管、肋间血管及胸廓内血管等损伤。患者常有剧烈胸痛、呼吸窘迫、发绀、胸壁塌陷及反常呼吸运动等临床表现,容易发展为低氧血症及急性呼吸窘迫综合征,部分危重伤员常易并发休克。连枷胸是否发生严重的呼吸困难,常取决于连枷胸的反常呼吸范围、类型和有无肺挫伤及其严重程度。临床分型为:侧胸壁型、前胸壁型、后胸壁型。积极治疗连枷胸,提高患者的生存率,必须根据患者的具体情况酌情处理,包括局部加压包扎、手术内固定、肋骨牵引外固定、综合治疗。总之,保持呼吸道通畅、恢复胸壁稳定性、治疗肺挫伤及合并伤是治疗创伤性连枷胸的关键措施。加强呼吸道管理和综合治疗可减少并发症、提高治愈率。

【目的】 早诊断,早治疗,减少并发症,降低死亡率。

【适用范围】 连枷胸的患者。

【急性措施】

1. 病情评估 首先对患者进行初步伤情评估,在明确胸外伤的前提下,协助医生做好相应的急救措施,如用厚敷料加压包扎患处胸壁,以消除反常呼吸。观察有无脑外伤、腹部外伤等;对四肢骨折进行简单的固定。

2. 严密观察病情变化 保持呼吸道通畅,及时给予吸氧(4~6L/min);患者入院后立即给予心电监护,根据病情每15~30分钟监测记录生命体征及意识、尿量等,分析变化趋势,及时向医生汇报,特别是合并血气胸的患者,一旦发生进行性大出血,要积极做好术前准备。

3. 迅速建立有效的静脉通道 选择近心端的大静脉建立2条静脉通道,1条静脉通道输入抗炎、扩容、补液药物,另一条静脉通道输入各种急救药品;输入血液制品,并调节室温,加盖棉被,防止热量丢失。

4. 抗休克治疗　抗休克需快速扩容并以晶体液快速稀释血液改善微循环效果最佳。休克患者去枕平卧,头偏一侧。休克纠正、病情平稳的患者可改半卧位。

5. 气管切开术　可以减少上呼吸道的呼吸阻力,增加肺泡通气量;便于及时清除气管内分泌物,改善低氧,缓解呼吸困难。

6. 胸腔闭式引流护理　严格无菌操作,保持引流通畅,防止逆行感染。妥善固定胸腔闭式引流管,观察引流液的颜色、性质、量。掌握拔管指征和做好拔管后观察,拔管后 24h 内密切观察患者是否有胸闷、呼吸困难、发绀、切口漏气、渗液、出血和皮下气肿等,若发现异常及时通知医生处理。

7. 疼痛护理　由于创伤、多发肋骨骨折,且肋骨断端随呼吸摩擦,患者疼痛较剧,影响患者呼吸,应给予镇痛治疗。

8. 术前准备　术前评估全身状态,生命体征是否平稳,呼吸道是否通畅。术前备血、备皮、药敏试验,留置胃管、尿管等。

9. 心理护理　应向患者及家属介绍胸壁手术内固定和机械通气的意义,并耐心解释家属提出的疑问,以缓解恐惧心理,增强治疗信心,使患者达到配合治疗、护理的最佳状态。

【注意事项】

1. 患者的情绪及气道压升高等因素均可加重反常呼吸,引起明显的生命体征变化,需密切监护。高质量的监护及护理措施对患者度过危险期,减少并发症具有重要意义。

2. 在处理肺挫伤和反常呼吸的同时,积极治疗合并伤,首先给予吸氧、镇痛鼓励和协助排痰。

【诊断方法】

1. 外伤史及临床表现　有明确外伤史,查体胸壁软化,胸廓见反常运动,“挤压征”呈阳性。

2. 胸部 X 线　肺内大片实质阴影,应考虑为肺挫伤 24～48h 后肺部阴影渐清晰,可诊断为肺挫伤。

3. CT 检查　分辨率高,提示相邻多根肋骨骨折,对应肺野内可见大小不一、片状密度增高阴影。

4.诊断性胸腔穿刺 抽出积气积血。

【应急处理流程】

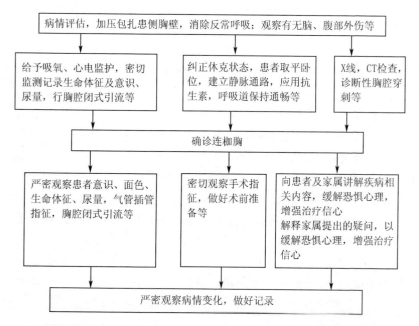

【典型病例】 患者,章某,女,38岁,因车祸致胸、腰伤伴呼吸困难40min门诊以"双侧多根肋骨骨折、连枷胸、双肺严重挫伤、双侧血气胸"收入院。查体:神志清楚,呼吸急促,右胸上部较饱满,胸廓挤压征(十),可见反常呼吸,双侧胸部均可扪及骨折断端,双肺呼吸音低,呼吸频率35/min;X线示:双侧肋骨多发骨折。入院后立即在局麻下行双侧胸腔闭式引流术,并给予红细胞悬液400ml静滴。患者感觉呼吸困难反常呼吸明显,为保证呼吸通畅,行气管切开进行机械通气,予重症监护,经过抗感染、止血、抑酸、对症治疗31d撤离呼吸机,继续抗感染对症治疗,间断气管给氧,撤离呼吸机5d,气管堵管48h,观察患者生命体征平稳,氧饱和度95%～98%,双肺呼吸音清晰,拔出气管导管,转普通病房继续治疗。

【护理要点分析】

1. 术前护理

(1)病情评估：了解受伤史，观察患者神志、瞳孔、面色、表情、皮肤、黏膜、甲床颜色、皮肤温度及合并伤情况，做好全面的伤情评估。搬动患者应托患者的脊背部，尽量避开胸壁浮动区，以免进一步加重损伤，加剧疼痛，影响呼吸。

(2)严密观察病情变化：监测患者的呼吸循环功能，注意血压的瞬间变化。注意脉压差的变化可及时发现心包积血的出现。注意观察腹部体征，及时发现肝脾等破裂的并发症，观察尿液的颜色，及时发现泌尿系统的损伤。双侧连枷胸的患者呼吸功能受损严重，应首先通畅呼吸道，清除呼吸道的异物，吸出口腔内的血痰，给予高流量吸氧。

(3)建立静脉通道：迅速建立 1～3 条静脉通路，输液抗休克，但应防止补液过量。由于创伤后肺水肿、湿肺存在，应限制晶体液的输入，防止输液过快，以防止进一步加重肺水肿。应给予锁骨下静脉穿刺，进行中心静脉压测定。

(4)胸腔引流：多处的肋骨骨折断端出血，以及断端刺破肋间血管、肺组织，造成胸腔积血积气，宜尽早行胸腔引流，以防有效呼吸腔的进一步减少，并能及时观察出血量，及时发现胸内重要器官破裂的可能。

(5)做好气管插管准备：若呼吸道分泌物多，经上述措施治疗后患者的血氧饱和度持续不升，呈现呼吸功能衰竭时，宜及时行气管切开接呼吸机正压通气。

(6)心理护理：双侧连枷胸是严重的胸外伤，患者濒死感强烈，要及时做好患者的心理安慰。

2. 术后护理

(1)密切观察生命体征：观察反常呼吸是否有引起严重循环功能障碍的征象。另外，严格控制晶体液量和输液速度。严密观察意识情况、心率、心律、血压、呼吸频率、SPO_2、尿量以及胸廓浮动及疼痛程度，如有异常及时报告医生处理。

（2）保持呼吸道通畅：术后继续接呼吸机的患者，吸痰时应严格无菌操作。术后尽量鼓励患者自行咳嗽咳痰，给予翻身、拍背；不接呼吸机的患者，持续给予低流量面罩吸氧。

（3）镇静镇痛：术后有效止痛，协助指导患者有效地咳嗽排痰，保持呼吸道通畅。

（4）床旁备好急救用物：备好纤维支气管镜，以便于及时床边处理肺不张。

（5）加强胸腔引流管的护理：胸腔内出血较急时会有血凝块形成，需不断挤捏胸腔引流管，并认真记录引流量，及时向医师汇报。

（6）预防感染：严格洗手，防止交叉感染，注意无菌操作，合理使用抗生素。鼓励有效咳嗽、咳痰和深呼吸、促使肺泡复张。对痰液不易咳出者，可给予雾化吸入，以稀释痰液，促进排痰。

（7）加强基础护理：保持床铺清洁干燥，做好晨晚间护理，勤翻身擦背，防止压疮发生，做好患者体位护理，取低半卧位，有利于呼吸引流。做好口腔护理，加强营养，提高机体抵抗力。

（8）心理护理：护士多与患者沟通，耐心做好解释工作，鼓励患者进食、咳嗽，积极配合治疗护理，促使患者早日康复。

第六节　肺挫伤合并失血性休克

【概述】　肺挫伤为常见的肺实质损伤，多为迅猛钝性伤所致，例如车祸、撞击、挤压和坠落等外伤引起出血，大量失血引起休克称为失血性休克，失血后是否发生休克不仅取决于失血的量，还取决于失血的速度。休克往往是在快速，大量（超过总血量的 30%～35%）失血而又得不到及时补充的情况下发生的。肺挫伤对伴有低血容量休克者，仍要及时补充血容量，合理搭配晶体与胶体液比例，保持正常的胶体渗透压和总渗透压，以后则保持液体负平衡，每日 1600～1800ml。胸部创伤在多发伤中所占比例在 50%以上，肺挫伤在钝性胸部创伤中占 30%～75%，其病理改变为肺挫伤区肺毛细血管损伤，间质及肺泡内血液渗出及间质水肿，肺泡间质出血，并可见肺不张。从而影响肺的气血屏障,降低肺的顺应性,增加肺内分流,使患者出现低氧血症,易于发生急性呼吸窘迫综合征(ARDS)。由于肺挫伤系强大暴力所致,肺挫伤患者常合并失血性休克。因此,在这类休克的急救及后期治疗中,防治肺挫伤合并失血性休克致肺损伤的进一步加重是提高抢救成功率的关键。

【目的】　早发现,早诊断,及早手术,降低死亡率。

【适用范围】　肺挫伤合并失血性休克的患者。

【急性措施】

1. 病情评估　了解患者发生创伤时状况,及时评估创伤严重程度;严密,全面,动态地观察病情,包括意识,生命体征,胸部及腹部体征及其他部位等变化。伤后最初 60min 是决定患者生死的关键时间。因此,采取客观、合理的方法进行正确评估是抢救成功与否的关键。医护人员必须争分夺秒,快速对患者的意识、瞳孔、脉搏、呼吸、血压、四肢温度、伤口出血、四肢活动情况作出初步判断,同时立即通知医生抢救。

2. 急救护理　患者入院后取半坐卧位,制动,马上给予吸氧,迅速建立静脉通道等抗休克处理。对血气胸者,及时行胸腔闭式引流术,开放性气胸者用无菌敷料,如凡士林纱布加棉垫封盖伤口,再用胶布或绷带包扎固定,形成闭合性气胸,然后再抽气减压或行胸腔引流术。对于胸腔闭式引流,血气胸者一次性引流不超过 800ml,以防胸内压骤降,出现纵隔摆动,刺激迷走神经,引起心搏骤停。

3. 密切观察生命体征　遵医嘱使用心电监护仪,监测呼吸、脉搏、血压、脉压差的变化。休克早期脉搏细速,烦躁不安,焦虑,并出现程度不同的口渴、面色、口唇苍白或发绀、表浅静脉不充盈、四肢湿冷等微循环的障碍。血压下降程度标志着休克的程度,当患者出现脉速血压下降,脉压差进一步缩小,尿量低于 20ml/h 为少尿,提示病情恶化,须及时积极抢救。

4. 保持呼吸道通畅　纠正缺氧状态,患者取平卧位,畅通气道,并迅速清除口、鼻内分泌物及异物。昏迷患者头偏一侧,以防误吸。遇有喉头水肿或舌后坠,可予以口咽通气管或舌钳夹出。休克患者多有低氧血症,应及时予鼻导管或面罩吸氧,氧浓度 40%～50%,氧流量 4～6L/min。必要时给予气管插管、气管切开及呼吸机辅助呼吸。如心跳呼吸骤停者,立即行心肺复苏术。

5. 迅速建立静脉通道　快速补充血容量,同时抽血做血型鉴定和交叉配血。必要时置深静脉导管,以监测中心静脉压及确保大量输液、输血通畅。液体首选平衡液,并遵循先晶后胶和晶体胶体序贯输入的原则。

6. 妥善处理伤口出血　对于开放性骨折、活动性出血患者,应给予夹板固定并用无菌敷料加压包扎止血。有活动性出血的患者,及时结扎并用无菌敷料包扎止血。疑有内脏活动性出血患者,腹腔穿刺抽出不凝固血液可确诊应立即送手术室。

7. 协助患者检查　在病情允许情况下,协助做好 X 线,CT 等检查。

8. 做好术前准备　怀疑有活动性出血可能,或有手术指征的患者,立即做好手术准备。护士应及时做好交叉配血、皮试、备皮、导尿、留置胃管等术前准备。

9. 心理护理　意外致伤使患者及家属遭受巨大的打击,表现为恐惧、焦虑,甚至不配合治疗,精神压力陡然增大。护士在积极抗休克的同时,及早对患者和家属进行心理护理,得到患者及家属的理解和配合,使护理及治疗计划得以顺利实施。

【注意事项】

1. 在抢救过程中,护士对病情的准确评估及积极有效的护理配合对抢救成功起重要作用。因此,急救护理人员必须具备较好的抢救意识、敏捷的思维及病情观察的独到性,熟练掌握各项急救技术和急救器材的使用方法,才能进一步提高休克患者抢救成功率。

2. 创伤患者随时可发生生命危险,同时又可能面临着生活不能自理等问题,从而在躯体和心理上存在严重的创伤而表现出不同程度的紧张、恐惧、焦虑等心理反应而这些不良情绪会导致患者病情加重。

【诊断方法】

1. 实验检查　实验检测与体格检查不同,因为在急性失血后的短时间内,体液移动还不可能很明显,难以通过血液检测指标反映出来,若失血的过程稍长,体液移动逐步增多,就会使血液呈现浓缩,表现为血红蛋白增高,血细胞比容上升,尿素氮与肌酐的比例增大,如果失血的过程较长,失血量较大,特别是自由水丢失逐步增多,还会发生血清钠增高,因此,需根据实验室血液检查准确地估计失血量。

2. X线检查　胸片出现斑片状浸润影,一般伤后24～48h变得更明显。

3. CT检查　准确率高于X线检查,提示一侧或两侧散在斑点状、片状或弥漫性云雾状高密度影,而X线胸片仅见局部肺纹理增多、模糊。

【应急处理流程】

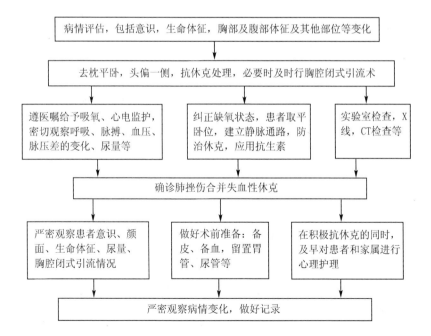

【典型病例】 患者,黄某,男,45岁,因胸腹部撞伤后疼痛3h收入院。入院后主诉伤处疼痛、感胸闷气促。查体:T:36.6℃,P:93/min,BP:87/64mmHg,R:20/min,SPO_2:96%,神志清楚,胸廓无明显畸形,呼吸活动双侧均减弱,双侧胸廓有挤压痛,骨擦感阳性,双肺叩诊鼓音,双肺呼吸音低,上腹部有压痛、轻度反跳痛及肌紧张,腹穿抽出不凝血。胸片示双侧多发性肋骨骨折,双侧血气胸,严重肺挫伤,肺的透亮度下降,肺内有斑片状阴影,右肺上叶肺不张,肺血管纹理消失。故诊断:肺挫伤,闭合性血胸。立即给予抗休克治疗,同时拟急诊手术,即在全麻下行剖腹探查术腹腔冲洗引流术,双侧胸腔闭式引流术,术后入ICU进行监护。术后第1天患者突感胸闷、气促,口唇发绀,SPO_2降至75%即给予吸痰,改面罩吸氧,SPO_2仍只有80%胸腔闭式引流通畅,听诊双肺布满湿啰音,即在局麻下行气管切开术,接呼吸机应用,随着患者两侧胸腔闭式引流液的逐步减少,血气分析结果恢复正常,双肺呼吸音正常,胸片示:右肺膨胀,胸腔无明显积液、积气,SPO_2在99%左右,呼吸机由控制的IPPV模式过渡到辅助的SIMV模式,术后第6天顺利脱机,第8天拔除胸腔闭式引流管,第12天患者病情平稳,转入胸外科病房继续治疗。

【护理要点分析】

1. 术前护理

(1)病情评估:当合并肺实质脏器损伤和胸腔活动性出血时,观察患者是否有烦躁不安、意识淡漠、心率增快、血压下降、脉压差减小、尿量减少、四肢湿冷等失血性休克表现,做好抗失血性休克处理。

(2)基础护理:患者半卧位,有利于呼吸,严重肺挫伤患者禁健侧卧位,以防伤侧积血流入健侧支气管引起窒息,休克或昏迷患者取平卧位,头偏向一侧,及时清除呼吸道分泌物,保持呼吸道通畅;给予氧气吸入,建立2条静脉通路,快速输液,输血以补充血容量,纠正水、电解质及酸碱失衡,避免器官功能衰竭,抗休克同时做好紧急手术治疗准备。

(3)心理护理:创伤性休克患者因为发病急,病情重,有不同程度创伤后应激障碍,主要有焦虑、恐惧等表现。在抢救护理患者时,急救操作娴熟、集中;语言温和、态度热情,做到关心、耐心、细心,及时给予心理安慰和疏导。

2. 术后护理

(1)密切观察病情变化:给予心电监护。注意观察神志、面色、睑结膜苍白与否、血压、心率、呼吸、血氧饱和度等变化,每 15～30 分钟测量一次,并作好详细记录。如发现休克的征象,立即查明原因,给予紧急处理。记录出入量,观察每小时的尿量、颜色、比重并详细记录,尿量少于 300ml/h 则应保护肾功能。

(2)保持呼吸道通畅:持续吸氧,在鼻导管或面罩给氧的条件下,以氧流量 2～5L/min,动脉血氧饱和度在 95% 以上为宜。对缺氧不能有效改善者,则积极行气管插管或气管切开,并行呼吸机辅助呼吸;即使合并血气胸,也应在胸腔闭式引流下行机械通气。对肺挫伤合并失血性休克的患者,呼吸机辅助呼吸,使用呼吸机可以减轻肺水肿,增加功能残气量,减少分流,改善低氧血症。

(3)胸腔闭式引流护理:①闭式引流管是否通畅,观察引流管水柱波动情况,防止血块堵塞。②严密观察、准确记录引流物的性状及引流量,对出血多者应记录每小时引流液量,如术后 3h 内每小时超过 200ml 或 24h 超过 1 000ml,提示胸腔内有活动性出血,应立即报告医生进行处理。③更换引流瓶时应严格执行无菌操作,防止发生逆行感染。

(4)用药护理:遵医嘱使用甲基强的松龙、地塞米松治疗,可以同时使用胃黏膜保护剂等,可以减轻肺挫伤后继发性肺损伤。同时,观察用药后的不良反应。

(5)加强肺功能:对于恢复期的患者可以在床上活动,吹气球可以增强肺功能,适用于较大的患儿,也可以下床活动以协助,不但可以增加肺活量,还可以减少肺部并发症。但应该避免过度,以防发生意外。

(6)心理护理:肺挫伤病情变化快,患者和家属精神负担较大,医生和护士应经常与患者及家属交谈,了解患者的心理,给以安慰疏导,并使患者了解自己所患疾病的基本知识及预后情况,使患者积极配合治疗。向患者及家属讲解疾病知识,介绍不同病期注意事项,同时指导患者进行锻炼,以提高治愈率。

第七节　肺部疾病术后胸腔出血

【概述】　肺部疾病术后胸腔内出血为常见的严重并发症,多发生在术后 24h 内,出血的原因主要有:广泛粘连游离后胸壁渗血、结扎线脱落、肿瘤复发外侵出血、肋间血管损伤或骨折出血、支气管动脉出血、手术设备使用不当等。虽然发生率不高,但如不及时得到有效的处理,常危及患者的生命或引起其他严重的并发症,给患者造成更大的伤害。是术后死亡的重要原因,同时也是增加术后其他并发症的重要危险因素。严重者需要再次开胸止血,若处理不当或不及时有生命危险。手术后早期出血再手术的约为 0.005%,必须手术止血的病例临床并不多见。

【目的】　术后妥善护理,弄清术后再次出血的原因,积极采取有效的应对措施,降低术后胸腔出血并发症的发生率和病死率。

【适用范围】　肺部疾病术后胸腔出血的患者。

【急性措施】

1. 病情观察　严密观察患者意识状态、肺部及肢体活动等情况。术后胸腔内出血在 500ml 以下时症状不明显,随着出血量的增加患者表现烦躁不安、呼吸急促、困倦、口渴,提示血容量不足,中枢神经系统缺氧,在血压尚未明显下降时即可出现。当血压降至 50mmHg 后,神经系统反射显著降低,患者从兴奋转为抑制,表现为精神萎靡、表情淡漠、反应迟钝、目光暗淡、意识模糊、昏迷。

2. 严密监测生命体征　给予持续吸氧,24h 心电监测,每 15～30 分钟观察血压、心率、呼吸 1 次,应用休克指数来帮助判断早期休克的先兆。如术后胸腔内发生大出血时,体内循环血量急剧减少,血压下降,心率增快。当心电监护显示收缩压下降至 80mmHg 以下、脉搏 120/min 以上、呼吸频率 30/min 以上时,提示有休克表现,立即通知医生,采取积极治疗措施。必要时可建立有创血压监测、中心静脉监测、动态监测血流动力学及心功能变化。

3. 胸腔内出血的观察　胸腔引流管连接无菌水封瓶,要安置好,以防意外跌倒或撞破。引流瓶一定要放在低于患者胸腔的位置,一般为低于胸腔 60cm。密切观察引流液的颜色、性状和量,并准确记录 24h 出入量。有以下情况需高度警惕进行性胸腔内出血可能:每小时引流量＞200ml,连续 3h;脉搏加快,血压下降,或经补充血容量、血压仍不稳定;血红蛋白、红细胞计数和红细胞压积进行性降低。若引流液突然减少,应考虑引流管是否通畅或脱出胸腔。

4. 保持呼吸道通畅　保持呼吸道通畅,及时清理呼吸道分泌物,锻炼咳嗽并协助排痰。对痰液黏稠不易咳出者,采取雾化吸入。当患者呼吸困难,气管内分泌物排出不畅时,及早行气管插管或气管切开,必要时行机械通气,有助于改善呼吸困难,减少肺部淤痰。及时吸痰,吸痰时动作轻柔,调节负压适中,避免过度刺激引起患者剧烈呛咳。

5. 药物治疗　开放有效的静脉通路,积极补充血容量,同时给予抗感染治疗。反复及大量出血患者应及时输血,大量输入库存血时,可加用 10% 葡萄糖酸钙作静脉注射。

6. 严格卧床休息　当患者清醒后,可将床头适当抬高,使患者处在舒服的半卧位,让膈肌下降在正常位置,利于肺部的气体交换,胸腹部肌肉的松弛。保持病室安静,光线柔和,限制探视人员,严格执行陪伴探视制度,做到说话轻、走路轻、操作轻及关门轻,避免刺激患者。

7. 饮食护理　多食用高蛋白、高维生素、高热量的食物,少食高脂肪尤其油腻、油炸的食品,避免刺激性食物,不能饮酒、吸烟。

8. 健康指导　术后开始施行上下肢被动运动,然后指导主动运动,一般情况尚好的患者,均鼓励和帮助患者下床活动。并根据患者的知识水平以及患者所需求的康复知识,为患者个性化制订详细术后康复护理计划。根据患者个人情况,逐渐增加活动量。适当小强度锻炼,注意劳逸结合,每次活动量以不感到疲劳为宜。避免着凉、感冒,尽量避免去公共场所。

9. **心理护理** 术后再出血患者往往会产生紧张、焦虑、悲观、抑郁等心理,特别是需再次手术时,对患者的心理、生理及经济负担等是一个很大的打击,患者往往对手术持怀疑态度。此时需要建立患者信心,关心同情患者,以通俗易懂的语言讲解治疗的必要性及相关知识,突出治疗的必要性和安全性,使患者依从治疗和有信心接受治疗,充分调动患者战胜疾病的信心。

10. **做好术前准备** 对出血量不大、全身情况尚可者可先行保守治疗,经止血及输血治疗后临床表现逐渐改善者可继续观察,否则也应尽早剖胸止血。一旦明确术后胸腔出血,特别是大出血,应及时果断开胸止血,采用全麻气管内插管,沿原切口快速进胸,清除胸腔内血凝块,找到出血部位,迅速控制出血,必要时需紧急床边开胸控制出血。

【注意事项】

1. 纵隔移位,心脏和大血管扭曲可造成严重后果,导致急性心肺功能衰竭。因此要注意观察气管有无移位,气管位置是否居中,全肺切除术后了解纵隔位置、判断胸腔内压力的标志。气管位置判断方法:让患者头居中,用右手中指沿胸骨切迹向后触摸气管,食指与无名指分别在左、右两侧胸锁关节处,看中指是否与其他两指等距离,或将中指触摸气管,观察中指与两侧胸锁乳突肌所构成间隙的大小,以判断气管是否移位。如果患者自觉气短,呼吸困难,同时气管偏向健侧,则应开放引流管排出气体和液体,缓解患者呼吸困难,气管位置居中稍偏向患侧为宜,再次夹闭引流管。

2. 控制输液量及输液速度,避免诱发肺水肿和左心衰竭。

3. 患者侧卧时,注意防止引流管脱出或引流管受压。下床活动时,引流瓶位置应低于膝关节。并保持其密封。搬运患者前要将胸腔引流管双重夹紧,再将引流瓶放在床上患者双下肢之间以利搬运。在松夹子前应先将引流瓶放在低于胸腔的位置。引流液充满引流瓶后应及时更换,更换时严格无菌操作,并用止血钳夹住引流管,以免进气,水封瓶内装无菌生理盐水。

【诊断方法】

1. 胸部 X 线　显示阴影范围来估计出血量,每增加一个后肋间阴影,积血量增加 120～140ml。胸腔内出血总量＝胸腔引流液量＋血胸阴影后肋数×140。胸部 X 线拍片可较直观地了解胸腔情况,对出血量与临床表现不符时,或引流管虽通畅但胸腔叩诊呈浊音,怀疑血凝块时更应摄胸片,以排除血凝块的存在。胸部 X 线拍片时,患者最好取坐位或半坐位以了解积血情况。可重复摄片对比以了解胸腔内出血量的变化。

2. 血气分析及血常规　血红蛋白、红细胞压积测定可以帮助估计患者出血程度,但血红蛋白、红细胞压积的变化通常不能反映患者当时的出血量,因此需要多次送检血气分析及血常规,了解血红蛋白、红细胞压积变化趋势,判断患者出血情况。

【应急处理流程】

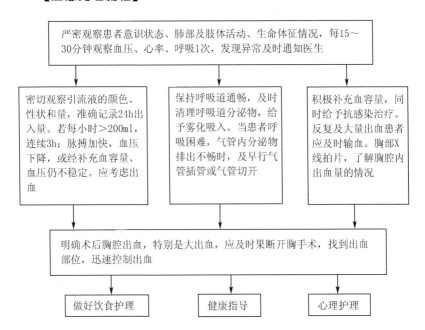

【典型病例】 患者张某,男,20 岁,因"晚自习时突发胸闷、胸痛,伴呼吸困难,休息后无明显好转,疼痛加重"于急诊收入我院。入院时患者诉胸闷、胸痛,吸气时疼痛明显。T:36.2℃,P:80/min,R:20/min,BP:128/80mmHg。急诊查胸片提示:左侧液气胸,肺压缩40%。听诊:左肺呼吸运动减弱,右肺呼吸音正常,即刻予患者在局麻现行左侧胸腔闭式引流术。术后当晚患者床上起身坐起时胸腔引流管引出约 500ml 血性液体,BP:90/52mmHg,P:98/min,通知医生后遵医嘱予以血凝酶注射剂 2U 静脉注射。医嘱通知患者急诊在全麻下行"胸腔镜下左侧肺大疱切除+探查止血术",术后给予持续吸氧、心电监护。给予止血、抗感染、化痰、补充血容量药物治疗。胸腔闭式引流固定好,水柱波动好,患者诉切口疼痛,无胸闷气促等不适。

【术后护理要点分析】

1. 病情观察:严密观察患者意识状态、肺部及肢体活动、生命体征情况,给予持续吸氧、心电监测,每 15～30 分钟观察血压、脉搏、呼吸 1 次。发现患者有烦躁不安、呼吸急促、困倦、口渴,应考虑有出血的可能,要及时通知医生进行处理。及时清理呼吸道分泌物,保持呼吸道通畅。可给予雾化吸入,稀释痰液。

2. 胸腔引流管连接无菌水封瓶固定好,观察长玻璃管内的液体随着呼吸有无上下波动。咳嗽或呼气时有少量气泡逸出是正常情况,若出现持续性气泡冒出,即吸气和呼气时皆有气泡产生,则表示有空气进入引流系统中。当出现大量气泡时,需立即通知医生。密切观察引流液的颜色、性状和量,并准确记录 24h 出入量。搬运患者前要将胸腔引流管双重夹紧,再将引流瓶放在床上患者双下肢之间以利搬运。在松夹子前应先将引流瓶放在低于胸腔的位置。引流液充满引流瓶后应及时更换,更换接管、敷料时严格无菌操作,并用止血钳夹住引流管,以免进气,水封瓶内装无菌生理盐水。

3. 遵医嘱应用止血、抗感染、化痰、补充血容量等药物治疗,并注意观察药物疗效及不良反应。控制液体输入量和输液速度,避免诱发肺水肿和左心衰竭。

4. 生活护理:绝对卧床休息,使患者处在舒服的半卧位,让膈肌下降在正常位置,利于肺部的气体交换,胸腹部肌肉的松弛。床铺平整清洁,做好口腔护理,定时翻身叩背,锻炼正确咳嗽的方法,协助排痰。保持会阴部皮肤清洁干燥,加强个人卫生。

5. 饮食指导:多食用新鲜蔬菜、水果,富含高蛋白、高维生素、高热量的食物,少食高脂肪尤其油腻、油炸的食品,避免刺激性食物,不能饮酒、吸烟。保持大便通畅,必要时可给予开塞露肛门内注入,促进顺利排便。

6. 心理护理:患者存在焦虑、恐惧心理。应关心、安慰患者,多与患者沟通;鼓励患者表达出所担心的问题,及时解决患者的痛苦不适。向患者耐心讲解有关医疗知识,告知患者治疗的必要性,帮助患者稳定情绪,减轻心理压力,缓解不良情绪。向患者及家属介绍治愈实例,充分调动患者战胜疾病的信心。积极配合治疗,以利于病情的恢复。

7. 健康指导:术后开始施行上下肢被动运动,然后指导主动运动,一般情况尚好的患者,均鼓励和帮助患者下床活动。根据个人情况,逐渐增加活动量。适当锻炼,注意劳逸结合,每次活动量以不感到疲劳为宜。避免着凉、感冒,尽量避免去公共场所。

第八节　肺部疾病术后肺漏气

【概述】　术后肺漏气,又称肺间质瘘、或肺粗面瘘。漏气点来源于肺间质破损,肺裂不完整患者行肺叶切除、肺段或部分肺切除后的粗面漏气以及直线切割器使用后的钉孔漏气。肺漏气是肺部手术后发生的并发症之一,随着肺外科患者的老龄化,肺气肿和慢性阻塞性肺病(COPD)发生率日渐增高,它在肺外科实践中所致矛盾更为突出。由于部分患者肺漏气时间长,导致肺膨胀不良,并发症增加;患者长时间带管,痛苦大,增加了住院天数和经济负担,严重者可引起胸腔感染。一般通过保守治疗可以达到治愈的目的,但有时需要增加其他治疗方法而治愈,传统方法有胸腔内灌注高渗糖、红霉素、滑石粉以及生物胶等方法,但均存在着不同程度的缺点。对于经保守治疗无效的患者,需再次手术治疗。

【目的】　采取积极有效的应对措施,改善预后。

【适用范围】　肺部疾病术后肺漏气的患者。

【急性措施】

1. 病情观察　由于术后肺漏气引起气体交换功能受损,患者常出现缺氧症状。应给予持续鼻塞或鼻导管吸氧,氧流量 2～4L/min,给予 24h 心电监测,严密监测生命体征,每 15～30 分钟观察患者的呼吸频率、节律、血氧饱和度及有无发绀等。

2. 保持呼吸道通畅　及时清理呼吸道分泌物。为了防止痰液黏稠引起患者剧烈咳嗽加重肺漏气,常规用生理盐水 5ml 行雾化吸入 2/d;定时翻身、拍背,协助患者用力适度地有效咳嗽、排痰。鼓励患者适当多做深呼吸,以锻炼呼吸功能,促进肺复张,但应避免吹气球等用力屏气动作,以免加重肺漏气。

3. 辅助检查　在医护人员的陪同下,进行辅助检查。

4. 药物治疗　持续肺漏气患者可经引流管注入 50% 葡萄糖注射液促使脏、壁层胸膜粘连,用 5ml 注射器经上胸腔引流管注入 50% 葡萄糖注射液 100ml,注药后夹闭引流管,嘱患者在床上反复变换体位,60min 后开放引流。如患者有胸闷、气促症状,可提前开放引流管。注入 50% 葡萄糖注射液时严格遵守无菌技术操作原则,以防胸腔感染。

5. 胸腔闭式引流管的护理　术后肺漏气患者置胸腔闭式引流管的时间较长,注意观察患者漏气量、排气情况。妥善固定胸腔闭式引流管,保持密闭状态,避免引流管折叠、扭曲,保持通畅。保持引流口敷料清洁、干燥,有污染或渗出物渗湿需及时更换。长时间留置胸腔闭式引流管的患者要定时更换引流装置,胸腔引流瓶及连接管每周更换 2～3 次,更换时用两把大止血钳双向夹闭胸管近心端,避免空气进入胸腔。同时严格无菌技术操作,避免发生胸腔内感染。对漏气量多的患者在更换引流装置时,夹管时间尽量缩短,并注意观察病情变化,以免胸腔内积气过多造成气胸。

6. 生活护理　严格卧床休息,患者清醒且血压平稳后给予半卧位,有利术后胸腔闭式引流,有利呼吸运动,减少通气不足的危险。保持病室安静,光线柔和,限制探视人员,严格执行陪伴探视制度。注意口腔卫生,保持会阴部皮肤清洁干燥。

7. 心理护理　术后多数患者置胸腔闭式引流管的时间较长,痛苦大,生活不方便,术后疼痛,住院时间延长,费用增加,易使患者产生恐惧、紧张、焦虑、抑郁等情绪。因此,要关心、安慰患者,加强与患者及家属的沟通交流,发动家属耐心地疏导患者,以减轻或消除患者不良心理反应,取得患者的积极配合。

8. 做好术前准备　经保守治疗无效的患者,需再次手术治疗。

【注意事项】

1. 术前改善营养状况、控制血糖、肺功能锻炼、戒烟等。

2. 指导患者深呼吸和适当咳嗽,若漏气停止,则不再鼓励患者咳嗽。

3. 患者生命体征平稳,双肺呼吸音基本对称,咳嗽时无气体逸出,胸部 X 线摄片提示肺复张良好,即可拔除引流管。拔管后注意观察患者有无胸闷、气促、发绀及皮下气肿,伤口敷料有无渗液、渗血等。

【诊断方法】

1. 症状　患者平静呼吸时,胸腔闭式引流管内仍有气泡溢出。

2. 胸部 X 线、CT 检查　可提示肺不张的范围、程度,有无胸腔积气、积液。

【应急处理流程】

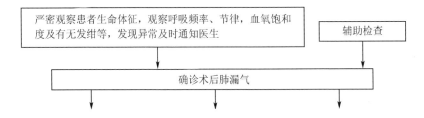

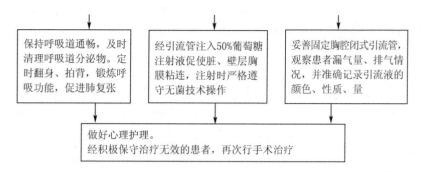

保持呼吸道通畅，及时清理呼吸道分泌物。定时翻身、拍背，锻炼呼吸功能，促进肺复张

经引流管注入50%葡萄糖注射液促使脏、壁层胸膜粘连，注射时严格遵守无菌技术操作

妥善固定胸腔闭式引流管，观察患者漏气量、排气情况，并准确记录引流液的颜色、性质、量

做好心理护理。
经积极保守治疗无效的患者，再次行手术治疗

【典型病例】　患者，魏某，男，57 岁，因"活动后气促、呼吸困难 2d"收入我院。患者既往无高血压、糖尿病、心脏病病史，入院时精神尚可，大小便正常，体力体重无明显变化。测 T:36℃,P:71/min, R:20/min,BP:125/75mmHg,SPO$_2$:97%。胸部 CT 示:右肺上叶占位，考虑中央型肺癌、肺不张。纤支镜示:右上肺各亚段开口水平肿物生长，管腔几乎完全堵塞。完善各项术前检查，患者于 1 周后在全麻下行全肺切除术。术后给予持续吸氧、心电监护，静脉给予止血、抗感染、祛痰、抑酸等对症处理。胸腔闭式引流管固定好且通畅，水柱波动好。术后第 2 天，患者呼吸咳嗽时有持续性气泡冒出，立即通知医生，遵医嘱经引流管注入 50%葡萄糖注射液 100ml，按时给予雾化吸入，密切观察病情变化。

【术后护理要点分析】

1. **病情观察**　给予持续吸氧、心电监测，严密观察患者生命体征情况。每 15～30 分钟观察患者的呼吸频率、节律，血氧饱和度及有无发绀等。保持 SPO$_2$ 在 95% 以上，观察患者的反应及倾听患者主诉。

2. **引流管护理**　胸腔引流管连接无菌水封瓶固定好，避免引流管受压、折曲、堵塞、滑脱，定时挤压引流管，保持引流管通畅。体位变更时注意防止引流管的牵拉、滑脱。注意引流管内水柱波动情况，观察记录引流液的颜色、性质、量。更换时严格无菌操作，用两把大止血钳双向夹闭胸管近心端，避免空气进入胸腔，水封瓶内装无菌生理盐水。

3. 保持呼吸道通畅　及时清理呼吸道分泌物,鼓励患者进行有效咳嗽,做深呼吸活动,每 2～4 小时协助患者翻身拍背,必要时可每 4 小时予以雾化吸入,促进痰液排出,以免肺不张及肺部感染的发生。

4. 药物治疗　静脉给予抗炎、补液等药物治疗。经引流管注入 50% 葡萄糖注射液后夹闭引流管,嘱患者在床上反复变换体位,60min 后开放引流。如患者有胸闷、气促症状,可提前开放引流管。注入时严格遵守无菌技术操作原则,以防胸腔感染。

5. 生活护理　绝对卧床休息,使患者处在舒服的半卧位,让膈肌下降在正常位置,利于肺部的气体交换,胸腹部肌肉的松弛。床铺平整清洁,做好口腔护理,定时翻身叩背,锻炼正确咳嗽的方法,协助排痰。保持会阴部皮肤清洁干燥,加强个人卫生。

6. 饮食指导　指导患者多进食高蛋白、高热量、高维生素、低脂肪、易消化的食物,多食用新鲜蔬菜、水果,少食油炸的食品,避免刺激性食物,不能饮酒、吸烟。保持大便通畅,必要时可给予开塞露肛门内注入,促进顺利排便。

7. 心理护理　患者存在焦虑、恐惧心理。应关心、安慰患者,多与患者及家属沟通。向患者耐心讲解有关疾病的知识,告知患者治疗的必要性,帮助患者稳定情绪,减轻心理压力,缓解不良情绪。充分调动患者战胜疾病的信心,取得患者的积极配合。

8. 健康指导　鼓励患者勤翻身,动作宜轻柔,深呼吸运动,适当咳嗽,加速胸腔内气体排出,有利于肺复张。鼓励患者早期活动,在床上可翻身、伸屈四肢。病情稳定一般术后 2～3d 即可下床活动,活动内容包括床旁坐、站、行走等,指导患者注意循序渐进,量力而行,注意劳逸结合,每次活动量以不感到疲劳为宜。同时加强术侧上肢功能的锻炼,以预防肺部并发症及深静脉血栓的形成,促进康复,缩短住院时间。避免着凉、感冒,尽量避免去公共场所。

第九节　肺部疾病术后支气管胸膜瘘

【概述】　支气管胸膜瘘是肺切除术后严重的并发症之一,是指肺切除术后支气管残端未能愈合引起各级支气管与胸膜腔交通形成的瘘管。支气管胸膜瘘约 2/3 以上发于肺部手术之后,临床上处理困难,病程长。术后支气管胸膜瘘的发生率为 2%～13%,发生时间可在术后几小时至几年,死亡率达 40%。肺部疾病术后发生支气管胸膜瘘的原因及机制:肺或肺叶切除术中局部支气管周围淋巴结清扫,残端过长或吻合口有张力,以及病灶切除不彻底造成残端肿瘤或结核浸润都是术后支气管胸膜瘘的易发因素。瘘更易发生于右侧,这可能是因为右侧支气管较短粗,张力大,而且与左肺比,右肺缺乏纵隔支撑及遮盖。缺血坏死是产生瘘的常见机制。残端过长可导致分泌物蓄积、继发感染,使黏膜坏死。主要临床表现:持续高热、咯血、咯脓痰、刺激性干咳或表现为败血症,以及由于脓性分泌物大量流入对侧肺导致吸入性肺炎、呼吸衰竭等症状。

【目的】　充分引流、关闭瘘口和消灭脓腔。

【适用范围】　肺部疾病术后发生支气管胸膜瘘的患者。

【急性措施】

1. **病情评估**　若患者出现持续高热、咯血、咯脓痰、刺激性干咳或表现为败血症,以及由于脓性分泌物大量流入对侧肺导致吸入性肺炎、呼吸衰竭等症状,护士在发现患者出现支气管胸膜瘘后,要立即与医生沟通。

2. **生命体征的观察**　遵医嘱给予吸氧,给予床旁心电监护,术后每隔 30 分钟测量血压、氧饱和度、心率、呼吸。发现异常,及时通知医生并协助处理。

3. **卧位**　给予患者半卧位,快速地与医生配合做好胸腔闭式引流。

4. **建立静脉通路**　遵医嘱给予抗生素积极抗感染治疗,并给予营养支持。

5. **保守治疗**　在胸腔积液最低处放置胸腔闭式引流,有效的抗感染治疗和营养支持也是促进支气管胸膜瘘愈合的关键。若患者感染中毒症状持续不缓解,应首先考虑胸膜腔内分隔形成、脓胸未能充分引流的可能,可在超声定位下反复胸腔穿刺抽液。经过积极的保守治疗,部分瘘口较小的患者可以治愈,而大多数患者需在保守治疗的基础上进行进一步治疗。

6. 心理护理　在紧急抢救结束后,护士要耐心地安抚患者,多与患者沟通,让患者明确病情,并提供治愈的案例,使其树立战胜疾病的信心。对焦虑和烦躁的患者,护士要教会患者利用深呼吸等放松自己的情绪。此外,护士还要做一名倾听者,耐心地听患者的苦闷,再针对性给予干预。

7. 术前准备　经保守治疗未见好转的患者,如需再次进行手术时,患者要禁食、水,留置胃管、尿管,行交叉配血等。

【注意事项】

1. 术后严密观察生命体征变化,注意呼吸循环系统监测。

2. 嘱患者定期复查胸片,了解脓腔吸收和胸廓畸形情况。前半年每月一次。另外,注意加强营养,适当锻炼,减少胸廓畸形。

【诊断方法】

1. X 线检查　检查有无支气管胸膜瘘形成的最简便方法是胸部平片,本症的 X 线表现为大量胸腔积液或液气胸,在原来没有液气胸的病例出现液气胸平面或全肺切除术后早期液平面下降而后期再次出现液平等均提示有支气管胸膜瘘的可能。由于手术而移位的纵隔又回到了中线位置,特别是气管造影返回原位,对侧肺发生吸入性肺炎均可提供诊断线索。

2. 胸部 CT 检查　有助于明确脓腔部位、大小及有无支气管胸膜瘘。了解有无纵隔移位、肺部有无吸入性肺炎等。

3. 胸部超声　明确脓腔部位、大小及脓腔内情况,有无分隔等。

4. 支气管碘油造影　支气管碘油造影检查可从碘油漏出处有助于确定瘘的位置。

5. 其他　胸腔穿刺抽液可抽出与咳痰性状相同的脓液,或从胸腔注入美蓝,若随后痰中出现美蓝则可确诊。另外,对于有胸腔引流管及胸壁窦道患者,可注入造影剂(碘油或碘化钠)进行造影检查,有助于明确脓腔部位、大小及有无支气管胸膜瘘。

【应急处理流程】

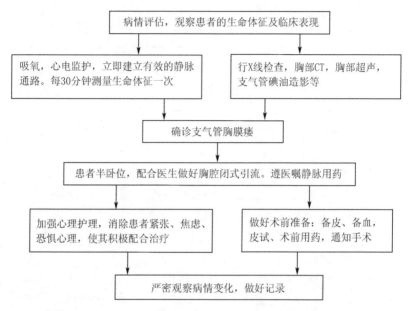

病情评估，观察患者的生命体征及临床表现

吸氧，心电监护，立即建立有效的静脉通路。每30分钟测量生命体征一次

行X线检查，胸部CT，胸部超声，支气管碘油造影等

确诊支气管胸膜瘘

患者半卧位，配合医生做好胸腔闭式引流。遵医嘱静脉用药

加强心理护理，消除患者紧张、焦虑、恐惧心理，使其积极配合治疗

做好术前准备：备皮、备血、皮试、术前用药，通知手术

严密观察病情变化，做好记录

【典型病例】　患者,张某,男,56岁。因右肺腺癌行右全肺切除(右上及右中间段支气管分别关闭),术后18d出现咯大量淡黄色液体,经纤维支气管镜证实右中间段支气管残端支气管胸膜瘘。胸正中切口经心包路径手术,切开心包后壁于升主动脉与上腔静脉之间游离出气管下端及右主支气管残端,以THL 30直线缝合器闭合右主支气管。同期右前外侧切口行脓胸廓清,右胸内见到麻醉医生于气管内吸痰时进入右胸的吸痰管,证实正中切口支气管胸膜瘘修补不完善,冲洗见瘘口直径10mm,采用直接缝合及生物蛋白胶等方法修补。术后再度出现支气管胸膜瘘症状并经纤维支气管镜证实,直径约10mm,并见多枚线结。于第2次术后68d再次行右侧胸腔内瘘口修补,肋间肌瓣填塞,胸廓成形术。术后仍有小量血性痰液,经纤维支气管镜见原瘘口处有直径约3mm瘘口,经局部换药、抗感染、经纤维支气管镜冲洗等治疗1个月后治愈。

【术后护理要点分析】

1. 一般护理　①体位护理:患者平卧位至清醒和血压完全平稳后改取半卧位。加强手臂和肩膀的运动,鼓励患者适当活动,预防肺部感染,防治术侧关节强直及肌肉失用性萎缩。②密切观察生命体征:予床旁心电监护,术后每隔30min测量血压,6次后改为每小时监测血压、心率、呼吸、氧饱和度,发现异常及时通知医生并协助处理。③术后严格控制补液滴速,一般患者控制在每分钟40～60滴。而全肺术后并发支气管胸膜瘘的患者,限制补液总量。补液速度应控制在每分钟20～40滴,防止补液速度过快导致心脏负荷过重,循环功能衰竭导致肺水肿。

2. 呼吸道管理　术后早期鼓励并协助患者咳嗽及深呼吸运动,促使胸膜腔内气体及液体排出,使肺复张,消灭残腔,防止渗液积聚过多,诱发支气管胸膜瘘。遵医嘱给予雾化吸入,每日4～6次,每次15min以稀释痰液,预防治疗呼吸道感染。对于体弱无力及痰液黏稠无法咳出的患者,行主动支气管镜吸痰,预防术后肺不张及避免盲目插管吸痰而造成吻合口瘘。

3. 控制感染　遵医嘱给予抗生素积极抗感染治疗,定时做痰液细菌培养可给伤口恢复情况提供相应参考。

4. 胸腔引流管的护理　肺叶切除术后为确保引流管通畅每30～60分钟挤压胸腔引流管一次。全肺切除术后患者胸腔引流管成"钳闭"状态,根据气管位置判断两侧胸腔内压力,如气管向健侧偏移,多因胸腔内有大量的积液积气所致,及时通知医生,开放引流管,调整胸腔内的压力。

5. 营养支持　指导患者进食营养丰富易于消化的高蛋白饮食。

6. 健康教育　患者在出现支气管胸膜瘘后,多会对治疗报以怀疑态度,表示对医生和护士的疑惑和不信任,因此,护士要多讲解有关肺叶切除后支气管胸膜瘘的发生原因,可能与患者饮食、感染、营养不良等多种因素有关。同时,还要讲解医生的治疗方案,使患者清楚并可以积极配合。对患者提出的疑惑,护士要耐心地给予解答。

第十节　食　管　损　伤

【概述】　食管损伤是一种常由于器械或异物引起的以食管破裂、穿孔为主要病变的疾病,如不及时处理,可发生急性纵隔炎、食管胸膜瘘,并可能致死。食管损伤可分为外源性与自发性,外源性多因异物和肿瘤所致,自发性多因呕吐、分娩或举重物所致。根据食管损伤的部位分为颈部食管损伤、胸部食管损伤和腹部食管损伤。不同原因引起食管损伤的症状和体征不同,而穿孔的部位、大小不同,其临床表现也有不同。90%～97%的患者有颈部或胸骨后剧烈疼痛,伴吞咽时加重。31%有呼吸困难、心率增快、血压下降,甚至出现休克。几乎均有纵隔或下颈部皮下气肿,后期为纵隔脓肿或脓气胸。87%～90%以上的患者有发热,白细胞计数增高。

【目的】　及时处理,防止急性纵隔炎、食管胸膜瘘的发生,防止呼吸困难,心律加快血压下降导致出现休克,降低死亡率。

【适用范围】　食管破裂、穿孔者。

【急性措施】

1. 病情评估　密切观察血压、脉搏、体温、呼吸、口唇、胸、颈、腹部的变化,如果患者表现急性痛苦面容,呼吸急促,口唇发绀,烦躁不安,颈部、胸部出现皮下气肿,应警惕食管穿孔的发生,及时报告医生,遵医嘱给予吸氧,心电监护加氧饱和度监测,进一步作 X 线检查以明确诊断,早期发现,早期治疗,以降低死亡率。

2. 立即建立静脉通路　遵医嘱给予抗炎药物输入,及时控制感染以免延误诊断和治疗。

3. 术前准备　确诊后医生给予置管引流术或者紧急手术,紧急手术者需遵医嘱给予患者做术前准备,术前禁食、水,备皮,备血(交叉配血),留置胃管,通知手术室。

4. 加强心理护理　以亲切的语言安慰、鼓励患者,耐心细致地向患者及家属解释手术的必要性,消除其紧张、恐惧的心理,使其积极配合治疗和护理,以良好的心理状态接受手术。

【注意事项】

1. 禁食　在怀疑或确诊有食管损伤时,应立即停止经口进食、进水,并嘱患者尽可能地减少吞咽动作。事实上要求患者绝对不做吞咽动作是可能的。

2. 胃肠减压　尽管有人提出选择性地应用胃肠减压,认为放入胃肠减压管使食管下段括约肌不能完全关闭,有可能加重胃返流,但多数认为应常规使用胃肠减压,以减少胃液的潴留,采用多孔的上下缘,达到有效吸引置于食管穿孔的上下缘,以达到有效吸引,防止外渗的作用。除胃肠减压外有时还需经鼻腔间断吸引口咽部分泌物。

3. 加强护理　患者外出进行辅助检查时,应有医护人员陪同,避免路途中意外的发生。必要时医生申请床旁检查。

4. 广谱抗生素　食管穿孔后引起的主要病理是食管周围组织的炎症感染,如纵隔炎、胸膜炎或腹膜炎,因此一旦怀疑有食管损伤应早期选用广谱有效抗生素。广谱抗生素需使用至少 7~14d。

5. 维持营养　由于食管穿孔的治疗时间较长,往往需停止经口进食 10d 以上,因此不论是否采用保守治疗,都需要在最初治疗时,同时建立预防性的胃肠外营养或有效的胃肠道营养如空肠造瘘。

【诊断方法】

1. X 线检查　根据穿孔的部位和原因做 X 线平片检查,颈部穿孔可以发现颈部筋膜平面含有气体,气管移位,食管后间隙增宽,正常的颈椎生理弯曲消失。在有些患者可以在食管后间隙发现有气液平,颈部或纵隔气肿以及气胸、气腹。胸部食管穿孔时发现纵隔影增宽,纵隔内有气体或气液平,胸腔内气液平。腹部食管穿孔时可发现隔下游离气体。

2. 食管造影　一般情况允许的患者用食管造影来确定诊断,对普通 X 线提示有食管穿孔的病例也应用食管造影来明确穿孔的大小和部位。应注意,尽管使用造影作为常规诊断手段,但仍有 10% 的假阴性。

3. 胃镜检查　对胸部创伤、异物引起的食管损伤有重要诊断价值。当食管造影阴性时,有时用胃镜可直接看到食管损伤的情况,并能提供准确的定位,了解污染的情况。食管镜的结果也有助于治疗的选择。

4.CT检查　CT影像有以下征象时应考虑食管穿孔的诊断:①围绕食管的纵隔软组织内有气体。②在纵隔或在胸腔的脓腔紧靠食管。③充气的食管与一个邻近纵隔或纵隔旁积液的腔相通。胸腔积液特别是左侧胸腔积液则更进一步提示食管穿孔的可能。

5.其他　食管穿孔患者由于唾液、胃液和大量消化液进入胸腔,在做诊断性胸腔穿刺时,抽得胸腔液体的 pH 低于 6.0,并且淀粉酶的含量升高,是一项简单而有诊断意义的方法。在怀疑有食管损伤的病例口服小量亚甲蓝后可见引流物胸腔穿刺液中有蓝色,同样有助于诊断。

【应急处理流程】

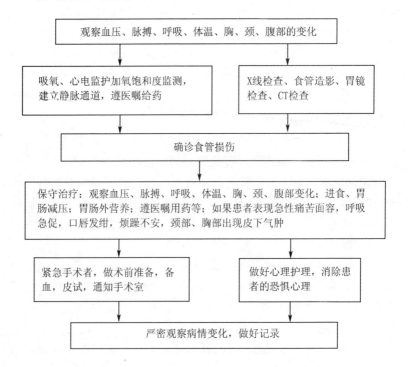

【典型病例】 患者,刘某,男,46 岁,因上腹痛 2h 至外科就诊。呈持续隐痛,无阵发加重。无放射痛,无心悸,胸闷,无恶心呕吐、腹痛腹胀及腹泻,无发热。既往有食管癌放疗病史,否认其他疾病病史。查体:T:36.5℃,P:18/min,R:18/min,BP:135/80mmHg,神志清楚,痛苦面容,皮肤、巩膜无黄染,两肺听诊呼吸音清,无干湿啰音,心律齐,腹平软,上腹部剑突下偏左压痛,无肌紧张,无反跳痛,Murphy 征(一)。肝肾区无叩击痛,肠鸣音正常。辅助检查:①血常规:WBC 7.9×10^9/L,NO.57,HGB 142g/L,PLT 189×10^9/L。②血淀粉酶:38U/L。③心肌酶谱:AST 43U/L,LDH 1 243U/L,CK 86U/L,CK-MB 18U/L,CTnl(一)。④ECG 示:正常。⑤上腹部 CT 平扫检查结果示:肝脏边缘呈波浪样改变,左右叶比例失调,肝裂增宽,两肺底纹理紊乱。食管下段管壁增厚,其旁见组织增厚影。夜间患者上腹痛无明显缓解或加重,第 2 天 8:30 患者诉上腹痛,左侧下胸壁疼痛,体征无明显变化。做胸部、全腹部 CT 平扫+增强结果示:食道上段及气管旁显示组织增厚,局部气管腔显示变形,诊断:左侧胸腔积液,左肺部分不张。第 2 天 14:00 食管造影,最后诊断食管癌放疗后穿孔,医嘱给予解痉、抗炎治疗后为患者做进一步手术治疗。

【术后护理要点分析】

1. 体位 全麻患者平卧 6h 后可改半卧位或自由体位。

2. 密切观察病情变化 遵医嘱给予持续低流量吸氧,持续心电监护加氧饱和度监测,术后除了观察体温、血压、脉搏、呼吸的变化外,还应观察有无颈部皮下气肿、肿痛、疼痛,进食后有无呛咳、胸闷等症状,发现问题及时通知医生给予处理。

3. 保持胃管通畅及减压器的减压效能 患者术后需行持续胃肠减压,及时抽出胃内液体及气体,保持胃处于空虚状态,以减少胃与食管吻合口的张力,促进伤口愈合,并可防止胃过度扩张压迫肺,影响呼吸功能,密切观察胃液的量、颜色及性质,防止胃管脱落,若致脱落,可将营养管拔出 10cm 左右,以代替胃管,效果良好。

4. 饮食护理 术后需禁食 8～10d,禁食期间可给予鼻饲。碘油造影无不适感后,确认穿孔已经愈合后方可进流食,宜少食多餐,保持 6~8/d,每次不超过 200ml,应给予高热量、高蛋白、高维生素易消化的流食,根据患者进食后的反应,逐渐改变进食的质和量,注意进食的温度,同时逐渐减少静脉输液量。

5. **预防感染** 术后每 4 小时测记体温 1 次,至体温恢复正常后 3d 改为每日 2 次,遵医嘱静点抗生素药物及静脉补液治疗,以维持水电解质平衡。炎症较重者则需要大剂量甚至 2 种以上抗生素。

6. **加强呼吸道护理** 协助翻身拍背,鼓励患者做有效的咳嗽及深呼吸,及时将痰液排出,防止发生肺不张,痰液黏稠不易咳出时,给予雾化吸入 4/h,使呼吸道湿润,痰液稀释,易于咳出。

7. **胸腔闭式引流** ①每日更换引流瓶 1~2 次(根据引流液情况而定),并观察负压的大小和波动,了解肺膨胀的情况。如引流瓶内有大量泡沫存在影响气体的引流时,可在引流瓶内加入数滴 95% 的酒精,以降低泡沫的表面张力,消除泡沫,保证引流通畅。为保持引流管通畅,手术后要经常挤压排液管,一般情况下,每 30 分钟挤压 1 次,以免管口被血凝块堵塞。②每次换引流瓶时,要盖紧瓶盖,各部衔接要紧密,切勿漏气,连接引流管的管头要在液面下 2~4cm,以免空气进入胸膜腔。引流管质地柔韧长短要适度,一般为 60~70cm。过长不易引流,过短易滑脱。水封瓶内装无菌盐水 500ml,液面低于引流管胸腔出口处 60~70cm,以防液体倒流进入胸膜腔。水封瓶及外接管应无菌消毒,有刻度。③经常巡视病房,观察引流情况,如瓶内液面是否有气体逸出或玻璃管内液面是否上下波动,引流管是否扭转、被压等,注意保持引流管通畅。引流出液体时,注意观察液体的性质、量、颜色,并作记录。对于有严重漏气现象的患者,不鼓励患者咳嗽,以免使肺段面愈合时间延长,不利术后早期拔管。密切观察引流液的量、颜色、性质,正常情况下引流量应少于 100ml/h,开始为血性,以后颜色为浅红色,不宜凝血。若引流量多、颜色为鲜红色或暗红色,性质较黏稠、易凝血则疑为胸腔内活动性出血。若引流量超过 100ml/h,持续观察 4~6h 未见减少,床边胸部 X 线显示凝固性血胸阴影,有呼吸循环障碍,脉搏 120/min 以上,呼吸30/min

以上,则诊断胸腔内活动性出血需再次开胸止血。所以如果胸腔引流量每小时超过 100ml,要及时报告医师。随着胸膜腔内气体和液体的排出,残腔缩小,手术后 48h、72h 负压波动范围多为 1～3cm 水柱,结合胸部 X 线片,根据患者具体情况考虑拔管。④当发现引流管不通畅时,应积极采取措施,用手挤压引流管或空针抽气或轻轻左右旋动引流管,使之通畅,如仍不通畅,则报告医生并协助再行处理。⑤搬动患者时,应注意保持引流瓶低于胸膜腔,以免瓶内液体倒流,导致感染;对有气体逸出的患者,需始终保持引流管通畅,绝不可随意夹管。

8. 术后早期活动　可促进肺复张和肺功能的恢复,有利于胸腔引流,促进肠蠕动的恢复,减轻腹胀和防止下肢静脉血栓形成,振奋患者精神,术后应根据患者的病情逐渐增加活动量和活动时间。

9. 心理护理　理解和同情患者,观察患者的情绪和行为,依具体情况有的放矢,加以安慰和开导,消除其心理障碍,对患者提出的每一个问题予以耐心、详细解答。

第十一节　气管支气管破裂

【概述】　气管支气管破裂是指严重的胸部撞击伤或挤压伤导致气管支气管破裂。近年来随着交通事故伤的不断增多,闭合性气管及支气管破裂已不少见,并成为胸部创伤早期死亡的原因之一。其发生机制尚不完全清楚,可能与以下因素有关:①胸部遭受突然的暴力挤压时,其前后径减小,横径增大,两肺向左右分离,当隆嵴受到的牵扯力超过一定限度时,主支气管即可发生破裂。②胸部受挤压瞬间,声门紧闭,气管被挤压于胸骨与脊柱之间,气管内压力骤然增高,远远超过胸膜腔内压力,气流冲破气管壁而发生破裂。③在解剖上,环状软骨和气管隆嵴部相对固定,而肺悬垂于两侧。当胸部受伤时,肺被挤向两侧及向后方,对隆嵴附近的支气管产生剪切力,导致该部破裂。因此,临床上 80% 左右的破裂部位是在距隆嵴 2.5cm 以内,裂口常发生在分叉部或气管膜部与软骨结合部。此外,极少数病例是医源性的,如气管镜下取铁钉、别针等异物造成气管穿孔。甚至有麻醉气管套囊过度膨胀,气体麻醉药气管内爆炸造成气管破裂的报道。呼吸困难是气管或支气管破裂的突出症状,引起呼吸困难的主要原因有:①气管破裂引起的单侧或双侧气胸;②血液或分泌物阻塞下呼吸道;③并发肺挫伤;④受伤气管或支气管黏膜水肿或血肿等。严重的呼吸困难常伴有发绀。伤后早期常有咯血,咯血量多为少量至中量,罕有大量咯血者,有时为泡沫样血痰。若支气管破裂口与胸膜腔相通,可迅速发展为张力性气胸。若纵隔胸膜尚完整,气管或支气管破口与胸膜腔不相交通,伤侧肺仍有通气,则气胸表现不明显。这类无气胸表现的气管或支气管破裂大约为 1/3,易被忽视而转为慢性期。纵隔及皮下气肿亦是气管或支气管破裂的常有症状,常常起始于颈前胸骨切迹上方的皮下,并迅速向颈、胸及腹部蔓延,引起广泛而严重的皮下气肿。

【目的】　修补断裂的气管支气管。

【适用范围】　气管支气管破裂的患者。

【急性措施】

1. 病情评估:若患者出现严重的呼吸困难常伴有发绀。伤后早期常有咯血,咯血量多为少量至中量,罕有大量咯血者,有时为泡沫样血痰时应及时报告医生。

2. 生命体征的观察:严密观察呼吸动态,保持呼吸道通畅,给予持续心电监护,并注意患者口唇、指(趾)甲的颜色及面部表情,若发现患者呼吸急促、痛苦面容及口唇发绀等情况应立即给予高浓度吸氧,并随时观察病情变化。

3. 保持呼吸道通畅,必要时可先行气管切开,不仅有助于呼吸道内积血和分泌物清除,亦减少了呼吸道阻力,有利于充分供氧。若须行纤维支气管镜检查也比较容易。

4. 对伴有严重血气胸或纵隔气肿立即配合医生用大口径导管行胸腔闭式引流,降低胸腔内压力,改善呼吸困难,并做好胸腔闭式引流管的护理。

5. 立即建立两条以上有效静脉通路:遵医嘱给予输血、补液,纠正血容量不足及休克。

6. 预防感染:应用有效抗生素防治感染。

7. 心理护理:抢救过程积极有序,同时稳定患者情绪,积极做好心理护理。

8. 患者禁食、水,交叉配血,备皮、备血,留置胃管、尿管,积极做好术前准备。

【注意事项】

1. 患者一般情况差,呼吸困难,不宜立即进行手术者,应先做气管切开,清除呼吸道内分泌物,必要时辅助呼吸。

2. 患者出院后应当注意休养,避免剧烈运动,加强呼吸功能锻炼,促进肺复张,增强体质,防治感染。

【诊断方法】

1. X 线检查　可发现纵隔气肿。

2. 侧位 X 线片　可见脊柱前缘呈现透光带,若纵隔胸膜已破裂,可发现气胸或血气胸,有的病例可见肺萎陷成团、靠近膈面,称为"垂肺征",是支气管破裂的典型 X 线影像。

3. CT 及 MRI 检查　可有助于损伤部位及范围的判定。

4. 螺旋 CT 或超高速 CT　可进行气管、主支气管立体成像,可明确破裂的形态、位置和长度。

5. 纤维支气管镜检查　对诊断和治疗均有帮助。

6. 胸腔闭式引流　引流出大量气体持续排出。

【应急处理流程】

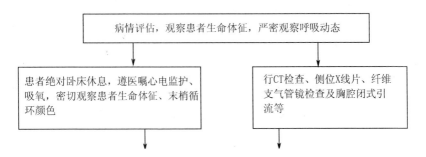

```
        ↓                    ↓
┌─────────────────────────────────────────┐
│          确诊气管支气管破裂                  │
└─────────────────────────────────────────┘

┌──────────────────────┐      ┌──────────────────────┐
│ 对伴有严重血气胸或纵隔气肿立即配 │      │ 迅速建立2条及以上有效静脉通路， │
│ 合医生行胸腔闭式引流，降低胸腔内 │      │ 遵医嘱给予输血、抗炎、补液，纠正 │
│ 压力，改善呼吸困难            │      │ 血容量等                │
└──────────────────────┘      └──────────────────────┘

        ┌───────────────────────────────────┐
        │   抢救过程中，稳定患者情绪，做好心理护理    │
        └───────────────────────────────────┘

           ┌─────────────────────────────────┐
           │ 做好抢救记录，密切观察病情变化。        │
           │ 做好术前准备，备皮、备血等            │
           └─────────────────────────────────┘
```

【**典型病例**】　患者,赵某,男,36 岁,被 3m 高处落下的水泥预制板砸伤胸背部半小时,咳血痰,呼吸困难。查体:R:36/min,P:132/min,BP:100/60mmHg,口唇发绀,颈、胸和腹部广泛皮下气肿,气管右偏,左肺呼吸音消失。胸部 X 线片示:气管纵隔右偏,左肺完全压缩,右上肺挫伤,左侧 2～6 肋骨骨折。以张力性气胸在急诊科行左侧胸腔闭式引流。因持续性大量漏气于伤后 3h 紧急开胸探查。术中见左肺萎陷,左主支气管距隆突 4.0cm 处完全断裂,左下肺外侧基底段有 10cm×4cm 挫裂伤,胸腔积液约 300ml,修补左下肺挫裂伤,游离左下肺韧带行主动脉弓套带并向上牵引,充分游离左主气管两端后行端端吻合,手术顺利。术后辅助呼吸12h 后拔除气管插管。因呼吸道分泌物多,呼吸困难,于术后 48h再次插管,辅助呼吸 2d,术后 1 周拍胸部 X 线片示左肺膨胀良好,术后 2 周出院。

【**术后护理要点分析**】

1. 严密观察呼吸动态,确保呼吸道通畅。及时清除呼吸道分泌物,鼓励并协助患者咳痰。对于伴有严重肺挫伤或多发性肋骨骨折、胸廓塌陷者,术后应适当延长呼吸机辅助时间。

2. 保持胸腔闭式引流通畅：术后早期可能有少量漏气，必要时加负压吸引，待漏气及胸腔渗液停止，肺完全膨胀后才可拔出胸腔闭式引流。

3. 加强呼吸道管理，鼓励伤员咳嗽排痰，给予雾化吸入。有助于清除呼吸道分泌物，减少声门关闭造成的气管内压力增高，有利于吻合口愈合。

4. 遵医嘱静脉给予应用大剂量有效抗生素防治感染。

5. 2～3 周后行气管镜检查，如发现肉芽增生，可予以烧灼；若发生狭窄可行扩张，每周 1～2 次，直至吻合口通畅为止。

6. 对支气管破裂第一次行端端吻合，而吻合口不通萎陷肺不能复张的伤员，可先保守治疗，6 个月后重新考虑支气管重建，尽量避免肺切除术。

7. 心理护理：耐心了解患者的心理活动，做好患者的思想工作，解除心理障碍，满足患者的生活需求。

第十二节　食管术后吻合口漏

【概述】　吻合口漏是食管手术后最常见的严重并发症，也是死亡的主要原因，发生因素很复杂，各种手术方法都不能保证不出现瘘。近年来随着食管外科手术技术的提高和围手术期处理的经验积累，特别是吻合器械的临床应用，吻合口瘘的发生率和死亡率明显降低。发生吻合口瘘的原因很复杂，有多方面的因素，最主要的是与吻合技术和手术操作密切相关。以及吻合口局部感染和吻合后张力过大等，另外值得重视的其他危险因素：一是术后频繁剧烈的咳嗽，引起呼吸道压力的变化传导到消化道，致食管和胃腔内压力急剧变化产生巨大的冲击波；二是大口吞咽过量饮食致使胃自身重力的牵拉，两者均可使愈合过程中脆弱水肿的吻合口组织撕裂而形成吻合口瘘。吻合口瘘的主要临床表现为：呼吸困难、胸腔积液、全身中毒症状，包括高热、休克、白细胞计数升高。

【目的】　充分引流，减轻吻合口压力，重建吻合口。

【适用范围】　食管术后吻合口漏的患者。

【急性措施】

1. 病情评估　如患者出现呼吸困难、胸腔积液、全身中毒症状，包括高热、休克、白细胞计数升高，应及时报告医生。

2. 生命体征的观察　术后要严密观察体温、脉搏、呼吸、有无胸背部疼痛及引流液性质、量、颜色的变化等。患者均有不同程度发热（38.5～39.8℃），一般持续 5～7d；并有不同程度咳嗽且伴胸闷、胸背部疼痛。患者出现呼吸急促，22～28/min，不能平卧，末梢血氧饱和度降低，吸氧后不能缓解。当患者出现异常症状及体征时，要立即报告医生，警惕有无吻合口漏的发生，及早发现，及时处理，以达到较好的预后。

3. 立即禁食，留置胃管　发生吻合口漏后，立即给患者行胃肠减压，保持引流通畅，负压保持在 1.47～2.94kPa 为宜，有效的胃肠减压既可减轻吻合口局部水肿及张力，还可以减少消化液漏至胸腔腐蚀胸内脏器，从而避免或减轻胸内感染，有利于吻合口的愈合。要向患者说明胃肠减压的重要作用，妥善固定胃管，防止胃管脱出。胃肠减压期间要详细准确记录 24h 引流液的颜色、性质及量。

4. 立即建立静脉通路　补充营养，补给足量的葡萄糖、脂肪、蛋白质、维生素及微量元素，或输入新鲜血或血浆。合理使用抗生素，给予大剂量广谱、高效抗生素以控制感染。调整水、电解质及酸碱平衡。

5. 心理护理　吻合口漏发病急，病情重，患者均有不同程度的心理障碍。一方面对患者进行耐心细致的安慰解释工作，说明吻合口瘘是术后常见的并发症，只要积极配合治疗，容易治愈，不至于发生生命危险。同时也可介绍同种病例康复情况，帮助树立战胜疾病的信心。另一方面在与患者沟通过程中耐心倾听患者感受，理解他们的痛苦；将良好的信息和疾病相关知识告知患者及家属，尽可能地充分发挥家属这个社会支持系统的作用，增强患者信心，使之积极配合治疗。

6. 做好术前准备　患者要禁食、水，留置胃管、尿管，行交叉配血等。

7. 其他 密切观察患者病情变化,做好交接班。

【注意事项】

1. 吻合口漏发生后要注意保护性医疗,以消除患者紧张、焦虑、恐惧心理,使其积极配合治疗。同时充分发挥家属这个社会支持系统作用,以增强患者战胜疾病的信心。

2. 护理方面要密切观察患者的病情变化,加强基础护理、各种管道的护理及营养支持等,可以取得较好效果。

3. 护理操作中严格遵照医嘱,及时准确用药,保证抗生素有效应用,维持血药浓度。在治疗护理严格执行无菌操作,更换引流袋时,严防逆行性感染。加强各种引流管道口管理,及时消毒换药,防止感染。

【诊断方法】

1. 颈部切口处红肿热痛、发热、皮下积液、皮下积气,切口皮肤撑开后有含胃液、食物残渣的脓液或带臭味分泌物、血象升高。

2. 胸片可见气胸或液气胸。

3. B 超可见液性暗区。

4. 口服亚甲蓝的泛影葡胺,在透视下可看见造影剂有异常分流。

【应急处理流程】

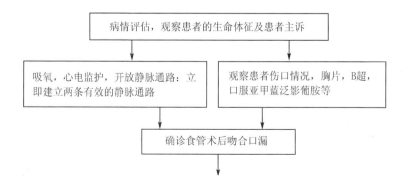

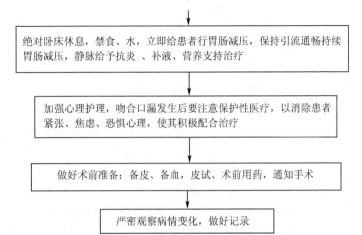

绝对卧床休息，禁食、水，立即给患者行胃肠减压，保持引流通畅持续胃肠减压，静脉给予抗炎、补液、营养支持治疗

加强心理护理，吻合口漏发生后要注意保护性医疗，以消除患者紧张、焦虑、恐惧心理，使其积极配合治疗

做好术前准备：备皮、备血，皮试、术前用药，通知手术

严密观察病情变化，做好记录

【典型病例】 患者,龚某,男性,65 岁,因"进行性吞咽困难 6 个月,伴消瘦"以"食管癌"收入院。患者入院后经相应的检查,无禁忌证,在全麻下行"左胸食管下段癌切除术"术毕入 ICU 监护。患者于术后第 1 天返回病房,给予吸氧、静脉营养、抗感染、止血、祛痰等对症支持治疗。于术后第 8 天患者在进食少许流质饮食后,胸腔闭式引流管引流出黑褐色液体约 200ml,T 38℃左右,最高 38.9℃,无呼吸困难、胸闷、气促等表现。经营养管注入亚甲蓝稀释液后,患者胸腔闭式引流液有亚甲蓝液引出,遂确定为食管癌术后吻合口漏。立即嘱患者禁食,给予充分胸腔闭式引流、加强营养支持(静脉、肠内营养)、加强抗感染及对症处理。术后第 18 天患者因恶心、呕吐将胃管及营养管吐出,于术后第 19 天在胃镜下重置营养管达十二指肠降部,并经营养管缓慢滴注 5% 葡萄糖注射液后,患者无恶心、呕吐、腹泻等不适,之后逐渐过渡为肠内营养剂、鱼汤等,患者均无不适反应。患者胸腔闭式引流液颜色由黑褐色逐渐变浅直至灰白色,量也由多递减,最后稳定在 200ml 左右。经对症支持治疗后,患者病情好转,于术后 1 个半月出院,出院时带有十二指肠营养管及胸腔闭式引流管。

【术后护理要点分析】

1. 术后给予氧气吸入,心电监护,观察生命体征变化,尤其是体温变化。注意患者神志、面色、有无呼吸困难。有无胸背部疼痛及引流液性质、量、颜色的变化等。观察伤口有无红肿、压痛、皮下气肿。

2. 术后患者取半卧位,利于引流;妥善固定引流管,避免牵拉、受压、折叠;定期挤压引流管,观察水柱的波动,保持引流通畅;观察引流液的颜色、性质、量,若引流出脓性液体、食物残渣,立即通知医生。

3. 胃肠减压。发生吻合口漏后,立即给患者行胃肠减压,保持引流通畅,负压保持在 $1.47\sim2.94$kPa 为宜,有效的胃肠减压既可减轻吻合口局部水肿及张力,还可以减少消化液漏至胸腔腐蚀胸内脏器,从而避免或减轻胸内感染,有利于吻合口的愈合。要向患者说明胃肠减压的重要作用,妥善固定胃管,防止胃管脱出。胃肠减压期间要详细准确记录 24h 引流液的颜色、性质及量。

4. 胸腔闭式引流的护理。当患者发生吻合口漏时,立即行胸腔闭式引流术,保持引流通畅,定时挤压胸腔引流管,密切观察引流液的颜色、性质、量的变化,保持伤口敷料清洁干燥。吻合口漏后发生胸内感染,每日用生理盐水 250ml 加 0.5% 甲硝唑 100ml 或生理盐水 $500\sim1000$ml 加丁胺卡那霉素 0.4g 行胸腔冲洗 $2\sim3$ 次,冲洗液温度一般为 $30\sim35$℃。冲洗前帮助患者取半卧位,讲解冲洗的目的及意义,冲洗时密切观察患者呼吸频率,并鼓励患者做深呼吸,给予拍背,咳嗽排痰,有利于胸腔内液体排出。每天 3 次雾化吸入防止肺部感染。

5. 营养支持。营养支持可使患者获得足够的营养物质,维持机体代谢功能,纠正营养不良,纠正负氮平衡,有利于吻合口愈合。应以肠内营养为主,肠外营养为辅,注意维持水电解质平衡。

6. 基础护理。为患者创造一个安静、舒适、温馨的环境。当发生吻合口漏后,除禁食、常规口腔护理外,还应指导患者每日用淡茶水和温开水交替漱口,保持口腔清洁。教会患者行缩唇式呼吸或腹式呼吸,鼓励患者有效咳嗽咳痰等,以预防肺部并发症的发生。吻合口漏患者常伴有高热,要及时对症处理,如物理降温,必要时遵医嘱予药物降温,要经常更换衣服,开窗通风进行室内空气消毒。因禁食及机体消耗身体消瘦、四肢无力,要定时协助翻身,给予皮肤护理,功能锻炼,病情许可时协助下床活动。

7. 心理护理:吻合口漏发病急,病情重,患者均有不同程度的心理障碍。一方面对患者进行耐心细致的安慰解释工作,说明吻合口漏是术后常见的并发症,只要积极配合治疗,容易治愈,不至于发生生命危险。同时也可介绍同种病例康复情况,帮助树立战胜疾病的信心。另一方面在与患者沟通过程中耐心倾听患者感受,理解他们的痛苦;将良好的信息和疾病相关知识告知患者及家属,尽可能地充分发挥家属这个社会支持系统的作用,增强患者信心,使之积极配合治疗。

第十三节　心脏破裂

【概述】　心脏破裂是心胸外伤的急危重症,发生突然,受伤场合特殊,伤情凶险。随时有发生心搏骤停的危险,主要死因是心包压塞和(或)失血性休克。文献报道就诊前,死亡率高达81%,常常是致命伤。引起心脏破裂的原因:战时多为枪弹伤、锐器伤或爆震伤,而平时多为车祸、锐器刺伤、高处坠落、医源性损伤(外科手术、导管检查等),心肌梗死达到6～7h以上还未缓解时,由于中性粒细胞浸润而使心肌软化,在血流冲击下,也可以出现心脏破裂。心脏破裂以右心室破裂最常见,其次为左心室和右心房,左心房、心包内大血管破裂则少见。临床出现低血容量征象,如面色苍白、呼吸浅弱、脉搏细速、血压下降等,患者可快速陷入休克,因大出血死亡。因此,及时正确的诊断、及早手术修复心脏的伤口、终止失血、恢复心脏的泵功能是患者抢救成功的关键。

【目的】　早期迅速准确地做出诊断,积极救治,是抢救成功的保证。

【适用范围】　心脏破裂的患者。

【急性措施】

1. 病情观察:给予高流量氧气吸入、心电监护加氧饱和度监测,加强对患者心率、心律、血压及氧饱和度的监测,每 10 分钟记录 1次。观察患者神志、面色、受伤部位及出血情况,观察有无颈静脉怒张、中心静脉压升高、血压低、心音低远等心包填塞的征象,准确记录24h 出入量,严格控制输液量及钠盐用量,防止发生心力衰竭。发现异常及时报告医生,及时处理。

2. 迅速开放气道:保持呼吸道通畅,迅速清理呼吸道分泌物,必要时建立口咽通气管、气管插管等人工气道,同时持续监测血氧饱和度,以了解患者缺氧及供氧情况。

3. 抗休克治疗:迅速建立 2 条以上有效静脉通道,迅速补充血容量,常规使用多巴胺,以维持血压。遵医嘱静脉给予止血药,保持水电解质的平衡及补充足够的热量。患者在休克状态下,微循环功能障碍,全身湿冷。体温下降时,心跳变慢可诱发室颤,为此应提高室温(24～28℃),减少裸露部位,并用棉被保暖;输库存血时,将血复温后再输注,避免加剧体温下降。

4. 协助医生在床旁进行辅助检查。

5. 心理护理:关心、体贴、安慰患者,消除患者紧张情绪。由于紧张情绪可能加重出血,此时要耐心向患者及家属讲解各种检查及治疗的目的,以减轻恐惧心理,增强患者信心。治疗、护理有条不紊,给予患者安全感。

6. 做好术前准备:对确诊或高度怀疑有心脏破裂的患者,应在开通输液通道、扩容升压,积极抗休克的同时,及时迅速做好术前准备。分秒必争,开通手术绿色通道,护送患者入手术室,途中严密观察病情变化,以防意外发生。

【注意事项】

1. 绝对卧床休息,保持室内安静、清洁、空气新鲜。尽量减少探视。

2. 静脉快速补充有效血容量时,必要时可根据中心静脉压调节输液量,防止肺水肿的发生。

3. 为预防低血钙的发生,每输注全血 1000ml 或血浆 500ml 时应补钙 1g,输注红细胞悬液 4000～5000ml 时需补钙 1g。

【诊断方法】

1. 症状　①在开放性胸部损伤的患者,伤口有鲜血不断涌出,并伴有出血症状;②闭合性胸部损伤患者,凡出现 Beck 三联征:静脉压升高;心搏微弱,心音遥远;动脉压降低。

2. 辅助检查

(1)超声心动图和 CT 检查:在诊断心脏损伤,心包压塞方面有很大的价值,作为心脏破裂伤的首选诊断方法。

(2)心包腔穿刺:抽出血液,心包穿刺则具备诊断和治疗双重价值。

【应急处理流程】

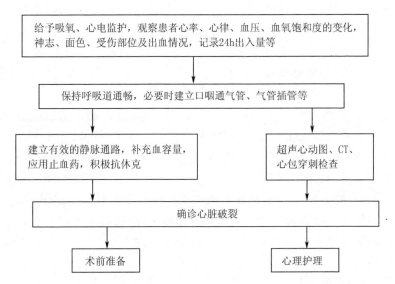

【典型病例】　患者,黄某,男,34 岁,因被尖刀刺伤左胸部,当即感到左胸部剧烈疼痛,难以忍受,呈持续性钝痛,伴有胸闷、气促及呼吸困难。外伤后,左胸部形成开放性血气胸,出血量约 800ml。伤后患者处于昏迷状态,面色苍白,呼吸浅促,脉搏速弱,四肢湿冷,T:

35.6℃,P:126/min,R:30/min,BP:68/40mmHg。急诊入手术室行开胸探查、心脏破裂修补及肺破裂修补术,术中出血约 4000ml,输血2000ml,手术顺利。术后放置胸腔闭式引流、尿管,均固定好,引流通畅。患者于术后 30min 清醒,术后给予抗炎、止血等对症治疗。

【术后护理要点分析】

1. **密切观察病情变化**　给予心电监护,每 15 分钟观察患者意识、瞳孔、生命体征变化,平稳后改为 1/h。动态心电监护,注意心电波型、血氧饱和度变化,通过各项监测指标了解患者病情,同时严密观察患者面色、口唇、皮肤色泽及温度,准确记录尿量,以判断循环功能状态。发现异常及时报告医生。

2. **呼吸道护理**　血压平稳后给予半坐卧位,以利于引流和呼吸。给予面罩吸氧,氧流量 3～5L/min。改善患者的缺氧状态,提高血氧饱和度,必须保持血氧饱和度在 95% 以上。保持呼吸道通畅,及时清除呼吸道分泌物。指导并鼓励患者进行有效咳嗽和深呼吸,促进肺膨胀。咳嗽时用双手按压胸部伤口,减轻疼痛。经常协助患者坐起、翻身、拍背、改变体位,促进痰液排出。做超声雾化吸入,每日 3 次,有助于稀释痰液。必要时给予吸痰,预防肺部并发症。

3. **引流管的护理**　引流管保持低位,并妥善固定,防止脱出。保持引流通畅,避免扭曲、打折、受压。观察引流液的量、颜色、性质,如有出血,引流管堵塞等,应及时报告医生进行处理。严格无菌操作,每天更换胸腔无菌引流瓶。换水时应夹闭引流管,防止气体进入胸腔。保持局部清洁干燥,敷料如渗透,应及时更换。一般术后48～72h,出血量 24h<50ml,咳嗽时水柱无气体及液体逸出,胸片提示肺膨胀良好,无积气积液,可拔除引流管。拔管后继续观察呼吸、切口渗液情况。

4. **药物治疗**　遵医嘱应用止血、抗炎等药物,可适当给予镇静、止痛药,可使患者呼吸运动的幅度加大和有效的咳嗽,有利于体力的恢复及预防一些肺部并发症。注意观察患者用药后有无不良反应,如有异常,及时报告医生。

5. 加强基础护理 保持床单清洁、干燥,协助患者翻身,按摩受压处皮肤,促进血液循环,预防压疮。做好口腔护理,保持口腔清洁。保持尿管通畅,每日会阴擦洗 2 次,嘱多饮水,预防逆行感染。鼓励患者尽早行肢体功能锻炼,防止下肢静脉血栓形成。

6. 饮食护理 给予患者高蛋白、高热量、富含维生素食物,加强营养,合理科学地安排饮食,促进组织修复,有益切口愈合。

7. 心理护理 用通俗易懂的语言告知患者术后的相关治疗措施,询问患者的需求,并告知配合治疗的重要性,解决患者存在的问题,消除患者紧张情绪,使其得到安慰,保持乐观的情绪,帮助患者树立战胜疾病的信心,促使机体早日康复。

【预防】

1. 加强心肌梗死患者的监护治疗,已接受再灌注治疗的患者反复发生胸痛应考虑心脏破裂的可能,应彻底止痛,早期绝对卧床,避免活动及用力,大小便时尤应高度警惕,加强镇静,避免精神刺激,平稳控制血压等。及早使用 β-阻滞药,慎用洋地黄等正性肌力药,禁用类固醇激素等。

2. 防止一切对胸心部位的开放伤和钝性伤。

3. 规范使用心导管技术,避免造成医源性心脏破裂。

第十四节 主动脉夹层

【概述】 主动脉夹层(aorticdissection,AD)又称主动脉夹层动脉瘤,是指主动脉腔内血液通过内膜的破口进入主动脉壁中层而形成的血肿,并沿主动脉环状和(或)纵轴扩展,是心血管系统中较少见却最危险的急症之一。按照 DeBakey 分型分为 3 种类型:Ⅰ型起源于升主动脉夹层,延伸到降主动脉并累及主动脉弓,甚至腹主动脉,此型是最常见类型。Ⅱ型起源并局限于升主动脉夹层动脉瘤。Ⅲ型起源于降主动脉远端左锁骨下动脉开口远端,病变可达到腹主动脉。该病的患病率男性多于女性,高发年龄为 50～60 岁。该病特点是起病急,变化快,发展迅猛,患者常表现为疼痛,高血压,心血管症状,突然在主动脉瓣区出现舒张期吹风样杂音及神经症状,压迫症状等。本病在起病后数小时至数天内死亡,如不及时诊治,48h 内死亡率可高达 50%,死亡率很高。

【目的】　积极治疗,降低死亡率。

【适用范围】　主动脉夹层的患者。

【急性措施】

1. 病情观察　遵医嘱给予吸氧,氧流量为 2～4L/min,给予心电监护加氧饱和度监测,观察患者神志、心率、血压、呼吸等生命体征变化,观察患者的肢体活动反射、意识、瞳孔、末梢循环等,如患者出现下肢无力,感觉异常,反射消失,偏瘫视觉改变,昏迷等异常要及时报告医生。因主动脉夹层患者当累及肾动脉时,可引起尿量减少,严重时,可出现肾衰,所以要密切观察尿量的改变,准确记录 24h 出入量,保证尿量在 25ml/h 以上。发现异常,及时通知医生。

2. 立即开放有效的静脉通路　高血压者迅速降低血压,可首选扩张动静脉的硝普钠微量泵泵入,使血压降至 100～120mmHg/60～90mmHg。血管紧张素转化酶抑制药亦可应用。降压过程中,密切观察血压、神志、心律、心率、尿量及疼痛等情况,心率过快患者遵医嘱给予 β 受体阻滞药倍他乐克(美托洛尔),心得安(普萘洛尔)降低心肌收缩力和心率,控制心率 60～70/min,可使夹层血肿的继续延伸得到有效控制或停止。

3. 疼痛的护理　严密观察患者疼痛的程度、性质、部位及放射方向,不要拍打、按压疼痛部位,对于剧烈"撕裂样"或"刀割样"疼痛,持续不缓解的,给予迅速有效的止痛措施,一般可酌情使用哌替啶注射液 50～100mg 肌内注射。如果疼痛缓解,则表示夹层血肿停止延伸;如若疼痛反复出现,则警惕血肿在进展,应立即通知医生处理。

4. 基础护理　患者绝对卧床休息,保持病室安静,减少探视,去除一切不良刺激和有可能引起血压增高的因素。加强生活护理,做好口腔、皮肤等护理,协助患者翻身,动作宜轻柔,嘱患者忌用力排便,必要时给予通便药以保持大便通畅。

5. 饮食护理　大多数患者患有高血压,宜给予清淡易消化的半流质或软食,宜低盐饮食,多吃新鲜蔬菜、水果,忌食酒、浓茶、咖啡等刺激性食物,应少量多餐,避免过饱。

6. **心理护理** 由于发病突然,呈撕裂样胸痛,患者表现恐惧、焦虑、担心预后,加上住院新环境,更增加了紧张情绪,患者焦虑,紧张情绪不利于血压、心率的控制。因此,要以热情、耐心、和蔼可亲的态度主动关心患者,耐心细致解释疾病的相关知识,做好健康宣教工作,消除患者对疾病的恐惧心理。

7. **做好术前准备** 首先应进行相应的保守治疗,情况危急患者,进行急诊抢救手术。

【注意事项】

1. 对于烦躁患者,可以给予安定注射液 10mg 肌内注射或静脉注射。

2. 在应用降压药时,应注意各种药物的不良反应,静脉输入硝普钠降压时要注意避光,由小剂量开始,硝普钠输注前测量 1 次血压,用药开始时每 5 分钟测量 1 次血压,根据血压的变化随时调整微泵泵入速度,待血压平稳后酌情延长测量时间并做好记录。为确保药物的有效性,需每 6 小时更换 1 次药液,药液现配现用。患者如有出血现象,应立即给予配血、血交叉、输血、止血等治疗。

【诊断方法】

1. **胸部 X 线片** 如果发现胸片中上纵隔影增宽,或主动脉影增宽,行进一步检查,以明确诊断。

2. **主动脉 CTA** CTA 断层扫描可观察到夹层隔膜将主动脉分割为真假两腔,是目前最常用的评估方法,其敏感性达 90% 以上,其特异性接近 100%,是主动脉夹层诊断的"黄金标准"。

3. **主动脉 MRA** 对主动脉夹层患者的诊断敏感性和特异性与CTA 接近。

4. **超声检查** 可定位内膜裂口,显示真、假腔的状态及血流情况,还可显示并发的主动脉瓣关闭不全、心包积液及主动脉弓分支动脉的阻塞等情况。

【应急处理流程】

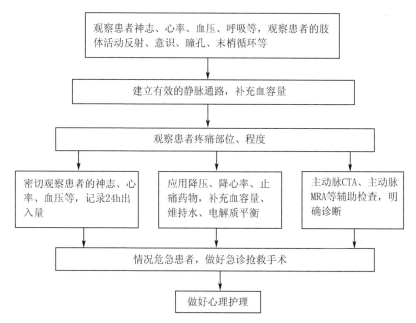

【典型病例】　患者,朱某,男,60岁,在家睡觉时突感左胸部针刺样剧烈疼痛,伴大汗淋漓、恶心、呕吐症状,就诊于当地医院。查血压220/90mmHg,对症补液治疗后完善胸部核磁共振提示:主动脉夹层,为求进一步诊治收入我院。入院时患者神志清,精神差,呼吸平稳,大汗淋漓,急性痛苦面容,恐惧状态,被动体位。全身皮肤黏膜无出血及黄染,听诊双肺呼吸音粗,无干湿啰音,足背动脉搏动正常。测 T:36.5℃,P:94/min,R:21/min,BP:169/83mmHg(左上肢)、184/98mmHg(右上肢)、176/86mmHg(左下肢)、194/102mmHg(右下肢),入院诊断为"主动脉夹层",给予复查主动脉增强CT,并给予对症、支持、降压等处理。

【术后护理要点分析】

1.**基础护理**　绝对卧床休息,保持病房安静,保持床单清洁、干燥。做好患者各项生活护理,如皮肤护理、口腔护理、体位护理、排泄护理等。协助患者翻身,按摩受压处皮肤,促进血液循环,预防压疮。排便困难的患者可常规使用开塞露。

2. 病情观察　给予吸氧、心电监护,严密观察患者生命体征变化,每 1～2 小时检查一次患者四肢与颈动脉的搏动情况,测量血压应左右上下肢同时测量,并对比两侧肢体血压有无明显差异。密切观察并记录患者的尿量变化以及液体出入量。观察患者的意识、瞳孔、反射、末梢循环及肢体活动变化,一旦患者出现下肢无力、感觉异常、反射消失、偏瘫、视觉改变、昏迷等情况,应立即报告医生进行处理。

3. 疼痛护理　详细观察记录患者疼痛开始的时间、性质、部位及疼痛程度、持续时间,据此判断血肿部位,剥离的情况及治疗的效果。剧烈胸痛可升高血压及加快心率,应尽快镇静止痛,降低左室收缩力和控制性降压,防止夹层血肿进一步扩展。给予哌替啶注射液 50mg 肌注或吗啡 5mg 静推止痛,必要时重复。并注意观察患者的呼吸、面色、瞳孔、意识等表现,以防药物中毒。

4. 药物治疗　开放静脉通路,遵医嘱使用硝普钠微量泵泵入,使用时要注意避光,由小剂量开始,输注期间监测血压,并根据血压水平调整剂量,使收缩压控制在 100～120mmHg,舒张压控制在 60～90mmHg。心率较快时遵医嘱及时给予 β 受体阻滞药,以抑制心肌收缩力,如美托洛尔 50mg,2/d,口服,将心率控制在 60～70/min。

5. 基础护理　帮助家属为患者提供合理的膳食安排,协助患者进食,饮食应以清淡、易消化、富含维生素、低盐的流质、半流质食物为主,多食新鲜蔬菜水果,多饮水,切忌食用刺激性食物,少食多餐,定时定量,预防便秘。教会患者正确床上排便,排便时不能过度用力,如排便困难时可酌情使用缓泻药或开塞露通便。

6. 心理护理　帮助患者及患者家属了解该病以及大致的治疗及护理过程,取得其配合,并对患者及其家属讲解该病的严重性,要严格卧床休息,尽可能避免活动,防止血压升高引起的夹层进一步扩展。剧烈疼痛感使患者产生恐惧、焦虑、烦躁不安等心理变化时,护理人员要积极主动与患者沟通,同情体贴患者,了解并掌握患者心理变化,稳定其情绪,温柔亲切地给予患者精神鼓励及安慰,耐心听取患者的倾诉,鼓励患者保持乐观心态,消除内心恐惧,坚定积极对抗病魔的信心。

7. 健康指导　指导患者注意饮食,忌烟酒,控制脂肪与胆固醇等的摄入量,促进大便通畅。注意休息,适当运动,切勿操劳过度及情绪激动,学会科学合理运动,保持舒畅的心情。有高血压病史的患者,应遵医嘱坚持按时服药,向患者说明血压控制的重要性,并教会患者及其家属测量血压、脉搏、心率等,定期回院检查,复查病情。一旦出现剧烈疼痛感,应立即就医。

【预防】

1. 有高血压患者,应每天至少 2 次监测血压的变化,合理的应用药物控制血压在正常范围,不可擅自调整、停服或漏服,提高自我监测能力。

2. 适当限制体力活动,避免运动量大诱发疾病的发生。

3. 定期体检,监测病情变化。

4. 改变不良生活方式,建立良好生活习惯。保持心情舒畅,避免情绪激动。

第十五节　急性心包填塞

【概述】　急性心包填塞是指心包腔内液体急剧聚积或异常增多,而心包囊不能迅速伸张扩大,导致心包腔内压力明显增高,心室舒张期充盈受限,静脉血液不能充分回入右心房右心室,导致体循环静脉压升高,回心血量减少,导致每搏输出量减少的一种临床综合征。若不及时抢救,可危及患者生命。常见病因有:心包肿瘤;心包或心脏大血管的外伤破裂出血;主动脉夹层或冠状动脉瘤破裂;急性全身感染或邻近器官感染穿破至心包腔;过量抗凝药的应用;医源性损伤等。主要临床表现:呼吸困难;心前区疼痛、闷痛;急性面容、烦躁不安、面色苍白、大汗淋漓、发绀;气管食管受压症状,出现干咳、声音嘶哑、吞咽困难；脉搏细数，血压下降，心率增快。

【目的】 迅速降低心包腔内压，维持心室充盈压。

【使用范围】 急性心包填塞的患者。

【急性措施】

1. **病情评估** 如果患者出现呼吸困难；心前区疼痛、闷痛；急性面容、烦躁不安、面色苍白、大汗淋漓、发绀；气管食道受压症状，出现干咳、声音嘶哑、吞咽困难；脉搏细数，血压下降，心率增快。及时报告医生。

2. **密切观察症状** 绝对卧位，观察呼吸困难、胸闷、胸痛的程度，有无逐渐加重，及时给予鼻导管或面罩吸氧，氧流量 4～6L/min，保持呼吸道通畅。另外，密切观察血压的变化，每 15～30 分钟测量 1 次，并做好记录。同时要注意有无面色苍白、大汗淋漓、烦躁不安、尿量减少等休克的先兆症状，发现异常及时报告医生并积极处理，防止病情进一步加重。

3. **立即建立静脉通道，迅速补充血容量，维持有效循环** 根据休克程度建立 2～3 条静脉通道，一路快速输入平衡液体，另一路输血，若血压难以纠正，再开一路酌情使用升压药物，并根据血压、中心静脉测压、尿量随时调节滴速。如收缩压在 60～90mmHg 者，争取在 1h 内输入平衡液 1500ml，收缩压小于 60mmHg 者，在 1h 内输入平衡液 2000ml，晶体与胶体比例为 3∶1，使其既恢复血容量，补充功能性细胞外液，又能达到合理血液稀释，改善血流动力学状态，有利于氧的输送。

4. **心理护理** 由于突然出现难以忍受的不适，往往伴有濒死感，致使患者紧张、恐惧，所以一定要耐心细致地做好患者及家属的思想工作，讲解疾病的相关知识及注意事项，使患者情绪稳定，配合治疗。同时遵医嘱应用止痛药缓解疼痛，可减轻患者的紧张、恐惧心理。

5. **协助医生行心包穿刺** 穿刺过程中密切注意患者神志、面色、心率、心律、血压及血氧饱和度的变化，如出现心慌、气促、呼吸困难等情况，应及时报告医生，及时处理。准确记录引流液的量、色、质。心包引流期间要保持引流管固定、通畅、无菌。

6. 做好术前准备　对有紧急手术指征者,立即做好采血、配血、备皮、药物试验等术前准备,通知手术室、麻醉科做好相应的准备。在送入手术室途中应有医生、护士护送,确保氧气的供给和输液、输血的通畅,并与手术室护士详细交班,确保安全。争取手术时间是抢救成功的关键。

【注意事项】

1. 扩容治疗要求达到①组织灌注良好:患者神情安宁、口唇红润、肢端、发绀消失;②收缩压>90mmHg;③脉率<100/min;④尿量>30ml/h;⑤血红蛋白恢复基础水平,血液浓缩现象消失。

2. 对高龄、伴心肺肾疾病,应防止输液量过多,诱发急性肺水肿。

3. 患者外出进行辅助检查时,应有医护人员陪同,避免路途中意外的发生。必要时医生申请床旁检查。

【诊断方法】

1. 实验室检查　一般检查常有血中白细胞计数及嗜中性粒细胞增多,在急性化脓性心包炎所致心包填塞者更加明显。

2. 特殊检查

(1)X 线检查:心包积液量不多时,X 线胸片可见心脏外形正常。当心包液超过 250ml 以上时,心影呈烧瓶状,心脏搏动微弱,上腔静脉影突出,心膈角呈锐角。

(2)心电图:窦性心动过速或过缓,低电压,QRS 波振幅突然降低,如果心脏破裂,心包内急剧积血,在心前导联可显示特征性高尖 T 波。另外,可出现电交替,即大量心包积液使心脏悬浮摆动于液体中时所出现的 P、QRS、T 波交替改变的特征性心电图表现。

(3)超声心动图:为一准确、安全而方便的检查,能发现心包积液的征象及心包内压增高的间接证据,如心包腔液性暗区,心脏呈摆动样运动,右心系统舒张期塌陷现象等。

(4)血流动力学检查:可发现中心静脉压升高,心包腔压力明显升高,心包压大于右房压。

(5)心包穿刺:可以诊断、鉴别积液的性质,有助于确定病因。

(6)磁共振成像:能清晰显示心包积液的容量和分布情况,并可大致分辨积液的性质。

【应急处理流程】

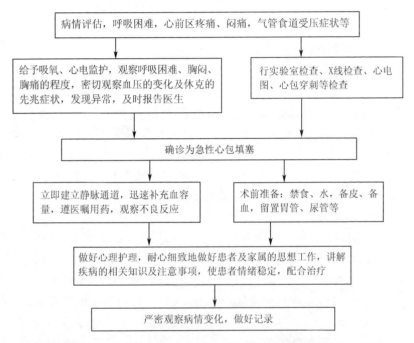

【典型病例】 患者,张某,男,17岁,患有肺结核病,在当地卫生院给予抗结核治疗,近1周出现胸闷、气短,并不断加重,故转我院就诊,在患者被推到诊室的时候,突然躁动不安,不能平卧,极度呼吸困难,面色苍白,继而口唇青紫,意识不清,查体发现患者瘦弱体质,脉搏细速,颈静脉怒张,心音听不清,胸部正位X线片显示:心影增大,肺纹理较清晰。根据病史和X线片表现,考虑患者为急性心包填塞,立即给予心包穿刺,穿刺部位选择在左侧锁骨中线第5肋间,吸出黄绿色浑浊液体,持续抽出约50ml时,患者口唇红润,呼吸困难减轻,意识渐恢复。为防止再次复发,沿穿刺针植入导丝,然后送入深静脉导管,并固定于胸壁,共引出黄绿色液体 280ml,患者意识清楚、血压、脉搏、呼吸等生命体征平稳,送监护室进一步治疗,经抗炎、抗结核对症治疗,患者 1 周后拔管,治愈出院。

【术后护理要点分析】

1. 观察生命体征　术后卧床休息,给予吸氧以增加心肌氧供,24h 内严密观察患者的面色、呼吸、血压、脉搏的变化,每小时记录 1 次。生命体征稳定后,每 2～4 小时记录 1 次。同时,观察患者症状有无缓解,如有加重,及时通知医生。

2. 心包穿刺置管的护理　妥善固定,防止脱落,保持引流管的通畅,注意引流液的颜色、性质、量,并密切观察引流后患者生命体征的变化。

3. 观察病情变化　根据病情和心包积液的性质和量,复查心脏超声和胸部 X 线,采用间断开放引流,可采取 1/d、2/d、3/d 放液。反复抽吸,无积液并可闻及心包摩擦音时,可复查心脏超声,如心包积液吸收,可再留置导管 2～3d 后拔管。

4. 预防感染　预防穿刺部位及心包感染,遵医嘱静脉给予抗生素治疗,同时注意观察患者体温变化。

5. 停用抗凝药物　由于患者在心脏介入治疗中全身肝素化,一旦出现心包填塞,停用肝素针,对已用的肝素要用鱼精蛋白对抗,以尽量减少可能的再出血。

6. 基础护理　用口腔护理液 2/d,早晚含漱预防口腔感染;绝对卧床的患者应注意运用水袋和气垫床,予以减轻对皮肤受压的不良反应。保持床单清洁干燥,经常巡视按摩骨骼隆突处,预防压疮发生。

7. 饮食护理　遵医嘱给予患者营养餐,注意观察患者的进食量及要求。

8. 心理护理　经常巡视病房,加强沟通,缓解患者的焦虑、抑郁的情绪。

9. 健康教育　嘱患者避免用力咳嗽、大幅度的扩胸运动等,以减轻疼痛及对穿刺点的影响。保持大便通畅,督促每日定时排便的习惯,防止便秘,避免用力排便增加腹压,使心衰加重,甚至有导致突然死亡的危险,便秘者必要时使用缓泻药。

第十六节　大量心包积液

【概述】　大量心包积液是指由于心脏手术后引流不通畅及发生心包切开综合征、外伤、肿瘤、结核和主动脉夹层动脉瘤破入心包所致。其中以心脏手术后发生心包切开综合征和肿瘤所致的心包积液最为常见。常见的病因分为感染性和非感染性两大类。感染性者结核、病毒、细菌等;非感染者包括肿瘤、风湿病、心脏损伤或大血管破裂、心肌梗死后积液等。由于心包积液是逐渐增长已有一定的适应,这使得大量心包积液的聚积只引起轻度的心包内压增加。只有当心包积液突然急剧增长时,表现为限制性的心包积液,才可能出现心包填塞。出现症状时多表现为气短、胸痛、呼吸困难。部分患者在病程早期出现心包堵塞症状,又随着病程的进展逐渐减轻乃至消失。故本病的预防主要是积极治疗原发性疾病,同时因为本病的早期缺乏典型症状,易与其他疾病混淆,因此在治疗上述病因中的疾病时,应考虑到本病的存在,一旦发现则需积极治疗。

【目的】　引流积液,抢救生命。

【适用范围】　大量心包积液的患者。

【急性措施】

1. 病情评估　如患者出现气短、胸痛、呼吸困难。立即报告医生,配合医生进行急救。患者应卧床休息,取半卧位,可减轻心脏负担,防止心衰。

2. 生命体征的观察　遵医嘱给予持续心电监护,观察患者面色、呼吸、心率、血压和血氧饱和度、尿量的变化,并且备齐急救药品。注意观察患者胸闷、心悸、呼吸困难有无改善,发现异常,及时报告医生,配合处理。

3. 建立静脉通路　遵医嘱应用抗炎、补充血容量,维持水、电解质平衡。

4. 术前检查　术前进行 B 超检查,确定积液的量和穿刺部位。外出检查应有医护人员陪同,或进行床旁检查。

5. 心包穿刺引流　配合医生行心包穿刺术,以减轻心脏负担,减少心包积液量。床旁备齐急救药品。注意观察引流管是否通畅,有无滑脱、扭曲、阻塞、折损等,观察引流液的颜色、性质、量,并详细记录,当日引流量不大于 300ml,防止引流量过大造成心包腔急剧减压发生急性肺水肿。

6. 心理护理　大量心包积液时患者心悸、胸闷、呼吸困难,病情危重时往往有濒死感,因此,护士要向患者及家属说明穿刺置管的目的、方法、注意事项和配合要求,耐心解答患者的疑问,消除患者和家属的心理压力和紧张情绪,使其增强信心。

7. 术前准备　症状未好转,符合手术指征者,做好术前准备:患者要禁食、水,备皮、备血,留置胃管、尿管等。

【注意事项】

1. 心包穿刺引流术后,注意观察敷贴有无液体渗出,必要时严格消毒,及时更换。

2. 及时监测呼吸状况和胸痛情况,嘱患者勿用力咳嗽、深呼吸或突然改变体位,以免加重疼痛。

3. 护士做好健康教育:保持心情舒畅,以乐观心态面对;嘱患者注意起居,避免受凉,注意休息,适量运动促进康复,避免疲劳;加强营养,以清淡、易消化食物为主。少食酸甜、辛辣、生冷食物。

【诊断方法】

1. X 线检查　心影向两侧普遍扩大(积液 300ml 以上);大量积液(>1000ml)时心影呈烧瓶状,上腔静脉影增宽,透视下心脏搏动弱,肺野清晰可与心力衰竭相鉴别。

2. 心电图　常有低电压,心动过速,大量积液者,可见电压交替。

3. 超声心动图　M 型超声在心前壁之间和心后壁之后均见有液性暗区,即当心包膜和心外膜之间最大舒张期暗区(10mm 时,则积液为小量;如在 10～19mm 之间则为中等量;如>20mm,则为大量）。

4. 心包穿刺　可证实心包积液的存在，解除心包填塞症状，留取部分积液进行相关病因的实验室检查。

【应急处理流程】

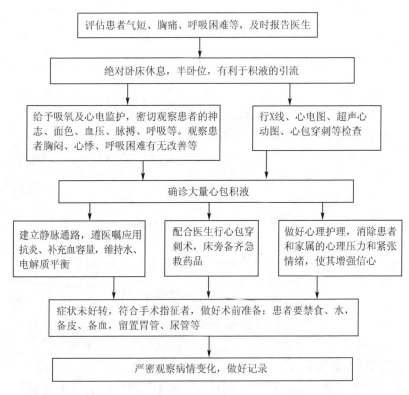

评估患者气短、胸痛、呼吸困难等，及时报告医生

绝对卧床休息，半卧位，有利于积液的引流

给予吸氧及心电监护，密切观察患者的神志、面色、血压、脉搏、呼吸等。观察患者胸闷、心悸、呼吸困难有无改善等

行X线、心电图、超声心动图、心包穿刺等检查

确诊大量心包积液

建立静脉通路，遵医嘱应用抗炎、补充血容量，维持水、电解质平衡

配合医生行心包穿刺术，床旁备齐急救药品

做好心理护理，消除患者和家属的心理压力和紧张情绪，使其增强信心

症状未好转，符合手术指征者，做好术前准备：患者要禁食、水，备皮、备血，留置胃管、尿管等

严密观察病情变化，做好记录

【典型病例】　患者，张某，男，37岁，因出现呼吸困难到医院就诊，P：102/min、R：20/min、BP：110/70mmHg，偶尔浮动为25mmHg的异常波动。肺部听诊提示左侧基底支气管可闻及呼吸音。胸片显示心脏肥大，心脏水平有气液平。胸部 CT 显示：心包积液和充气。心脏超声显示，大量心包积液。随后医生为患者行心包开窗治疗，引流出血清样的液体1L。心包积液培养结果阴性，心包组织活检提示急慢性炎症和纤维化。引流后患者病情逐

渐平稳。2 周后心脏超声显示为轻度心包积液,病情无恶化,患者基本康复。

【护理要点分析】

1. 术前准备　给予患者持续心电监护、血压监测,详细记录患者生命体征的变化,并协助患者取半卧位或坐位。

2. 术中护理　术中应严密观察患者有无出冷汗、头晕、气短等迷走神经反射症状,应立即停止操作。穿刺进针时,嘱患者切勿咳嗽或深呼吸。

3. 术后病情观察

(1)术后静卧,遵医嘱给予持续低流量吸氧、心电监护,密切观察患者血压、脉搏、呼吸、心率及心律的变化,注意临床症状变化,如有无胸闷、憋气等不适,如有不适,及时报告医生。

(2)严密观察引流管是否通畅,观察负压波动,定时挤压引流管。严格记录 24h 引流液量,颜色、性状。嘱患者可在床上活动,动作轻柔,防止引流管脱出或移位。

(3)严密观察可能出现的并发症,如麻醉不佳,疼痛刺激或神经反射引起休克,抽取大量心包积液后,可因回心血骤增而引起急性肺水肿。

4. 预防感染　每日更换引流管,严格无菌技术操作,做好标识。保持创面、引流管口皮肤清洁,敷料干燥,防止感染。遵医嘱应用抗生素等。

5. 饮食指导　心包积液患者多因各种原因营养摄入不足,又因积液造成蛋白质丢失,多有不同程度的负氮平衡。对患者的进食应给予正确的指导,要鼓励进食,促进食欲,必要时静脉补充营养。

6. 心理护理　心包积液患者长期忍受呼吸困难等症状的折磨,对于解除痛苦有迫切的要求,护理人员应安慰和鼓励患者,保持良好心态。加强沟通向患者解释引流的目的、意义,促进患者及家属对治疗、护理能主动的配合。

第十七节　急性化脓性心包炎

【概述】　急性化脓性心包炎系病原菌侵犯心包引起的化脓性感染,多为继发性感染。不同地区病原菌差异较大,在我国常以金葡菌为主,细菌侵入心包后出现水肿充血等炎症反应,漏出浆液性纤维蛋白渗出液。随后白细胞,脓细胞大量浸润和内皮细胞破损脱落,导致混浊化脓。当脓液较快聚集在心包腔达 200ml 以上时,除产生全身中毒症状外,因腔内压力剧增而产生"心脏压塞征",患者出现胸闷,气短,咳嗽,心力衰竭等,常合并 Beck 三联征(即贝克三联征)及 Kussmaul 征(主要见于缩窄性心包炎)。急性化脓性心包炎多见于幼儿及青年。主要临床症状为高热、寒战、虚弱、全身不适、消瘦、体质迅速恶化、贫血和白细胞增高等中毒症状。化脓性心包炎病情较重,结合病史,体查及胸片,心脏超声等检查,诊断不难。一旦确诊,需立即治疗,行心包穿刺,明确病原菌,选用敏感抗生素,同时积极纠正心衰及全身综合治疗。若脓液较多,应行心包引流术,并予以敏感抗生素冲洗心包腔。但引流不充分时应积极手术治疗,剥脱心包。早期心包切除治疗急性化脓性心包炎具有操作简单、安全可靠、并发症少、感染灶清除彻底、住院时间短及不会继发缩窄性心包炎等优点,是治疗化脓性心包炎较为理想的方法。

【目的】　早期发现,早期治疗,有效控制感染,解除心脏压塞,避免后期缩窄,从而降低死亡率。

【适用范围】　急性化脓性心包炎的患者。

【急性措施】

1. 病情评估　倾听患者主诉,连续评估病情,有不适症状时及时通知医生处理。观察患者心前区疼痛性质,程度及伴随症状。观察患者有无呼吸困难,心衰症状等。

2. 严密监测病情变化　给予吸氧、心电监护加氧饱和度监测,监测血压、脉搏、呼吸、心率,每小时记录 1 次,若出现血压偏低,脉压变小,立即报告医生处理。严密观察心前区疼痛情况,心悸、气短、心悸症状是否缓解。严格记录出入量:观察利尿药效果及有无低钠低钾。

3. 全身治疗　遵医嘱静脉给予足量有效抗生素,少量多次输红细胞,同时加强全身支持,控制液体摄入量。高蛋白、高维生素饮食,宜少食多餐。

4. 心包穿刺术　穿刺前向患者做详细交代,使积极配合治疗。在穿刺过程中,因为剧烈咳嗽易造成副损伤,甚至引起损伤出血所致的心包填塞加重,所以咳嗽时需屏气,避免剧烈咳嗽。由于体位不当,有时可造成引流不畅,要求患者在可能的情况下,适当变换体位,以利于引流通畅。

5. 术前准备　术前 1～2d 训练有效咳嗽和深呼吸,术前 2 周戒烟、酒。术前 1d 肠道准备、配血、药物过敏试验等。皮肤准备:清除手术区域毛发和充分清洁手术野皮肤。准备手术需要的物品,将病历、胸片、胸引瓶、术中特殊用药等一并清点,交给手术室接送人员。

6. 心理护理　评估患者的身心状况,并给予针对性的心理疏导,讲解各种治疗护理的目的、意义及方法、手术方式、麻醉相关知识;说明术前、术中、术后可能出现的情况及配合方法;说明术后留置各种管道的意义,减轻患者术前紧张、恐惧、焦虑等心理,增加患者参与治疗和护理的意识,以积极乐观的态度接受手术。

【注意事项】　术后并发症的观察与护理:①出血:术后 3～4h 内,血性引流液体成人大于 300ml/h,10 岁以下的小儿>4ml×体重(kg)/h 以上,且无减少趋势,引流液呈鲜红色并伴有血压下降、脉搏增快等低血容量表现,应考虑胸腔内活动性出血,及时通知医生,及时处理。②心律失常:严密心电监护,注意心率、心律及血电解质变化,发现心律失常及时汇报医生及时处理。③心力衰竭:患者卧床休息,遵医嘱持续氧气吸入 4～6L/min,医嘱给予强心、利尿等治疗,严格控制入量,并记录液体出入量。

【诊断方法】

1. 症状和体征　起病多有发热、多汗、全身倦怠、食欲减退及贫血等全身感染征象,可有不同程度心慌、气短、咳嗽、不能平卧及胸骨后疼痛不适。早期心前区可听到心包摩擦音,随心包内渗液增加,心界扩大,心尖搏动消失,心音遥远,心率加快,颈静脉怒张,肝大等。

2. 血液学检查　与原发病相关,白细胞计数增加血沉加快。

3. X线检查　心影向两侧扩大,正常轮廓消失而呈球形,右纵隔增宽,卧位时心底部变宽,透视下观察或心脏波摄影,心脏搏动减弱或消失。

4. 超声心动图检查　是诊断心包渗液简便而又可靠的方法,在左室后壁心外膜与肺反射之间及暗区增宽或可见大片液性暗区。

5. 心电图检查　各导联 QRS 波群呈现低电压,标准肢体导联 ST 段抬高,T 波倒置。

6. 心包穿刺　抽出有脓性液体即可诊断,穿刺物送涂片和细菌培养,明确致病菌。

【应急处理流程】

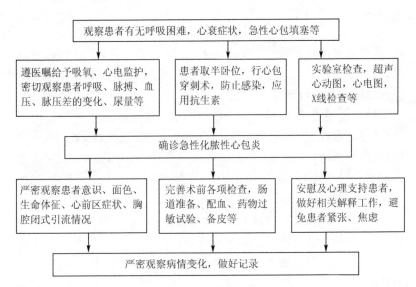

【典型病例】　患者,郑某,男,47 岁,因头晕、乏力 4d 由家人扶行入院,入院时查体:T:37.6℃,P:140/min,R:24/min,BP:118/

42mmHg,血细胞分析示:WBC:14.1×10⁹/L,心脏 B 超示:大量心包积液,胸部照片示:左胸腔大量积液,心电图示:心房扑动。入院诊断为:①化脓性心包炎、胸膜炎;②败血症。入院后经给予消炎、强心、利尿,胸腔闭式引流,心包多次穿刺抽液等处理后,胸腔脓肿消失,但患者全身水肿逐渐加重,胸闷气紧明显,心脏 B 超示心包积液较入院时多,于入院后第 22 天转入胸外科行心包切开引流术,术后持续心包内冲洗及继续消炎、利尿等处理,各种症状消失,并发症治愈出院。

【护理要点分析】

1. 术前护理

(1)病室准备:患者入院后住单人房,室内空气清新,注意保暖,室内每日用紫外线灯照射 2 次,用 0.2%过氧乙酸喷雾消毒 2 次。其次桌椅、床周围每日用 0.2%过氧乙酸擦试。另外,控制探视人数和时间,以防止呼吸道感染。保持被褥清洁干燥,及时更换内衣裤,每次便后冲洗会阴及肛门周围,预防会阴及肛周感染。

(2)胸腔闭式引流护理:患者取半卧位,水封瓶低于手术切口平面,嘱患者翻身时扶住胸腔引流管,以免因重力及牵拉作用将引流管滑脱。定时检查和挤压引流管,保持引流管通畅,严密观察患者发绀有否改善,以及是否还有脓液排出,如脓液排出完毕,可夹管观察24h 无不适,胸片复查正常后即可拔管。

(3)心理护理:患者因病程较长,而且经内科治疗 22d 症状未明显好转,担心患不治之症,以及担心手术是否顺利等,为此,向患者说明心包切开排脓可以转危为安,并简单介绍操作方法及注意事项。

2. 术后护理

(1)密切观察病情变化:全麻未清醒的患者,去枕平卧,头偏向一侧,清醒且生命体征平稳后取半卧位,床头抬高 30°～50°,并协助其经常变换体位,活动肢体,利于引流及排痰,防止下肢静脉血栓发生。观察心包填塞症状是否缓解,是否出现新的填塞症状,有否出现呼吸困难、强迫体位、颈静脉怒张、奇脉等现象。

(2)心包引流管的护理:①保持引流管通畅:定时检查和挤压引

流管,防止扭曲、折叠和引流不畅,观察水封瓶水柱是否随呼吸及咳嗽波动,准确记录 24h 心包排出量。②心包内药物冲洗:取生理盐水 500ml＋丁胺卡那霉素 0.4g,排空心包积脓后,以每分钟 20～30 滴的速度滴入,每次 50～100ml 的液体保留 15min 后排出,如此反复,直至冲洗完毕,注意观察进出量相等及呼吸及心率的变化。每天冲洗 1 次,在没有渗出液后夹管 24h 后可拔管。③切口的护理:患者取半卧位,每天更换敷料 1～2 次,每次更换敷料时让患者俯卧位,以利心包引流。每天用激光仪照射切口 2 次,每次 15min。配合全身应用抗生素,积极控制感染。

(3)管道护理:保持各输液管、气管、胃管、胸腔引流管、尿管及引流管通畅并妥善固定。严密观察心包、纵隔、胸腔引流液的量、颜色及性质,尿液情况,密切观察生命体征、CVP 的变化,如有异常及时处理。

(4)基础护理:定时翻身拍背,鼓励患者咳嗽。保持褥被清洁干燥,加强对身体受压部位的护理,预防压疮。注意口腔护理,预防口腔感染。

(5)饮食护理:胃肠蠕动后适量饮水,从流质饮食逐渐过渡到普食,少量多餐,控制液休摄入量。机械通气＞24h 者,遵医嘱予以鼻饲。

(6)心理护理:患者清醒仍带气管插管者注意语言及非语言沟通及指导,用肢体语言安抚患者,减少其紧张及恐惧的心理,及时告之手术效果,以取得配合。

(7)健康宣教:患者出院后机体抵抗力弱,应注意充分休息,加强营养,限制钠盐的摄入;出院后坚持足够疗程的药物治疗,勿擅自停药,调整用药必须在医生的指导下进行;定期随访,复查超声心动图、心电图等。

第十八节　室间隔缺损

【概述】　室间隔缺损(VSD)是胎儿期室间隔发育不全所致的

心室间异常交通,引起血液自左向右分流,导致血流力学异常。室间隔缺损可以单独存在,也可是复杂心血管急症的一部分。根据缺损解剖位置不同,分为膜部缺损、漏斗部缺损和肌部缺损三大类型及若干亚型,其中膜部缺损最为常见,其次为漏斗部缺损,肌部缺损较少见。绝大多数室间隔缺损为单个缺损,肌部缺损有时为多个。临床表现:室间隔缺损小,分流量小者,一般无明显症状。分流量大者出生后即出现症状,表现为反复呼吸道感染、充血性心力衰竭、喂养困难和发育迟缓。能度过婴幼儿期的较大室间隔缺损则表现为活动耐力较同龄人差,劳累后气促、心悸,甚至逐渐出现发绀和右心力衰竭。室间隔缺损患者易并发感染性心内膜炎。房室间隔缺损是一组心内畸形,其病理生理变化完全取决于房间隔或室间隔缺损大小和二尖瓣关闭不全的严重程度。部分型房室间隔缺损仅于心房水平左向右分流,如无或轻度二尖瓣关闭不全时,仅有右心室容量负荷增加,其心搏量增加。房室间隔缺损的起因,如有严重二尖瓣关闭不全时,其反流从左心室直接入左心房,从而使左右心室容量负荷均增加,早期产生心脏扩大和心力衰竭。完全型房室间隔缺损有巨大室间隔缺损和严重房室瓣关闭不全,产生大量左向右分流量,使肺血明显增多,早期肺血管发生痉挛,产生动力性肺动脉高压,晚期肺血管内膜逐渐增厚,产生梗阻性肺动脉高压。肺动脉高压进一步加重右心负担。当肺阻越来越高,左向右分流逐渐减少,最终产生右向左分流,结果导致艾森曼格综合征。

【目的】　早发现,早诊断,早治疗,预防并发症,改善预后。

【适用范围】　室间隔缺损的患者。

【急性措施】

1. 病情评估　了解患者的健康史、家族史、过敏史、手术史等,既往有无出血性疾病和出凝血系统的异常,有无颅脑外伤史或其他伴随疾病。身体状况:评估患者的生命体征及心肺功能状况,包括是否出现心悸、气短、呼吸困难、发绀等情况。全身表现:全面体格检查,了解重要器官功能状态,评估患者的饮食习惯,生长发育和营养情况,评估患者的活动耐力和自理能力。

2. 病情观察 嘱患者绝对卧床休息,遵医嘱给予吸氧、心电监护。监测生命体征,每 30 分钟测量 1 次,若病情平稳的每 4 小时测 1 次,监测和记录 24h 出入量;观察有无异常啼哭、烦躁不安、四肢厥冷等,发现异常通知医生;观察患者有无心力衰竭、上呼吸道感染或肺部感染等症状,发现异常通知医生。

3. 维持循环和呼吸功能稳定 减少患者的活动量,保证休息,避免哭闹;心功能不全者遵医嘱应用强心、利尿药,改善循环功能;严重心律失常者,遵医嘱给予抗心律失常药;对于呼吸困难、缺氧者,给予间断或持续吸氧纠正低氧血症,严重者用呼吸机辅助通气;指导患者深呼吸及有效咳嗽,保持呼吸道通畅,必要时给予吸痰。

4. 改善营养状况 进食高热量、高蛋白及丰富维生素食物,增强机体对手术耐受力进食较少者,必要时进行静脉高营养治疗,心功能欠佳者,应限制水钠摄入,低蛋白血症和贫血者,遵医嘱给予白蛋白、新鲜血输入。

5. 积极控制感染 教导患者注意保暖,防止呼吸道感染,保持口腔和皮肤卫生,避免黏膜和皮肤损伤,积极治疗感染灶。

6. 术前准备 做好凝血机制、交叉配血、血常规及肝肾功能检查;遵医嘱做药物过敏试验,备皮,术前 1d 晚遵医嘱应用镇静药;备齐急救药品,如强心药、升压药、溶栓药等,备好临时起搏器、监护仪、除颤仪及各种应急方案的准备。对患者及家属进行术前指导及健康教育。

7. 心理护理 根据患者及其家庭的具体情况,给予有针对性的心理疏导。从语言、态度、行为方面与患者及其家属建立信任关系,鼓励其说出恐惧、焦虑的内心感受;引导患者熟悉环境,介绍手术相关知识以减轻患者的焦虑和恐惧;安排与手术成功的患者交流,以增强对手术治疗的信心;帮助家庭建立有效的沟通,缓解家庭内部的压力。

【注意事项】

1. 成人患者一般有较好的自我调节能力,可以通过听音乐等放松心情,儿童一般自我调节能力较差,护士应指导患儿家属多陪伴孩子玩,鼓励患儿说出内心的想法。

2. 术前指导患者及家属注意天气变化，防止感冒，增加营养，多食用易消化的食物，保证充足的睡眠。

【诊断方法】

1. 心电图　缺损小者显示正常心电图或有电轴左偏。缺损大者示左室高电压，左心室肥大。肺动脉高压者表现为双心室肥大、右心室肥大或伴劳损。

2. X线检查　缺损小者，分流量小者，X线改变轻。缺损大者，心影扩大，左心缘向左下延长，肺动脉段突出，肺血增多。梗阻性肺动脉高压时，肺门血管影明显增粗，肺外周纹理减少，甚至肺血管影呈残根征。

3. 超声心动图　左心房、左心室内径扩大，或双室扩大，二维超声可显示室间隔缺损部位及大小。多普勒超声能判断血液分流方向和分流量，并可了解肺动脉压力。

【应急处理流程】

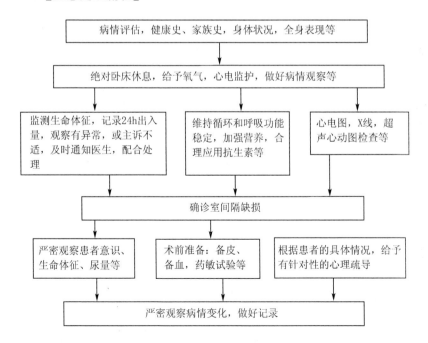

【**典型病例**】　患者,杜某,男,14 岁,自幼发现心脏杂音。查体:心前区扪及震颤,心界明显增大,胸骨左缘第 2～3 肋间,可闻及 3/6 全收缩期杂音。超声心动图示左心明显增大,右心室肥厚,最窄处内径约 10mm;膜周部回声中断约 21mm。室缺处大量左向右为主的低速分流;右室流出道狭窄处前向血流加速,V_{max} 4.7m/s,PG 88mmHg。超声诊断:室间隔缺损(膜周型),右室流出道狭窄。行“右室流出道疏通,室间隔缺损修补术”。术中见双室肥厚;室间隔缺损膜周型,直径 25mm;右室流出道环形纤维性狭窄及肥厚肌束。术后超声随访,右室流出道疏通;室间隔膜周补片回声连续,片周未见残余分流;室间隔肌部回声失落约 5mm,彩色多普勒显示左向右血流束。

【**护理要点分析**】

1. 术前护理

(1)详细记录患者的情况:主要内容有心率、心律、血压,心脏杂音的部位,性质、强度,有无传导、震颤,足背搏动等。

(2)术前准备:常规检查血尿常规,出、凝血时间及肝、肾功能;双侧腹股沟备皮;术前 1d,做碘及普鲁卡因过敏试验;术前当天禁食、水;患儿术前 30min 肌注冬眠灵、阿托品。

(3)心理护理:患儿易受分离的困扰,心理护理的侧重点是减轻分离的压力。成年人的心理反应是手术过程以及由此带来疼痛的恐惧,因此我们对成年人注重手术过程及术后恢复的宣教,并经常与患者交流和沟通,以尽快减轻他们的压力。

2. 术后护理

(1)卧床休息:术后 24h 卧床休息,术侧肢体制动 4～6h,如果患者是儿童、不合作者可给予镇静药,嘱多饮水,以利于造影剂排出。

(2)密切观察病情变化:术后要严密监测心率、脉搏、血压。术后常规将患者留在 CCU 病房对患者进行监测。每 30 分钟测量心率、脉搏、血压 1 次,平稳后改为每 4 小时测量 1 次,24h 平稳后停止监测。

(3)切口护理:术后胸带固定于伤口,以减轻疼痛,观察切口是否有渗血和感染,保持切口清洁、干燥,定期换药,敷料如有渗透应立即通知医生更换。

(4)心包、纵膈、胸腔引流管的护理:术后要定时挤压引流管,保持通畅,当引流液多、颜色深红时要增加挤压次数,尤其是在使用止血药时,要增加挤压次数防止凝血块堵塞引流管,引起心包填塞;随时观察引流液的量、色、性质等,如发现引流量偏多且有血凝块或引流量突然减少并伴随 CVP 上升、血压下降、脉压小、尿量减少、末梢循环差应警惕活动性出血和心包填塞,应配合医生做好紧急剖胸止血或清除血块的准备。

(5)给药护理:应用血管活性药物时,遵医嘱根据患者的体重,严格配制药物的浓度及剂量,用输液泵或可控输液管控制输液速度和用量。

(6)基础护理:做好口腔护理、尿管护理、定时翻身、雾化、患者清洁等工作。保证充足休息,定时翻身,鼓励卧床患者尽早做四肢主动、被动活动,防止深静脉血栓形成。

(7)引流管护理:①通畅:定时挤捏管道,使之保持通畅,勿折叠、扭曲、压迫管道、及时倾倒引流液。②固定:每班检查引流管的长度,告知患者及家属引流管重要性,切勿自行拔出,如患儿烦躁,必要时给予镇静,防止患儿拔出管道。若引流管不慎脱出,应立即通知主管医生,由医生决定是否重置引流管。③观察并记录:观察引流液性状、颜色、量;胸内引流管突然堵塞或引流量锐减应排除心包填塞的可能性,若术后 24h 后仍有新鲜血液流出,应通知医生,给予止血药物,必要时再次手术止血;观察安置引流管处皮肤情况;观察患者腹部体征,有无腹胀。④拔管:引流液减少达到拔管标准后,由主管医生拔管。

(8)饮食护理:一般清醒的、有自主呼吸及病情稳定的患者,术后次日开始进流质饮食。以后逐渐过渡到正常饮食,无饮食禁忌。婴儿则可进食流质或半流质。如果患者出现恶心、呕吐等胃肠道不适,应先禁食,待患者不适症状缓解后,再进食。必要时,遵医嘱肌内注射止吐药。

3. 并发症的预防及护理

(1)心律失常:主要护理措施包括:①术后持续心电监护,密切观察患者心率、心律的变化;②如出现心律失常,及时报告医生并遵医嘱给予抗心律失常药;③在用药期间应严密观察心率、心律、血压、意识变化,观察药物的疗效及毒副反应;④安装心脏起搏器者按护理常规维护好起搏器的功能。

(2)急性左心衰主要的护理措施包括:①持续心电监护;②术后早期应控制静脉晶体液输入,以 $1ml/(kg \cdot h)$ 为宜,并注意观察及保持左房压不高于中心静脉压;③记录 24h 出入量;④若患者出现左心衰竭后要绝对卧床休息,给氧、限制钠盐摄入;⑤遵医嘱给予强心、利尿药,并观察用药后疗效和不良反应,特别是洋地黄毒性反应。

(3)急性心脏压塞:主要护理措施包括:①做好引流管的护理,保持引流管通畅,观察及记录引流液的量和性质;②监测中心静脉压,使其维持在 $5\sim12cmH_2O$;③严密观察病情,若患者出现颈静脉怒张,动脉压降低,心音遥远,中心静脉压$\geqslant25cmH_2O$,引流量由多突然减少,挤压引流管有血凝块流出等症状时,应警惕心脏压塞,应配合医生做好紧急剖胸止血或清除血块的准备。

第6章

骨科常见急性事件及处理流程

第一节　锁骨骨折合并臂丛神经损伤

【概述】　臂丛神经位置较为表浅,易受直接暴力损伤,是周围神经损伤的易发部位,其发病率远超过颈、腰、骶等神经丛。造成臂丛神经损伤的主要原因是牵拉,多是由于剧烈运动或严重冲撞造成。在临床中,锁骨骨折合并臂丛损伤并非少见,对于锁骨骨折患者,不论治疗与否,都会产生一些增生的骨痂,这将导致肋锁出口狭窄及血管神经束压迫的并发症。锁骨骨折畸形愈合时,断端的移位及增生的骨痂可压迫臂丛神经而出现临床症状。检查时不要忽视对伤侧上肢感觉运动功能的检查及判断,早期 EMG 检查对于诊断意义有限。遇到锁骨骨折导致臂丛神经损伤患者时,在认真查体判断的前提下,主张积极手术探查,绝不可消极等待,期盼自然恢复。

【目的】　全面诊断,及早手术探查治疗,促进恢复。

【适用范围】　锁骨骨折合并臂丛神经损伤的患者。

【急性措施】

1. 病情观察　严密观察血压、脉搏、呼吸、体温等,检查骨折端血肿大小,皮肤是否破损,观察患肢感觉、运动功能情况,若发现患者整个上肢呈缓慢性麻痹,各关节不能主动运动,报告医生,配合医生测定患者上肢肌力,行电生理检查和影像学检查,明确诊断,对症治疗。

2. 体位 取半卧位或平卧位,避免侧卧位,平卧时可在两肩胛间垫上一个窄枕,使两肩后伸外展。但时间过久而不舒适,容易使患者产生急躁情绪,因此,应给患者讲解保持正确卧位的重要性,取得患者合作。离床活动时用三角巾或前臂吊带将患肢悬吊于胸前,双手叉腰,保持挺胸、提肩姿势,可缓解对腋下神经、血管的压迫。注意观察患者局部血液循环情况及手指活动情况。

3. 药物治疗 遵医嘱给予维生素 B_1、维生素 B_2 等神经营养药物,促进神经再生和修复。由于神经损伤,多伴有受伤肢体及同侧颈部疼痛,少数患者难以忍受,可遵医嘱使用止痛药,以非成瘾性止痛药为主,如扶他林缓释片、西乐葆等,镇痛效果好。

4. 做好术前准备 完善各项常规检查,做好皮肤准备,必要时可给予配血。尽早行神经探查术,尽可能 I 期修复;坚持固定骨折,为神经恢复创造稳定的力学环境,避免继发损伤发生;同时利于上肢的早期功能锻炼。

5. 心理护理 患者受伤后,手部外观及运动功能均严重损害,肢体瘫痪,因而思想负担重,情绪低落。因此要耐心细致作好解释工作,说明术前、术后配合的重要性,消除患者的顾虑,积极配合手术及术后治疗。

【注意事项】

臂丛神经损伤后所累及的肢体均有不同程度的冷、热刺激反应,因此要预防患者冻伤、烫伤。

【诊断方法】

1. 查体 检查伤侧上肢感觉运动功能,测定上肢肌力。

2. 肌电图(EMG)检查 不仅有助于诊断,且可了解损伤的严重程度。

3. MRI、X 线检查 明确骨折压迫范围,对于 X 线检查骨折畸形不明显的患者,必要时可加拍锁骨胸位片(患者前倾的上下位拍片),以进一步了解骨折移位情况。

【应急处理流程】

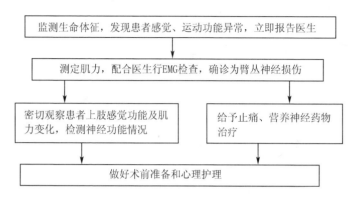

监测生命体征，发现患者感觉、运动功能异常，立即报告医生

测定肌力，配合医生行EMG检查，确诊为臂丛神经损伤

密切观察患者上肢感觉功能及肌力变化，检测神经功能情况

给予止痛、营养神经药物治疗

做好术前准备和心理护理

【典型病例】　患者，李某，女，43岁。因交通意外伤及双侧肩部及胸部 3d 由外院转入。主诉呼吸时胸痛明显，双侧前臂桡侧缘感觉减退，屈肘无力。体检：意识清楚，体检合作；颈软，颈后无压痛，活动可；胸廓挤压试验阳性，左侧压痛显著，可闻及双侧呼吸音。锁骨带外固定，腋窝下见水疱形成；双侧锁骨处肿胀，可触及骨擦感；双侧前臂桡侧感觉明显减退，以左侧重，双侧肱二头肌肌力 Ⅱ 级，肱三头肌、三角肌肌力 Ⅴ 级，双侧屈腕肌力 Ⅳ 级，双手握力正常。辅助检查：颈椎 MRI 未见异常；X 线片示：双侧锁骨粉碎性骨折，左侧第 2～4 肋骨骨折。初步诊断：①双侧锁骨粉碎性骨折合并双侧臂丛神经损伤（外侧束损伤）；②左侧多发肋骨骨折。患者在全身麻醉下行切开复位内固定、神经探查术。术后给予抗生素预防感染，神经营养药物促进神经恢复，辅以针灸等治疗，鼓励患者功能锻炼。

【术后护理要点分析】

1. 病情观察　给予持续吸氧、心电监测，观察患者血压、脉搏、呼吸及血氧饱和度变化。术后行头胸石膏固定或胸带固定，给予制动、抬高患肢；防止躯体压迫患肢及石膏过紧，影响肢体血供及限制呼吸情况，予患肢与躯体距离应不少于 10cm；密切注意观察患肢末梢血液循环，患肢手指有无肿胀，皮肤温度变化，甲床是否红润；注意创口渗血情况，及时更换敷料，预防感染；密切观察患肢感觉、运动功能变化,定时测定肌力,及时复查神经肌电图(EMG),监测神经功能恢复情况。

2. 药物治疗　术后给予抗炎、营养神经等药物治疗。如维生素 B_1、维生素 B_2、甲钴胺等。在神经再生过程中,可同时进行物理治疗,如针灸、理疗等。对于疼痛患者,及时做疼痛评估,使用有效的止痛药物减轻患者的痛苦,使患者舒适,得到良好休息。

3. 预防再损伤　臂丛神经损伤后,可引起支配区域的皮肤营养性改变及患肢感觉功能障碍,极易被烫伤、冻伤、碰伤等再损伤,护理人员要加强防护。

4. 饮食护理　保证患者足够的营养摄入,一般手术后 6h 患者无呕吐可给予普食,避免吃辛辣等刺激性的食物。

5. 功能锻炼　根据患者病情制定功能锻炼方案,为患肢关节做全方位被动活动,同时作向心性按摩,预防肌肉萎缩和关节僵硬,为神经恢复创造条件。术后 24h 可指导患者作深吸气练习:嘱患者自然下垂患肩,健侧手掌托着患肢前臂,将肘关节上举屈曲至 110°,必须在深吸气的同时上抬患肢前臂至屈肘位,开始时每天早晚训练 20次,每天锻炼 2 次,以后逐渐增多,锻炼肱二头肌随呼吸作屈肘动作,逐步过渡到自主屈肘锻炼。

6. 心理护理　对于受伤,患者常常流露出害怕、悲观的情绪,对自己的病症进行各种消极、错误的猜测,影响疾病的康复。因此,对臂丛神经损伤的患者进行有关知识的宣教,建立正确的概念,纠正某些错误的观念。通过耐心、细致的沟通和交流,让患者逐渐摆脱沉重的心理包袱。同时,鼓励病员之间的互动,让康复情况良好的患者多讲述自己的心理体验,使其他患者得到共鸣,摆正心态,积极配合治疗。

7. 健康指导　向患者及家属解释病情,说明术后用药及复诊的重要性,并嘱患者妥善保护患肢,每月复查神经肌电图(EMG),了解神经恢复情况。

第二节　颈椎骨折合并高位截瘫

【概述】　颈椎骨折合并高位截瘫是临床上常见的严重创伤性、致残性疾病,是由多种原因引起的骨科常见病,多由外伤引起椎骨骨折、脱位,压迫脊髓腔,导致脊髓水肿,从而引起各种症状。多为意外事件所致,病程长,并发症多且较严重。颈椎骨折合并高位截瘫病情严重而复杂,且并发症较多,包括呼吸中枢抑制、呛咳排痰功能受限。由于长期卧床,并发症与原发病形成恶性循环,不仅增加患者的痛苦及经济负担,而且会加重病情,危及生命。

【目的】　做好病情观察,早期手术治疗,积极功能锻炼。

【适用范围】　颈椎骨折合并高位截瘫的患者。

【急性措施】

1. 病情观察　严密观察患者生命体征变化,给予持续心电监护加血氧饱和度监测,每 0.5~1h 测量血压、脉搏、呼吸 1 次。观察患者的呼吸频率、节律及深度有无异常,注意有无呼吸困难、缺氧情况,保持呼吸通畅,翻身后可轻叩背部,刺激咳嗽并嘱患者增加呼吸运动,以利痰液排出;对排痰困难或无力排痰者应及时吸出,并备气管切开包,必要时行气管切开。同时,注意观察患者的神志、面色、瞳孔、体温、尿量的变化,保持静脉输液及尿管、引流管的通畅。及时观察截瘫平面以下的感觉及运动障碍程度、大小便障碍、肌力有无改善、神经反射是否恢复,做准确记录,发现异常及时向医生汇报,配合医生查明原因,明确诊断。

2. 药物治疗　建立静脉通路,给予脱水、激素、抗炎、营养神经药物治疗。

3. 体位护理　患者平卧硬板床,颈部用颈托或沙袋固定,搬运及翻身时保持头、颈和肩一致性活动,防止颈椎错位,一个人固定头部,一个人搬动躯干,并注意颅骨牵引,防止滑脱,保持牵引绳与躯干在同一轴线上,每日颅骨牵引钉处滴 75%乙醇 2 滴或 3 滴,每日更换敷料 1 次。

4. 高热的护理　患者高热时,给予物理降温,如冰袋、乙醇擦浴等,还可以降低室温,同时补充足够水分、电解质、氨基酸,补偿高热消耗。必要时予以冰生理盐水灌肠,密切观察体温变化。如果患者出现低温情况,则应做好保暖,可提高室温、加盖棉被或使用热水袋,还要经常检查患者皮肤情况,并做好交接班。

5. **并发症预防** ①肺部感染:病情允许可坐起,鼓励患者作深呼吸及咳嗽排痰,痰液粘稠不易咳出者,可行雾化吸入,同时辅以化痰药,必要时使用抗生素。②压疮:卧硬板床加放波浪气垫床,保持床铺平整清洁无渣屑。2h翻身1次,不使身体任何部位受压时间过长,按摩骨突受压处,促进局部血液循环。大小便失禁者每次排便后及时擦净,并用温水洗净肛周,可涂上氧化锌软膏保护皮肤,防止发生褥疮。③泌尿系感染:脊髓损伤后由于逼尿肌和括约肌的协调紊乱,排尿障碍,故应常规留置尿管。如尿色浑浊有沉渣,应在无菌操作下2/d膀胱冲洗,保持会阴部皮肤清洁,每日会阴擦洗2次,预防泌尿系感染。④下肢深静脉血栓:卧床患者每2小时翻身1次,每4小时被动锻炼1次,可行深静脉按摩,以减少静脉瘀滞和增加血液回流,降低末端腓肠静脉血栓,同时静脉穿刺时尽量避开下肢,尤其足左下肢的血管,确保每次穿刺成功,减少不必要的股静脉穿刺。

6. **防止便秘** 截瘫者伤后1周内,为避免腹胀,可适当限制进食量,给予流质或半流质饮食,用输液方法补充营养。2～3周病情稳定后,消化功能逐渐恢复,应给予高蛋白及多种维生素饮食。多吃水果、新鲜蔬菜,如香蕉、韭菜等,多饮水,多食植物油、蜂蜜,以起到润肠作用,少喝牛奶,少食糖类,以免引起腹胀。指导患者按结肠走向环形按摩腹部,以促进肠蠕动,并养成每日定时排便的习惯,必要时口服缓泻药。

7. **心理护理** 截瘫者病情重、病程长,四肢瘫痪,生活不能自理,均会产生焦虑、紧张、绝望心理。表现为自卑、暴躁。对疾病的发展和自己的未来感到恐惧和沮丧。应主动热情接待,介绍成功病例,并向家属及患者交代病情,说明手术目的、程序以及手术前后配合和注意事项。使患者对疾病有一定的认识,并树立战胜疾病的信心和勇气,以良好的心理状态接受和配合手术治疗。还应注重积极与患者家属进行沟通,使患者家属以乐观的心态积极参与患者的护理,给予患者最大的心理支持。

8. 术前准备　术前常规备皮,早期手术,去除颈椎管内脊髓的致压物、防止对脊髓的继发性损伤;恢复颈椎的稳定性。有利于患者早期活动,最大限度降低并发症。

【注意事项】

1. 根据患者的实际情况进行补液治疗,并在输液的过程中严密观察输液的速度及患者的反应,避免因输液过快而导致肺水肿。

2. 因截瘫平面以下感觉障碍,故患者体温不升给予保暖或高热给予降温时,注意热水袋和冰袋的使用,热水不宜高于 50℃,热水袋或冰袋不能直接置于患者体表,并做好床头交接班,防烫伤或冻伤。

3. 对于气管插管或气管切开患者应进行吸痰、湿化气道、清洁口腔等护理,定时更换消毒气管内套管,用双层湿纱布覆盖气管口,雾化吸入每日 2 次,严格按无菌技术操作执行。

4. 大便秘结可用番泻叶、开塞露、缓泻药或戴指套挖出便团,必要时灌肠。大便失禁时,要了解失禁的原因,有炎症者药物治疗,若经常有大便流出浸渍在臀部,易诱发压疮,最好清洁灌肠,连续 1～2 次,一次性排净大便,慎用收敛药物,以免引起便秘。

【诊断方法】

1. 症状　颈部疼痛和运动功能丧失,损伤平面以下感觉、运动和括约肌功能障碍,可有严重呼吸困难。

2. X 线、CT 扫描　可清楚显示椎体内骨折的位置和大小,是诊断的重要依据。

【应急处理流程】

> 观察患者生命体征、神志、感觉及运动功能情况,发现异常及时通知医生,配合医生查明原因

↓

> 确诊为高位截瘫

↓

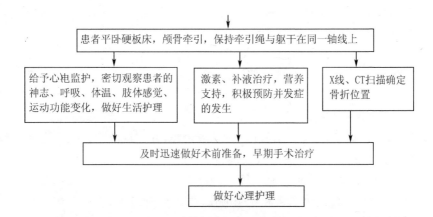

【典型病例】　患者,陆某,男,46岁,因发生车祸,当时四肢瘫痪,急诊送入我院,四肢肌力均为0级,CT平扫示:$C_{4\sim6}$骨折,颈脊髓损伤。诊断为"颈椎骨折合并高位截瘫"。患者入院后完善各种术前检查及治疗,并行颈椎前路内固定术。术后感觉和运动无特殊改善,生命体征平稳,但是体温持续升高(38～39℃),腹泻10/d,大便主要为黏液及水,无臭;食欲差,能进食,但量少。颈部引流管接负压引流球固定好且通畅,引流液为血性。保留导尿,定时放尿,尿色清亮淡黄。静脉给予激素、抗生素、营养神经药物治疗,口服思密达止泻药物。患者肝肾功能正常,大便培养阴性,诉全身有过电感,尤其四肢至手、足,前臂有触觉感,但手及下肢无。积极功能锻炼,患者情况一步步好转。

【术后护理要点分析】

1. **严密观察病情**　病室备好急救设备,给予持续吸氧,根据患者病情及血氧值调节氧流量。给予持续心电监测,每30分钟测量脉搏、呼吸、血压、血氧饱和度1次,观察体温变化,高热时给予物理降温。重点注意呼吸频率及深浅度,如果患者呼吸急促、表浅,以及出现猫叫症状,提示喉头水肿痉挛可能,及时通知医师,做好气管插管及切开准备。观察患者有无喉返神经损伤及喉上神经损伤症状,如声音嘶哑、呛咳等。观察引流管有无引流不畅,有无出血、皮下气肿、脑脊液漏及切口感染等并发症。若出现呼吸困难应立即吸痰,及时报告医生,采取处理措施。

2. 引流管护理　术后常规置负压引流管引流,观察出血量,保持局部清洁。若术后引流量多、鲜红,每小时大于 100ml,则可能是继发出血,应及时报告医生,立即给予止血药物并静脉输血,把引流管负压改为常压引流,并加快补液速度。若术后引流液变清、量大,则应考虑是否有脑脊液外渗。术后 24～36h,可根据患者病情拔除引流管。

3. 观察术后神经功能的恢复情况　观察患者截瘫平面以下的感觉及运动障碍程度、大小便有无障碍、肌力有无改善、神经反射是否恢复,并与术前相比较,同时准确记录。

4. 并发症的预防　鼓励患者自行咳痰,及时翻身,防止呼吸道内分泌物积聚,必要时可给予雾化吸入,稀释痰液,利于咳出,防止肺部并发症。由于患者活动受限应采用充气式床垫或者使用软垫以防压疮发生。留置尿管,应保持引流通畅,鼓励患者多饮水,每日更换引流袋,严格无菌操作。防止导尿管打折,防止因体位关系造成尿液逆流导致泌尿系感染。同时注意观察尿色、尿量,术后 1 周左右,开始间歇膀胱功能训练,建立反射性膀胱排尿,可防止感染及结石形成。

5. 加强基础护理　保持床单清洁、干燥,协助患者翻身,按摩受压处皮肤,促进血液循环。做好口腔护理,保持口腔清洁。保持尿管通畅,每日会阴擦洗 2 次,嘱多饮水,预防逆行感染。鼓励患者尽早行肢体功能锻炼,防止下肢静脉血栓形成。

6. 饮食护理　颈椎术后给予鼻饲高蛋白、高脂肪、高钙、低碳水化合物以及多种维生素和微量元素的饮食,术后应先给予流质饮食1～2d,再改半流质 3～5d,逐渐过渡到普食,并指导患者缓慢吞咽,以防呛咳和窒息。必要时给予静脉高营养治疗。

7. 心理护理　患者早期可能因机体功能的残疾而烦躁、抑郁,表现出极其焦虑、敏感或对外界刺激毫无反应或反应淡漠等负性情绪;因此要加强心理疏导,调整患者角色,同情关心理解患者,多与患者谈心,解除患者顾虑。对比较开朗乐观的患者,应如实告知病情及预后,安慰鼓励患者,让其能面对伤残的现实,并告知患者出院后还可利用残存的功能,如双上肢功能恢复好的可打电脑,做手工活等。鼓励其家属特别是配偶多关心爱护患者,使患者觉得自己没有被遗弃,从而使其从消极的态度改变为主动接受治疗和进行功能锻炼的态度,促使康复。

8. 功能锻炼　锻炼应自伤后之日开始,保持关节功能位置,特别是踝关节置于 90°左右以防足下垂。可用小枕垫起使患肢髋膝关节轻度屈曲,踝关节用"T"型板保持中立位、防垂足、外翻。定期被动活动各关节,每天 4～5 次。每次 15～30min,向心性环形按摩患肢肌肉,肌力恢复好或没有瘫痪的肢体,可通过举哑铃、拉弹簧或弹力带等锻炼肌肉力量,做挺胸、背伸、俯卧撑等锻炼胸背肌。每日定期运动数次,每次活动以患者能耐受及不产生疲劳感为准,以后逐渐增加活动频率与时间,活动范围由小到大,逐步适应。也可进行日常生活训练,培养患者自我照顾能力,训练患者自己进食、洗漱、放置便器、穿脱衣服等,尽量增加患者自理程度,达到恢复生理功能的目的。出院时做好功能锻炼指导,使其出院后继续坚持功能锻炼,从而获得最大的功能康复。

第三节　颈椎术后硬膜外血肿

【概述】　硬膜外血肿是颈椎术后并发症之一,是脊柱手术常见的并发症,但能引起神经功能减退的硬膜外血肿的发病率较低,据报道其发病率为 0.1%～0.24%。该病起病急,病情发展迅速,如不及时处理,将引起严重的后果。

【目的】　早发现、早诊断、迅速采取措施、争分夺秒。

【适用范围】　颈椎术后硬膜外血肿的患者。

【急性措施】

1. 病情观察　给予吸氧、心电监护加血氧饱和度监测,生命体征稳定后每 30 分钟观察患者血压、脉搏、呼吸及尿量 1 次。颈椎术后 24h 内,特别是术后 6~8h 应重点观察患者肢体运动、感觉情况,并与术前比较,倾听患者主诉,加强巡视,掌握患者形成硬膜外血肿的前驱症状。观察记录切口渗血,引流液量及颜色,必要时打开敷料检查颈部张力;注意鉴别喉头水肿,呼吸道分泌物堵塞等引起的呼吸困难,患者若有高血压,引流液量大于 100ml/h,咳嗽、咳痰明显,需警惕出血引起血肿,及时通知医生,急诊行 MRI 检查,明确诊断。

2. **体位及翻身护理**　术后采取去枕平卧位,取大小适宜的毛巾折叠成条索状垫于后颈,以保持枕颈部的正常屈度。头颈两侧以沙袋固定,注意头颈部与躯干保持同一轴线。也可取侧卧位,不可过度屈曲、后伸及旋转。正确的翻身护理,可避免翻身不当导致的出血增多,对病情稳定患者,可手托患者后枕部,协助患者自主翻身,不仅可避免对颈前切口的牵拉刺激,患者仅有轻微疼痛或无痛感,而且可调动患者自身的能动性,使其处于自身感觉舒适的翻身角度。翻身后直接卧在沙袋上,避免由他人垫沙袋时动作不协调造成头颈部过屈或过伸。

3. **用药护理**　遵医嘱使用脱水药及激素类药物。使用时观察电解质变化,警惕低钾血症的发生,注意避免脱水药物外渗使组织水肿,皮肤坏死。使用激素药物时,注意观察患者有无颜面部潮红、失眠及兴奋、消化道症状、血压及血糖升高、低血钾等不良反应。

4. **做好术前准备**　确诊为硬膜外血肿后,应紧急行血肿清除、脊髓减压术,清除血肿。

5. **基础护理**　在治疗过程中,严格无菌操作,病室定时打开门窗通风,地面消毒,口腔护理每日 2 次。建立翻身卡,协助患者翻身、叩背 2/h,防止压疮。留置导尿管,每日用 0.05% 碘伏消毒尿道口 2 次。及时更换引流袋,随时注意观察尿液颜色和量,避免尿管弯曲、受压。对于体温超过 38℃ 的患者,可采用温水擦浴、冰敷等,对中枢性高热者可采用电冰毯降温。

6. **心理护理**　同情关心理解患者,多与患者谈心,安慰鼓励患者,解除患者顾虑。向患者说明病情变化的原因及采取进一步治疗的必要性,降低患者心理压力,减轻患者的抵触情绪,帮助患者树立战胜疾病的信心。

【注意事项】

1. 切记保持颈部稳定性,避免不恰当的颈部搬动及活动,造成二次损伤。术后患者常规平卧休息,颈部两侧沙袋固定制动;患者需要翻身时,予颈部颈托固定,并多人协作严格"轴线翻身"。

2. 患者术后术区的针刺样疼痛、剧烈的轴向颈痛或沿神经根放射的刺痛,进行性加重的四肢麻木、无力,腱反射减弱甚至消失等脊髓功能损害的表现;也有患者并无疼痛症状,只表现为脊髓功能损害,均要及时通知医生。

【诊断方法】

1. 临床特征　感觉运动减退,膀胱功能障碍及手术部位的剧烈疼痛。

2. MRI检查　是硬膜外血肿的确诊手段,但是,临床症状、体征依然是硬膜外血肿早期诊断的最重要指标,不应过于依赖MRI检查结果而延误手术时机。

【应急处理流程】

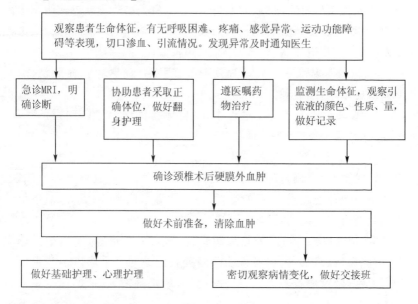

【典型病例】 患者,张某,男,54 岁,因四肢麻木无力 2 个月,加重 1 个月入院。患者入院前在当地医院输"活血"药物 8d,已停药 1 周。查体:四肢感觉减退,四肢肌力 $\mathbb{N}$ 级。双侧 Hoffman 征(+)。术前颈椎 MRI 示:颈椎退变,颈椎管狭窄,$C_{3\sim7}$ 间盘后突,颈椎 CT 示:$C_{4\sim6}$ 椎体后纵韧带钙化。患者在全麻下行颈后路 $C_{3\sim7}$ 单开门椎管扩大成形术,术中出血约 300ml,术后患者诉四肢麻木,无力症状明显改善,安返病房,给予抗生素、激素及营养神经药物对症治疗。患者术后 5h 出现四肢肌力下降至 $\mathbb{I}$ 级,引流管引流量约 180ml。急行颈椎 MRI 检查示:颈后软组织及椎管内异常信号,考虑为血肿。急诊全麻下行血肿清除术及椎板减压术,术中发现硬膜外存在血凝块,引流管口阻塞,而导致引流不畅,将血肿清除后,重新留置引流管,术后患者四肢肌力改善为 $\mathbb{N}$ 级。

【术后护理要点分析】

1. **病情观察** 术后给予吸氧、心电监护监测生命体征,每 30 分钟观察患者神志、血压、呼吸、心率、血氧饱和度变化,观察患者肢体运动及感觉情况,倾听患者主诉。引流管固定好,保持通畅,避免扭曲、受压,观察伤口敷料渗血情况及引流液的量、颜色、性质,倾听患者主诉,当出现麻木加重,活动障碍,手术切口异常疼痛时报告医生处理。血肿清除术后若患者再次主诉颈部胀痛,立即报告医生。

2. **体位护理** 硬膜外血肿术后采取去枕平卧位,取大小适宜的毛巾折叠成条索状垫于后颈,以保持枕颈部的正常屈度。头颈两侧以沙袋固定,注意头颈部与躯干保持同一轴线。也可取侧卧位,不可过度屈曲、后伸及旋转。

3. **药物治疗** 静脉给予止血、抗炎、激素、营养神经药物治疗。使用祛痰药、超声雾化吸入使痰液稀释,利于患者咳出,以预防呼吸道窒息及坠积性肺炎。应用激素药物冲击治疗,冲击时和冲击后监测患者的意识、生命体征、脉搏氧饱和度、心电图、血糖、血电解质等变化,注意肢体感觉、活动有无改善,每小时记录 1 次,经常询问患者,有无心悸、腹部不适、恶心、呕吐,注意有无胡言乱语、谵妄、黑便等,发现异常及时报告医生,配合医生对症治疗,保证用药安全。

4. 基础护理　严格无菌操作,病室定时打开门窗通风,地面消毒。保持床单位平整、清洁、干燥,高热患者,及时更换被服。协助患者翻身,按摩受压处皮肤,促进血液循环。保持口腔清洁卫生,做好口腔护理,去除异味,增进食欲。保持会阴部皮肤清洁,每日 2 次会阴擦洗。

5. 饮食护理　给予高蛋白、高热量、高维生素的饮食,清醒患者术后 1～2d 给予流食,无呕吐后逐渐改半流食、普食。注意饮食卫生,防止腹泻。

6. 心理护理　患者及家属对再次手术表现出极度焦虑、恐慌,护理人员应理解并同情患者及家属心情,鼓励、安慰、关心患者,配合医生做好解释与劝慰。

7. 康复训练指导　血肿清除和药物治疗后,患者的部分神经功能得到恢复。但此时患者体质较弱,以被动训练为主,主动训练为辅。包括被动的下肢按摩、翻身、叩背,主动进行深呼吸、肌肉等张等长收缩等训练,旨在防止深静脉血栓、肺部感染、尿路感染、失用性肌肉萎缩。随着患者神经功能逐渐恢复,侧重主动训练,主要是针对术前丧失功能的康复训练。手功能训练包括拇指对指和手握拳然后用力伸指、分指、外展、内收及用手指夹纸练习等。四肢及关节锻炼的运动幅度由小到大以不引起疼痛为度。肌力Ⅲ级以上患者鼓励其以主动活动为主。

第四节　颈椎前路术后呼吸困难

【概述】　颈椎前路手术是治疗颈椎病最常用而有效的手术方法,具有出血量少、固定可靠,能有效解除脊髓压迫、又可植骨稳定颈椎等优点。但由于颈部毗邻重要组织、器官,且解剖结构复杂,手术操作难度大,风险高,极易出现并发症。呼吸困难是颈椎病前路手术术后严重的并发症,其发生率为 0.09%。术后呼吸困难发生的原因有术中牵拉气管、食管引起咽部水肿;颈部术区血肿压迫气管;咽痛、颈部制动影响呼吸道分泌物排出;手术刺激脊髓可使脊髓水肿或脊神经根水肿,造成呼吸肌麻痹,引起中枢性呼吸困难。如果观察不仔细、发现不及时、预防不到位、处理不恰当,患者可能因瞬间窒息而死。

【目的】　早预防,早发现,早治疗。

【适用范围】　颈椎前路术后呼吸困难的患者。

【急性措施】

1. 病情观察　术后给予氧气吸入,提高氧分压,保证全身供氧。严格卧床,限制头颈部活动,两侧置沙袋。密切观察患者的意识、呼吸频率、呼吸节律、血氧饱和度、呼吸深度、血压、心率变化;观察患者有无烦躁不安、胸闷、气促、憋喘、口唇、面部、四肢末梢发绀等呼吸困难表现。尤其注意后夜期间的病情观察,喉头水肿、气管痉挛常发生于迷走神经兴奋性增高的后夜期间,如发现患者睡眠时打鼾、呼吸深慢、呼吸暂停、通气量下降、血氧饱和度<90%、心动过缓、嗜睡、恶心等症状,要警惕睡眠性窒息的发生,应及时唤醒患者,给予吸氧,并立即通知医生进行处理。

2. 一般护理　术后密切观察切口渗血、渗液、肿胀情况、张力情况、有无压迫肿胀感、周围有无血肿、颈部有无增粗、气管是否居中等情况;做好引流液的观察,记录引流液的性质、量、颜色。一般引流液呈暗红色血性液体,24h 引流量为 50～200ml,每隔 4 小时不超过 100ml;观察引流管有无受压、扭曲、返流、脱落及引流管外露情况,向患者说明引流管的重要性,嘱其不能自行拔除。

3. 保持呼吸道通畅　术后局部水肿疼痛,易发生呼吸道分泌物淤积,应加强翻身,改变体位,促进肺膨胀和排痰,如发现一侧肺感染或肺膨胀不全时,应使患侧在上,轻叩胸背部,促进肺的膨胀和引流,对于痰液黏稠者,可给予雾化吸入。指导协助患者进行有效咳嗽,可用双手压迫患者上腹部或下腹部,以加强膈肌反弹的力量,然后嘱患者深吸气,在呼气周期约 2/3 时咳嗽,反复进行,使痰液由肺泡周围进入气道而咳出。

4. 药物治疗　术后 1 周为水肿期,为减轻脊髓炎性水肿,促进水肿尽快消退,术后准确应用激素及脱水药,如甘露醇、地塞米松等药物。

5. **做好急救准备** 术后患者出现呼吸困难,立即报告医生,配合医生查明导致呼吸困难的原因,并给予对症治疗。痰液及分泌物堵塞造成的呼吸困难应立即吸除喉腔及气管内痰液,密切观察呼吸频率、节律的变化。喉头水肿导致呼吸困难应做好气管内插管、气管切开准备等。怀疑双侧喉返神经损伤应立即准备气管切开。出血血肿压迫导致呼吸困难应立即拆开伤口,清除血肿、彻底止血,送入手术室治疗。

6. **心理护理** 患者会产生焦虑情绪,护士要经常巡视病房,关心、安慰患者;向患者介绍各项治疗的目的,介绍成功病例,讲解不良情绪对预后的影响,鼓励患者看书报、杂志、电视、听音乐以分散其注意力,帮助患者树立战胜疾病的信心。

【注意事项】

1. 颈椎前路术后患者 1 周内时刻应有急救意识,床边常规做好急救物品的准备,包括气切包,吸痰整套装置,呼吸皮囊,必要时备抢救车,以利急救的争分夺秒,为抢救成功创造时机。床边常规备气管切开包:一旦窒息,立即行气管切开,这是减少呼吸道梗阻,防止喉痉挛和肺部感染的重要措施。床边备吸痰器,对老年体弱因痰液黏稠不易咳出者,可行中心吸引吸痰,但要注意无菌操作,动作应轻柔,防止刺激咽喉引起气管痉挛。同时加强陪护知识宣教,患者出现声音嘶哑、憋气、呼吸表浅等异常表现,及时呼叫医务人员。

2. 患者术后可用颈托固定,头部两侧用沙袋制动,保持头颈中立位,切忌扭转、过伸、过屈,特别是术后 24h 内应尽量减少头颈活动次数和幅度。术后 24h 病情稳定者,可佩戴颈托给予半卧位或坐位,早期一般抬高床头不超过 60°,以减少颈部水肿,改善呼吸。另外,告知患者术后早期少说话。

3. 若患者发生睡眠呼吸暂停综合征,应立即唤醒患者,设法调整其睡眠习惯,增加日间睡眠时间,减少夜间睡眠,因夜间迷走神经兴奋,加重呼吸肌麻痹,易诱发呼吸衰竭。

【诊断方法】　症状:患者出现烦躁不安、胸闷、气促、憋喘、口唇、面部、四肢末梢发绀等呼吸困难表现,或夜间睡眠时打鼾、呼吸深慢、呼吸暂停、通气量下降、血氧饱和度<90%、心动过缓、嗜睡、恶心等症状。

【应急处理流程】

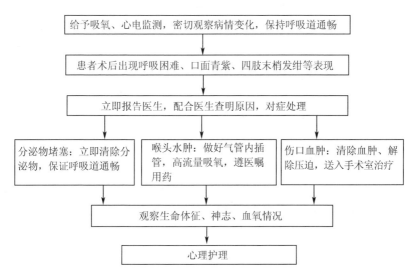

给予吸氧、心电监测,密切观察病情变化,保持呼吸道通畅

患者术后出现呼吸困难、口面青紫、四肢末梢发绀等表现

立即报告医生,配合医生查明原因,对症处理

分泌物堵塞:立即清除分泌物,保证呼吸道通畅

喉头水肿:做好气管内插管,高流量吸氧,遵医嘱用药

伤口血肿:清除血肿、解除压迫,送入手术室治疗

观察生命体征、神志、血氧情况

心理护理

【典型病例】　患者,徐某,男,48 岁,既往体健,有吸烟史。患者以“颈部酸痛 10 余年,加重伴左上肢麻木无力半年”入院。入院诊断:①脊髓型颈椎病($C_{5\sim7}$);②颈椎退行性改变。入院后完善术前检查,排除手术禁忌,患者在全身麻醉下行颈前路椎板减压、椎体次全切除、椎间钛笼植入内固定术,手术过程顺利,术中出血量约 400ml,术中透视见内固定位置好,术中放置一根硅胶引流管,术后安返病房。患者神志清楚,精神可,对答切题,T:36.9℃,BP:130/84mmHg,P:78/min,R:19/min,四肢活动良好,诉左上肢麻木感。术后 4h 患者诉呼吸困难,有痰不能自行咳出,伤口周围局部隆起,颈部肿胀,随后面色苍白、口唇发绀,失声,血压升高至 170/100mmHg,血氧饱和度下降至 66%,呼吸急促 40~45/min,心率加快至 132/min,立即通知医生,给予吸氧,协助医生立即打开切口,床

旁行气管插管,吸出中等量白色黏痰,随后血压逐渐降至 140/88mmHg,P:98/min,R:26/min,血氧饱和度升至 90%,颈部切口无菌敷料覆盖,送至手术室紧急手术,医生到场判断后及时行床边切口开放减压、气管插管、急诊行血肿清除术,患者转危为安。

【术后护理要点分析】

1. **监测生命体征** 术后给予吸氧、心电监测,每小时监测血氧饱和度、生命体征的变化,密切观察患者自主呼吸情况,有无突然呼吸困难、憋气,血氧饱和度监测不应低于 90%,注意防止睡眠性呼吸暂停综合征的发生。同时观察神志、口唇颜色以及尿量的变化。

2. **保持呼吸道通畅** 指导鼓励患者做深呼吸和有效咳嗽运动,及时清理呼吸道分泌物。痰液黏稠不易咳出者,可给予雾化吸入,以稀释痰液,利于患者咳出。

3. **引流管及伤口的护理** 为防止血肿形成,常在术中放置引流条或引流管。因此,要做好引流管护理,防止扭曲、受压,观察引流液的性状、量和颜色,做好记录,若引流液为清亮液体或淡粉红色液体,提示有脑脊液流出,应及时报告并处理。密切观察切口敷料的渗血情况,注意有无颈部增粗、呼吸困难等情况出现。如伤口渗血较多,应严密查看切口情况并询问患者呼吸主诉。

4. **药物治疗** 遵医嘱给予抗炎、脱水、激素等药物治疗,并观察使用期间有无不良反应。

5. **基础护理** 卧床休息,保持正确的卧位。床铺平整干净,定时翻身叩背,翻身时需由 2~3 人协助操作,一人扶头及肩,一人扶躯干四肢,保持头、颈、肩及躯干在同一水平面上,以避免颈椎前屈后伸幅度过大。做好口腔护理,保持会阴部皮肤清洁干燥,加强个人卫生。

6. **饮食指导** 术后 1~2d 应进食温凉的流质。以减少咽喉部充血和水肿;术后 3~4d 改为半流质,逐渐过渡到普食。其次,要选择合适的进食方法。进食时,先在颈托保护下适当抬高床头 15°~30°,进食流质时借助吸管完成;进食半流质、普食时应由他人喂食,可将新鲜蔬菜、水果等含粗纤维的食物榨汁搅拌成匀浆,以刺激肠蠕动,起到软化粪便的作用,防止便秘。避免进食干燥、粗糙的食物,忌食辛辣刺激性食物。进食时应细嚼慢咽,以防呛咳或窒息;在选择口服药时,应尽量选择小颗粒的药丸,必要时将药丸捣碎,并做到发药到口,直到患者服药后方可离开。

7. **心理护理**　关心、安慰患者,多与患者沟通;鼓励患者表达出所担心的问题,及时解决患者的不适。耐心讲解有关医疗知识,帮助患者稳定情绪,减轻患者的心理压力,缓解不良情绪。向患者及家属介绍治愈实例,使患者及家属树立战胜疾病的信心,积极配合治疗,以利于病情的恢复。

【预防】

1. **气管、食管推移训练**　术前 3～5d 应开始气管、食管推移训练。开始时,每次持续时间 10～20min,6～8/d。以后推移时间逐渐延长至每次 30～60min,3～5/d。体胖颈短者应适当延长时间,要求将气管、食管推移过颈部中线,以便术中暴露椎体间隙。

2. **教会患者呼吸功能锻炼的方法,以利于术后锻炼**

(1)深呼吸练习:吸气时双肩放松,气体由鼻吸入,然后屏住 2s 左右,呼气时用口慢慢呼出。

(2)有效咳嗽练习:先深吸气,然后连续小声咳嗽,将痰液咳至支气管口,然后用力咳嗽,将痰排出。

(3)吹气球练习:鼓励患者一次性将气球吹得尽可能大,放松5～10s,然后重复以上动作。10～15min/次,3/d。

3. **术前进行卧位进食训练**　颈前路手术后要求患者绝对卧床,并取仰卧位,且颈部制动。如术前不进行卧位进食训练,术后常常使患者感到紧张与不适,会增加发生窒息的危险。进行训练时,不仅要嘱咐患者进食速度宜慢而均匀,以免引起呛咳,也要指导家属掌握正确的喂食方法。

第五节 胸腰椎骨折

【概述】 胸腰椎骨折(Fractures of vertebra thoracalisand lumbalis)是指由于外力造成胸腰椎骨质连续性的破坏。这是最常见的脊柱损伤。①局部表现:剧烈的疼痛,伴有损伤部位的压痛。②神经损害的表现:伤后躯干以及双下肢感觉麻木,无力,或者刀割样疼痛,大小便功能障碍,严重者可以双下肢感觉运动完全消失。③合并损伤的表现:腹痛,呼吸困难,休克,意识丧失等。在青壮年患者中,高能量损伤是其主要致伤因素,如车祸,高处坠落伤等。老年患者由于本身存在骨质疏松,致伤因素多为低暴力损伤,如滑倒、跌倒等。胸腰椎骨折患者常合并神经功能损伤,且由于致伤因素基本为高能损伤,常合并其他脏器损伤,这为治疗带来了极大的困难和挑战。

【目的】 早期诊断,迅速治疗,挽救生命。

【适用范围】 胸腰椎骨折的患者。

【急性措施】

1. 对伤情做初步评估 对患者的生命体征、神志状态、肢端有无发绀、受伤部位进行检查,观察呼吸情况,呼吸深、浅度,左、右胸廓是否对称,初步判断。了解患者受伤的原因、经过,评估患者的全身情况。

2. 建立静脉通道 有出血者应立即止血,以减少血液的流失。对有休克症状的患者,快速补液以维持有效循环血量。

3. 体位护理 对疑是胸腰椎骨折的,患者躺硬板床上保持仰卧位,以保持脊柱的平直,翻身时2名护士用手扶着患者的肩部和髋部同时翻动,避免造成腰部扭动。在患者病情允许的情况下,协助医生进行辅助检查。

4. 病情观察 给予吸氧、心电监护,注意观察患者的体温、血压、脉搏、呼吸的变化,腰背部疼痛的程度、双下肢感觉、活动变化及有无麻木、感觉障碍等不适,腹胀、腹痛及二便情况。若有异常,立即报告医生,做出相应处理。

5. 疼痛护理　患者疼痛难忍时给予口服曲马多、高乌甲素片或肌内注射镇痛药以有效减轻患者疼痛。

6. 术前准备　皮肤准备、训练患者深呼吸运动、术前 12h 开始禁食,4h 禁水,术前晚清洁灌肠,留置胃管等。

7. 心理护理　创伤性骨折患者对突如其来的意外损伤,多数心理反应剧烈,表现为恐惧、焦虑、悲伤、失助等负性情绪,严重者导致自杀等恶性事件。护士加强巡视,与患者及家属做好有效沟通,了解患者的社会支持系统,取得亲友帮助,使患者获得完好的社会支持,有利于减轻其应激反应和紧张情绪,并向患者介绍治疗的方法,使其配合治疗。

【注意事项】

1. 患者伤后卧硬板床,绝对卧床休息,头部不垫枕头,以保持脊柱平直。

2. 胸腰椎骨折的患者,受伤当日即可垫枕,高度逐渐增加,1 周可达 10～15cm,垫枕处衣服应拉平,防止皱褶,巡视应按时,防止产生压疮。垫枕需要一个适应过程,需要耐心细致地做好解释工作,使患者懂得垫枕对治疗的重要性,积极配合治疗。

【诊断方法】

1. X 线检查　正位 X 线片可以了解脊柱的顺序,侧凸的存在与否,棘突的位置。如果同一椎体椎弓根间距离增宽,则提示椎体受到压缩外力,产生椎体压缩或爆散骨折。如果正位片上出现椎体侧方移位,椎间隙变窄或消失,则提示椎间盘的损伤,侧方移位明显,提示关节突脱位或骨折存在的可能,预示着损伤节段的不稳定。侧位平片可了解椎体的顺序,腰椎生理前凸的存在,椎体高度的丢失与否,有无脱位,局部的后凸角度。

2. CT 检查　CT 可以显示出椎板骨折,关节突骨折,椎弓根的损伤,这些在普通 X 线片上是难以确诊的。轴位平面上,CT 可以用来评估椎体骨折对椎管的侵占情况,三维重建 CT 用来观察脊柱的序列情况,从各个平面了解脊柱的结构及损伤情况。

3. MRI 检查　可以清楚的显示脊髓和软组织图像,MRI 检查可以帮助我们辨别椎间盘损伤,硬膜外血肿,脊髓水肿,软组织损伤情况,这在其他影像学检查时是不能替代的。通常 T_1 像了解基本的解剖结构,T_2 像反映病理过程和韧带结构;矢状位了解血肿的存在状况、区分骨块与脊髓的关系及间盘与韧带有无损伤;轴位 T_1 像评估硬膜外空间、脊髓和椎间孔等结构。

【应急处理流程】

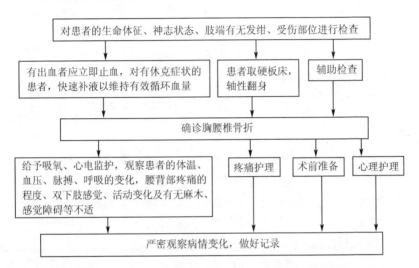

【典型病例】 患者,张某,男,48 岁,主诉:外伤致腰部疼痛,活动受限 30min,未经任何处理来医院急诊科,T:36.8℃,P:80/min,R:20/min,BP:120/80mmHg。神志清楚,精神差,表情痛苦,局部无骨擦感,弯腰活动受限,活动腰部时疼痛明显。急诊查 X 线示:腰$_2$ 椎体压缩骨折;腰$_4$ 椎体可疑压缩性骨折。CT 示:腰椎退行性变,腰$_2$ 椎体压缩性骨折,椎体不稳定。诊断为:腰$_2$ 椎体压缩性骨折,腰椎退行性改变。拟定患者在全麻下行腰$_2$ 椎体压缩骨折后路切开椎弓根钉棒系统复位内固定术,术后切口 2 根引流管,留置尿管。

【术后护理要点分析】

1. 搬运与翻身 患者术后返回病房搬运时,协助搬运的护士动作协调一致,使患者保持肩、胸、腰、臀在同一直线,将患者平移至硬板床上。腰部制动,腰围固定腰部。术后去枕平卧 6h,手术当日尽可能减少翻动患者。翻身时采用轴线翻身更换体位,侧卧时用软枕将整个背部顶住,避免上、下身的卧位不一致,造成胸、腰部脊柱的扭转。术后 3～4 周,即在骨折椎恢复稳定之前对患者的活动进行足够的限制,减少不必要的搬动,以避免椎弓根钉的脱出。

2. 病情观察　遵医嘱给予持续吸氧、持续心电监护,密切观察患者的面色、表情、血压、脉搏、呼吸、体温等。注意保持呼吸道的通畅,如有舌根后坠,应抬起下颌,头偏向一侧。观察双下肢感觉及运动功能,肛门括约肌收缩功能。观察切口敷料渗血、渗液情况,注意有无皮下血肿,妥善固定引流管,并记录引流液的颜色、量、性质,做好记录。

3. 神经损伤的预防　多发生于术后 24h,密切观察双下肢感觉、运动情况及双下肢肌力,如发现双下肢感觉、运动功能较术前减弱或出现功能障碍应及时报告医生。如为硬膜外麻醉造成的双下肢感觉、运动障碍,一般 2～3h 即可恢复,如不恢复,应及时报告医生。

4. 脑脊液漏的预防　术后 3～4d,拔除引流管后,切口敷料渗出增多,渗出液颜色为淡红或淡黄色,患者自觉头痛、头晕、恶心;立即报告医生换药,保持切口敷料清洁、加压包扎,嘱患者平卧位。

5. 静脉血栓的预防　术后监测患者的体温、脉搏、小腿周径、腓肠肌触痛等情况。术后双下肢向心性按摩,由下向上按摩双下肢腓肠肌,2/d,30min/次。发现患者下肢肿胀、疼痛、皮肤青紫或潮红,皮肤温度略高,应警惕下肢深静脉血栓的发生。

6. 肺部并发症预防　严密观察病情,进行胸部康复训练。指导患者进行腹式呼吸或吹哨式训练 2～3/d,10～15min/次,训练时患者要按压住肋骨的骨折部位,避免由于剧烈疼痛而影响训练。采取雾化吸入促进排痰,卧位时使患者健肺在下,保证健肺有较好的通气和弥散功能。

7. 压疮的预防　按时给患者翻身,按摩受压骨突处,翻身时严格掌握翻身技巧,防止脊柱扭曲,行直线或滚动翻身,鼓励加强营养,以增强机体抵抗力,保证患者的皮肤清洁、干燥。同时,臀部垫气圈。

8. **功能锻炼** ①双上肢的活动:术后 24h 开始有节律地运动双上肢,做肩外展,上举挠头,肩后展,伸屈肘关节、腕关节和手指握力训练。20～30 次为 1 组,3 组/d;②膝、踝关节训练:膝、踝关节屈伸,并在不同屈伸角度维持 5～10s,10～15 次 1 组,3～5 组/d;③股四头肌收缩训练:将大腿伸直用力绷紧,维持 5～10s 后放松,反复进行;④直腿抬高训练:术后第 3 天开始训练,预防神经根粘连。平卧位,下肢伸直离开床面,抬高 45°～60°,维持 5～10s 缓慢放下,双下肢交替练习,每组 30 次,3 组/d。每天每组增加 5 次,依次递增,循序渐进,以患者不感到疲劳为宜。

9. **出院指导** 术后 4 周后可佩戴腰部支具下地活动,练习站立和行走,行走时挺胸,时间不宜过长,以休息为主。用温水或冷水加普通清洁剂将支具清洗干净,用毛巾拭干或平放于阴凉处晾干备用。禁止使用强清洁剂用力清洗,更不可用吹风机吹干或阳光下暴晒,以免变形。生活运动注意事项:①术后避免剧烈弯腰及重体力活动半年;②取低物时先蹲下再取物,禁止抬臀、脊柱旋转动作,戴支具活动 3 个月;③双下肢抬腿锻炼 6 个月;④少取坐位,减少胸腰椎间盘承受的压力;⑤嘱患者终生行腰背肌锻炼。术后 1、3、6、12、18、24 个月常规回院复查,正侧位摄 X 线片检查骨折愈合情况,出现不适随时门诊就医。

10. **饮食护理** 患者肛门排气后可进少量流食,4d 后进半流食,术后 1 周可进普食。鼓励患者多进食高热量、高蛋白、富含膳食纤维、易消化的饮食。鼓励患者多饮水,以减轻粪便干结。忌食辛辣、油腻及易产气的食物,如牛奶、甜食等。

11. **心理护理** 耐心细致协助其各种生活所需,同时加强自护知识指导,鼓励其树立战胜疾病的信心,使其尽快恢复一定的自理能力。

第六节　骨盆骨折合并尿道损伤

【概述】　骨盆骨折大多是强大暴力挤压或直接撞击造成的,常合并盆腔脏器损伤,临床上,骨盆骨折合并尿道损伤的患者较多见,尤其多见于男性,尿道损伤的部位多见于尿道球部及踝部,临床常引起创伤性休克和急性尿潴留,重者可导致急性肾功能衰竭,危及患者生命。受伤后患者长时间卧床,因此,护理工作对促进患者的康复,减少并发症的发生至关重要。

【目的】　挽救生命,降低致残率。

【适用范围】　骨盆骨折合并尿道损伤的患者。

【急性措施】

1. 病情的观察　严密观察患者的意识、表情、皮肤与黏膜、脉搏、呼吸、血压、血氧饱和度,每 15～30 分钟测量 1 次,给予持续心电监护,监测尿量、pH、比重,1/h,准确记录。观察休克的早期症状:患者是否感口渴,血压低,脉搏细数,脉压差小,烦躁不安,皮肤苍白,四肢湿冷等。如有异常,及时向医生提供准确信息。

2. 急性处理　患者呼吸加快、变浅或不规则,出现鼻翼煽动及"三凹"征时要立即吸氧,氧流量为 2～4L/min,氧浓度为 37%～40%,头偏向一侧。保持呼吸道通畅,避免分泌物阻塞。对呼吸浅慢者,应果断行气管插管,给予呼吸机辅助呼吸。有休克先兆者取休克卧位,头及下肢抬高 30°,发生休克时,应快速建立有效的静脉通路,以扩充血容量。按时、按量补充晶胶体溶液、全血或代血浆。必要时加压输血、输液,尽早、足量、快速的补充血容量。密切观察失血性休克的轻重、患者的失血量、出血部位、受伤时间及骨折移位情况,并协助医生进行抢救工作。观察尿量,留置尿管,记录尿量,1/h,防止肾衰竭的发生。病情允许的情况下,协助医生,进行辅助检查。

3. 腹部体征的观察　评估腹痛的性质、程度、腹胀的范围、程度及有无腹膜刺激征、腹部有无包块等,倾听患者的主诉,详细地对患者身体进行评估,协助医生做出正确判断。对神志不清者,查体时可根据患者面部是否有痛苦表情,双手是否拒按来判断。协助医生进行腹穿,必要时可重复进行。同时注意软组织损伤情况,有无血肿。

4. 膀胱及尿道损伤的观察　患者出现排尿困难,尿道口有溢血,会阴及下腹胀痛等,应行导尿术。护士插尿管时,动作要轻柔,应选择较细软的导尿管缓慢插入,切勿强行插入较硬的导尿管,以免加重尿道损伤。若导尿管插入深度已达到膀胱,但无尿液流出或只有少许血尿,证明有膀胱损伤,或经导尿管注入无菌生理盐水,若排出量减少,也有膀胱破裂的可能。如有尿道口滴血,导尿管又很难插入膀胱内,提示有后尿道损伤。

5. 术前准备　具有手术指征的患者,应立即备皮、备血、留置胃管等,做好各项术前准备,尽量减少搬动患者,以减少出血。

6. 心理护理　骨盆骨折多因意外事故所致,严重的创伤使患者遭受巨大的身心痛苦,担心手术及愈合情况,患者大多有焦虑、恐惧的心理,责任护士耐心解释疾病知识,说明手术治疗的重要性,并让康复患者现身说法,增强患者对手术治疗的信心。尽可能的协助患者,促进患者舒适,使患者保持最佳的心理状态,积极主动配合治疗护理。

【注意事项】

1. 急性期需卧硬板床休息 4~6 周,尽量少搬动患者,急救时最好将其放于木板上,连同木板搬运,如无木板需搬动时应由多人平托,以免在搬运中扰动不稳定骨盆,增加创伤出血、疼痛,加重休克。

2. 随时做好抢救准备,尽量少搬动患者,需做必要的检查时,应有医务人员陪同,同时备有抢救用品和器械,以备途中发生意外及时抢救。

3. 严重骨盆骨折治疗原则,首先救治危及生命的内脏损伤及出血性休克等并发症,其次是骨盆骨折本身。不论有无腹腔脏器损伤,均应立即静脉快速补液,选上肢静脉或颈外静脉粗血管,不宜用下肢静脉,输液速度 500~1500ml/h,但对老年人,心功能较差及体质差的患者适当放慢输液速度。

【诊断方法】

1. X 线检查　入口位利于观察骶髂关节伤情，而出口位则观察耻骨联合损伤情况。

2. CT 检查　有助于区别骨盆变形，观察骶髂关节和骶骨骨折的变形，对大血管或中等血管损伤，可行动脉插管造影检查，多可从股动脉插管，通过动脉造影可检出出血的血管及部位，对中等血管出血也可做栓塞止血治疗。

3. 试插导尿管　可以了解尿道损伤的程度，用柔软导尿管进行试插。

4. 直肠指检　可以了解前列腺组织是否上移，完全性尿道断裂常伴有前列腺向上移位。

5. 逆行尿道膀胱造影　可明确尿道损伤的部位、程度和尿外渗范围，并且还可了解是否有膀胱损伤。

【应急处理流程】

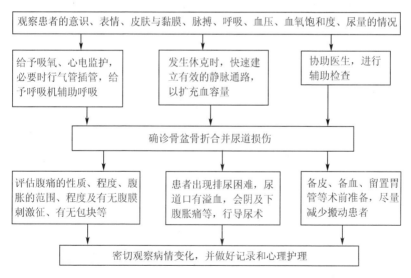

【典型病例】　患者，李某，男，50 岁，主因被铲车撞上后，自觉腹股沟、耻骨联合部疼痛入院，入院时患者 T：36.3℃，P：92/min，R：

20/min,BP:102/58mmHg。行 X 线、CT 检查,诊断为:①骨盆多发性骨折;②尿道断裂。医嘱拟定行尿道一期修补术,同时对未行内固定的骨盆骨折行外支架临时固定,7d 改为钢板内固定,经过精心治疗和护理,患者病情平稳,痊愈出院。

【术后护理要点分析】

1. **严密监测生命体征** 术后吸氧、心电监护,每 30 分钟监测血压、脉搏、血氧饱和度,严密观察伤口渗血情况,每 2 小时挤压引流管一次,正确记录引流量,发现异常及时汇报医生。

2. **并发症观察和护理**

(1)切口感染的护理:骨盆骨折手术的切口大,并且对周围软组织损伤大,局部出血渗血多,切口处很容易有血肿形成导致感染。术后除加压包扎外,应密切观察体温,血象,伤口周围肿胀,压痛及波动感,保持伤口敷料干燥,促进伤口愈合。

(2)预防尿路感染:预防导尿管过早脱出,保持尿管通畅,密闭,无菌,定时夹闭尿管,每隔 3～4h 左右开放一次。鼓励患者多饮水 2000～2500ml,尿液有混浊、血块、沉淀时,用 0.9％生理盐水 500ml ＋庆大霉素 16 万单位在无菌操作下行膀胱冲洗,保持会阴清洁,护士用碘伏棉球擦拭尿道口,2/d。留置尿管时间一般为 10～20d 为宜,术后鼓励患者多饮水,防止泌尿系感染。

(3)预防肺部感染:鼓励患者咳嗽、深呼吸,翻身时叩背,痰液黏稠不易咳出者,每天 2 次雾化吸入。

(4)预防压疮:保持床单清洁、干燥、平整,必须搬动时,可用腹带固定骨盆,保持动作协调一致,轻抬轻放,根据骨折的部位决定翻身的体位,每 2 小时翻身 1 次,注意检查受压部位皮肤色泽、弹性,按摩骨隆突处。

(5)预防便秘:卧床时间较长致肠蠕动减弱,易出现便秘。指导患者少量多餐,禁忌食产气的食物,多吃水果,蔬菜,粗纤维饮食,多饮水;以脐部为中心,顺时针环行按摩腹部每天 3～4 次,每次 30min 左右,促进肠蠕动,养成定时排便的习惯,有便秘者可口服缓泻药或开塞露通便。

3. 功能锻炼　指导患者卧床期间坚持踝关节背伸和屈曲运动，以及股四头肌的静止性收缩锻炼，3～4d 后协助半卧位，被动活动膝关节。2 周后鼓励主动活动下肢关节，进行直腿抬高锻炼，防止肌肉萎缩，关节僵直，并逐渐指导扶拐不负重行走。3 个月后经 X 线复查，全部患者均能弃拐行走。

4. 饮食护理　加强营养，少量多餐。多食新鲜水果、蔬菜，给予高热量、高蛋白、高维生素饮食，促进伤口愈合，预防便秘。

第七节　骨盆骨折合并失血性休克

【概述】　骨盆骨折合并失血性休克多为强大的暴力直接作用于骨盆导致大量失血引起的休克。其中以交通事故和房屋倒塌、高空坠落伤等高能量损伤多见。除了局部肿胀、疼痛、功能障碍之外，常合并大量出血，休克发生率很高，又常常合并腹腔、盆腔脏器损伤，泌尿、生殖道损伤以及血管、神经损伤，病情变化迅速，病死率较高。典型临床表现：①全身情况：严重骨盆骨折常合并失血性休克，可表现出烦躁或淡漠，脉快而弱，四肢厥冷、皮肤苍白、血压下降、表浅静脉发瘪，在排除泌尿系统损伤情况下的少尿等临床表现。可根据休克指数，中心静脉压，血色素及血球压积等指标判断患者的休克和失血程度。②疼痛：患者均有明显的疼痛，在搬动及困身时加重，骨盆分离及挤压试验阳性。可根据疼痛的部位评估骨折的部位。③血肿：由于骨盆为骨松质组成，血供充沛，并且骨盆内、外壁有大量血管走行，骨折时出血量较大，容易出现皮下及深部血肿。④臀部深部血肿多为臀上动脉破裂，会阴部肿胀并有瘀斑。常为闭孔动脉分支或阴部内动脉破裂。胁腹部肿胀瘀斑、腹部、下腹部、会阴部、臀部急剧进行性肿胀和腰肌、腹肌紧张，是后腹膜和盆腔大出血的征象。⑤骨盆变化：骨盆骨折时，由于肿胀和骨折移位、骨盆的体表标志难以清楚地触及，可根据肿胀和压痛部位，骨盆形态等估计骨折情况。

【目的】　止血、固定骨折，抢救生命。

【适用范围】 骨盆骨折合并失血性休克。

【急性措施】

1. **密切观察病情** 给予吸氧、心电监护,每 15～30 分钟观察患者生命体征的变化,同时,密切观察患者意识、表情、瞳孔、皮肤和黏膜色泽、尿量,并做好记录。根据病情情况,进行辅助检查,如实验室、螺旋 CT 三维重建、X 线、CT 等。

2. **体位** 休克发生时要采取中凹卧位,头和躯干抬高 20°～30°,下肢抬高,以增加回心血量,同时还要注意保暖。

3. **补充血容量** 建立 2 条静脉通道,迅速扩充血容量、纠正酸中毒等,并且急查血常规、血型给予交叉配血并备血输血。

4. **骨盆骨折的固定** 骨盆骨折予以骨盆带固定于骨盆处,使骨盆环得到临时固定,减少骨折的运动及骨盆腔容量,有利于凝血。同时予以左小腿夹板外固定,注意用衬垫保护,松紧适宜,尽量少搬动患者,以防造成进一步损伤。搬运时将患者放置于平板床上,搬动时应注意动作应协调一致,以免影响骨折稳定性,加重出血。

5. **心理护理** 患者是车祸所致外伤,患者存在着不同程度的恐惧、紧张、焦虑或沮丧的心理状态,护士应同情关心患者,耐心回答患者的问题,同时积极联系患者家属,以减轻其心理压力,增加患者对治疗的信心。

6. **术前准备** 做好术前的常规检查,如血常规,尿常规,肝功能,肾功能及凝血等必要的各项化验,同时备好足够的血量,以备术中急用。给予备皮、皮试,去除身上所有饰品及假牙等,并通知手术室。

【注意事项】

1. 观察尿量、尿比重,监测肾功能,及时发现肾功能衰竭。早期进行留置导尿,尿量<25ml/h 时,提示肾血流灌注不足,应加速补液。如尿量>30ml/h 且稳定,提示循环有所恢复,休克已纠正。及时发现各种细微的临床征兆,为抢救患者生命赢得宝贵的时间。

2. 扩容治疗要求达到①组织灌注良好：患者神情安宁、口唇红润、肢端、发绀消失；②收缩压＞90mmHg；③脉率＜100/min；④尿量＞30ml/h；⑤血红蛋白恢复基础水平，血液浓缩现象消失。

3. 配合医生做好各项检查，患者外出进行辅助检查时，应有医护人员陪同，避免途中意外的发生，必要时医生可申请床旁检查。

【诊断方法】

1. 若失血过程稍长，体液移动逐步增多，就会使血液浓缩，表现为血红蛋白增高、血细胞比容上升、尿素氮与肌酐的比例增大。如果失血过程较长，失血量较大，特别是自由水丢失逐步增多，还会发生血清钠增高。

2. 通过中心测压可以观察到中心静脉压（CVP）和肺动脉楔压（PCWP）降低，心排血量降低，静脉血氧饱和度（SVO_2）降低，和全身血管阻力增高。

3. 螺旋 CT 三维重建：螺旋 CT 三维重建技术是骨盆与髋臼骨折诊断的重大进展，可动态三维分层显示软组织和骨盆结构。左右旋转 360°，可观察前后位、后前位、左右侧位及斜位。上下旋转 360°，可观察骨盆出口位、入口位等。螺旋 CT 三维重建技术可精确模拟各种体位，减少漏诊率。

4. X 线检查：包括 3 个标准的骨盆像：①前后位，可显示骨盆骨折的基本征象，对 90％的患者进行分类；②入口位，可显示骨盆环的完整性，半骨盆环的前后移位；③出口位，可显示骶骨、髂骨翼、髋臼和髂耻隆突部位的骨折。X 线检查的准确率为 94％，但可能导致误诊。

5. CT 检查：对有或疑有后环损伤者及合并髋臼骨折者应做 CT 检查。CT 检查可发现 X 线片难以分辨的骨折线和碎骨片，以及发现骶骨裂缝骨折和椎板骨折、骶髂关节的粉碎性骨折、髋臼顶弓部骨折、坐骨棘和坐骨结节撕脱骨折。不足之处为缺乏立体直观的感觉，造成图像与解剖概念分离。

【应急处理流程】

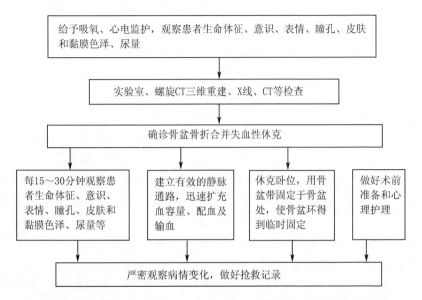

给予吸氧、心电监护,观察患者生命体征、意识、表情、瞳孔、皮肤和黏膜色泽、尿量

↓

实验室、螺旋CT三维重建、X线、CT等检查

↓

确诊骨盆骨折合并失血性休克

每15~30分钟观察患者生命体征、意识、表情、瞳孔、皮肤和黏膜色泽、尿量等

建立有效的静脉通路,迅速扩充血容量、配血及输血

休克卧位,用骨盆带固定于骨盆处,使骨盆环得到临时固定

做好术前准备和心理护理

↓

严密观察病情变化,做好抢救记录

【典型病例】　患者,黄某,男性,47岁,因车祸致髋部左小腿左足疼痛2h入院,入院时患者神志清楚,面色苍白,皮肤湿冷,髋部及左臀部、左足处青紫肿胀,无皮肤破损,T:36.3℃,P:117/min,BP:85/62mmHg,R:28/min,立即给予心电监护、吸氧,开放2条大口径静脉通道,积极补充血容量,予以抗休克治疗,应用骨盆带固定骨盆处。急诊CT示骨盆多发骨折,左胫腓骨骨折,左足第2、3指骨头骨折。急查血常规:红细胞1.96×10^{12}/L,血红蛋白64g/L,血小板77$\times10^{9}$/L,白细胞6.0×10^{9}/L。入院诊断为:①失血性休克,②骨盆骨折,③左侧胫腓骨骨折,④全身多处软组织伤。治疗方法:①抗休克:输液、输血、预防感染;②完善相关检查进一步明确受伤情况,动态监测血常规与凝血,密切观察病情变化及抗休克治疗效果;③骨科处理:行左下肢夹板外固定,防止骨折进一步加重,妥善固定有利于减轻疼痛。患者通过积极抢救,精心的护理及并发症预防,康复出院。

【护理要点分析】

1. 急救准备　迅速准备好一切急救物品,将患者安排在抢救室,平卧硬板床,监测生命体征,保暖,吸氧,尽量减少搬动。如必须搬动时,应将患者放置平板担架车上移动,以减少骨折断端活动和出血,利于抗休克。

2. 严密监测生命体征　观察患者的意识、表情、皮肤和黏膜,给予持续心电监护,每15~30分钟测量血压、脉搏、呼吸和血氧饱和度1次,以便及时发现各种细微的临床征兆的变化,为抢救患者生命赢得宝贵的时间。

3. 抗休克治疗　取中凹位,注意保暖。迅速建立2条有效静脉通道,立即给予大量补液快速输入,同时交叉配血。

4. 保持呼吸道通畅　观察呼吸形态,监测动脉血气,了解缺氧程度。病情许可时,鼓励患者做深、慢呼吸及有效咳嗽。协助患者做双上肢运动,促进肺的扩张,以改善缺氧状况。

5. 补充血容量　根据血压和脉搏变化,失血量并非全部由血液补充,而是快速扩充血容量。可先经静脉在45min内快速滴注等渗盐水或平衡盐溶液1000~2000ml,观察血压回升情况。再根据血压、脉搏、中心静脉压、血细胞比容等监测指标情况,决定是否补充新鲜血或浓缩红细胞。

6. 止血　在补充血容量的同时,查明出血的原因,控制出血。遵医嘱应用止血药等。

7. 记录出入量　输液时,尤其在抢救过程中,应有专人准确记录输入液体的种类、数量、时间、速度等,并详细记录24h出入量,以作为后续治疗的依据。

8. 预防感染　严格执行无菌操作,遵医嘱全身应用有效抗生素,协助患者咳嗽、咳痰。保持床单位清洁、平整、干燥。病情许可时,每2小时翻身、拍背1次,按摩受压部位皮肤,以预防皮肤压疮。

第八节 下肢骨折合并深静脉血栓

【概述】 深静脉血栓是指血液在深静脉腔内异常凝结,阻塞静脉管腔,导致静脉回流障碍,引起远端静脉高压、肢体肿胀、疼痛及浅静脉扩张等临床症状,多见于下肢,是骨科临床常见并发症之一,特别是下肢骨折患者多发。骨折患者经常卧床,尤其是下肢骨折的患者,活动量大大减少,静脉血流缓慢,且因穿刺、感染等损伤血管壁,局部产生血小板凝集与释放的反应,最后形成血栓。血栓部位多见于下肢深静脉,以髂静脉、股静脉多见。主要临床表现:患者自觉局部疼痛,体检时发现:① 全下肢明显肿胀;② 出现小腿剧痛;③Neuhof氏征阳性,Homan 氏征阳性;④浅静脉怒张;⑤ 术后伤口渗出明显增多。如血栓脱落可引起致命性肺栓塞,晚期常可遗留静脉炎综合征,影响患者的恢复及生命安全。特别是缺乏明显临床症状和体征的隐匿性深静脉血栓,容易漏诊,危害性更大。

【目的】 溶栓、减轻疼痛,抢救生命。

【适用范围】 下肢骨折合并深静脉血栓的患者。

【急性措施】

1. 病情评估 如果患者出现全下肢明显肿胀,小腿剧痛;将足向背侧急剧弯曲时,可引起小腿肌肉深部疼痛(Homan 氏征阳性);腓肠肌压痛(Neuhof 氏征阳性);下肢浅静脉曲张;术后伤口渗出明显增多等症状,应及时报告医生。

2. 生命体征的观察 严密观察患肢的肿胀程度、疼痛的部位、动脉搏动、肤温、肤色和感觉,观察有无并发症发生。每日监测生命体征,密切关注肺部情况,发现异常,及时报告医生,配合抢救。

3. 建立有效静脉通路 遵医嘱使用抗凝、溶栓药物,并观察有无出血倾向,用药过程中及时巡视病房,检查患者全身有无出血征象。

4. 预防栓塞 急性期患者应绝对卧床休息 10～14d,宜抬高于心脏平面 20～30cm,以促进下肢静脉回流并降低静脉压,减轻疼痛与水肿,预防栓塞。严禁按摩、挪动、碰撞患肢,病床上活动时应缓慢轻柔,以免栓子脱落致其他部位栓塞。

5. **心理护理**　深静脉血栓形成后,对患者及家属的健康教育显得十分重要。医护人员应告知患者及家属该病的危险因素,改变不良的生活习惯。首先应保持大便通畅,预防便秘发生。其次应保证充分的液体摄入、戒烟,因烟雾中含有的尼古丁会刺激血管使静脉收缩,回流受阻,加重血栓形成。

6. **做好术前准备**　患者要禁食、水,留置胃管、尿管,行交叉配血等。

【注意事项】

1. 尽量避免下肢静脉的穿刺,特别是股静脉的穿刺,最好选择上肢静脉穿刺。选择静脉的小分支输液时,针头宜细,操作力求一次成功,拔针后棉球按压时间不宜过长,以免局部血栓形成。需长期输液或经静脉途径给药者,应避免在同一部位同一静脉反复穿刺,使用对静脉有刺激性的药物时更应注意,从而降低深静脉血栓的发生率。

2. 一旦发现深静脉血栓,患者需要卧床休息,抬高患肢,保持患肢高于心脏平面 20～30cm,下肢穿弹力袜或用弹力绷带包扎,以利于静脉回流,减轻患肢的肿胀。在血栓形成的急性期绝对卧床、制动,严禁挤压,按摩患肢,防止血栓脱落。

3. 患者需要外出做各项辅助检查时,需坐轮椅或推病床,在医生或护士的陪同下进行,必要时进行床旁检查。

4. 进清淡易消化饮食,保持大便通畅,防止大便用力致血栓脱落及加重心脏负荷或心力衰竭。

【诊断方法】

1. 实验室诊断

(1)D-dimer 检测:D-dimer 筛选价值体内高凝、血栓形成可激活纤溶系统,纤溶酶降解交联的纤维蛋白产生多种片段,其中相邻纤维蛋白单体 D 片段链接成二聚体,是继发性纤溶特有的代谢物。在严重创伤早期血浆中 D-dimer 升高,与血栓形成很难区别,一般创伤后 48h 开始下降,72h 基本消失,如创伤后 72h D-dimer 仍为阳性,则应高度怀疑深静脉血栓的发生。

(2)其他相关指标凝血酶—抗凝血酶复合物是凝血酶生成的标志物之一,在骨科患者围手术期显著升高者易并发深静脉血栓。血浆蛋白 C、血浆蛋白 S 是人体的重要抗凝物质,其血浆水平明显缺乏或分子缺陷都将使凝血亢进,血栓形成,通过对这些抗凝蛋白缺陷的筛选,有助预防性治疗防止血栓形成。

2. 超声检查　超声检查已经被认为是当前最好的无创诊断方法,对近端深静脉血栓的敏感度和特异度可以达到 97%,对于有症状的小腿深静脉血栓敏感度为 75%,既可诊断血栓,又可对溶栓疗效动态观察及对深静脉血栓进行随访研究。对肢体位置摆放无特殊要求,操作简便,痛苦小,特别适合下肢骨折患者。

3. 多普勒超声及彩色多普勒超声　通过用多普勒信号及产生的图像观察血流特点,特别是彩色多普勒超声很容易鉴别静脉和动脉而更利于血栓的诊断。能清楚地显示静脉的解剖结构和血流动力学的特征,对中心型及混合型血栓诊断准确,对于诊断下肢四周型血栓敏感度略差。

4. 下肢静脉造影术　下肢静脉造影术是公认为诊断下肢静脉血栓的有效方法。

5. 间接性 CT 静脉造影术　上肢静脉注入对比剂,通过循环,观察下肢静脉显像的方法,对深静脉血栓的诊断评估更具整体性,敏感度和特异度可达到 90%。

6. 磁共振静脉造影　可同时显示双侧下肢静脉并能准确显示盆腔、下腔静脉血栓。Cantwell 等报道通过对可疑深静脉血栓患者髂、股、腘静脉行标准的静脉造影和磁共振血管造影对比,认为磁共振血管造影为无创性快速安全的辅助检查方法。敏感度为 96% 和特异度可达 90%,而且对孤立的小腿血栓敏感度及特异度都可达到 90% 以上,对无症状深静脉血栓有很好的筛选价值。

7. 溶血磷脂酸　溶血磷脂酸属于脂类小分子物质,又称多功能"磷脂信使"在血栓形成早期即可有血小板产生,是检测血栓形成的标志物之一。

【应急处理流程】

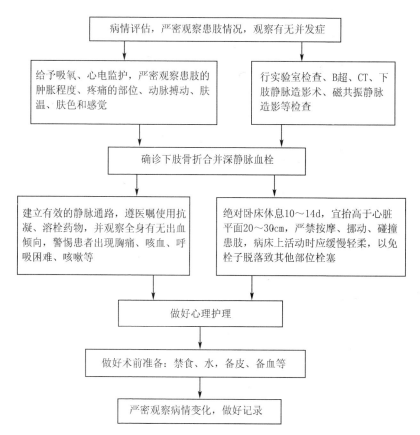

病情评估，严密观察患肢情况，观察有无并发症

给予吸氧、心电监护，严密观察患肢的肿胀程度、疼痛的部位、动脉搏动、肤温、肤色和感觉

行实验室检查、B超、CT、下肢静脉造影术、磁共振静脉造影等检查

确诊下肢骨折合并深静脉血栓

建立有效的静脉通路，遵医嘱使用抗凝、溶栓药物，并观察全身有无出血倾向，警惕患者出现胸痛、咳血、呼吸困难、咳嗽等

绝对卧床休息10～14d，宜抬高于心脏平面20～30cm，严禁按摩、挪动、碰撞患肢，病床上活动时应缓慢轻柔，以免栓子脱落致其他部位栓塞

做好心理护理

做好术前准备：禁食、水，备皮、备血等

严密观察病情变化，做好记录

【典型病例】　患者,史某,男,44 岁,因摔倒到医院就诊,诊断为:左侧胫骨骨折,在我院行钢板内固定手术治疗,左小腿胫前可见长约 15cm 手术瘢痕,伤口愈合良好,左踝关节活动受限。术后 1 个月,左小腿胫前轻度指凹性水肿,双下肢可见多发纤曲扩张静脉团块,双下肢未见皮肤色素沉着及溃疡。双下肢周径测量膝上 20cm 处:左 45cm、右 46cm,膝下 15cm 处:左 32cm、右 33cm。入院查下肢静脉彩超显示:左侧髂外静脉、股总静脉、股浅静脉血栓形成(完全闭塞)。结合胸部 CT 检查,诊断:①肺栓塞;②左下肢深静脉血栓形

成;③双下肢浅静脉曲张;④左侧胫骨骨折术后。临床治疗:给予中西医结合慢性溶栓疗法,综合抗凝溶栓、改善微循环、改善瓣膜功能,及活血通络等综合治疗。患者住院治疗 60d,复查胸部 CT 显示无明显肺栓塞表现,与入院前检查相比肺部栓塞明显好转;复查下肢静脉血管彩超显示:左侧髂外静脉、股总静脉完全再通,左侧股浅中段完全闭塞。查体:双下肢无明显指凹性水肿,双下肢未见皮肤色素沉着。患者自诉原有不适症状基本消失,可以自己不用拄拐杖下地活动。患者病情好转,予以出院。

【护理要点分析】

1. 观察患肢反应 注意患肢皮温、颜色、足背动脉搏动情况。正常情况下皮肤颜色呈淡红色,有光泽,富有弹性。皮温与通过皮肤血液成正比,健肢与患肢皮温相比不超过 3℃,若患者出现疼痛、肿胀、潮红或发绀应警惕包扎过紧或新的血栓形成的可能性。每日测量双下肢肢体定点周径 2 次,做好记录。患肢应避免热敷,以免增加局部耗氧量而加重病情。

2. 体位护理 密切观察患肢情况,当出现下肢肿胀、疼痛时,保证患者绝对卧床休息,保持患肢高于心脏水平 20~30cm,患肢避免挤压,严格制动,以利于静脉回流,减轻患肢肿胀,严禁热敷、针刺和按摩患肢,以防栓子脱落形成肺栓塞。

3. 患肢护理 室温保持在 25℃左右,注意患肢保暖,正确使用弹力绷带,每日定时对比双下肢皮温、颜色、足背动脉搏动情况。

4. 抗凝、溶栓治疗 静脉给予抗凝、溶栓药物,配合医生定期进行血常规和凝血四项的检查,观察患者口腔、鼻腔、消化道、阴道,有无出血征象。急性期血栓较疏松,容易脱落,在溶栓治疗时,要更加警惕肺栓塞的发生,高度重视患者出现胸痛、咳血、呼吸困难、咳嗽及发绀等症状。

5. 心理护理 患者因患肢肿胀、疼痛、不能下床活动、治疗时间长而担心预后,易产生焦虑和悲观心理,护理中应注意观察患者情绪变化,建立良好的护患关系,向患者介绍下肢深静脉血栓的病因、治疗方案、预后及注意事项。

6. 饮食及生活指导　给予低脂、高蛋白、高维生素、易消化的饮食,护士协助患者床上大、小便,并保持大便通畅,防止大便用力致血栓脱落及加重心脏负荷。

7. 健康教育和出院指导　下肢深静脉血栓的患者经保守治疗病情稳定后,仍需继续口服抗凝药物,嘱患者严格按医嘱剂量按时服药,定期复查凝血酶原时间。溶栓治疗后1个月内不宜过多活动,以防下肢水肿,最初活动时间应为每次5～10min,每天不超过3次,其余休息时间保持抬高患肢,以后活动量可随肢体恢复情况逐渐增加。告诫患者禁烟、酒,养成良好的生活习惯。出院后,要定时复查,如有异常及时就医,以免延误治疗。

第九节　肢体离断伤

【概述】　肢体离断伤是指强大暴力使人体各部遭致广泛、严重的破坏并离断。常见于爆炸、高坠(如飞机事件)、建筑物倒塌或火车碾压等复合性损伤。根据肢体断离程度和创伤的性质,肢体离断可分为完全离断和大部离断。离体的断指(趾)在常温下可存活6h左右,在低温下则可保存更长时间。早期处理得好,可以最大限度地保留功能,处理不当,可导致伤口感染、组织坏死、瘢痕形成、关节僵硬。血供不良等,并且增加后期治疗的困难,最后导致肢体功能部分或大部分丧失。

【目的】抢救生命,减少出血,防止休克,肢体冷藏、适时再植。

【适用范围】　肢体离断伤的患者。

【急性措施】

1. 病情评估　判断伤员全身及伤肢情况,迅速了解患者受伤经过,同时准确记录受伤时间。根据神志、瞳孔、出血量、生命体征等判断有无休克,不可遗漏对其他部位的检查,特别是合并脑、胸、腹等重要脏器损伤,以抢救生命为主。同时将断离肢体用无菌或清洁敷料包好,先放入塑料袋,袋口扎进后放入不透水的加盖容器内,然后放入盛有冰块的保温瓶内。

2. 止血　断肢近端有活动性出血,应加压包扎。局部加压包扎仍不能止血时,应用充气止血带,压力:成人:上肢压力 250～300mmHg,下肢 400～500mmHg;儿童:上肢 150～200mmHg,下肢 200～250mmHg。无压力表时以刚止住血为宜。应用时注意止血带下垫纱布,注意松紧度及缚扎时间,保护皮肤。

3. 吸氧　保持有效呼吸,氧气吸入,通畅气道改善通气。

4. 建立静脉通路　迅速建立 2 条以上的静脉通路,以便快速大量输液,补充血容量首选扩容液体是平衡液,改善微循环,防止代谢性酸中毒的发生,若外周浅静脉穿刺有困难,立即报告医生,尽早行深静脉穿刺。

5. 积极配合进行诊断性操作、检查　对断肢及全身任何有可疑骨折的部位,都需进行常规的 X 线检查,明确诊断。对有再植手术指征的患者应提前做好相关的化验检查。指派专人护送患者做有关检查,必要时进行床旁检查。

6. 心理护理　断离伤多为突发性伤害造成,患者思想准备不足,对离断伤的预后不确定,断肢是否可以再植或致残;另一方面担心经济负担过大。因此在救助过程中,不论伤情轻重,都要给患者以不同的心理支持,患者出现剧烈疼痛时,应遵医嘱应用止痛药。

7. 术前准备　在抢救护理的同时做好有关术前准备,如皮试、备皮、交叉配血、留置尿管等,并与有关科室联系。

【注意事项】

离断的肢体需要低温、干燥、冷藏。干燥就是不要直接将断肢浸泡在各类液体之中;冷藏就是温度不可过低,应保持在 0°～4°,有冰有水的混合物的温度比较适合,此外,如果放置在冰箱内,不可以放到冷冻柜内。

【诊断方法】

1. 完全性断离　断离肢体的远侧部分完全离体,无任何组织相连。

2. 大部断离　肢体局部组织绝大部分已断离,并有骨折或脱位残留有活力的相连软组织少于该断面软组织总量的 1/4,主要血管断裂或栓塞,肢体的远侧无血液循环或严重缺血,不接血管将引起肢体坏死。

3. **实验室检查**　红细胞计数、血红蛋白和血细胞比容的下降,常出现在失血 2～3h 后,并可估计出血量的大小。

4. **X 线检查**　对断肢及全身任何可疑有骨折的部位可明确诊断。

5. **B 超**　诊断是否合并其他脏器受损。

【**应急处理流程**】

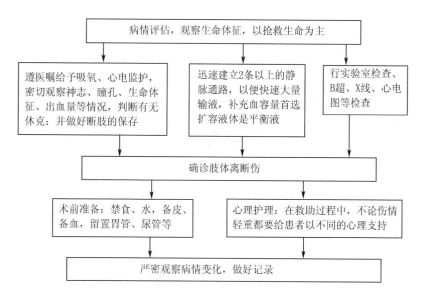

【**典型病例**】　患者,赵某,男,47 岁,车祸时右上肢被汽车和高速公路护栏挤压受伤。诊断:①右上肢不全离断伤;②创伤性失血性休克。由于患者病情重,手术面临的问题及危险因素有:①肢体缺血时间长,组织内血栓形成,血管吻合大肢体通血后肢体因栓塞缺血坏死;②肢体离断位置较高,常规再植手术可能存在失血过多,离断肢体缺血时间过长,危及患者生命。经专家讨论及患者知情同意,急诊清创并在 ECC 技术支持下行断肢再植手术治疗。患肢彻底清创后解剖创面游离出肱动脉和头静脉远端断端,清理血管内血栓后,头静脉置入 18G 静脉留置针,通过静脉延长管与膜式氧合器、动脉微栓过滤器建立 ECC 回路。循环回路预冲液为乳酸林格液 500ml,红细胞悬液 1U,20%甘露醇 20ml,甲泼尼龙 200mg,4%碳酸氢钠 30ml。ECC 回路内加入肝素 40mg,维持 ATC>480s。人工心肺机主泵经头静脉灌注流量 80～120ml/min,副泵回收术野创面失血至储血罐,经过滤后回输入膜肺。循环回路液体温度维持在 35℃左右,监测全身及回路内血气和电解质状况,维持其在正常范围。ECC 灌注时间 126min,回收创面失血 1900ml,远端肢体从损伤至自身供血时间为 6h,手术中血压平稳,手术顺利。ICU 滞留 63h,无严重并发症发生,经过康复治疗后肢体功能恢复良好。

【术后护理要点分析】

1. 再植血供的观察　病室要求相对无菌,室温保持 23～25℃,湿度以 60%为宜。每小时观察 1 次再植肢体的温度及皮色,以及毛细血管充盈情况,观察伤口渗血情况。①正常皮肤温度在 33～35℃,患肢与健侧相似或略高 1～2℃。手术结束时皮温较低,3h 内一般可恢复。②正常毛细血管回充盈时间:指压皮肤和甲床 1～2s 内恢复充盈。③如静脉回流障碍,肿胀明显;动脉供应障碍,组织干瘪;同时栓塞,早期改变不明显。

2. 体位　术后需绝对卧床 2 周,患肢抬高,略高于心脏水平,下垫软枕,以促进静脉回流,减轻肢体肿胀局部应制动,保持功能位,不可卧向患侧,以免压迫患肢。

3. 给药护理　遵医嘱按时、足量使用止痛药、抗凝解痉和抗生素,特别是止痛药不要等患者疼痛时再用,并注意用药后的反应。

4. 心理护理　生活上给予关心和照顾,使之安心养病。做好疏导,避免患者焦虑情绪和恐惧心理,使患者树立信心积极配合治疗和护理。

5. 术后功能锻炼　术后 5d 起指导患者主动运动患肢手腕关节,每日 3h;术后 45d,拔除克氏针,48h 后在进行患肢指间关节和掌关节的主、被动运动,被动运动速度以慢为宜,逐渐加大力量,当达到极限角度时,保持 10～20min,然后缓慢减少外力,如此反复伸屈;术后 90d 着重训练患肢的灵活性、协调性及精确性。

第十节　髋关节置换术后关节脱位

【概述】　髋关节置换术是一种采用人工关节假体治疗严重髋关节损伤及关节疾病、重建髋关节功能的重要手段。其目的在于缓解关节疼痛,矫正关节畸形,改善关节功能和提高患者的生活质量。人工关节与骨组织的连接固定分为骨黏合剂固定(骨水泥固定)与无骨黏合剂固定(生物固定)两类。脱位是初次全髋关节置换术后的重要并发症之一,脱位的可能因素:搬运患者,患髋偏离安全范围;滑倒;髋臼假体位置不良:偏大前倾角或前倾角不足,外倾角偏大;使用便盆不当,过度后伸、外旋引起脱位;髋臼发育不良,解剖异常,松解广泛,髋臼处理不当等。部分患者脱位原因明确,但部分患者的脱位因素可能是多方面的;精神因素,老年痴呆不配合;髋臼内衬松动。主要临床表现:髋关节肿胀剧痛,不能活动或站立;患肢呈屈曲、内旋、内收畸形,膝关节靠在对侧大腿上。患肢短缩,又称"黏膝征"阳性;患肢呈"弹性固定"位;腹股沟部触诊有空虚感,在髂骨翼部或坐骨部触及移位的股骨头;大转子位置上移。

【目的】　手法或手术复位。

【适用范围】　髋关节置换术后关节脱位的患者。

【急性措施】

1. 病情观察　髋关节置换术后患者出现髋关节肿胀剧痛,不能活动或站立;患肢呈屈曲、内旋、内收畸形,膝关节靠在对侧大腿上等髋关节脱位症状,及时报告医生。

2. 辅助检查　遵医嘱行实验室检查、B 超、CT、髋关节 X 线、髋关节造影等检查,外出检查时需医护人员陪同,必要时行床旁检查。

3. 卧位　绝对卧床,限制患者活动,以免加重病情。评估疼痛程度,遵医嘱应用止痛药。

4. 治疗方法

(1)手法复位:复位后可用单侧髋人字石膏固定 4～5 周,以后可拄拐早期活动,但患侧不能负重,待 6~8 周后,进行 X 线检查,显示无股骨头坏死再负重走路。

(2)手术复位:手法不能复位,应考虑及时手术复位。做好急诊手术术前准备:患者要禁食、水,备皮、备血,留置尿管等。

5. 建立有效静脉通路 遵医嘱使用抗炎药物,预防感染,术前应用维生素 K 拮抗药,如华法林、双香豆素类的抗凝药物,用药剂量需要做监测,维持凝血酶原时间国际标准化比值在 2.0~2.5,不要超过 3.0。

6. 心理护理 给患者以鼓励、支持、说服和劝告,稳定情绪,耐心听取患者提出的问题,指导患者解除恐惧和忧虑心理,使患者及家属配合治疗。

【注意事项】

1. 固定一开始即嘱患者做股四头肌的收缩功能锻炼,并经常督促检查使积极配合。

2. 保持有效的牵引固定,防止再脱位。①后脱位者,患肢外展30°~40°位,足尖向上或稍外旋,以皮牵引维持固定,重量 4~5kg,牵引 3~6 周。应避免髋关节屈曲、内收、内旋,以防股骨头移向髋臼后沿,而造成再脱位。因患者坐起时,髋关节常处于屈曲、内收、内旋位,所以在牵引期间,禁止患者坐起活动。②前脱位者,固定方法同后脱位,但患肢不外展,需固定在内旋伸直位 3~6 周。应避免髋关节外旋、外展。以免重复股骨头向前方脱出的机制,造成再脱位,前脱位的患者在牵引初期即可以坐起,要向患者讲清其中的原因,以取得合作。

3. 预防静脉血栓:长期卧床和下肢活动减少易造成血流缓慢而导致静脉血栓的形成。鼓励患者做肢体的被动和主动运动,增加床上活动量。

【诊断方法】

1. 确定髋关节的活动范围,必要时在透视下活动髋关节。

2. 髋关节 X 线检查:拍摄前后位、侧位以及如有必要拍髋关节蛙式位 X 线,以精确测量假体的方位以及可能存在碰撞。

3. 髋关节造影：对于引起不稳定的原因不明显或在术后数年后发生初次脱位的患者要进行仔细的关节造影检查。

【应急处理流程】

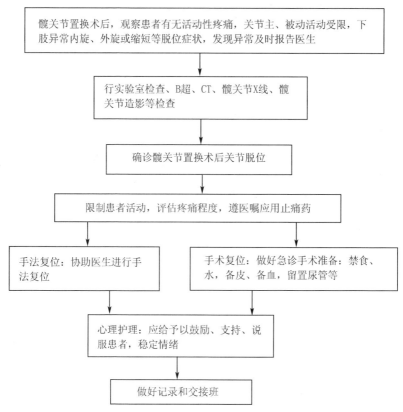

【典型病例】　患者，吴某，男，68 岁，因"左人工全髋术后 5 年，反复脱位 1 年余"入院。患者约 5 年前因外伤致"左人工全髋关节置换术"，术后 3 周因左髋关节脱位再次入院，予手法复位对症治疗，回家休养，无再次髋关节脱位，无发热，无明显髋关节疼痛。约一年前患者无明显外伤下，再次出现左髋关节脱位，脱位时有疼痛，否认有左下肢放射痛、麻木或感觉减退。脱位后均能自行复位一年来脱位次数逐渐增加，多者每天可达 10 多次。体格检查：左髋部可见 18cm

长陈旧性髋关节后外侧手术切口瘢痕,无红肿,无明显压痛,叩痛,左髋关节伸屈略受限,左膝伸直略受限,肢端血供感觉无明显异常,左下肢肌张力略高,左下肢肌力IV+级,右下肢肌张力正常,右下肢肌力V级,左下肢短缩约1cm,左侧巴氏征(+/-),右侧巴氏征阴性。实验室检查:阴性。X线片:颈椎退行性改变伴颈$_{3/4,6/7}$椎体椎间隙变窄伴颈$_6$椎体陈旧性骨折。颈$_{6/7}$椎板骨性融合。左侧人工髋关节置换术后,腰骶椎内固定术后改变。诊断髋关节置换术后关节脱位、颈髓压迫。与患者及家属沟通,取得理解,准备翻修工具以及翻修假体,准备异体股骨头备用、备血。术后给予对症护理与康复锻炼指导,康复出院。

【术后护理要点分析】

1. **基础护理** 患者麻醉清醒前,应对患者的关节做好相应的保护,在搬运到病床的过程中,保证患肢外展,避免髋关节过度屈曲、内旋、内收。术后嘱患者平卧,避免翻身。密切观察患者的体温、脉搏、呼吸、血压、尿量,伤口敷料等情况,如有异常,及时报告医生。

2. **体位摆放指导** 卧位时可平卧或半卧位,患肢外展30°并保持中立,两腿间放置软枕,坐位时尽量靠坐有扶手的椅子,避免做盘腿动作,3周内屈髋应<45°,以后可逐渐增加屈髋度,但应<90°,不可将患肢架在另一条腿上或盘腿,站立时患肢外展,3个月内避免侧卧,6个月内患肢避免做内收、内旋动作。患者行走时,保持双腿分开与肩宽;转弯时,髋关节随身体一起移动,避免髋关节突然旋转。

3. **预防静脉血栓** 患者长期卧床,易造成血流缓慢而导致静脉血栓的形成。所以鼓励患者做肢体的被动和主动运动,增加床上活动量。

4. **预防感染** 术后患者抵抗力下降,易出现切口感染、肺部感染和泌尿系感染。训练有效咳嗽,必要时给予雾化吸入;保持会阴清洁干燥,保证每日饮水1000~1500ml,术后留置尿管需要做好尿道口护理,尽早拔除尿管。

5. 皮肤护理　术后卧床时间较长,极易发生压疮。因此要保持床铺整洁,勤翻身、勤擦洗、动作轻柔,指导患者主动活动健侧肢体。认真观察肢体水肿程度、肤色、温度及感觉的情况,双侧对比,对受压处要仔细检查,发现异常及时处理,做好预防工作。为减少骨突处受压,必要时可使用气圈、棉垫。

6. 心理护理　要做到良好的护患关系,增进感情交流,争取患者的信任,给患者以鼓励、支持、说服和劝告,稳定情绪,耐心听取患者提出的问题,指导患者解除恐惧和忧虑心理,使患者保持乐观的心态,从而积极主动的配合康复治疗训练,全面实施康复护理计划。

第十一节　骨筋膜室综合征

【概述】　骨筋膜室综合征(osteofascial compartment syndrome)是四肢因外伤或受压后而致骨筋膜室内的肌肉和神经缺血而发生肌肉缺血挛缩,甚至肌肉坏死及神经麻痹所引起的一系列症状。多发于骨折创伤后72h内,它是四肢损伤的严重并发症,发病急、变化快、如不早期诊断,迅速治疗,可发生肢体功能障碍,严重可危及生命,故早期诊断甚为重要。

早期临床表现以局部为主:①疼痛:骨筋膜室内容物主要为神经、血管和肌肉,其中神经对缺血最为敏感,感觉纤维出现症状最早,所以在缺血早期表现为麻木和疼痛,其性质为患肢深部的广泛、剧烈的进行性灼痛,至晚期,当缺血严重、神经功能丧失后,感觉即消失,再无疼痛,这是该症的特征性表现。因此,局部疼痛可视为本症最早而且唯一的主诉,可视为警告性的信号。②皮肤温度异常:患肢皮肤略红,温度稍高。③肿胀及压痛:肿胀并不明显,而有严重压痛及张力感。肿胀明显时可出现张力性水泡。④感觉异常:受累神经支配的区域有感觉异常,过敏性或迟钝。晚期感觉消失,尤以两点分辨觉的消失和轻触觉的异常出现较早,较为诊断意义。⑤肌力减弱及牵拉痛:患室肌肉的肌力减弱,逐渐消失,轻轻牵拉患室肌肉,可引起剧烈疼痛,此为诊断本症重要症状。⑥远侧脉搏和毛细血管充盈时间:

早期可见脉搏和毛细血管充盈时间保持正常,后期可见脉搏波动消失、皮肤苍白或发绀,乃至出现大理石花纹等严重征象。⑦全身症状:可见体温升高、脉搏增快、血压下降、白细胞升高、血沉加快,出现血红蛋白尿。

【目的】 早期诊断,迅速治疗,挽救生命。

【适用范围】 骨筋膜室综合征的患者。

【急性措施】

1. 严密观察患肢 密切观察患者生命体征、尿量、色及患肢疼痛、肿胀、温度、颜色、感觉等。如患肢出现高度肿胀,皮肤发亮,并出现 5P 征:苍白、无脉、疼痛、感觉异常、肌肉麻痹时,及时告知医生。

2. 体位护理 立即松解所有外固定物,将患肢放平,不可抬高,以免使动脉压降低促使小动脉关闭而加重组织缺血,并尽量减少患肢活动。

3. 针对性的早期监护 ①有无被动牵拉痛;②监测肢体感觉;③观察皮肤颜色及肢体肿胀程度;④监测肢体远端脉搏及毛细血管充盈时间;⑤监测筋膜室内压力。如有异常,及时告知医生。

4. 疼痛的护理 协助患者取舒适的卧位,伤肢制动,解除伤肢的石膏、绷带、夹板等一切外固定,将患者放平,减轻肿胀和疼痛,并营造一个安静的环境。对确诊的患者,遵医嘱使用止痛药,以缓解疼痛。

5. 心理护理 由于剧烈的疼痛,担心预后,因此精神上安慰患者,生活上关心、协助患者,并向患者及家属说明早期手术的必要性,以利于积极配合治疗。

6. 术前准备 术前常规检查,术前预防性使用抗生素,可预防术后切口感染;并指导患者床上大小便;做好筋膜切开减压的准备。

【注意事项】 术前在患者使用脱水药物期间,应观察脱水效果,患肢症状有无改善。

【诊断方法】

1. 各筋膜室结合征的鉴别重点

骨筋膜室	感觉消失	肌力减弱	牵拉痛	压痛部位
前臂背侧	—	各指伸肌	各指屈曲	痛臂背侧
前臂掌侧	正中神经和尺神经	各指伸肌	各指伸直	前臂掌侧
小腿前室	—	趾伸肌和胫骨前肌	足趾跖屈	小腿前侧
小腿外室	腓浅、深神经	腓骨长短肌	足内翻	小腿外侧
小腿浅后室	—	比目鱼肌和腓肠肌	足背屈	小腿后侧
小腿深后室	胫后神经	趾长屈肌、踇长屈肌胫后肌	足趾背屈	小腿下段内侧跟腱和胫骨之间

2. 影像学检查　如 X 线、CT、超声或 MRI。这些检查主要是为了判断骨骼、肌肉以及血管是否存在异常，以此来帮助诊断。

3. 筋膜室内压力测定　这是诊断骨筋膜室综合征的金标准。这种检查对每个可能受损的筋膜室需要进行 3 次压力测定：第 1 次是测定肌肉在（运动前）安静状态下的压力；第 2 次是测定肌肉在刚刚活动完时的压力；第 3 次是测定肌肉在活动完休息数分钟后的压力。如果测出的这些压力数据异常，那么基本上可以断定有骨筋膜室综合征。

【应急处理流程】

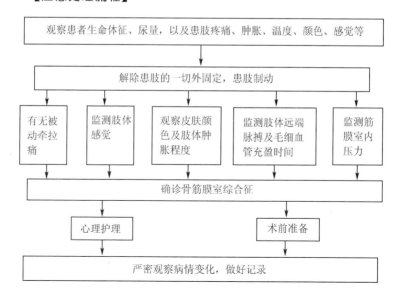

【典型病例】　患者,李某,女,51岁。因"车祸致人事不省20min",以多发骨折、脑挫裂伤入院。患者神志呈浅昏迷状,双侧瞳孔不等大,右侧瞳孔直径约5.0mm,光反应消失且右眼睑下垂,左侧直径约3.0mm,对光反应迟钝。右上肢、双下肢明显肿胀,石膏托制动稳妥,末梢血供可。左手高度肿胀、青紫、手指冰凉,留置鼻饲管、尿管均通畅。急诊在局麻下行左手掌腱膜切开减压术,术后末梢血运即有改善。给伤口换药、改善微循环、抬高患肢、保暖等处理。2d后,左手拇指、小指皮肤颜色改善、皮温上升,余三指仍肿胀、青紫、皮肤温度无明显改变。告知家属,食、中、环三指有坏死可能,观察后必要时截肢。再次行左手背皮肤切开减压,并应用低分子肝素钙皮下注射,抗血栓形成,积极观察血供恢复情况。4d见左手拇指、小指皮肤转红,左手食、中、环指近节皮肤转红,中指末节仍肿胀、青紫、有大小不等张力性水疱,继续伤口换药、抬高患肢、保暖、被动活动手指。2个半月后,患者神志清醒,左手伤口愈合,皮肤红润,左手指活动自如。

【术后护理要点分析】

1. 生命体征监测　严密观察患者的脉搏、呼吸、血压,保持呼吸道通畅,以防止呕吐物、分泌物误吸而引起窒息。密切观察患肢动脉搏动、皮肤颜色、温度、感觉、运动及末梢,如发现发绀、疼痛、麻木、皮温低,未见好转时,及时通知医生,及时采取相应措施。

2. 保持正确体位　术后可抬高患肢,保持肢体功能位。

3. 切口感染的观察　严密观察患者的体温变化,指导患者多饮水,合理进食,增强体质,提高机体抵抗。严格执行消毒制度,杜绝医源性感染的发生。正确及时运用抗生素,预防并发症的发生。

4. 密切观察尿量、尿的颜色及性质　因为骨筋膜室切开减压术后的局部血液循环改善后,大量坏死组织的毒素可被吸收进入血液循环,可引起肾脏损伤,可造成水电解质紊乱、酸中毒、高血钾等并发症。

5. 伤口护理　对左手切开处实行每日换药,敷料包扎宜松,并用棉垫、毛巾保暖。用软枕抬高患肢,减轻肿胀,同时密切观察患肢皮肤颜色、温度变化。做好安全措施,防止患者烦躁时,蹭破手部皮肤及撕掉伤口敷料,不利于手部伤口恢复。

6. 遵医嘱用药 结合病情,应用低分子肝素钙,每日皮下注射。低分子肝素钙主要作用是抑制体内外血栓和动静脉血栓的形成,应用时应注意观察其不良反应。如:有无全身皮下出血点及黑便等出血倾向。

7. 饮食护理 制定营养食谱,定时从胃管注入,必要时静脉补充白蛋白及各种维生素,加强营养支持,增强机体抵抗力,促进渗液吸收及伤口愈合。

8. 心理护理 做好患者家属的思想工作,让其了解病情,积极配合护理工作及各项治疗工作。

9. 功能锻炼 早期指导患者在不影响固定的前提下,开展功能锻炼,主要以主动活动为主,被动活动为辅为原则。如①股四头肌等长等张收缩;②直腿抬高;③卧床进行患肢纵向挤压锻炼;④后期可逐渐进行负重锻炼。

第十二节 脂肪栓塞综合征

【概述】 脂肪栓塞综合征(FES)是发生在严重创伤性骨折,特别是下肢长管状骨骨折后的一种危重并发症,即骨髓中的脂肪组织被挤入撕裂的静脉而进入体循环形成脏器和组织的脂肪栓塞,因其来势凶险,发病急,死亡率高达 10%~25%。典型脂肪栓塞综合征:表现为创伤后的一个无症状间歇期,多在 48h 内出现典型的脑功能障碍症状,且常进展为木僵或昏迷。睑结膜及皮肤在外观上有特殊点状出血点,多在前胸及肩颈部。呼吸困难,通常有心动过速和发热。临床上此型较易诊断。不完全或部分脂肪栓塞综合征:有骨折创伤始,伤后 1~6d 可出现轻度发热,心动过速、呼吸快等非特异症状,或仅有轻度至中度低氧血症,而缺少症状和相应的实验室检查所见,大多数数日可自愈,只有少数发展为脂肪栓塞综合征。爆发型脂肪栓塞综合征,一般在骨折创伤后立即或 12~24h 内突然死亡。主要标准:点状出血,呼吸系统症状,肺部 X 线表现,头部外伤的脑症状。次要标准:动脉血氧分压低于 80 kPa(60mmHg 以下),血红蛋白下降(10g 以下)。参考标准:脉搏>120/min,体温>38℃,血小板减少,尿中出现脂肪滴,血沉>70mm/h,血清脂酶上升,血中存在游离脂肪滴。在上述标准中,有主要标准两项以上,或主要标准仅有一项,而次要标准、参考标准有 4 项以上时,可确定脂肪栓塞。无主要标准项目,只有次要标准一项及参考标准 4 项以上者,疑为隐性脂肪栓塞。治疗总原则是对骨折进行确实稳妥的固定,减少断端对组织的再损伤,以减少脂肪栓子的来源,积极抗休克治疗,补充有效血容量,以减少因休克诱发和加重脂肪栓塞的发生与发展。由于没有直接溶解脂肪栓子的药物,因此,治疗的主要方法为生命支持,对症治疗,预防感染,提高血液乳化脂肪的能力。

【目的】　早期发现,早期诊断,及时处理,降低病残率和病死率。

【适用范围】　骨折后并发脂肪栓塞综合征的患者。

【急性措施】

1. 病情评估　详细询问患者外伤史,密切观察患者意识水平,如无脑外伤的骨折患者,突然出现昏迷、抽搐、复视、颈项强直、偏瘫或肌力下降、瞳孔大小不等、括约肌麻痹等,均提示脂肪栓塞引起脑缺氧、脑水肿的可能。无胸、脑外伤的患者如发现呼吸困难,呼吸频率为 25/min 以上并伴有胸痛、胸闷、咳嗽者,提示脂肪栓塞的可能。在护理操作时,重点观察患者眼睑、颈、前胸、腋等皮肤部位,是否存在点状出血。如有,及时报告医生。

2. 加强生命体征的观察　每 10～15 分钟测量体温、脉搏、呼吸、血压 1 次,注意呼吸频率、节律、深浅度,保持呼吸道通畅。若患者呼吸频率在 30/min 以上或 8/min 以下,要立即检查给氧装置是否畅通,呼吸道是否通畅,必要时行气管插管或加压给氧。同时观察神志、瞳孔的变化,并准确记录。发现异常,立即报告医生及时抢救。

3. 协助医生进行辅助检查　如动脉血气分析,胸部 X 线,心电图,颅脑 CT 检查等。

4. 体位的护理　确诊后,患肢抬高并制动,观察末梢循环情况。

各种操作轻柔、敏捷,减少不必要的搬动,及时调整小夹板或石膏的松紧,以免加重栓塞。鼓励健侧肢体自主活动,下肢骨折者指导股四头肌收缩运动,踝关节背屈活动,疲乏、昏迷者给予被动活动,预防关节强直及肌肉萎缩。

5. 输液管理　立即建立两路静脉通路,迅速给予低分子右旋糖酐、激素类药物,根据病情确定输液量、调整输液速度,不得延误治疗。在维持足够血容量纠正贫血的同时,要严格控制输液速度 40～60 滴/min,以免加重病情。

6. 观察皮肤色泽及尿量　检查颈、前胸及腹部皮肤出血点是否消失,一般在 1～3d 内完全消失。轻压口唇、指甲时观察苍白区消失情况,苍白区消失大于 1s 为微循环血流灌注不足或瘀滞现象,小于 1s 则为病情好转。观察尿液的颜色、量及性状,及早发现尿中的脂肪滴。伴有休克时应留置导尿管,测尿量 1/h,每小时尿量应不少于 25ml 或每千克体重不少于 0.5～1ml/h。

7. 基础护理　患者要保持口腔、皮肤、会阴部清洁,每日口腔、尿道口护理至少 2 次,指导患者多饮水,每日至少在 2000ml 以上,指导患者做深呼吸及有效咳嗽,每 2 小时为患者翻身拍背,保持床单位平整、干燥,预防压疮和呼吸系统、泌尿系统感染等并发症。要抬高患肢并妥善固定骨折部位,保持牵引绳与患肢长轴平行,防止无效牵引。

8. 心理护理　患者受伤后极为烦躁、恐惧,短时间内又出现脂肪栓塞的症状,护士应该多给予关怀安慰,向患者解释病情,耐心疏导。使其认识和了解病情,树立信心,缓解悲观和恐惧心理。以最佳的心态配合治疗护理,促进疾病早日康复。

【注意事项】

1. 确诊为脂肪栓塞综合征后,遵医嘱停氧气,护士执行时,先降低氧流量,逐渐停用,使呼吸中枢逐渐兴奋,不能骤然停掉氧气。

2. 鼓励患者多食高蛋白、高维生素易消化食物。如鱼、肉、蛋、奶、新鲜蔬菜和水果等。但要控制脂肪摄入量,可最大限度降低血浆中乳酸含量,减少脂肪与脂肪酸的形成。

【诊断方法】

1. **动脉血气** 提示有低氧血症及低钠血症,而且常出现于呼吸窘迫之前。

2. **胸部 X 线** 起初胸部 X 线正常,而后在 1～3d 内逐渐肺间质及肺泡不透光,呈典型的暴风雪样阴影。但无胸膜渗出,胸部 X 线变化要持续 3 周。

3. **心电图 ECG** 常出现窦性心动过速,爆发型的患者可能出现非特异性 T 波倒置或右束支传导阻滞。

4. **颅脑 CT 扫描或磁共振** 对于合并有严重的颅脑脂肪栓塞的患者,颅脑 CT 扫描显示有进行性脑水肿,磁共振可提示颅脑损伤的部位。

【应急处理流程】

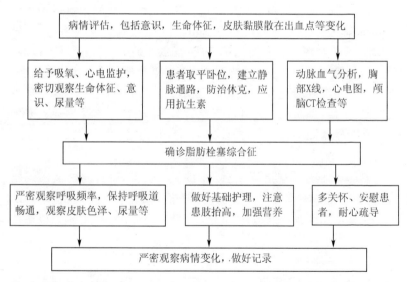

【典型病例】 患者,王某,男,32 岁,主因左股骨中段粉碎性骨折伴右侧胫腓骨中段粉碎性骨折入院,入院后给予左胫骨结节、右跟骨结节骨牵引、补液、预防感染等综合治疗,入院 8h 患者突然意识恍惚、呼吸急促、双侧瞳孔中等度散大、对光反应存在、四肢抽搐、小便

失禁,根据受伤机制及头颅 CT 扫描等可以除外颅脑损伤,次日患者前胸至双侧锁骨下至剑突出现散在出血点,查体:T:37.6℃,P:118/min,BP:90/60mmHg,HGB:100g/L,WBC:110× 10⁹/L,ESR:70mm/h,急查尿常规,出现脂肪滴,肺部 X 线片示无明显暴风雪样改变,可以诊断为:脂肪栓塞综合征,及时给予氧气吸入、气管切开,静脉输入低分子右旋糖酐,大剂量地塞米松及 20%甘露醇等药物治疗,同时吸痰,经过 3d 的抢救,患者转危为安,患者清醒后,感觉功能恢复,记忆力正常。合理行体液疗法,镇静、脱水、利尿、脑细胞营养等对症疗法,41d 后患者痊愈出院。

【护理要点分析】

1. **严密观察病情**　遵医嘱给予心电监护加氧饱和度监测,每15～30 分钟监测生命体征变化,密切观察患者的意识、瞳孔、血氧饱和度等变化。当发现患者烦躁不安、抽搐、意识模糊、呼吸急促等症状,立即报告主管医生。在搬运、翻身、更换床单、进行皮肤护理时,注意采用轻柔的手法,以减少骨髓内脂肪再次进入血循环。妥善固定伤肢,保暖并抬高患肢,以利消肿改善局部组织的缺血缺氧情况。及时调整过紧的包扎物,经常观察伤肢的血液循环情况。

2. **呼吸道护理**　尽早改善呼吸功能,纠正低氧血症,给予足够的氧吸入,浓度保持在 40%～45%。经气管插管辅助呼吸,症状仍无明显的改善,应尽早行气管切开,气管切开后,每日用紫外线进行空气消毒,每 4～6 小时进行常规气管内套管的消毒,若痰液黏稠,给予叩背振动痰液或交替使用超声雾化吸入,使痰液稀释易于吸出。吸痰前、后,观察呼吸频率的改变,同时观察吸出物的性状、颜色及量。

3. **维持有效的循环血量**　立即建立两路静脉通路,补充有效的循环血量,给予大剂量激素治疗,同时,给予静脉低分子右旋糖苷500～1000ml 降低血液的黏滞度,另外,使用利尿药,并记录出入量,特别是尿量变化,定时尿液检查,观察有无脂肪滴,及时采取降温措施,保护脑组织,头部使用冰袋降温,减少头部的耗氧量,冰融化后及时更换,冰袋使用后 30min 需复测体温,并做好记录。

4. 加强基础护理,防止并发症　①维持营养,给予低脂肪饮食保证热量、蛋白质、维生素等基本营养供给,必要时给予静脉营养或辅助喂养。②做好口腔护理,防止发生口腔炎症。③注意骨折部位的护理,抬高患肢,注意末梢血供,避免挤压患肢。④加强安全护理,使用保护具时,观察约束部位的皮肤颜色,定时进行局部按摩,以促进血液循环,抽搐频繁时,遵医嘱使用镇静药,用药的过程中严密观察呼吸和血压变化。

第十三节　骨折术后并发急性肺栓塞

【概述】　急性肺栓塞(PE)是各种内源性或外源性栓子阻塞肺动脉引起急性肺循环障碍的临床和病理生理综合征。急性肺栓塞的栓子85%来自下肢深静脉血栓,其高发因素有以下几点:①血流淤滞:常见于老年、久病卧床、下肢静脉曲张、肥胖、休克、充血性心力衰竭等患者或妊娠妇女;②静脉血管壁损伤:如有外科手术、肿瘤、烧伤、糖尿病等;③高凝状态:见于红细胞增多、肿瘤、严重的溶血性贫血;④车祸和下肢制动。急性肺栓塞的常见体征是呼吸急促(>20/min)、发绀、肺部啰音、心动过速、肺动脉瓣第二心音增强等。急性肺栓塞合并休克时,产生如体循环动脉低血压、少尿、肢端发凉或急性右心衰竭的临床体征。发热(>38.9℃)也可见于急性肺栓塞患者。肺动脉栓塞大多由下肢或盆腔内血管的血栓形成后脱落而引起,因此,骨折及手术患者是发生肺动脉栓塞的高发人群,也是患者骤然死亡的主要原因之一。

【目的】　早发现,早诊断,早治疗,降低死亡率。

【适用范围】　骨折术后并发急性肺栓塞的患者。

【急性措施】

1. 病情评估　长期卧床患者创伤骨折得到处理后,病情相对稳定阶段,突然表现出持续性或原因不明的呼吸困难,胸闷、胸痛,伴有焦虑、紧张和恐惧,少数有咳血、咳嗽、咳痰,应立即通知医生,需高度警惕肺栓塞的可能。立即给予急查静脉血和动脉血气分析,若抽血结果示：WBC 计数升高，血沉增快，血气分析提示为低氧血症。结合相关的 CT、MRI、肺动脉造影等各项检查，及早明确诊断。

2. 密切监测生命体征　给予面罩吸氧，氧流量 5～8/min，必要时行气管插管，保持呼吸道通畅，嘱患者不要深呼吸和强烈咳嗽，必要时给予持续心电监护，密切观察脉搏、血压、体温、心率、呼吸、血气分析，定时测量并做好详细记录。患者取卧位，鼓励患者在医务人员的指导和保护下行肢体等长收缩，保障周围静脉回流通畅。

3. 对症处理　患者卧床休息，对于小面积肺栓塞，给予溶栓、抗凝治疗。而对于大面积肺栓塞，给予溶栓、抗凝治疗或介入或手术治疗。

4. 抗凝治疗　迅速建立 2 条静脉通道，一条通路用于反复抽取各种血标本，另一条通路用于溶栓，溶栓前要备好抢救及溶栓器物，并做心电图，测凝血四项。在患者确诊同时给予尿激酶 100 万单位溶栓，要准确调节输液泵的速度。溶栓后每 4 小时检测凝血酶 1 次，动态检测凝血功能。护理应注意观察患者皮肤黏膜、牙龈有无出血以及尿液颜色变化，并注意患者有无头痛或腹部疼痛等症状。

5. 骨折处理　给患者镇痛、安定药物后给予牵引。要注意患者下肢的颜色、动脉搏动情况，制动，嘱患者早期进行脚趾活动锻炼。

6. 术前准备　术前备皮、备血，药物过敏试验，准备溶栓治疗用物。

7. 心理护理　肺栓塞时患者出现烦躁不安、惊恐，护理人员应及时取得家属的配合，并建立家庭支持体系，共同耐心地做好患者的疏导及病情解释工作，护理人员要给予精神安慰和心理支持，以缓解患者的紧张恐惧心理。

【注意事项】　溶栓治疗的体征，大面积肺栓塞（超过 2 个肺叶血管）；肺栓塞合并有休克或低血压。有活动性出血及颅内新生物；近 2 个月内有过中风或颅内手术史禁溶。

【诊断方法】

1. 心电图检查　急性肺栓塞常见的心电图变化包括肺性 P 波、右束支传导阻滞、电轴右偏和室上性心律不齐，常常为一过性变化，观察其动态演变对诊断有帮助。

2. **胸部 X 线**　无肺梗死者胸部 X 线可正常或栓塞区域的肺血管纹理减少。肺梗死者胸部 X 线常表现为肺外周浸润性病灶,常涉及肋膈角,患侧横隔升高和胸腔积液。肺门部肺动脉,上腔静脉和奇静脉扩张,提示肺动脉高压和右心室劳损。

3. **D-二聚体检测**　对静脉血栓的诊断有很高的敏感性,但特异性较低。若 D-二聚体检测阴性,则可排除 PE 或深静脉血栓。超声心动图检查发现新出现的右室负荷增重或右室功能不全应该考虑肺栓塞的诊断。

4. **CT 检查**　多排 CT 扫描可单独用于排除 PE 患者,而对于临床上 PE 可能性较小且单排 CT 扫描阴性的急性肺栓塞患者,必须同时行超声检查予以排除。

5. **肺灌注扫描**　扫描正常可相当准确地排除威胁生命的肺栓塞。相反,一处或多处楔形扫描缺损,尤其呈肺段、叶分布,高度提示血管阻塞。急性气道疾病,包括哮喘和 COPD 可以产生灶性灌注缺损,但往往伴有相应的肺通气扫描缺损。

6. **肺动脉造影检查**　可直接发现血栓,是最具确诊价值的检查。对未能确诊而急需解决者应作此项检查。诊断急性肺栓塞的两项主要标准是肺动脉分支的动脉内充盈缺损和完全阻塞(突然截断)。其他较常见的表现包括肺动脉分支部分阻塞、狭窄,近端管腔增大而远端管腔缩小,区域性血流量减少,以及在动脉显影后期(静脉相)动脉近端部分造影剂持续滞留。但这些表现的诊断价值较前述两项为差。存在动脉阻塞的肺段,出现或不出现造影剂充盈静脉的时间延迟。

【应急处理流程】

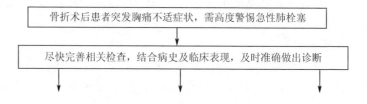

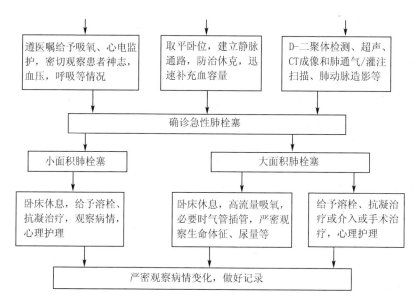

【典型病例】　患者,王某,男,32 岁,因股骨干骨折入院。查体心脏未见明显异常,无高血压、糖尿病病史,胸片、心脏彩超、血脂、心电图均正常。术后患者突然心慌、胸闷、胸痛、气短。急查心电图示:窦性心律 112/min,心电轴右偏＋116°,QRS 时限增宽,但＜0.12s。结合病史、症状、急性肺栓塞诊断成立。给予溶栓治疗后,患者的症状开始缓解、恢复正常后复查心电图示正常。

【溶栓后的护理要点分析】

1. 一般护理　给予鼻导管或面罩吸氧,严密监测呼吸、心率、血压、心电图及血气的变化;胸痛者必要时可给予吗啡、哌替啶、可待因镇静止痛;防止栓子再次脱落,绝对卧床,保持大便通畅,避免用力;适当使用镇静药物缓解焦虑和惊恐症状。

2. 循环支持　右心功能不全,心排血量降低,给予具有一定肺血管扩张作用和正性肌力作用的多巴酚丁胺和多巴胺。当血压下降时,使用其他血管加压药物,如间羟胺或肾上腺素。

3. 溶栓和抗凝治疗　溶栓后每 4 小时检测凝血酶 1 次,动态检测凝血功能。护理应注意观察患者皮肤黏膜、牙龈有无出血以及尿液颜色变化,并注意患者有无头痛或腹部疼痛等症状。在使用低分子肝素皮下注射时,保证准确剂量和正确的注射部位,抽静脉血,监控患者的血小板数量及肝、肾功能。

4. **基础护理**　绝对卧床 2～3 周,嘱患者戒烟、控制血压、血糖、保暖,保持大便通畅,勿用力排便。必要时用缓泻药或灌肠药,指导患者学会床上排便。病情允许时,卧床患者至少每 2～3 小时翻身 1 次,被动锻炼每 4 小时 1 次。骨突处用软垫保护或局部使用减压贴或使用气垫床,加强骨突处的按摩。保持皮肤清洁干燥,保持床褥平整干燥无皱折。

5. **加强营养护理**　由于患者消化功能弱,心肺功能差,入量受限,以及应激激素增加,因此,通过肠内、肠外给以足够的营养支持,保持水电解质、酸碱平衡及足够的营养。

6. **出院指导**　向患者及家属说明出院后避免劳累、情绪激动,保持心情舒畅,并注意保暖。教会患者观察皮肤有无出血点的方法。告诉患者如出现突发的呼吸困难、胸痛、咳嗽、胸闷、发作型晕厥、低血压、下肢无力不对称性水肿等情况时,应及时就诊。

第7章
耳鼻喉科常见急性事件及处理流程

第一节　急性会厌炎

【概述】　急性会厌炎（acute epiglottitis，AE）是喉科急重症之一，是一种特殊的、主要累及喉部声门上区的会厌及其周围组织（包括会厌谷、杓会厌襞等）的急性炎症病变，以会厌高度水肿为主要特征。儿童及成人皆可出现，成人急性会厌炎的最常见症状是咽痛和吞咽困难，而且常发病比较隐蔽，虽然早期仅有轻微的咽痛症状，但病情会突然加重，咽痛难忍，甚至达到水都难以下咽的程度，有的患者还同时伴有流涎、喘鸣、呼吸困难等症状。感染是急性会厌炎的主要原因，致病菌有乙型流感杆菌、葡萄球菌、链球菌、肺炎双球菌，也可与病毒混合感染；变态反应也是急性会厌炎的原因之一，可继发细菌、病毒感染，也可为单独变态反应性炎症引起会厌明显肿胀；异物、创伤、吸入有害气体、误吸化学物质及放射性损伤均可引起会厌的急性炎症。急性会厌炎时，会厌轴膜充血肿胀，或会厌肿大呈球状，或会厌表面有溃疡使患者出现咽喉疼痛、吞咽困难，病情严重者出现发热、呼吸困难，尤以夜间发病者病情发展迅速，容易酿成上呼吸道梗阻。多数患者经及时治疗可获得痊愈，少数患者病情凶险，很快窒息，死亡率较高。

【目的】　做好病情观察，保持呼吸道的通畅，积极治疗。

【适用范围】　急性会厌炎的患者。

【急性措施】

1. **病情观察**　患者应卧床休息,严密观察病情,注意观察患者咽痛、呼吸困难程度,如观察口唇、甲床发绀情况,呼吸深浅、喉鸣声响、鼻翼扇动的程度、咽痛加剧、吞咽困难、呼吸困难等。若出现胸骨上窝、锁骨上窝及肋间隙凹陷等"三凹征",应立即报告医生。

2. **监测生命体征**　给予吸氧、心电监护,密切观察患者的体温、脉搏、血氧饱和度、血压、神志、面色、口唇颜色情况。加强巡视,密切观察患者的呼吸形态,有无呼吸困难、吸气性软组织凹陷、喉喘鸣等喉阻塞症状,有呼吸困难加重者,及时向医生汇报,特别要加强夜间的巡视,多数患者呼吸困难在夜间出现或加重,可能与睡眠时咽部软组织松弛,舌后坠加重了气道狭窄有关。

3. **呼吸道护理**　急性会厌炎伴有吞咽困难或呼吸困难的患者口腔及呼吸道的分泌物较多,须及时清除呼吸道分泌物,以保持呼吸道通畅。为减轻咽痛、稀释痰液、促进水肿吸收,可同时局部用布地奈德混悬液 2ml 高频氧气雾化吸入。

4. **药物治疗**　急性会厌炎的主要致病菌是 B 型流感嗜血杆菌,其对头孢菌素敏感,因此常规应用头孢类抗生素,对头孢菌素过敏者可用红霉素或喹诺酮类抗生素,激素以地塞米松为首选。对于合并糖尿病的患者,要严格控制血糖,定期监测,及时调整胰岛素的用量。

5. **口腔护理**　由于炎症的影响,口腔的自洁作用减弱,加上炎性分泌物排泄在口腔内、坏死上皮细胞的脱落、食物残渣滞留等原因导致口腔不洁,应及时做好口腔护理,可用 0.9％氯化钠溶液和朵贝氏液漱口,既可减轻口腔异味,保持口腔清洁,又可促进会厌水肿、充血的消退。

6. **手术治疗**　有局部脓肿形成者应进行切开排脓术,利于控制感染,并可减少抗生素药物的用量,减轻毒血症,缩短病程。加强呼吸道管理,充分吸痰,气道湿化,更换内套管,鼓励翻身拍背,有效咳嗽排痰,并合理应用抗生素,做好细菌培养及药敏试验。加强基础护理,做好口腔护理,鼻饲护理,皮肤护理,加强营养增加抵抗力。合理应用固定套管防止套管脱出,配合医生做好拔管护理。

7. **心理护理**　患者大多因咽痛剧烈、呼吸困难、窒息感而产生紧张及恐惧感,护士应主动向患者介绍病情、治疗方法及注意事项,耐心安慰患者,用和蔼的语言主动关心、体贴患者,解除其思想顾虑,使其积极配合治疗,树立战胜疾病的信心。

【注意事项】

1. 一旦确诊,抗感染和保持呼吸道通畅是治疗关键,密切观察呼吸情况,床旁备气管切开包以防不测。把握好气管切开的时机,以免延误治疗。如感染灶尚未局限时,不可过早进行切开,以免炎症扩散。

2. 吸氧对喉阻塞患者有一定的治疗意义,开始给氧不宜过大,以免发生呼吸骤停。

【诊断方法】

1. **症状**　患者感到明显咽喉疼痛或吞咽疼痛,口咽部未见明显异常或有轻度炎症。

2. **间接喉镜检查**　明确诊断,以免遗漏急性会厌炎,错过最佳治疗时机,造成不可挽回的严重后果。

3. **咽拭子**　对于疱疹病毒、柯萨奇病毒为主的病毒感染使用咽拭子培养能更有效、准确地提供用药信息。

【应急处理流程】

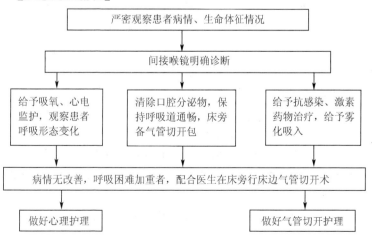

【典型病例】 患者,魏某,女,39岁,因2d前无明显诱因出现咽痛,吞咽时尤甚,伴呼吸困难,伴咳嗽、咳痰(色白)、饮水呛咳,伴发热,未见明显发绀。胸骨上窝、锁骨上窝、胸腹部未明显凹陷。行抗炎处理后,症状未明显好转,吞咽困难加重,为进一步治疗来院。急诊以"急性会厌炎"收入院。入院时患者 T:36.5℃,P:78/min,R:20/min,BP:116/64mmHg。既往无高血压、糖尿病病史。咽部球状,肿胀明显,咽痛明显,吞咽时尤甚,伴二度呼吸困难。医嘱给予一级护理,吸氧、心电监护,每小时监测生命体征一次。床旁备气管切开包以防不测。静脉给予敏感抗生素抗感染治疗,给予雾化吸入,口腔护理。患者积极配合治疗,疼痛缓解。

【护理要点分析】

1. **监测生命体征** 给予持续吸氧、心电监护,每15～30分钟观察血压、脉搏、血氧饱和度及呼吸形态变化。注意观察咽痛的程度,有无出现呼吸困难等。

2. **保持呼吸道通畅** 及时清理呼吸道分泌物,保持呼吸道通畅。给予雾化吸入,稀释痰液。鼓励翻身拍背,有效咳嗽排痰。床旁备气管切开包以防不测。

3. **遵医嘱用药** 应用抗感染、激素药物,减轻水肿。并注意观察药物疗效及不良反应。

4. **生活护理** 卧床休息,保持病室安静,光线柔和,限制探视人员,严格执行陪伴、探视制度。做好口腔护理,每日行口腔护理2次。保持口腔清洁,进食后漱口,防止出现口腔异味。保持会阴部皮肤清洁干燥,加强个人卫生。

5. **饮食护理** 由于咽部疼痛,尤其吞咽时加重,患者往往拒绝进食,应鼓励患者进食,以提高机体的抵抗力。疼痛剧烈者可向咽部喷少许地卡因表面麻醉后再进食,饮食宜清淡为主,应选择营养丰富、含高维生素、高蛋白、高热量易消化的流质或半流质食物,少量多餐,注意食物的色香味,高热者应多饮水。忌烟酒和辛辣粗硬等刺激性食物。

6. **心理护理** 关心、安慰患者,多与患者沟通。耐心讲解疾病相关知识,稳定患者情绪,减轻患者的心理压力。向患者及家属介绍治愈实例,使患者及家属树立战胜疾病的信心,积极配合治疗,以利于病情的恢复。

7. 健康教育　向患者说明本病的特点及危害,如避免与过敏原接触,生活要规律,不过度疲劳,戒烟酒,及时治疗邻近器官的急性炎症,防止蔓延感染。平时应加强锻炼,增强机体抵抗力,注意个人卫生,保持口腔清洁,养成早晚刷牙,饭后漱口的习惯。

【预防】

1. 平时加强锻炼,增强机体抵抗力。

2. 对于会厌邻近器官的急性炎症,要及时治疗,防止感染蔓延。

3. 保持口腔卫生,戒烟酒,少吃辛辣刺激性食物。

4. 糖尿病患者注意控制血糖。

5. 对于儿童,可注射乙型流感嗜血杆菌疫苗,以预防该病原的感染。

第二节　扁桃体周围脓肿

【概述】　扁桃体周围脓肿是扁桃体周围间隙内的化脓性炎症。早期为蜂窝织炎,称扁桃体周围炎,继之形成脓肿,称扁桃体周围脓肿。本病常继发于急性扁桃体炎或慢性扁桃体炎急性发作。由于扁桃体隐窝,特别是扁桃体上隐窝被堵塞,引流不畅,感染向深层发展,穿透扁桃体被膜,侵入扁桃体周围间隙而引起。常见致病菌多为溶血性链球菌或金黄色葡萄球菌。多见于成年人。在扁桃体急性发炎3～4d后,发热仍持续不退或又加重,体温上升达39℃以上,咽痛加剧。常限于患侧,可放射至耳及颈部,其主要特点为吞咽疼痛,吞咽困难,唾液外流,张口困难,语言不清,音调改变,体质衰弱。可见咽黏膜充血,患侧软腭充血肿胀显著,脓肿常见于扁桃体上极与舌腭弓之间。该处明显隆起,软腭及悬雍垂被推向对侧。

【目的】　切开、引流脓液,抢救生命。

【适用范围】　扁桃体周围脓肿的患者。

【急性措施】

1. 病情评估：如患者出现吞咽疼痛，吞咽困难，唾液外流，张口困难，语言不清，音调改变，体质衰弱等症状，应及时报告医生。

2. 生命体征的观察：遵医嘱给予心电监护，监测 HR、BP、R、SpO_2，每 10 分钟记录一次；密切地观察患者神志、瞳孔、皮肤颜色等，每 15 分钟记录一次，为抢救治疗提供依据。如患者出现抽搐时，立即将患者头部偏向一侧，使用开口器、压舌板、吸痰，增加床栏，防止窒息、舌咬伤、坠床等意外的发生。遵医嘱使用解痉、镇静剂，同时密切注意瞳孔及生命体征的变化。

3. 迅速备齐急救药品和用药，保证抢救的及时有效。如：气管切开包、氧气装置、吸痰器、急救药品等。

4. 迅速解除呼吸道阻塞，在行心肺复苏的同时，我们迅速配合医生行气管切开术，及时吸尽气管内分泌物，并给予高流量氧气吸入，解除因窒息而致的呼吸停止。

5. 立即建立静脉通道，保证抢救时的及时用药。

6. 心理护理：关心患者，向患者及家属介绍有关本病的知识及诊疗计划，消除恐惧心理，使诊疗工作顺利进行。

7. 做好手术准备，如禁食，术前常规检查等工作。

【注意事项】

1. 根据患者病情床旁备气管切开包，以防不测。

2. 咽喉部因炎症的刺激和疼痛已处于敏感状态，穿刺抽液对局部的刺激和患者咳嗽咳痰，痰液对局部的刺激均可致喉肌痉挛。肿胀狭窄的气道变得更加狭小或阻塞，且口中分泌物又不能及时有效地吐出，可导致气道的双重阻塞。应嘱患者多漱口，可给予 1% 呋喃西林液漱口，保持口腔卫生。

3. 嘱患者平时多喝水，多吃清热的水果，忌海鲜，禁烟、禁酒，少吃辛辣、特别油腻等刺激性强的食物。进食流质或者半流质饮食。

【诊断方法】

1. 临床症状：①一侧咽痛剧烈，吞咽时加重，放射至同侧耳部。由于疼痛而张口困难、吞咽不便、致涎液潴留，言语含糊不清。发热、全身不适,呈急性病容。②患侧舌腭弓及软腭高度红肿,悬雍垂肿胀偏向健侧,扁桃体常被红肿的舌腭弓遮盖且被推向内下方。③有时颈部活动受限,头常偏向患侧,颌下淋巴结肿大。

2. 于舌腭弓最隆起处抽出脓液,并做细菌培养及药物敏感试验。

3. 实验室检查:血白细胞及中性粒细胞计数增多。

【应急处理流程】

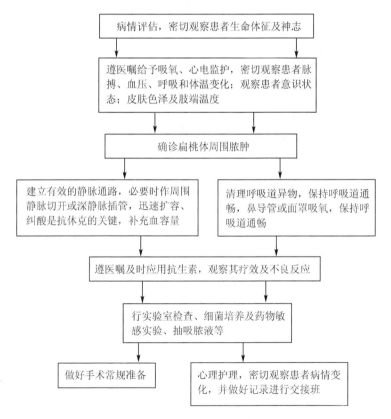

【典型病例】 者患,张某,女,48 岁。因咽痛伴发热 2d 入院。患者于入院前 2d 受凉后出现右侧咽痛,吞咽时尤甚,进行性加重,伴畏寒、发热,院外口服头孢羟氨苄胶囊无缓解。我院门诊以"右扁桃体周围脓肿"收入院。入院体格检查:T:38℃,急性痛苦面容。右侧腭舌弓急性充血、肿胀;同侧软腭及悬雍垂急性充血、水肿,并向左侧偏斜;右扁桃体Ⅰ度肿大,被推向内下方,表面有脓。颈部皮肤充血、肿胀,压痛,张口不受限。辅助检查:血白细胞 17.21×10⁹/L,中性粒细胞 88.9%,胸部 X 线片未见明显异常。入院诊断:右扁桃体周围脓肿。入院后完善检查,遵医嘱静脉给予头孢呋辛钠抗感染,局部雾化治疗,并加强补液,疑扁桃体周围脓肿形成后行脓肿切开引流术。术后第 3 天行右侧扁桃体摘除术。术后常规止血、抗炎、补液治疗。患者康复出院。

【术后护理要点分析】

1. 病情观察　密切观察生命体征、神志及面色变化。术后给予冰袋冷敷颈部以减少出血。注意观察伤口渗血情况,观察分泌物的颜色和量。持续口吐鲜血或全麻未清醒不断出现吞咽动作,应立即检查并通知医生,以防止出血。按时监测体温,术后体温高于38.5℃给予物理降温。高热患者出汗时应及时擦干,保持衣服和床铺干净整洁,防止受凉。

2. 保持呼吸道通畅　及时清除呼吸道分泌物,保持呼吸道通畅。如痰液黏稠不易咳出者,遵医嘱行雾化吸入。

3. 药物治疗　术后常规给予抗炎、止血药物治疗。术后创面疼痛者可适当给予镇痛药物。次日可给予含漱剂漱口,防止感染。注意观察药物疗效和不良反应。

4. 饮食护理　鼓励和指导患者进食无刺激性、易于吞咽和消化、营养丰富和少粗纤维的流质或半流质饮食,饮食温度不可过高,以温良为宜。如粥、面条、鸡蛋羹等。少食多餐,忌硬食及刺激性强、粗糙食物。

5. 健康教育　术日少说话,术后第 1 天开始鼓励患者多说话,多进食,多咳嗽,防治瘢痕粘连;鼓励患者常伸舌头,以防粘连而影响咽部活动。教会患者分散注意力减轻疼痛的方法,如听音乐、看杂志等。嘱患者勿用力咳嗽、吐痰,随时将口内的唾液吐出,不要咽下。饭前、饭后漱口,保持口腔清洁。漱口时冲洗力度不可过大,以免损伤创面而引起出血。向患者解释术后次日创面会形成一层具有保护作用的白膜,7～8d 后会自然脱落,勿用力擦拭,以免出血和感染。戒除烟、酒等不良嗜好,加强身体锻炼,增强体质。术后半个月内禁止剧烈运动或参加体力劳动,预防感染。出院后 1 周复查,咽痛时随时复查。

6. 心理护理 关心、安慰患者,耐心讲解疾病相关知识,稳定患者情绪,减轻患者的心理压力。对患者的提问应给予明确、有效和积极的答复并向患者婉言说明焦虑对身心健康和人际关系可能产生的不良影响。向患者讲解疾病的治疗方法及预后,鼓励患者树立信心。

【预防】

1. 尽量不要吃油炸、辛辣食品,热汤饮食、寒凉饮食尽量避免。

2. 加强身体锻炼,增强自身抵抗力和免疫能力。预防感冒,勿与上呼吸道感染的患者接触。

3. 注意多休息、多饮水、戒烟酒。生活规律,注意劳逸结合,不熬夜,避免过度劳累。

4. 如有鼻炎、鼻窦炎、咽炎、喉炎等慢性炎症性疾病,应及时进行治疗,以免因病情延伸导致扁桃体炎。咽痛明显时要尽早治疗,以免感染扩散。

5. 保持口腔的清洁卫生,经常用温盐水漱口,防治口臭及感染。

第三节　急　性　喉　炎

【概述】 急性喉炎指喉黏膜及声带的急性非特异性炎症,病程通常在 1 个月以内,为呼吸道常见的急性感染性疾病之一,占耳鼻咽喉科疾病的 1%～2%。急性喉炎一般是指发生于成人的急性喉炎。常继发于急性鼻炎和急性咽炎。男性发病率高于女性,多发于冬春季。本病多与感冒相关,发声不当或用嗓过度、吸入过多的粉尘和有害气体、喉颈部异物、咽喉部外伤、过敏也可造成急性喉炎。主要临床症状表现为:咽喉肿痛、声音嘶哑、咳嗽、少许黏痰等,严重者可出现呼吸困难、吞咽困难等症状。急性喉炎在控制各种致病因素,积极治疗后通常可以治愈。若患者未得到充分的声带休息或未及时诊治,急性喉炎可迁延成慢性喉炎。

【目的】 充分的声带休息,及时诊治,及早康复。

【适用范围】 急性喉炎的患者。

【急性措施】

1. 病情观察 给予心电监护,观察患者呼吸频率、节律、声音嘶哑、喉头水肿及梗阻、生命体征的情况。注意发热等并发症的发生,每 4 小时测量体温 1 次,若体温超过 38.5℃,及时给予物理降温。正确判断患者的缺氧程度,若出现胸骨上窝、锁骨上窝及肋间隙凹陷等"三凹征"、喉鸣、青紫、烦躁等表现,应立即报告医生。配合医生及时抢救,以免吸气性呼吸困难而窒息死亡。

2. 保持呼吸道通畅 指导患者采用半卧位,且将头颈垫高,及时清除呼吸道分泌物及异物,必要时可使用吸痰管和负压吸痰处理。给予常规吸氧,吸氧时要控制氧气流量不宜过快,可采用面罩吸氧或鼻导管吸氧以提高吸氧效率。给予雾化吸入,稀释痰液,利于咳出。

3. 药物治疗 建立静脉通路,给予足量的抗生素和激素治疗以控制感染,减轻喉头水肿,缓解症状。给予补液及营养药物治疗,改善全身营养状况。

4. 饮食指导 嘱患者多饮水,给予清淡、易消化、高热量、高蛋白的流质或半流质饮食。

5. 做好手术准备 床旁备气管切开包,随时做好气管切开的准备。

6. 心理护理 进行心理沟通,消除其焦虑、害怕、抑郁、恐惧等不良心理因素,增强患者治疗的信心和决心,提高患者配合治疗的积极性和主动性,保证用药的稳定性和安全性。

【注意事项】

1. 集中进行操作,减少刺激,保持患者安静。

2. 床旁备气管切开包,备好抢救物品做好抢救准备。

【诊断方法】

1. 仔细询问病史,在感冒等诱因出现后声音嘶哑和喉部肿痛、咳嗽、喉部分泌物增多,或伴有全身症状。

2. 间接喉镜、纤维喉镜、电子喉镜检查可见喉黏膜急性充血、肿胀、双侧对称,呈弥漫性,声带运动正常,闭合有隙,即可确诊为急性喉炎。

【应急处理流程】

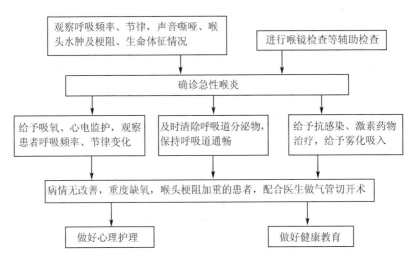

【典型病例】　患者,张某,男,65 岁。因"感冒"后出现喉痛、吞咽困难 1d 来诊。自诉无声音嘶哑及呼吸困难等症状,但喉痛及吞咽困难较明显,且进食流质时偶尔逆流入鼻腔并引起呛咳。查体:神志清楚,言语流利。心、肺、腹、脊柱、四肢未见明显异常。神经系统检查:双侧瞳孔等大等圆,对光反应灵敏,双侧眼球活动自如,双侧鼻唇沟对称,口角无偏斜,伸舌居中,双侧肢体肌力Ⅴ级,双侧腱反射正常,肌张力正常,双侧浅感觉一致,双侧共济运动正常,双侧巴彬斯基征(一)。纤维喉镜检查:喉黏膜急性充血,双侧杓状软骨表面、杓会厌皱襞及会厌软骨喉面充血明显,其上多处散在浅表溃疡面,双侧梨状窝有唾液潴留,双侧声带稍充血,无明显水肿,活动对称,闭合良好。以"急性喉炎"收住院。住院后查胸部 X 线片、心电图无异常,血常规检查:白细胞 $12.2 \times 10^9/L$,中性粒细胞占 83%,符合感染性疾病的临床表现。遵医嘱给予吸氧、心电监护,静脉输入足量抗生素和糖皮质激素:美洛西林 3g 和地塞米松 5mg 静脉输入,给予庆大霉素、地塞米松雾化吸入。患者住院治疗后约 5h,自诉喉痛症状明显缓解。经过治疗患者未遗留明显后遗症,好转出院。

【护理要点分析】

1. **监测生命体征**　给予持续吸氧、心电监护,严密观察血氧饱和度及呼吸频率、节律,声音嘶哑、喉头水肿及梗阻的情况。注意观察咽痛的程度,有无出现呼吸困难等。

2. **保持呼吸道通畅**　及时清理呼吸道分泌物,保持呼吸道通畅。给予雾化吸入,稀释痰液。鼓励翻身拍背,有效咳嗽排痰。床旁备气管切开包以防不测。

3. **遵医嘱用药**　应用抗感染、激素药物,减轻水肿。并注意观察药物疗效及不良反应。

4. **生活护理**　卧床休息,保持病房的通风良好、整洁卫生,保持室内空气新鲜,温湿度适宜。保持床单位清洁干燥。做好口腔护理,每日行口腔护理 2 次。保持口腔清洁,进食后漱口,防止出现口腔异味。保持会阴部皮肤清洁干燥,加强个人卫生。

5. **饮食护理**　饮食以清淡为主,应选择营养丰富、含高维生素、高蛋白、高热量易消化的流质或半流质食物,少量多餐,多饮水。忌烟酒和辛辣粗硬等刺激性食物。

6. **心理护理**　患者存在焦虑、恐惧心理。应关心、安慰患者,多与患者沟通。耐心讲解疾病相关知识,稳定患者情绪,减轻患者的心理压力。向患者及家属介绍治愈实例,使患者及家属树立战胜疾病的信心,积极配合治疗,以利于病情的恢复。

7. **健康指导**　避免与过敏原接触,生活要规律。感冒流行期间,尽量减少到公共场合,以防感染。注意保暖,及时增减衣物,避免着凉。注意个人卫生,保持口腔清洁,养成早晚刷牙,饭后漱口的习惯。多到室外活动,多见阳光,加强营养,适当锻炼,增强机体抵抗力。体质较弱可选用增加机体免疫力的药物如免疫球蛋白、转移因子等。

【预防】

1. 进行适当体育锻炼，保持健康规律的作息，保证充足的睡眠和休息，调整身体状态和良好的心态，从而提高自身整体免疫力，避免感冒。

2. 避免过度用声和滥用嗓音。

3. 清淡饮食、避免烟酒刺激、避免口干舌燥，应多喝水，清淡饮食，常食用蔬菜和水果，避免辛辣刺激性饮食，如过量食用辣椒、浓茶、咖啡、碳酸饮品、油炸食品、膨化食品和干果类食品，过甜过咸等食品，如巧克力、糖果等。

4. 保持室内空气流通、湿润，避免寒冷及高热气温刺激；避免接触粉尘、刺激性气体及有害气体、空气质量差的环境等一切对喉黏膜不利的刺激因素。

5. 尽量避免接触导致慢性过敏性咽喉炎的致敏原。避免过敏性食物。

6. 积极治疗上呼吸道感染及邻近病灶，如鼻窦炎、咽炎、气管炎等。

第四节　急性喉梗阻

【概述】　急性喉梗阻因喉部或邻近组织的病变致喉腔急性变窄或梗阻导致呼吸困难。多见于儿童，常由喉部炎症、过敏、外伤、异物、肿瘤、痉挛、双侧声带外展性麻痹引起。如处理不及时可引起窒息，危及患者生命。主要临床表现：吸气期呼吸困难；吸气期喉鸣；吸气期锁骨上下窝、胸骨上窝、剑突下及肋间软组织凹陷；可有声嘶；重症缺氧者表现呼吸快而浅，心率快、脉无力、面苍白、出汗、发绀，甚至窒息、心衰死亡。

【目的】　解除梗阻，抢救生命。

【适用范围】　急性喉梗阻的患者。

【急性措施】

1. 病情评估 患者出现吸气性呼吸困难、声嘶、呼吸快而浅、心率快、脉无力、面苍白、出汗、发绀,甚至窒息等症状应及时报告医生。

2. 生命体征的观察 喉梗阻患者主要表现为吸气性呼吸困难,要严密观察患者生命体征尤其是呼吸及血氧饱和度的变化,根据患者呼吸困难的程度,结合病史,及时做出病因判断。如为炎症,要及早使用抗生素和激素,控制炎症,减轻水肿;对咽喉部异物要及时取出,解除喉痉挛;对过敏引起的喉水肿,立即切断过敏源,皮下注射0.1%的肾上腺素。

3. 迅速建立静脉通路 一旦诊断患者为急性喉梗阻,要及时建立静脉通路并妥善固定,遵医嘱及早足量静脉推注射糖皮质激素,以达到快速有效地缓解喉梗阻症状。

4. 保持呼吸道通畅,确保有效供氧 开始给氧不宜过大,以免发生呼吸骤停,但喉阻塞通气不良,单纯吸氧不可能解除其呼吸困难。因此,对Ⅰ度、Ⅱ度、Ⅲ度喉梗阻患者,在应用糖皮质激素的同时,要保证气道畅通,酌情使用口咽通气管,也可采用托双下颌角的方法,如若为异物阻塞应迅速取出,并给予氧气吸入,及时改善缺氧状态。Ⅳ度喉梗阻患者则立即行气管切开,畅通气道。

5. 做好急救准备 气管插管术和气管切开术是解除喉源性呼吸困难的有效措施,对病因不明或病因一时不能去除并有呼吸困难症状的Ⅲ度喉梗阻患者,应立即行气管切开术,Ⅳ度喉梗阻患者,则不论其是什么原因,必须争分夺秒实施气管切开术,若情况十分紧急时,可先行环甲膜切开术。因此,要积极备好气管插管和气管切开包等急救用物,根据患者情况,一旦需要行气管插管、气管切开,则迅速配合医生在最短时间内完成。

6. 心理护理 Ⅲ、Ⅳ度喉梗阻患者因呼吸困难,缺氧严重,其本人和家属多有害怕、恐惧心理,既要告之患者家属此病的危险性,让其具有一定的认知性,同时还要注意安抚患者及家属保持镇静,尽量消除恐惧心理,积极配合治疗。

7.做好术前准备 患者要禁食、水,行交叉配血等。

【注意事项】

1.呼吸道不完全阻塞者,鼓励患者用力咳嗽将异物咳出。

2.护士清理患者呼吸道异物时,如患者神志由清醒转昏迷或面色发绀、灰暗、呼吸心跳停止时,应立即停止对异物的处理,行心肺复苏术。

【诊断方法】

1.根据病史、症状和体征:①吸气期呼吸困难。②吸气期喉鸣。③吸气期锁骨上下窝、胸骨上窝、剑突下及肋间软组织凹陷。④可有声嘶。⑤重症缺氧者表现呼吸快而浅,心率快、脉无力,面苍白、出汗、发绀,甚至窒息、心衰死亡。

2.病情允许时应作咽、喉、颈、胸部检查及透视或摄片,寻找病因。

【应急处理流程】

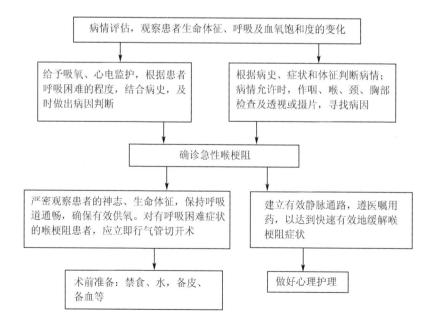

【典型病例】　患者,张某,男,60 岁。因鼻咽癌放疗后 4d,跌倒后失语 11d,经 CT 检查后以"鼻咽癌放疗后放射性脑病"收入我科。入院时患者神志清楚,表情淡漠,反应迟钝,不能言语,大小便失禁。入院后经脱水降脑压,营养脑细胞等治疗后病情好转,已能言语,自行排尿排便,室内行走。第 2 天给患者喂食蛋糕时,大量蛋糕梗于喉部突然出现面色发绀、呼吸停止、昏迷等急性喉梗阻呼吸困难症状,立即切开环甲膜,清除口腔、咽喉、气管内异物,恢复通气功能后再行常规气管切开术,经紧急抢救治疗,患者转危为安,5d 后拔除气管套管,术后 16d 恢复正常生活活动能力,痊愈出院。

【护理要点分析】

1. 严密监测呼吸:严密观察患者生命体征,尤其是呼吸及血氧饱和度的变化。

2. 术后将患者安置于空气新鲜,清洁的病室内,并注意保持适当的温度、湿度,应有专人护理,保持套管通畅,定时更换套管。

3. 术后并发症的预防护理

(1)呼吸困难:术后由于水肿分泌物增多产生痂块等因素,往往易发生呼吸困难,应立即取出内套管,考虑管内有结痂或黏稠分泌物堵塞,应立即备好血管钳、气管镜、异物钳,及时取出结痂及异物。严密观察呼吸,做好抢救处理,防止窒息发生。

(2)拔管困难:由于梗阻病因未解除,或切开上方肉芽生长,气管套管过大等因素,而导致拔管困难。在拔管前进行 48～72h 堵管,严密观察声门、声门下及气管情况,拔管前应针对有关情况进行处理。

4. 心理护理:注意安抚患者及家属保持镇静,尽量消除恐惧心理,积极配合治疗。

5. 健康指导:指导患者平时加强身体锻炼,增强体质,避免受凉、感冒引起急性喉炎、会厌炎,避免吸入有毒物质。养成良好的生活习惯,吃饭时不大声谈笑,避免吃花生、豆子等易呛咳的食品。

第五节　喉　挫　伤

【概述】　喉挫伤又称单纯性喉外伤,系指颈前皮肤无伤口的喉外伤,包括挫伤、挤压伤和扼伤等。喉挫伤是喉部闭合性伤,暴力直接打击所致,喉软骨骨折,黏膜损伤。引起喉挫伤的原因多系暴力直接打击的结果,如交通事故的撞伤,工伤事故的扎伤,自缢或被扼伤,拳击或钝器的打击伤等。按外力作用的方向可发生不同程度的挫伤,如外力来自侧面,因喉可向对侧移动,伤情较轻,常无骨折,仅出现喉黏膜损伤、环杓关节脱臼等。当受到来自正前方的外力撞击时,伤情常较严重,产生甲状软骨中部的纵行骨折、环状软骨后部的骨折和喉内黏膜的损伤。因受伤轻重程度的不同而出现下列症状:①喉痛:患者常感喉部疼痛,有时放射至耳内。②声嘶:声音变嘶哑或失音。③出血:如仅有喉黏膜破裂,则出血较少,常为痰中带血。若软骨断裂,伤及血管时,可有较严重的咯血。④吞咽困难:每做吞咽动作患者则感喉痛加剧,亦有因伤及喉咽而发生吞咽困难。⑤呼吸困难:如喉部软骨断裂,喉内黏膜有出血、水肿时,均可造成呼吸困难,如出血不止,血液流入下呼吸道,能引起窒息。⑥休克:严重的喉挫伤可导致外伤性或出血性休克。

【目的】　早诊断,早治疗,减少并发症。

【适用范围】　喉挫伤的患者。

【急性措施】

1.病情评估　检查患者颈部肿胀或出现瘀斑情况,如伴有颈部软组织内出血及气肿,则颈部粗大;如伴有喉挫伤,可有喉软骨骨折及脱位。伤口位于颈部大血管部位者,检查应慎重,准备良好的照明设备及抢救止血器械,否则不能贸然取出伤口内的凝血块或异物,也不宜用探针探查伤口,以免引起大出血。

2.保持呼吸道通畅　密切观察患者呼吸情况,尤其急性钝挫伤可数小时内无明显症状,易被忽略,闭合性损伤较开放性损伤更具有危险性。禁声,按医嘱应用糖皮质激素、抗生素雾化吸入。咽喉部分泌物及时吸出。

3. 严密监测生命体征变化　给予吸氧、心电监护加氧饱和度监测,每小时监测 1 次并记录血压、脉搏、呼吸、心率、血氧饱和度。无休克征象者,给予垫高枕头,保持颈部舒展,以利通气。

4. 建立静脉通路　对处于休克状态患者,立即建立 2 条静脉通路,快速补充血容量,尽早恢复有效循环。要密切观察患者,防止因滴速过快引起心衰和肺水肿。同时做好配血、输血准备,为抢救争取时间。

5. 抗感染治疗　遵医嘱给予抗炎药物输入,防止伤口感染。

6. 术前准备　静脉穿刺成功后立即常规采集血样,做交叉配血及各项检验检查等。

7. 心理护理　患者由于患者突遭意外,常表现为异常恐惧,悲观失望,作为护士要态度和蔼,热情对待患者,沉着冷静,抢救有条不紊,并对家属做好解释安慰工作,消除患者的恐惧焦虑心理,主动积极地配合治疗,以利疾病康复。

【注意事项】

1. 救治原则首先是保持正常呼吸,维持生命体征稳定,注意全身情况。故护士要熟练掌握观察判断病情的方法,实施及时正确的急救和护理极为重要。

2. 抗休克治疗时,注意老人和儿童,防止因滴速过快引起心衰和肺水肿。

【诊断方法】

1. 颈前皮肤有肿胀和瘀斑　喉黏膜破裂的严重喉挫伤,咳嗽时空气易进入颈部软组织中可发生皮下气肿,一般局限于颈部,如裂隙呈瓣膜状,气肿可迅速扩展到颏下、面颊部、胸、腰部。

2. 颈部扣诊　可有压痛,并触及软骨碎块。

3. 间接喉镜检查　常见喉部黏膜水肿、血肿、声门狭窄变形,声带活动受限,如有喉返神经损伤,则伤侧声带固定。

4. 喉部 X 线拍片　可显示骨折部位。

【应急处理流程】

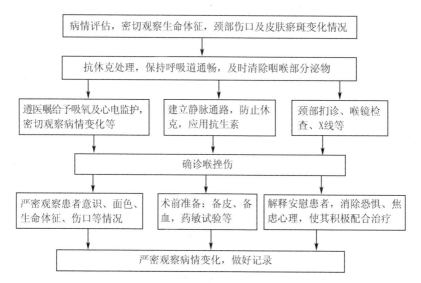

【典型病例】　患者,张某,男,32岁,主因用刀自刎颈部致喉部出血2h入院就诊。入院时意识清楚,颈部出血,伤口漏气,不能言语,检查可见颈部有3个水平切口,气管部位也有不规则切口,伤口出血不止。但未伤及大血管,会厌,甲状软骨未骨折,气管软骨环交界有伤口。入院诊断:喉挫伤。患者家属叙述患者用钝刀自残,伤口不规则,就诊及时,立即给予低位气管切开术及喉部伤口清创缝合术;同时给予止血,给氧,补液,抗休克治疗,密切观察生命体征,尿量等变化。术后病情稳定,给予留置胃管,鼻饲饮食,7d后喉部伤口拆线,愈合良好。气管切开术后20d,试堵套管,患者呼吸通畅,无呼吸困难,吞咽正常,进食无呛咳,发声良好。30d后拔管,痊愈出院。

【术后护理要点分析】

1. 严密监测生命体征　术后详细记录体温,脉搏,呼吸,血压,出入量,血氧饱和度等。预防感染,应严格执行无菌操作,保持各导管引流通畅,严密观察颈部皮肤血供情况,观察皮肤有无红肿,脓性分泌物,合理使用抗生素,做好口腔护理。

2. 保持呼吸道通畅 保持气管套管的通畅和清洁,注意观察套管的系带松紧是否合适,位置有无移动,管腔是否通畅。①雾化吸入,每1小时进行1次,雾化时喷雾管对着气管套管,使药液充分有效地达到气管黏膜处,湿化气管,支气管,双肺。②气管内滴入稀释液,避免堵塞套管。③及时吸痰,以防呼吸道堵塞。④遵医嘱使用抗生素,严格执行无菌技术操作规范,防止发生继发感染。

3. 气管切开术后护理 ①气管切开术后用系带妥善固定气管套管,以能放进一指为宜,严防套管滑脱,内套管每日清洗并消毒2次,外套管每2周更换1次。②切口护理:密切观察伤口有无渗血,伤口周围有无皮下气肿,感染等,及时更换纱垫。③拔管后气道护理:每天雾化2次或3次,鼓励患者咳嗽,排痰,教会其有效的咳嗽方法。

4. 口腔护理 用生理盐水清洁口腔,每天2次。

5. 饮食护理 给予留置鼻饲管,以保证营养供给并减少吞咽动作,减轻咽痛及呛咳,使创伤的喉部得到静止休息,利用创口愈合,留置胃管期间,保持固定通畅,定时灌入流质饮食,做好胃管的护理。2周后进行饮水训练,通过1~2周的鼻饲和饮水训练,克服了吞咽困难和误吸,从而利于喉部伤口的愈合以及套管,胃管的拔除。

6. 心理护理 嘱患者树立正确的人生观,保持乐观向上的生活态度。

7. 出院指导 避免再次挤压,损伤原受伤部位,如有不适,及时复诊。

第六节 鼻 缺 损

【概述】 鼻缺损指全鼻或鼻的部分组织缺如或发育不全。鼻缺损的病因分为先天性或后天性,先天性鼻缺损主要包括各种面裂、鼻侧裂、管状鼻以及多鼻孔畸形等,后天性缺损的主要病因有外伤、感染、烧伤、肿瘤的手术切除等。鼻缺损可由义鼻修复改善患者的面容,不同方式固位的义鼻修复可改善患者的面容,帮助患者重新回归社会生活。皮肤的缺损可以通过植皮或皮瓣转移修复。包括上臂皮瓣、颊部皮瓣、鼻唇沟皮瓣、耳后皮瓣、前臂游离皮瓣等。额部皮瓣也由正中皮瓣发展成为以滑车上动脉为蒂的旁正中皮瓣,以及近期广泛使用的额部扩张皮瓣。鼻缺损包括不同程度的鼻组织缺损/缺失,其最主要的危害是影响患者的面部外观。继而影响患者的生活质量和心理健康。其次,鼻作为气道的入口也有初步过滤空气和使空气加温的作用,鼻内的嗅神经是人类嗅觉的主要感受器。部分或全部鼻组织的缺损也会影响到鼻的正常生理功能。鼻缺损特点:①局部皮瓣:在鼻尖部常出现肿瘤如黑痣、基底细胞癌、鳞癌切除后或被动物、人咬伤后所遗留的缺损、邻近很难有局部皮瓣可利用的,只能在周围皮肤较好的情况下,设计一鼻唇沟皮下蒂岛状皮瓣修复鼻尖缺损。②全厚皮片移植:对于鼻尖部肿瘤或瘢痕切除后,鼻缺损可用全厚皮片移植。③复合组织移植的:在做手术的时候,鼻尖较小的缺损,一般是可取耳垂复合组织移植整形。④远位皮瓣:一般是可用颞浅动脉额支为蒂形成一带蒂的额部皮瓣。2 周后断蒂,蒂部皮瓣摊开缝回原供皮区。

【**目的**】　早诊断,早治疗,恢复鼻外观。

【**适用范围**】　鼻损伤的患者。

【**急性措施**】

1. *病情评估*　询问患者的病史,受伤的原因、过程,清楚损伤的部位及损伤程度。

2. *初步处理*　①鼻伤瘀肿:24h 以内,宜予冷敷,以帮助止血或制止瘀血扩散。24h 后可改用热敷或内服中药再煎汤热敷,以活血散瘀,消肿止痛。②皮肉损伤:轻者只需用生理盐水或双氧水清洗伤口。伤口较深较长者,应予仔细清理创口,取出异物,尽可能保留皮瓣,再予缝合,并应注射破伤风抗毒素。皮肤缺损严重者应予植皮。③鼻中隔血肿:血肿小者,可穿刺抽吸;血肿大者,宜在表麻下,沿血肿下方做一与鼻底平行的切口,吸尽瘀血后以消毒凡士林纱条紧密填塞鼻腔,防止再出血。同时注意预防感染化脓。④鼻中隔脱位:应予复位。用复位钳伸入两侧鼻腔夹住鼻中隔,将其扶正复位后,双侧鼻腔填塞凡士林纱条。若难以复位者,日后可行鼻中隔黏膜下矫正术或黏膜下切除术,以矫正其偏曲。⑤鼻骨骨折:骨折无移位者,可参考"鼻伤瘀肿"之症;骨折有移位形成畸形者,应及早进行复位。若因鼻肿较剧,复位有困难者,也可稍延迟数日,待肿胀消退,再行复位,但最迟不宜超过 14d,以免骨痂形成太多,或错位愈合,则不易整复。

3. **密切观察生命体征**　给予吸氧、心电监护,密切观察血压、脉搏、呼吸。观察患者是否出现临床症状:鼻及周围面部肿胀疼痛、鼻中衄血、鼻塞及呼吸、发音、咬合失常等。病情允许的情况下,协助医生进行辅助检查,以帮助确诊疾病。

4. **迅速建立静脉通道**　静脉给予抗炎、补液等药物治疗,轻伤者以抗生素预防感染为主;重伤出血量大者除以上处理外,可考虑予补液或输血。

5. **术前准备**　①整形科术前拍摄面部正侧位、头后仰位、低头位片。②了解患者药物过敏史及有无凝血功能障碍,完善术前实验室检查、胸片、心电图等常规辅助检查。③术前注意保暖,防止上呼吸道感染,清洗额部皮肤,注意局部有无感染。鼻部整复手术常与鼻腔或口腔相通,术前 0.9%氯化钠注射液漱口,2~3/d。④术前剪除鼻毛,将鼻前庭部分清洗干净。术前 6~8h 禁食 4h 禁水。⑤病室准备,室内保持整洁,安静,室温维持在 25℃左右,避免因外界温度的变化而引起血管收缩,影响血供。限制探视人员,病室内用空气消毒机每日消毒 1h。

6. **心理护理**　因长期形象受损,患者自卑,强烈希望手术成功,但又对手术抱着怀疑的态度。加之手术难度大、要求条件高、手术时间长。此类患者心理负担普遍较重,因此建立良好的护患关系,详尽通俗地向患者讲明手术的方法、步骤及术后所能达到的效果,介绍手术成功的病例,看手术成功图片,使患者解除顾虑、增加信心,让患者能以最佳的心理状态积极配合治疗和护理。

7. **饮食护理**　加强营养,清淡饮食,进食高蛋白、高维生素、高能量的饮食,增强抵抗力。

【注意事项】

1. 术前保持鼻部的清洁,禁止用手搓摸患部,外出时戴口罩,避免灰尘污染。另外,嘱患者注意预防感冒,防止呼吸道感染,一是呼吸道分泌物增多可造成麻醉意外,二是鼻腔分泌物污染创面可造成手术失败。

2. 有瘀肿者,不要用力揉擦患处,以免加重损伤或引起出血。

3. 有骨折者,要防止再度碰撞或按压,以免骨折端移位,难以愈合或形成畸形。

【诊断方法】

1. 病史　注意外伤原因、时间、暴力的方向及伤后当时全身情况等。

2. 检查　注意外鼻部有无肿胀、破损、变形,触诊有无碎骨声与捻发音。鼻腔检查有无黏膜撕裂、出血、鼻中隔弯曲等。

3. X 线片或断层　可确诊骨折情况。

4. CT 检查　必要时可作 CT 检查,并注意身体其他部位有无外伤及颅底骨折等。

【应急处理流程】

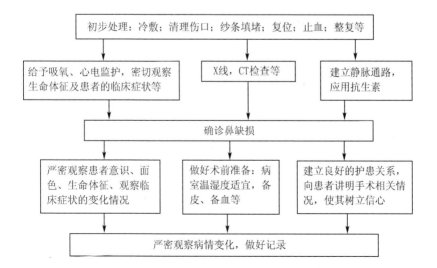

【典型病例】　患者,杜某,男,59 岁,主因进行性鼻部溃烂 9d,伴恶臭及右眼突出,为进一步治疗入院,患者 9d 前左侧鼻翼出现黄豆大小新生物,破溃、流水,经病理结果回报确诊为鼻翼鳞状细胞癌,在当地医院反复行局部冷冻治疗,但鼻部癌肿很快复发,并呈扩大趋势。鼻部逐渐溃烂,先出现鼻中隔穿孔,之后外壁溃烂穿孔,并逐渐扩大,经化疗、放疗后效果均不佳。入院查体:外鼻缺失,外鼻前端仅剩鼻小柱,鼻腔内仅剩部分中鼻甲、下鼻甲骨壁,上颌窦外后侧壁,后组筛窦,筛骨垂直板。眉弓间可见一直径为 3cm,高为 1.5cm 的隆起,下部溃烂易出血。术前病理结果回报:鳞状细胞癌。后行 PET (诊断肿瘤的扫描仪)检查结果示:鳞状细胞癌。择期在全麻下行面中部肿瘤扩大切除术、右侧全颈淋巴结清扫术、腹直肌游离皮瓣移植术,气管切开术。术后给予大量抗生素控制感染,营养支持治疗,改善微循环等治疗。经过精心护理,移植皮瓣成活,痊愈出院。

【护理要点分析】

1. 术前护理

(1)心理护理:由于手术创面大,时间长,风险大,因此,患者术后的语言交流、咀嚼吞咽、供皮区的功能等都会有不同程度的改变。护理人员应针对这些特点,耐心的做好解释工作,为患者讲解手术的必要性和重要性,使患者明白此手术有效且是提高生命质量的唯一的治疗方法。

(2)口腔护理:口腔卫生对术后伤口恢复至关重要,因此入院后指导患者正确刷牙方法,每日早、中、晚刷牙。术前 3d 用三氯新漱口液漱口,术前 1d 清洁全口牙周。

(3)术前准备:术前鼓励患者要加强营养,防治感冒,保持外鼻缺损处于干燥清洁。指导患者学会有效咳嗽及床上应用便器,术前 1d 做好皮试和备皮、备血,术前准备好小房间,对病室空气、物品进行消毒,减少人员流动,并备好吸氧、吸痰装置,监护仪,烤灯和温湿度计等。

2. 术后护理

(1)生命体征的观察:术后给予心电监护,严密观察血压、心率、呼吸、血氧饱和度,每 30 分钟记录 1 次。同时给予持续低流量吸氧 2L/min,血氧饱和度保持在 95% 以上。

(2)体位护理:患者麻醉未清醒前,给予去枕平卧位,头偏向一侧,防止呕吐物吸入呼吸道,引起窒息。测量生命体征,吸氧。患者清醒后,颈部制动,24h 将床头抬高 20°～30°角,以减少面部的肿胀,避免做吞咽、咀嚼等动作,以防吻合口裂开,影响手术的效果。

(3)疼痛的护理:术后伤口疼痛可致焦虑,烦躁,从而导致交感神经兴奋,儿茶酚胺分泌增多,末梢血管收缩而致血供欠佳,影响皮瓣成活,术后应用自控式止痛泵,镇痛效果满意。

(4)皮瓣的观察与护理:保持室温在 25～28℃,局部血管吻合口处 72h 内用红外线烤灯间断照射,以促进血液循环。同时在术后 72h 内 15～30min 观察 1 次皮瓣的温度、颜色、毛细血管充盈情况等,正常皮瓣的颜色呈淡粉色,如果皮瓣颜色转为青紫色或苍白色,均提示皮瓣的循环受到障碍,应及时通知医生,采取处理措施。遵医嘱按时应用扩血管、抗炎、抗凝等药物,同时观察各种药物有无不良反应。

(5)特殊口腔护理:由于口腔内有手术伤口,禁食、水,给予鼻饲饮食,口腔内分泌物增多,口腔自洁作用减弱,细菌易滋生影响伤口愈合及皮瓣的成活,因此口腔护理尤为重要。用漱口液(0.1% 的氯己定溶液)冲洗口腔后,用氯己定棉球按顺序擦拭口腔各个部位。一般 4/d,如果口腔内分泌物过多时,可适当增加口腔护理的次数。

(6)营养支持:术后胃肠功能恢复后给予鼻饲饮食,由少到多,逐渐加量。术后 8～10d 拔除鼻饲管,练习经口进食流食,由少到多,少量多餐,配以营养丰富的蔬菜汁等,促进伤口的愈合。

(7)气管切开的护理:保持气管套管外固定良好,内套管保持通畅,在气管套管口盖上两层厚的湿纱布,以防异物吸入气管内,定时湿化纱布,同时雾化吸入 3/d,保持呼吸道通畅。

(8)引流管的护理:患者术后多处放置引流管,应保持引流通畅,避免受压、扭曲、脱落等,严密观察引流液的颜色、性质、量并记录,发现异常及时处理。

（9）出院指导：嘱患者出院后鼻腔内置胶管 6～12 个月，对抗挛缩，预防鼻孔狭窄，保持局部清洁。3 个月内不可拧压鼻部，预防上呼吸道感染，尽可能避免剧烈的咀嚼及面部表情活动，增强自我防护意识，避免碰撞挤压。应禁食辛辣食物，平时应避免阳光暴晒，以防色素沉着。同时防止干燥，冬季防冻。定期回院复诊，确定下一步治疗或注意事项。

第七节 鼻骨骨折

【概述】 鼻骨骨折可单独发生，也可和其他颌骨骨折同时发生。外鼻突出于面部，易遭受撞击、跌撞、枪弹及爆炸弹片的损伤。外鼻创伤占鼻部创伤的 50%，其中以裂伤和鼻骨骨折多见。骨折类型与暴力的方向和大小有关。鼻骨骨折多由直接暴力引起，如运动时有意或无意的外伤、斗殴、交通或工伤事故等。小儿扑跌时鼻部或额部着地等也可引起鼻骨骨折。典型症状：①鼻出血：鼻骨骨折当时几乎皆有鼻腔黏膜的撕裂及鼻出血。②局部畸形：暴力来自一侧时，同侧鼻骨下陷，对侧隆起，成歪鼻畸形，正面暴力常使两侧鼻骨骨折，出现鼻梁塌陷，形成鞍状畸形，损伤 2～4h 后，鼻部软组织及眼睑肿胀，淤血则畸形暂时被掩盖，伴有鼻中隔脱位或骨折者，可见鼻中隔或鼻腔内软骨暴露现象。③触压痛及骨擦音：鼻骨骨折后疼痛不剧，但骨折部位触压明显，往往还可触到骨擦音，用两手指同时触诊两侧鼻骨下缘，骨折侧失去正常的坚硬抗力感，若患者在伤后有擤鼻动作，气流可能通过黏膜撕裂口弥散于鼻背及同侧眼睑，则可能致皮下捻发音。开放性鼻骨骨折一般所受的致伤暴力较严重，常为粉碎性骨折，且常并有其他颅面骨折，创内可能有异物存留，若并有筛状板骨折，还可能有脑脊液鼻漏，应引起注意。鼻骨骨折诊断不明确时，侧位 X 线摄片有助于判明骨折线部位及折片移位情况。

【目的】 早发现，早治疗，减少并发症。

【适用范围】 鼻骨骨折的患者。

【急性措施】

1. **病情评估**　患者合并严重颌面损伤时,注意观察意识、瞳孔及生命体征的变化,是否有头痛、恶心、呕吐等症状,有异常及时报告医生及时处理。观察鼻部有无渗出物,渗出物的颜色、量及气味。粉碎性骨折时,空气可致破损的鼻黏膜、泪器进入鼻、眼睑、面颊部皮下,发生皮下血肿,特别是擤鼻涕时,皮下气肿加剧,如创伤严重,鼻流清水或淡红色水样液,提示筛骨板创伤、脑膜撕裂,发生脑脊液鼻漏。鼻骨骨折合并有皮下气肿者,禁止擤鼻,有脑脊液漏者,一般不宜填塞鼻腔。

2. **外鼻损伤的护理**　裂伤行手术缝合后,及时换药,注射破伤风抗毒素。擦伤可不行包扎,伤面以暴露为宜,每日用 1‰碘伏擦拭 2 次,促进伤口表面结痂。在护理过程中注意无菌操作。

3. **疼痛的护理**　术后让其取半卧位 2～3d,以减轻头部充血,黏膜水肿。当患者疼痛时,转移患者的注意力,分散对疼痛的感觉,对疼痛耐受力差的患者,在排除其他疾病所引起的鼻部疼痛的前提下,于夜间给予止痛药或镇静药,使患者能安静入睡。

4. **口腔护理**　复位后因凡士林纱条填塞鼻腔,患者只能张口呼吸,易引起口腔干燥、口臭、食欲减退,继发上呼吸道疾病,应加强口腔护理,每日用朵贝氏液含漱 3～4 次,禁食干硬食物,避免口嚼引起疼痛。

5. **鼻骨骨折合并脑脊液鼻漏护理**

(1)保持局部清洁:预防颅内感染,采用半卧位或头抬高 15～30cm,头偏向漏侧,使脑组织借助重力作用移向漏口处,贴附和填塞漏口,尽早形成粘连愈合而使漏口闭塞,同时亦可避免污染的血迹、脑脊液流入颅内诱发感染,保持鼻腔通畅,禁止鼻腔滴药、填塞、鼻骨复位。用无菌干棉球松松放在鼻孔以吸收液体,并及时更换。

(2)严密观察病情变化:严密观察意识、瞳孔及生命体征的变化。有无呕吐及其他神经系统病理性体征;观察两侧瞳孔是否等圆、等大,对光反射是否灵敏;根据病情每日按时测量体温,如果体温在 38℃以上持续不降,同时要观察有无头痛、呕吐,颈项强直等脑膜刺激症状,有无颅内感染。如发现异常,立即通知医生,采取必要的急救措施。

6. **抗感染治疗** 迅速建立静脉通道,静脉给予抗感染、补液药物输入,预防感染。

7. **基础护理** 嘱患者时刻注意天气变化,预防感冒,注意休息,减少活动。保持病室内空气新鲜,温度控制在 $20\sim25℃$,相对湿度维持在 $60\%\sim80\%$。减少咳嗽、擤鼻涕、打喷嚏及触动鼻部,避免鼻骨骨折加重。

8. **术前准备** 注意起居防感冒。做好皮肤及鼻腔、口腔的准备,协助患者做好面部清洁,有伤口时按外科换药处理。用生理盐水棉签清洁鼻窦。口腔准备可按术前训练法漱口,必要时做口腔护理,但要夹紧棉球,棉球不可过湿,以防棉球、生理盐水误吸入呼吸道。

9. **心理护理** 患者因鼻部疼痛、鼻出血、鼻梁塌陷或偏斜、皮下瘀血、鼻部软组织肿胀等使容貌改变,情绪低沉,精神紧张。针对患者的这种不良心理状态,术前以诚恳的态度向患者作耐心细致的解释工作,讲解鼻骨骨折复位术的知识,使其相信手术后能恢复其正常的鼻部外形,从而使患者树立信心,主动配合治疗。

【**注意事项**】 术前训练患者以口代替鼻呼吸,用棉签蘸水湿润口唇,保持口唇湿润。嘱患者深吸一口气后屏气,喝一口水快速吐出,反复 $2\sim3$ 次,如此漱口保持口腔清洁。

【**诊断方法**】

1. **X 线检查** 鼻部侧位 X 线摄片可见骨折线及骨质下陷即可确诊,鼻根部塌陷明显者,应作 X 线摄片(鼻颏位,头颅侧位等)以排除筛窦、额窦及上颌窦骨折,还应注意有无颅底骨折可出现脑脊液鼻漏,表现流淡红鼻血,将鼻血作糖检验,糖阳性者即为脑脊液鼻漏。

2. **CT 检查** 能准确分辨上颌骨额突、鼻骨、泪骨、鼻额缝、鼻颌缝及鼻骨间缝的受损情况,为临床治疗提供了可靠依据。冠状位 CT 扫描检查在诊断鼻骨单、双侧骨折,上颌骨额突骨折,复合骨折及鼻颌缝分离上显著优于横断位 CT 扫描,而横断位 CT 扫描则在鼻泪管骨折,鼻颌缝分离,鼻骨间缝的诊断上显著优于单纯冠状位

CT 扫描,出现上述结果的原因显然和冠状位 CT 扫描减少了横断位 CT 扫描中由于层厚,间隔等引起的误差,并能清楚了解鼻中隔,鼻腔及鼻骨与上颌骨额突毗邻关系,较横断位扫描能提供更多的信息。

【应急处理流程】

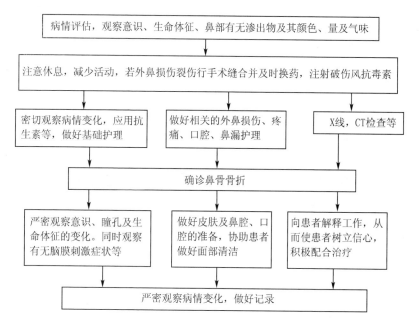

【典型病例】　患者,李某,男,26 岁,主因被人撞伤后出现鼻骨部胀痛、鼻部疼痛、鼻腔出血,伴有头晕,无恶心、呕吐、无意识不清等症状入院。查鼻骨侧位片,诊断"鼻骨骨折",给予斯林康片,5 片/次,口服,3/d 治疗,无特殊处置,建议消肿后再复查。并于当日到医院骨伤科就诊,查鼻部 CT,诊断"鼻骨骨折",入院后行常规检查,未见异常。专科检查:鼻背部略肿胀,略向左突出,无明显凹陷,未触及骨折摩擦,给予抗炎治疗。患者在局麻下行鼻骨骨折闭合性复位术。术后医生撤除其鼻腔油纱条后,患者未诉特殊不适,检查示:鼻背对称,无明显肿胀,无塌陷及畸形,鼻腔黏膜无充血。患者治愈,给予出院。

【护理要点分析】

1. 术前护理

(1)心理护理:外伤起病急骤,患者多缺乏心理准备,护士应全面评估患者的心理状态,一般患者会由于疼痛刺激易引起不良心理反应,如烦躁、焦虑,有合并面部损伤时,则担心手术效果。正确引导和及时纠正不良心理反应,了解患者对疾病的认识程度,加强沟通与交流,耐心回答患者提出的问题,建立良好的护患关系,使患者对医护人员产生信任感,为患者提供强有力的心理支持,争取患者和家属的主动配合。

(2)体位:术后取半卧位或头部抬高 15～30cm,头偏向漏侧,以尽早形成粘连愈合而使漏口闭塞,同时避免颅内感染,可以减轻鼻部充血肿胀及便于吐出分泌物,如有头晕或虚脱者则改为平卧位。

(3)填塞物护理:嘱患者尽量避免打喷嚏,如想打喷嚏时,可用手指按压人中,张大口做深呼吸,或将下切牙咬紧上唇抑制或用舌头用力顶上腭等方法,以防纱条松动而脱落。不要自行取出鼻腔填塞物,避免复位后发生错位。用凡士林纱条填塞鼻孔时 24～48h 后取出,碘伏纱条填塞物 3～5d 可取出,取出后 24h 应安静卧床休息,忌用力擤鼻。

2. 术后护理

(1)病情观察:观察患者有无胸闷、出冷汗、脉搏加快等不适。如有此症状,可及时用口面罩给予氧气吸入,同时通知医生及时处理。用凡士林纱条填塞鼻孔时,24～48h 取出,并以呋喃西林麻黄素滴鼻。碘伏纱条填塞物 3～5d 可取出。测量体温、脉搏、呼吸、血压,如有发热、恶心、呕吐等颅内压增高症状,应考虑颅内感染,及时报告医生。

(2)疼痛护理:24h 内可冷敷,帮助止血、止痛,24h 后可热敷,以消除肿胀,也可以减轻疼痛,疼痛严重时可遵医嘱给予止痛药。

(3)基础护理:保持口唇湿润,用纱布剪成口形,浸湿放于患者口部。每隔10分钟更换1次。取半坐卧位,以利于呼吸及面部消肿。同时,防止呼吸道感染。

(4)饮食护理:鼓励患者多食富含高热量、高蛋白、维生素的饮食,忌辛辣坚硬、香燥之物,戒烟酒。保持大便通畅,避免用力排便引起颅内压骤升骤降,继而引发颅内感染。

(5)心理护理:尽量减少探视者,少和患者谈话,使患者保持安静。尽量减少光线、噪声等不良刺激。放一些轻音乐。随着病情逐渐好转,讲解一些美容常识以及注意事项。面部有外伤时,讲解后期瘢痕治疗的一些知识。

(6)健康教育:①鼻部填塞物取出后,骨痂往往未愈合,此更应注意鼻保护,防鼻部碰伤及压迫。禁止擤鼻,抠鼻孔。戴眼镜者,暂除去。②如患有咳嗽、过敏性鼻炎者,尽量控制咳嗽和打喷嚏。③天气变化,注意加衣,防治感冒。④注意休息,忌直接头部吹风。⑤如有不适,及时到医院复查。

第八节　急性中耳炎

【概述】　急性中耳炎是耳鼻喉科常见的感染性疾病,是中耳黏膜的急性化脓性炎症。好发于婴幼儿,冬春季多见,致病菌多为金黄色葡萄球菌、溶血性链球菌。调查显示,大约有 50% 以上的人都不同程度地患过中耳炎。急性中耳炎的临床表现为突然发生的耳部疼痛,常伴有感冒、咳嗽等上呼吸道感染症状。多数患者在穿孔前疼痛较剧烈,穿孔后患耳有脓液流出疼痛可缓解,耳鸣、耳闷并伴听力轻度下降。发热,体温一般在 38℃ 左右,儿童可伴高热,并可能出现呕吐、腹泻等消化道症状。急性中耳炎如果不能尽快得到医治,不但会给中耳造成伤害,而且还可能对感音神经造成伤害引发神经性耳聋或者永久性耳聋,甚至还会造成脑膜炎等并发症。

【目的】　早期进行积极的诊断与治疗,尽早对分泌物进行细菌培养以及药物敏感试验,选择有效抗生素对症治疗。

【适用范围】　急性中耳炎的患者。

【急性措施】

1. 病情观察　观察患耳分泌物的颜色、性质、量,随时注意患者听力变化。密切观察病情变化和生命体征情况,观察患者有无出现恶心、呕吐、头痛等症状。定时监测患者体温情况,体温可高达39℃,必要时遵医嘱给予物理降温或药物降温。协助患者进行辅助检查。

2. **药物治疗** 局部应用抗生素滴耳剂,穿孔前可运用1％酚甘油滴耳,同时给予抗生素滴鼻液滴鼻,以减轻咽鼓管的水肿和炎症。穿孔后用3％双氧水清洁外耳道脓液后给予抗生素滴耳液滴耳。耳痛者给予止痛药物缓解疼痛。

3. **手术治疗** 保守治疗无效时,根据患者病情选择鼓室成形术、乳突根治术等。

4. **术后护理** 密切观察患者是否有眩晕恶心、呕吐、面瘫、眼球震颤、头痛、意识障碍、昏迷等颅内并发症的症状出现。如术后患者立即出现面瘫时可能为手术损伤面神经或麻醉暂时阻滞,应立即报告医生。患者去枕平卧至清醒后5h,密切监测生命体征,观察患者意识,了解麻醉清醒后意识状态。避免头部剧烈活动,7～10d内给予半卧位或健侧卧位,以防止重建的听骨链及修复的鼓膜移位。保持术耳敷料清洁干燥,禁止擤鼻涕、打喷嚏,必要时张口呼吸,以免气流把未长好的传音结构吹脱。

5. **换药护理** 术耳敷料每日更换一次,更换时严格无菌操作,必要时随时更换。术腔内少量渗出物按正常反应对待,不予清理。大量渗出物时,用浸有酒精的细棉丝条拭去,不触动鼓膜,疑有感染者,应用浸有抗生素的明胶海绵换药,一般换药到基本无渗出为止。

6. **心理护理** 理解、同情患者的感受,并与其一起分析焦虑的产生原因及表现,并给予疏导。避免患者与其他具有焦虑情绪的患者及家属接触,对患者的提问给予明确、有效和积极的答复。向患者婉言说明焦虑对身心健康和人际关系可能产生的不良影响。向患者讲解疾病的治疗方法及预后,鼓励患者树立信心。

【注意事项】

1. 穿孔后禁止应用粉剂,以免与脓液结块,影响引流。

2. 避免引起咳嗽、打喷嚏及咀嚼时牵拉耳部伤口,引起疼痛和出血。

3. 患者术后第 1 天,无其他不适,可起床活动或下床活动。手术后如出现眼睑闭合不全、鼻唇沟消失、嘴角歪向一侧、流涎等面神经瘫痪症状,眩晕、眼震、恶心、呕吐等迷路症状,多因手术后伤口出血、肿胀压迫耳神经、听神经所致,应及时处理。

4. 在患者伤口未拆线前,嘱咐患者进软食,不吃带骨、坚硬食物和刺激性辛辣食物,增加蛋白质饮食,以肉类、蛋类和奶类为首选,同时增加复合维生素食物,多吃蔬菜水果。禁忌服用热性补药,如人参、肉桂、鹿茸、附子、大补膏等。戒烟酒,禁食海鲜等鱼腥食物。同时,保持大便通畅。

【诊断方法】

1. 耳镜检查　可见鼓膜充血肿胀,如有穿孔,可见脓液从穿孔处溢出。耳后乳突部可有压痛。

2. 听力学检查　为传导性耳聋。纯音听力测试显示传导性或混合性听力损失,程度轻重不一,少数可为重度感音性听力损失。

3. 血象检查　白细胞计数增高,中性粒细胞增加。

4. 乳突 X 线、CT 扫描　有助于诊断。

【应急处理流程】

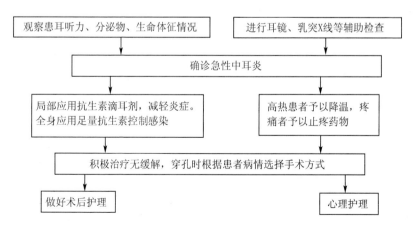

【典型病例】 患者,李某,男,24岁,因4d前右侧外耳瘙痒,用棉棒擦拭后发生疼痛,患者未在意,2d前感觉疼痛加重,自行购买阿莫西林胶囊及牛黄解毒片等药物口服,疗效欠佳,1d前感觉右耳部疼痛剧烈,夜间无法入睡,次日来院就诊。门诊以"急性中耳炎"收入院。患者既往体健,无伤寒、结核等病史,无药物及食物过敏史,无外伤及手术史。入院时 T:39.8℃,R:26/min,P:80/min,BP:110/70mmHg。神志清楚,全身淋巴结无肿大。听力尚佳,右侧外耳有黄色脓性分泌物,耳廓牵拉痛,乳突区压痛,听力正常。鼻通畅,无分泌物,鼻窦无压痛。医嘱给予二级护理,普通饮食,静脉给予抗炎、补液等治疗。

【护理要点分析】

1. 病情观察 密切观察病情变化和生命体征情况,观察患者有无出现恶心、呕吐、头痛等症状。观察患耳分泌物的颜色、性质、量,随时注意患者听力变化。定时监测患者体温情况,高热时遵医嘱给予降温措施。

2. 药物治疗 局部、全身联合应用抗炎药物,控制感染。

3. 饮食护理 选择营养丰富、含高维生素、高蛋白、高热量易消化的食物,多食新鲜蔬菜、水果,多饮水。禁食辛辣、刺激的食物,禁烟酒。

4. 生活护理 保持病室安静,病室内温湿度适宜,空气新鲜。高热患者出汗时应及时擦干,保持衣服和床铺干净整洁,防止受凉。卧床休息,保证睡眠时间。

5. 心理护理 理解、同情患者的感受,指导患者应用放松疗法、按摩等。对患者的提问应给予明确、有效和积极的向患者婉言说明焦虑对身心健康和人际关系可能产生的不良影响。向患者讲解疾病的治疗方法及预后,鼓励患者树立信心。

6. 健康教育 向患者说明本病的特点及危害,如生活要规律,戒烟酒,不过度疲劳,积极预防感冒。及时治疗邻近器官的急性炎症,防止蔓延感染。平时应加强锻炼,增强机体抵抗力,注意耳部卫生,保持清洁干燥,勿经常清理耳垢。重视自身护理,防止感冒,积极预防面瘫,术腔未完全上皮化之前外耳道不能进水,2 个月内禁止任何滴耳液,耳内痂垢不能自行去挖,应由医生处理。出院后继续服抗生素,出院 1 周门诊复查,以后 2 周复查 1 次。如出现高热、持续耳痛、耳内出血、流脓、眩晕等症状要随时就诊,以便及时处理,避免病情发展,影响治疗效果。

【预防】

1. 积极治疗上呼吸道病灶性疾病,如慢性鼻窦炎、慢性扁桃体炎。

2. 注意休息,保证睡眠时间,积极防治感冒。

3. 积极治疗鼻腔疾病,擤鼻涕不能用力和同时压闭两侧鼻孔,应交叉单侧擤鼻涕。

4. 游泳后要让耳内水流出,患慢性中耳炎的患者不宜游泳。

5. 勿经常清除耳垢,这是耳内天然的防御措施。

6. 飞机起飞或下降时,可吃零食,使用吞咽、软腭运动、下颌活动等动作来减少得病机会。

7. 勿让孩子吸入二手烟,烟会刺激鼻腔通道和中耳腔的内膜,进而干扰耳咽管的正常活动。

8. 中耳炎大多由感冒或其他上呼吸道感染引起,让孩子远离染病将有助于减少耳朵感染的危险。

第九节　耳　廓　缺　损

【概述】　耳廓缺损是指由于外伤或感染等原因所致,与先天性小耳的组织缺损比较有其特点,如局部皮肤常有瘢痕,血供,弹性、松弛度等较差。不能作较薄的皮下广泛剥离,不易形成能容纳植入支架组织的宽阔而较松弛的腔穴,因此,往往难于清晰显示支架上所雕刻的轮廓形态。但其即使缺损严重,亦多残存部分耳甲和外耳道,使再造耳廓易于取得外形较好的效果。耳廓缺损的修复,可以参照全耳廓再造术的基本原则,并结合缺损的部位、大小和局部组织情况等,选用适合的手术方法和组织移植进行修复。临床表现:耳廓外伤后突感耳内轰鸣,短时耳痛,或有少量血液从外耳道流出,随即出现耳闷、耳聋、耳鸣,严重者可并有眩晕。耳廓外伤数小时或数日后减退或消失,耳廓外伤少数可遗有耳鸣影响工作与学习。单纯鼓膜破裂者,听力损失较轻。检查时外耳道有少许鲜血,如合并外耳道骨折,或颅底骨折时出血量较多并有脑脊液耳漏。鼓膜穿孔多为不规则裂孔,表面有血痂,直接外伤引起穿孔者,多位于鼓膜后半部,爆震多位于前下方。鼓膜色泽多正常,若合并感染时,则有严重充血并有脓液。

【目的】　止血、修复耳廓、预防感染。

【适用范围】　耳廓缺损的患者。

【急性措施】

1. **病情评估**　评估患者耳廓缺损的原因是外伤还是感染引起的,评估耳廓出血量,能否做到及时有效地止血,对伤员的生命安危影响极大,积极配合医生救治。

2. **生命体征的观察**　遵医嘱给予吸氧、心电监护加血氧饱和度监测,严密观察患者的体温、血压、脉搏、呼吸的变化,发现异常及时通知医生。

3. **预防感染**　首先对伤口进行清洗消毒,可用生理盐水和酒精棉球,将伤口和周围皮肤上沾染的泥沙、污物等清洗干净,并用干净的纱布吸收水分及渗血,再用酒精等药物进行初步消毒。控制感染,防止粘连,尽量减轻愈合后的畸形。

4. **建立静脉通路**　遵医嘱给予止血、抗炎、补液等药物输入,并观察患者有无不良反应。

5. **专科检查准备**　做好专科各项检查是术前必备,例如:电测听、ABR、声导抗、前庭功能耳蜗电图检查,了解中耳是否有听力。患有外耳道闭锁的患者无法做这些检查。

6. **心理护理**　患者因耳廓损伤会有不同程度的心理障碍,表现为自卑、性格孤僻、情绪悲观,因自我形象改变,患者及家属求治欲望较为强烈,对手术期望较高。针对患者这种情况,在交谈中态度要和蔼、亲切、富有同情心,取得患者的信任,同时引导患者及家属积极配合治疗。

7. **手术区备皮**　患者进行术前手术部位备皮,范围是剃去术侧耳周 5cm 区域的毛发;女患者应将头发结辫,梳向对侧,清洁及用 75% 酒精消毒畸形耳或缺损周围皮肤,洗澡、剪指甲、更换清洁病服。

【诊断方法】　患者取侧坐位,受检耳朝向医师,观察耳廓有无畸形、局限性隆起、增厚及皮肤有无红肿、皲裂或损伤,耳周有无红肿、瘘口、瘢痕等。再检查耳廓有无牵拉痛,耳屏、乳突区有无压痛,如果耳后肿胀应检查有无波动感。

【注意事项】　耳廓较大缺损修复术前 1 周停止饮酒,停用阿司匹林、维生素 E 及其他扩血管药物。耳廓较大缺损修复术前 3d 每天洗头一次;术前 1d 晚可适当服用安眠药物,术前 30min 酌情应用镇静、止痛药;根据麻醉术式,决定是否需要禁食。

【应急处理流程】

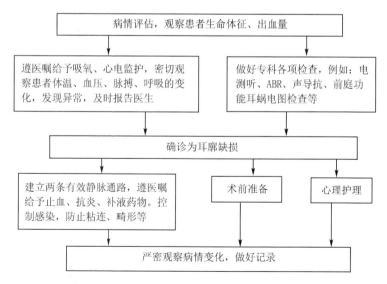

【典型病例】　患者,郑某,男,37 岁,因车祸 1h 入院。查体:神志清楚,生命体征及心肺正常,脑 CT 正常。双侧眼睑稍青紫、肿胀,面部多处皮肤挫伤与小的开放性伤口,右耳廓整个背面皮肤及部分软骨膜缺损,其软骨与软骨膜完全暴露,其上方附有大量石灰及细小泥沙,耳后呈喷射性出血。入院后,立即止血,用 0.9％生理盐水及 3％双氧水反复冲洗面部及耳部伤口,然后再用庆大霉素 20ml(160万 U)加地塞米松 10ml(50mg)冲洗。修整不规则的挫伤皮肤、软组织及小块游离耳廓软骨。分离并松解乳突区皮肤,将松解的皮肤转移到耳廓整个背面皮肤缺损处,用 3-0 丝线与耳轮皮肤间断缝合,置橡皮引流条,外耳道用凡士林纱条填塞,耳后放置无菌纱布加压固定包扎。术后用头孢哌酮钠舒巴坦钠 4.0 加地塞米松 10mg,静注,qd,给予抗厌氧菌药物、止血药、破伤风抗毒素、五维他口服液,地塞米松仅用 3d,中药金黄膏在耳甲腔外敷(消肿、止痛)。术后第 2 天开始换药,取出橡皮引流条,清除术腔血块,并用 3％双氧水反复冲洗,再用庆大霉素加地塞米松湿敷,然后包扎。术后第 5 天,转移皮瓣变红,轻度肿胀,第 7 天红肿消退,第 9 天耳廓形态、皮肤色泽恢复正常。第 12 天开始间断拆线,3d 全部拆完,外耳道无狭窄,听力正常。出院后 3 个月复查耳廓正常,耳后皮肤感觉完全恢复。

【术后护理要点分析】

1. **环境准备**　患者手术后应安置在单间、空气清新的病室中,为患者创造良好的安静环境;安排家属陪伴 2～3d,指导家属以安慰的形式缓解患者紧张情绪,准备全麻急救用物,备有吸痰器、吸氧等装置。

2. **术后体位**　术后患者采用平卧位或低枕侧卧位,全麻未清醒者严密观察病情至患者清醒,在清醒过程中患者会有烦躁现象,应注意制动,勿挤压手术区,清醒后绝对卧床休息,避免剧烈活动。

3. **伤口护理**　术后在手术部位用冰块冷敷 3～4d,便于消肿;术后早期注意观察体温、脉搏、血压、呼吸等情况,特别是局部敷料是否干净及渗出物的性质,如有出血或渗液,及时报告医生及时处理。

4. **营养支持**　患者清醒后给予清淡而富有营养的饮食并输入

适量液体,保持水、电解质及酸碱代谢平衡。适当给予白蛋白,氨基酸、能量合剂等,以增强患者体质。

5. 健康指导

(1)耳廓较大缺损修复术后 4d 内,避免做运动。4d 后,可做轻微运动但不能拎重物;可以洗头,但不可过重揉搓取发部位,避免手术部位沾水。10d 后,可稍加大运动量;但至少 2 周内,不能进行剧烈的身体碰撞运动。

(2)出院后,要注意多休息,术后不可架驶车辆或从事高空作业;睡觉时,可将枕头垫高;按时吃药,尽可能减轻术后的不适;忌食辛辣、刺激的食物。

第十节　突发性耳聋

【概述】　突发性耳聋是指突然发生的感音神经性听力损失,患者的听力通常在数分钟或数小时内下降到最低点,至少在相连的频率听力下降大于 30dB。主要临床症状为听力下降,可伴有耳鸣或眩晕。多数患者单耳发病,极少数患者同时或相继侵犯双耳。突发性耳聋的发病机制目前尚未明确,主要的学说有内耳供血障碍学说和病毒感染学说,内耳供血障碍和病毒感染致使内耳的血管内膜组织缺氧、水肿,造成管腔狭窄,局部血流减慢、淤血;二者还可使血液中血小板的粘附性及凝聚性增高,使血液处于高凝状态,容易形成血栓,最终造成内耳终器的损害。精神紧张、过度疲劳、情绪激动、过敏反应、内分泌失调等均可使内耳感觉上皮细胞损害引起耳聋。血管扩张药、糖皮质激素、改善内耳代谢药物的治疗均可改善内耳微循环障碍,促进内耳毛细胞功能恢复,缓解患者的病情。本病虽有自愈的倾向,但切不可因此观望或放弃治疗。治疗开始的时间和预后有一定的关系,因此,应尽一切可能争取早期治疗,治疗一般可在初步筛查后(一般在 24h 内完成)。高压氧能显著提高血氧分压、血氧含量和组织氧储量,增加血氧的弥散距离,从而增加耳蜗血氧供应,改善耳蜗细胞缺氧而导致的损害,促进听觉细胞功能恢复;既可改善局部缺氧情况,又能促使局部血管收缩,降低毛细血管的通透性,减少渗出,消除水肿,增加局部血管灌注和供氧,从而阻断水肿与缺氧的恶性循环;改善血液流变学,降低血液黏稠度和血小板聚集率,增加红细胞脆性,促进溶出,解除内耳血管阻塞,恢复血液循环,改善组织代谢,促进听觉功能恢复。

【目的】 早期综合治疗,积极寻找病因,降低死亡率。

【适用范围】 突发性耳聋的患者。

【急性措施】

1. 一般护理 患者突然发生的非波动性感音神经听力损失,常为中或重度;病因不明;伴耳鸣;伴眩晕,恶心,呕吐,但不反复发作;除第Ⅷ对脑神经外,无其他脑神经受损症状。将患者安置在光线柔和、清洁安静的病室中,避免受噪声刺激。耳鸣严重者可口服氯硝安定 0.66mg,每晚 1 次。病程少于 20d 者,保持头高位(头部前倾 30°),以增加头部回心血量,减轻迷路动脉血流淤滞,同时进低盐饮食,减轻内耳淤血与水肿。对伴有眩晕者要加强护理,患者应绝对卧床休息,静脉注射 50% 葡萄糖注射液 60ml+地塞米松 5mg,2/d。

2. 药物治疗过程中的病情观察 在扩张血管、活血化瘀药物的应用过程中,患者会感觉轻微头胀,说明药物已显效,嘱其不要紧张,注意休息,多会自然恢复。输液过程中应注意观察患者有无出血倾向,如有无牙龈出血、眼底出血、鼻出血、输液针眼处渗血不止及消化道出血症状。

3. 高压氧治疗的护理 向患者讲解高压氧治疗突发性耳聋的原理及成功案例,缓解患者的焦虑情绪。常规备 1 支氯麻液,滴鼻后利于咽鼓管通畅;嘱患者换纯棉衣服;进高压氧舱前不宜进食易产气和刺激性食物,因减压可使胃、肠道内气体膨胀,蠕动加快,出现腹痛、腹泻影响治疗;糖尿病患者进舱前准备好糖果、饼干,一旦在舱内出现饥饿、头晕、出汗、心悸、震颤、烦躁等症状,应及时进食含糖类食物,并告知操作人员,以便采取措施。教会患者做咽鼓管调压动作,如吞咽、张嘴、打哈欠、捏鼻鼓气等。

4. 心理护理　突发性耳聋患者往往起病急骤,为患者的工作与生活带来极大不便,因此患者治病心理急切,心情烦躁,情绪易于波动,对治疗的期望值高。医护人员应向患者详细讲解治疗方案、治疗过程中可能出现的不良反应和听力波动情况,使患者情绪稳定,领会治疗意图,积极配合治疗。

【注意事项】

1. 突发性耳聋的患者应在家安心静养,尤应避免接触噪声或过大的声音,保持家庭环境整洁,患者心情舒畅,才有利于疾病恢复。

2. 预防感冒,有一部分突发性耳聋的患者可能与感冒有间接关系,故预防感冒,是减少突发性耳聋的发病因素之一。

3. 护士应清楚,停做高压氧治疗的症状如下:感冒、鼻出血、月经期、高血压、三度房室传导阻滞、糖尿病患者测量血糖低于 5.8mmol/L(因高压氧可使糖尿病患者的血糖水平下降 10%～30%)。

4. 突发性耳聋患者合并心功能衰竭及出血倾向者禁用扩张血管、活血化瘀药物。10% 低分子右旋糖酐可增加血容量,降低血液黏度,改善内耳微循环,临床常见的不良反应为过敏反应,如发现静脉滴注过程中患者出现荨麻疹、瘙痒等症状。应立即停药,肌内注射非那根 25mg,同时通知医生进行处理。

【诊断方法】

1. 详细询问病史　病毒感染所致突聋患者可清楚地提供流感、感冒、上呼吸道感染、咽痛、副鼻窦炎等,或与病毒感染者接触的病史,这些可发生在听力损失前几周,血管病变致突聋者可提供心脏病或高血压史,也可有糖尿病,动脉硬化,高胆固醇血症或其他影响微血管系统的系统性疾病病史,迷路膜破裂患者多有因用力或经历过气压改变的病史,如困难的排尿、排便、咳嗽、打喷嚏、弯腰、大笑等或游泳、潜水、用通气管或水下呼吸器的潜水或异常的飞行活动。

2. 全身检查　应针对心血管系统,凝血系统,新陈代谢和机体免疫反应性,神经系统检查应排除内听道和小脑桥脑角病变,椎基底和大脑血管循环障碍,如摄内听道片和颈椎片,头颅 CT 扫描,眼底和脑血流图检查,发现突聋患者脑血管功能状态较正常人为差。

3. **实验室检查**　包括血象,血沉凝血时间,凝血酶原时间,血小板计数等,血清学检查分离病毒和抗体滴定度测量,还可考虑血糖,血脂,血氮和血清梅毒试验。

4. **耳镜检查**　鼓膜常正常,也可微红。

5. **听力检查**　了解听力损失的性质,程度和动态。

6. **前庭功能检查**　必要时做眼震电图检查。

【应急处理流程】

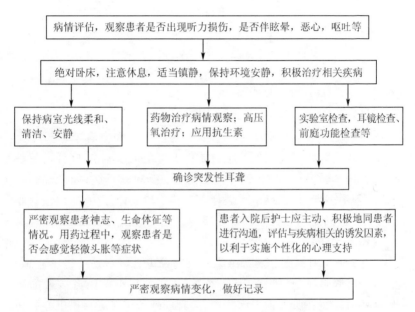

【**典型病例**】　患者,李某,女,50岁,主因左耳突然听力下降伴耳鸣、眩晕、呕吐4d后入院,查体:神清,精神可,双侧瞳孔等大,对光反射灵敏,鼻唇沟对称,伸舌不偏,左侧肢体肌力Ⅴ级,右侧肢体肌力Ⅴ级,左巴氏征阴性。既往史:患者过去体质良好。否认食物药物过敏史;无长期用药史;无可能成瘾药物。个人史:偶有饮酒吸烟习惯,近5年每天2～3包,烟龄20年,未戒。家族史:父亲体健,有类似疾病情况。血常规示:白细胞$15.8\times10^9/L$,中性粒细胞$0.18\times10^9/L$,淋巴细胞$0.12\times10^9/L$。纯音听阈检查示:左耳神经性耳聋;脑干诱发电位报告:耳声发射左耳未通过,右耳通过。诊断:左耳突发性耳聋。常规给予丹参、血塞通、维脑路通静脉点滴,并口服都可喜、地巴唑、复合维生素 B 等。治疗 2d 后耳鸣、听力下降无明显改善,申请高压氧(HBO)治疗,在高压氧治疗 4d 后,患者无头晕,听力好转,耳鸣仍有,较前明显改善,无发热,无呕吐腹泻等不适。查体:神清,精神可,双侧瞳孔等大,对光反射灵敏,鼻唇沟对称,伸舌不偏,四肢肢体肌力Ⅴ级,左巴氏征阴性,心、肺、腹无殊。患者病情好转,予以出院。

【护理要点分析】

1. **眩晕的护理**　重度眩晕的患者要绝对卧床休息,头部固定不动。眩晕减轻,适量活动时,要有家属或医护人员陪同,以防意外事故的发生。向患者及家属讲解眩晕治愈后不会复发,以消除患者的恐惧心理。

2. **药物治疗的护理**　遵医嘱给予扩张血管、营养神经等药物,了解各种药物的作用及不良反应,准确记录用药效果,合理安排用药顺序,应用活血化瘀扩张血管药物时应密切观察有无出血倾向。静脉用药时滴速不宜过快或过慢,注意输液反应。扩血管药物配合高压氧治疗,以利于药物的吸收。治疗期间应密切观察病情及患者的反应,及时测量生命体征,如有异常及时报告医生采取治疗措施。

3. **心理护理**　护士要向患者家属讲解治疗本病的最佳方式,开导患者正确看待疾病,向其客观介绍以前治疗过的患者,并告知治疗如何配合,使患者对治疗过程有所了解、消除紧张、烦恼心理,积极配合治疗。

第十一节　梅尼埃病

【概述】　梅尼埃病(Menieredisease,MD)是病因不明的以膜迷路积水为主要组织病理学特征的一种内耳非炎性疾病,亦称膜迷路积水。其主要临床症状为发作性眩晕,耳聋、耳鸣及耳部胀满感。

1861年法国医生 Prosper meniere 首次描述,一百多年来经过诸多学者的研究,在病因、病理方面已取得了不少成就。但梅尼埃病的病因迄今尚未完全清楚,可能与变态反应、内分泌紊乱、自主神经功能紊乱、病毒感染、疲劳及情绪波动有关。临床表现为:①耳鸣:多与眩晕同时出现,患耳初为低音调吹风样耳鸣,久之则成高音调持续性耳鸣。眩晕发作时大多患者感突然耳鸣加剧。②眩晕:多为无先兆突发旋转性眩晕。睁眼时自觉周围物体沿一定方向与平面旋转,或左右摇晃感。患者常呈强迫体位,不敢转动,动则可使眩晕症状加重。在发病期间神志清楚。发作时伴有恶心、呕吐、出冷汗、颜面苍白及血压下降等症候群,耳鸣间歇性与持续性。数小时或数天后,眩晕症状逐渐消失。③头及耳内闷胀感:眩晕发作期间,部分患者有患侧头部或耳内闷胀感、沉重、压迫感、或耳周围灼热感。④听力下降:早期不自觉,多次眩晕发作后才感觉明显。一般为单侧,偶呈双侧性。听力下降在眩晕发作时加重,间歇期好转,呈波动性感音听力损害,严重时可无波动。听力损害的总趋势,常随发作次数每况愈下。随发作次数增多,听力损失逐渐加重,并可转化为不可逆的永久性感音神经性听力下降。⑤眼震感:在发作高潮时观察患者的眼球,一般可见到有快慢相间的不自主的颤动。本病多发生于30~50岁的中、青年人,儿童少见。男女发病无明显差别。双耳患病者占10%~50%。

【目的】 充分引流、关闭瘘口和消灭脓腔。

【适用范围】 梅尼埃病的患者。

【急性措施】

1. 详细询问病史,密切观察患者的神志,眩晕的性质,是否合并眼震、恶心、呕吐等症状,详细询问病情、既往史、家庭史及有无劳累、紧张等诱因。

2. 急性发作期间,协助患者绝对卧床休息,平卧,头偏向一侧,以免呕吐物引起窒息。密切观察患者生命体征及意识,特别注意血压的变化;有头痛、头晕、恶心、呕吐等颅内压增高的症状以及腹痛、腹泻,四肢冰凉等体征,应及时报告医生协助处理。

3. 辅助检查：患者往往需做一系列检查，应尽量待患者症状缓解后再进行，对于必须在发作期间进行的检查应让患者躺在平车上送检，并有专人陪同，密切观察，并指导患者正确配合检查，缩短检查时间。对于进行甘油试验者应交代患者空腹。

4. 环境要求：给予高流量酒精湿化吸氧，注意鼻导管通畅。将患者安置在相对安静的室内，避免强光刺激，保持室内空气流通，但应避免患者直接吹风。少搬动患者，减少家属及会客。避免大声喧哗，使患者减少刺激，安心静养。

5. 建立静脉通道：认真观察用药后的反应，应用扩血管药物时，应注意输液的速度及药物的剂量，还要观察心率、血压、尿量等变化，并详细记录。呕吐频繁时须补液，以维持水电解质平衡，但应适当控制液体入量及钠盐。

6. 饮食护理：发作期应禁食，病情缓解后，患者进食营养丰富的流质或半流质、易消化的低盐食物，忌烟、酒、浓茶，限制入水量，防止水钠潴留，以减轻迷路水肿。恶心、呕吐严重者，应在症状缓解后再进食。用药后口干系药物作用，勿需大量饮水。保持大小便通畅，便秘者适当予以缓泻药。

7. 心理护理：由于患者眩晕较重，且对本病不了解，心理负担较重，容易产生焦虑、恐惧、无助等情绪。此时应安慰体贴患者，耐心向患者解释病情，消除急躁和恐惧心理，说明保持稳定的精神状态的重要性，帮助患者树立战胜疾病的信心，主动配合治疗，争取早日康复。

8. 手术治疗：经药物疗法失败后，可考虑外科手术治疗。手术方式的选择，应依据听力、眩晕等症状的严重程度以及患者的年龄、职业、生活方式等决定。例如：年轻人和需要就业的患者，选择手术比退休老人更有好处。

9. 严密观察病情变化，做好记录。

【注意事项】

1. 患者突发眩晕时，易出现平衡障碍，有受伤的危险，嘱咐患者卧床休息。另外，加床栏，防止坠床。

2. 嘱患者忌烟、酒、浓茶,限制入水量,防止水钠潴留,以减轻迷路水肿。恶心、呕吐严重者,应在症状缓解后再进食。用药后口干系药物作用,勿需大量饮水。

【诊断方法】

1. 一般情况　评估患者的健康状况,了解其既往史、过敏史、家族史,询问其患病前是否有反复发作的眩晕、耳鸣及听力障碍等病史,并了解对疾病的认知情况等。

2. 专科情况　①评估患者眩晕的程度、性质。②眩晕发作时是否伴有耳鸣、耳聋及耳内闷胀感。③评估患者是否有强度不一的眼球震颤。

3. 听力学检查

(1)纯音测听可了解听力是否下降,听力下降的程度和性质。早期多为低频感音神经性聋,听力曲线呈轻度上升型。多次发作后,高频听力下降,听力曲线可呈平坦型或下降型。纯音测听还可以动态观察患者听力连续改变的情况。

(2)耳蜗电图该检查可客观了解膜迷路中是否存在积水。$-SP/AP$ 振幅比值 >0.37 具有诊断意义,可间接表明有膜迷路积水存在。

(3)耳声发射可首先反映早期梅尼埃病患者的耳蜗功能状况,当本病早期纯音测听未发现异常时,瞬态耳声发射可减弱或引不出。

4. 眼震电图　发作高潮期,可见自发性眼震,可观察到或用眼震电图记录到节律整齐、强度不同、初向患侧继而转向健侧的水平性自发眼震和位置性眼震,在恢复期眼震转向健侧。间歇期自发性眼震及各种诱发实验结果可能正常。

5. 甘油试验　主要用于判断是否有膜迷路积水。因甘油渗透压高,且分子直径小于细胞质浆膜小孔直径,可弥散到内耳边缘细胞,增加了细胞内渗透压,使内淋巴液中的水分经细胞通路进入血管纹的血管中,达到减压作用。

6. 前庭功能试验

(1)冷热试验早期患侧前庭功能可正常或轻度减退,多次发作后可出现健侧的优势偏向,晚期出现半规管轻瘫或功能丧失。

（2）前庭诱发肌源性电位可出现振幅、阈值异常。

（3）Henenbert 征镫骨足板与膨胀的球囊粘连时,增减外耳道气压时可诱发眩晕与眼震。梅尼埃病患者 Henenbert 征可出现阳性。

7. 影像学检查　颞骨 CT 检查可显示前庭水管狭窄。特殊造影下的内耳膜迷路 MRI 可显示部分患者内淋巴管变细。

8. 免疫学检查　部分患者有 HSP70 抗体和 68KD 抗原抗体。

【应急处理流程】

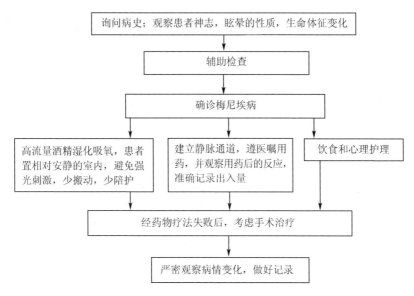

【典型病例】　患者,郑某,男,34 岁,主要症状头昏、呕吐、耳鸣。现病史:近半年,无明显诱因开始出现双耳鸣,随后不久出现头晕,头部晕沉感,不敢转动头部,头部活动时头晕加重,呈天旋地转感,头晕严重时出现恶心、呕吐,为胃内容物,非喷射性,非咖啡样物,每次呕吐 7～8 次,发作时不敢睁眼,每次发作持续时间 3～5h 后自动缓解,症状缓解时无耳鸣。后来近 1 个月来,发作先出现左耳鸣随后才出现头晕。且症状加重,主要表现为发作次数增多,每天都发作一次,发作持续时间及程度均与以前相同。住院后,检查诊断为梅尼埃病,考虑到患者年轻,行手术治疗。

【护理要点分析】

1. *一般护理*　将患者安置在相对安静的室内,避免强光刺激,少搬动患者,减少陪人及会客。避免大声喧哗,使患者减少刺激,安心静养。并且嘱患者卧床休息,密切观察病情变化。

2. *心理护理*　在患者病情能接受的情况下,运用所掌握的知识,根据患者的心理状态,做好解释疏导工作,向患者及家属讲解本病的有关知识,消除紧张、恐惧心理,使之精神上得到放松,讲述药物的显著效果,以减轻患者精神负担和心理压力,主动配合治疗。

3. *术后病情的观察与护理*　①观察切口敷料有无渗血及脱落,渗血较多时,及时告知医生查看及更换;使用引流管时观察有无扭曲、脱落及阻塞,观察引流液的量、颜色与性质。②密切观察前庭神经切断和内淋巴囊手术患者有无头痛,恶心、呕吐等脑压增高的症状。有无发热,出汗等感染的症状。有无走路不稳、头晕、走路偏斜及面瘫等症状。如有上述情况及时通知医生处理。③术后 3 ～5d 卧床休息,限制活动,予以营养丰富的流质或半流质低盐食物,限制入水量,防止迷路水肿。嘱患者遵医嘱用药,7～10d 内禁止自行滴耳、游泳、洗澡和洗头时必须用无菌棉球堵塞外耳道,避免污水进耳;注意勿用力拧鼻和受凉感冒,以免引起由咽鼓管造成的逆行性感染。

4. *健康宣教*　向患者讲解本病的相关知识,消除其紧张、恐惧心理,使之心情愉快,精神放松。发作期尽量卧床休息,静卧于暗室较好。治疗过程中禁用耳毒性药物,禁烟、酒,戒除不良生活习惯,给予低盐饮食,适当限制水分摄入。出院后仍要低盐饮食,心情愉悦,精神放松,合理安排工作与休息,做到有张有弛,适当增强锻炼,预防感冒。避免复发。

第十二节　Hunt 综合征

【概述】　Hunt 综合征又称 Ramsay Hunt 综合征,是一种常见的周围性面瘫,又称膝状神经节炎,主要表现为一侧耳部剧痛,耳部疱疹,同侧周围性面瘫,可伴有听力和平衡障碍。典型症状:①患侧耳痛及头痛为初发症状。②耳甲部的带状疱疹,外耳道,鼓膜及软腭,舌根和舌前 2/3 的舌缘上的疱疹。③患侧亨特区(中间神经支配区的耳甲、外耳道、鼓膜部等)的发作性或持续性疼痛,亦称中间神经痛。④患侧高音性难听,耳鸣。⑤自发性水平眼震,眩晕。⑥患侧的唾液,泪液分泌障碍。⑦患侧外耳道、舌前 2/3 感觉迟钝。⑧出疱疹后 1~10d 可发生患侧周围性面瘫。本病由潜伏在面神经膝状神经节内的水痘带状疱疹病毒于机体免疫功能降低时再活化引起,除侵犯膝状神经节外,还可累及邻近的位听神经。细胞免疫功能低下与发病有关。

【目的】 早诊断,早治疗,减少并发症,降低死亡率。

【适用范围】 Hunt 综合征的患者。

【急性措施】

1. 病情观察 密切注意患者意识、瞳孔、精神症状、头痛、头昏、恶心、呕吐、吞咽、进食呛咳及声音嘶哑的进展和消退情况,观察呕吐物量、性质、颜色变化。

2. 协助进行辅助检查 如耳鼻咽喉头颈专科检查及脑神经检查、血清学检查、磁共振成像检查等。

3. 耳部护理 观察耳痛性质、持续时间、耐受性,正确评估耳痛程度,观察耳道及皮肤表面有无红肿、水疱出现。当水疱破裂、外耳道有液体流出时,用 0.9%氯化钠溶液清洗。清洗时轻拉耳廓,充分暴露耳道,并用无菌棉签轻轻擦去渗出液,避免搔抓,防止局部感染或传染他人。为防止水疱被挤破,可取健侧卧位。有水疱出现时,在常规消毒后用无菌针头刺破,并抽出液体。如水疱已破,有糜烂面时,外涂磺胺嘧啶银软膏再加消毒纱布包扎。

4. 眼部护理 注意观察患者的视力变化。减少用眼,同时给患者交替滴抗病毒和有润滑、消炎、营养作用的眼药水或者外涂金霉素眼膏,动作要轻柔。嘱患者使用干净的面盆和面巾,不要让污水进入眼内。病室内注意光线柔和,避免强光刺激,外出时可戴目镜,睡觉时可戴眼罩或盖纱块保护。保护暴露的角膜及防止结膜炎的发生，眼罩必须每天更换、消毒。治疗期每日遵医嘱，热敷双侧面部 4～5/d，10min/次，特别是对眼睑闭合不全患者眼睛干涩、迎风流泪等症状，此法尤为重要；每天自行做面部按摩数次，由下向上推按；早晚尽可能避免风吹受寒，避免过度劳累。

5. 疼痛护理　首先仔细观察患者疼痛的部位、性质，解释疼痛的原因与诱因。遵医嘱给予止痛药，解释药物的作用与用法，帮助患者正确服用。局部用阿昔洛韦粉剂 0.25g＋0.9%氯化钠 10ml 稀释后涂擦患处 6/d，同时鼓励患者运用指导式想象、听轻音乐等分散注意力，以达到精神放松、减轻疼痛的目的。

6. 用药护理　遵医嘱用药，加强用药观察和护理。阿昔洛韦对静脉刺激性大，有一定的胃肠道不良反应。早期应用激素，3～5d，注意观察激素的副作用，如全身乏力、低血钾、水肿、高血压、高血糖、感染等。指导患者注意皮肤清洁，嘱患者忌挠抓，预防感冒。女性患者因担心应用糖皮质激素引起机体发胖等副作用，护士应做好耐心细致地解释工作，减轻其焦虑、担心的顾虑，使其能积极地配合治疗，争取早日康复，重返社会。

7. 基础护理　指导患者勿使用强刺激性食物，多饮水，及时清理口腔残留物，每次餐后用生理盐水漱口，以保持口腔清洁，预防口腔感染等并发症。对口腔内有疱疹或溃疡的患者，用复方硼砂溶液漱口或口腔护理后，创面涂 1% 龙胆紫。指导患者注意保持局部皮肤清洁干燥，床单被褥要保持清洁，内衣应勤换。患者注意自己手的卫生，接触病变部位后及时洗手。医生和护士在查体、治疗护理操作后也应及时洗手，防止病毒通过接触播散到患者的其他部位或其他患者。

8. 饮食护理　饮食宜清淡，多食新鲜蔬菜和水果，添加高蛋白食物，禁烟酒及辛辣食物，多饮水，合理调配饮食，刺激食欲。给予高蛋白、高维生素、高热量、易消化的半流质饮食，以免因咀嚼加重耳痛。口腔内有疱疹或溃疡者给予流质饮食，调味要清淡，勿过酸、过甜或过咸，以免刺激创面加重疼痛。面瘫患者进食时要防止呛咳。

9.心理护理　患者表现耳部不适、面神经瘫痪,甚至出现严重耳鸣、耳聋和眩晕等症状,且伴有容貌受损,故大多存在不同程度的焦虑和恐惧心理。关心体贴患者,应用护理沟通技巧,针对不同的患者,给予适当的心理疏导,积极配合治疗和护理工作。

【注意事项】

1.呕吐时,护理人员可轻叩其背部。呕吐物、污染衣物、被服应按消毒隔离法及时处理、消毒。备好吸痰器等抢救用物、抢救药品,以防窒息。

2.指导患者功能锻炼。温湿毛巾热敷面部,2～3/d,并于早、晚自行按摩患侧枕额肌额腹、眼轮匝肌、提上唇肌、颧肌、口轮匝肌、下唇方肌。按摩时力度要适宜、部位准确;只要患侧面肌能运动就可自行对镜子做皱额、抬眉、闭眼、努嘴、吹口哨、示齿、鼓腮等动作,每个动作做 2 个 8 拍或 4 个 8 拍,2～3/d。此外,注意不能用冷水洗脸、避免直接吹风,注意天气变化,及时添加衣物,防止感冒。以上也可在康复理疗师的指导下进行。

3.鼓励患者合理安排好工作、学习、生活、休息,调整饮食。尽量避免感冒、过度劳累、情绪波动等诱发因素。由于该病患者抵抗力低下,应向患者做好卫生宣教,加强皮肤护理,指导患者减少社交活动。

【诊断方法】

1.耳鼻咽喉头颈专科检查及脑神经检查

(1)耳鼻咽喉头颈部位的检查全面进行耳鼻咽喉头颈部位的检查。耳郭(以耳甲腔为重)、耳道口、耳道及耳后皮肤出现疱疹,局部皮肤充血、肿胀、糜烂及水疱。面部及头颈部感觉检查可发现受损区域的皮肤感觉减退。区域淋巴结肿大、压痛。口腔、颊黏膜、软腭、扁桃体、舌根、喉部及颈部可出现黏膜充血、局部疱疹。

(2)周围性面瘫相关检查患耳同侧出现重度周围性面瘫,需要进行面神经损伤程度、面神经变性程度的一系列神经电生理检查,包括面神经电图(2～3 周内)、面肌电图(2～3 周后)等,以及面神经损伤部位确定:流泪试验、味觉试验、镫骨肌支反射、颌下腺流量测定等。

(3)听力学检查纯音听阈测试显示为感音神经性耳聋,一般为轻中度。

(4)前庭功能检查平衡障碍,眼球震颤。红外视频眼震电图显示患侧前庭功能减退。

(5)脑神经检查是否伴有第Ⅴ、第Ⅵ、第Ⅸ、第Ⅹ、第Ⅺ、第Ⅻ脑神经的阳性体征。

2. 辅助检查

(1)血清学检查多示单纯疱疹病毒感染。

(2)磁共振成像检查可见面神经,尤其是膝状神经节部位长 T_2 信号。

(3)脑脊液检查合并有颅内症状需做脑脊液检查,脑脊液常有异常。

【应急处理流程】

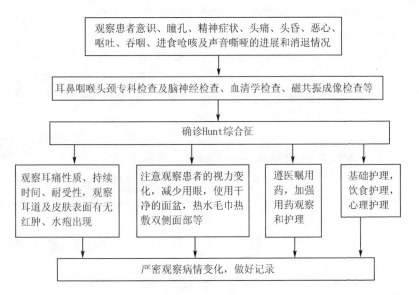

参 考 文 献

[1] 尹文,黎军,赵威,等.创伤外科急救学.北京:军事医学科学出版社,2013:7

[2] 李爱军,周伟平,杨晓宇.原发性肝癌结节破裂出血的处理[J].上海医学,2011,34(9):653-655

[3] 陆柳营,闫秋佚.感染性休克的研究现状及护理进展[J].全科护理,2012.10(1A):77-78.

[4] 王峥嵘,张玉林,苏英姿,等.超声在先天性肠旋转不良及中扭转诊断中的价值[J].中华超声影像学杂志,2014,23(3):243-246.

[5] 李聚财,李慧,张立岗.多层螺旋 CT 增强扫描及后处理对肾外伤诊断价值[J].长治医学院学报,2013,27(1):60-62.

[6] 曾蜀雄,宋瑞祥,张振声,等.高龄患者行膀胱癌根治术后的疗效分析及预后危险因素探讨[J].临床泌尿外科杂志,2014,29(8):666-669.

[7] 许传亮,曾蜀雄,张振声,等.腹腔镜下全膀胱切除术疗效及早期并发症的临床分析[J].中华泌尿外科杂志,2014,35(7):539-542.

[8] 崔晓弘,前列腺点切除术后护理措施[J].China's rural health February 2015,No.4,Total No.58PH94-95

[9] 那颜群,叶章群,孙颖浩,等.中国泌尿外科疾病诊断治疗指南(2014 版)[M].北京:人民卫生出版社,2014:33-34.

[10] 赵晟罡,韩学刚,徐小明.输尿管下段结石体外碎石致输尿管上段破裂三例探讨[J].临床误诊误治,2013,26(3):45-46.

[11] 张雅玲,张爽,魏丽娟.钬激光泌尿系碎石术的围术期护理[J].基层医学论坛,2015,19(9):1272-1273

[12] Yusuf GT,Sidhu PS.A review of ultrasound imaging in scrotal emergencies [J].Ultrasound,2013,16(4): 171.

[13] 梁银连,林雪红,赖土群,等.经尿道前列腺电切术后出血原因分析及护理[J].国际医药卫生导报,2011,17(14):1754-1756.

[14] 却学云,赵万辉,吴之坤.经尿道前列腺电切术后尿道狭窄的相关因素分析[J].当代医学,2013,19(5):49-50.

[15] 易振恒.微创颅内血肿清除术治疗高血压性脑出血 95 例临床分析[J].中国实用神经疾病杂志,2011,14(23):78-80.

［16］　王建飞.创伤性蛛网膜下腔出血临床分析［J］.中国实用医药,2012,7(1):
135-136.

［17］　王正梅,孙春霞,葛东明,等.颅脑术后并发急性脑积水的早期观察与护
理［J］.护士进修杂志,2011,26(10):956-957.

［18］　罗嫦嫦,饶伟华,傅冬梅.外伤性颅脑损伤术后并发急性脑积水的早期观
察与护理［J］.中国医药指南,2013,11(14):728-729.

［19］　郑红云,朗黎薮,汪慧娟,等.133 例慢性硬膜下血肿患者行钻孔引流术的
护理［J］.中华护理杂志,2012,47(4):355-356.

［20］　丁凯,周晓燕,唐春立,等.15 例普通胸外科术后患者胸腔内出血部位、原
因及处理［J］.山东医药,2013,53(27):58-59.

［21］　涂澄宇,彭佳.中耳炎病因、治疗及预防分析［J］.临床合理用药杂志,
2013,6(16):127-128.

［22］　张小春.扁桃体周围炎致下行性坏死性纵隔炎 1 例［J］.中国眼耳鼻喉科
杂志,2015,15(4):292-293.